ÉLECTRICITÉ MÉDICALE

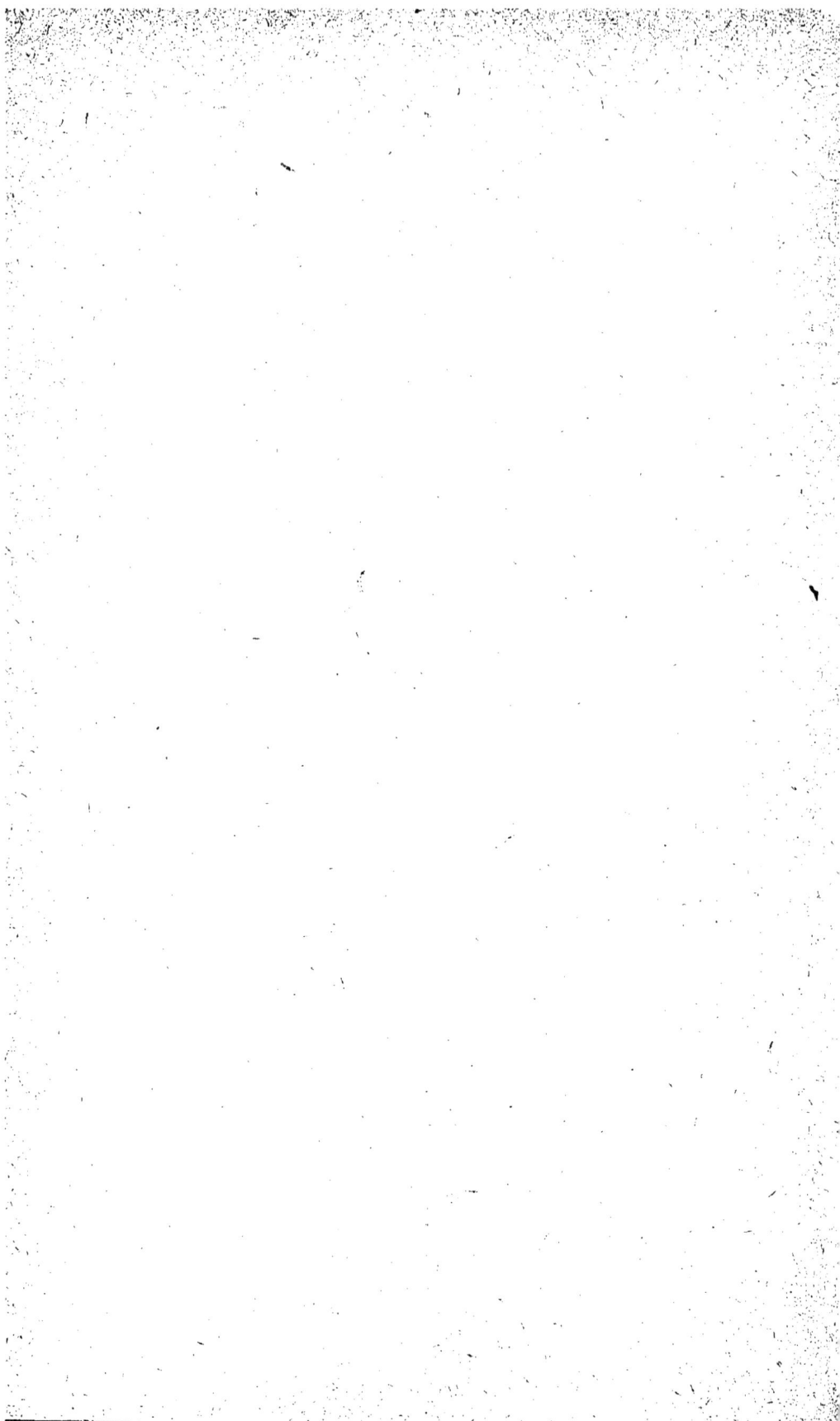

Électricité

Médicale

PAR

Le Docteur H. GUILLEMINOT

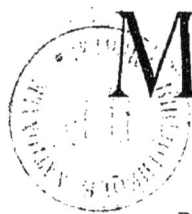

AVEC 79 FIGURES DANS LE TEXTE ET 8 PLANCHES HORS TEXTE

PARIS

G. STEINHEIL, ÉDITEUR

2, RUE CASIMIR-DELAVIGNE, 2

—

1905

PRÉFACE

L'électricité médicale est l'une des sciences accessoires de la médecine qui, en ce moment, avance à plus grands pas. Aux formes de l'énergie électrique dont les effets curatifs sont connus depuis longtemps déjà, la statique, le courant galvanique, les courants des bobines d'induction, sont venues s'ajouter des formes nouvelles dont l'utilité thérapeutique est assise désormais sur des statistiques imposantes : je veux parler des courants de haute fréquence, des courants sinusoïdaux et ondulatoires, des courants de Morton ; je veux parler aussi de ces agents dont la production est du ressort de l'électrologie, les rayons X, les radiations lumineuses caloriques, et en général toutes les radiations de longueurs d'onde variées depuis les ondulations à grande période de la haute fréquence, des champs hertziens, jusqu'aux oscillations très rapides de l'ultra-violet et des rayons X.

La radiologie médicale, dont l'x-radiologie n'est qu'une partie, étend en effet considérablement le domaine de l'électrologie. Elle ne peut en être dissociée pour deux raisons. La première est une raison pratique : les générateurs qui servent à produire les radiations sont en général des générateurs électriques. La deuxième est une raison théorique : les oscillations transversales de l'éther, dont la gamme constitue la série des radiations connues, sont, tout porte à le croire, des phénomènes électriques. La théorie électromagnétique de la lumière, formulée par Maxwell, est chaque jour consolidée davantage. Le médecin doit donc savoir manier *l'électricité radiante* comme *l'électricité conduite*. En présence de chaque cas particulier de chaque maladie, il doit savoir de laquelle de leurs modalités si variées il doit attendre le résultat le plus certain.

Ce n'est pas tout, et ses connaissances ne devront pas s'arrêter là. S'il veut travailler avec fruit, il ne lui suffira pas d'être bon clinicien et bon électricien, de savoir produire, manier et appliquer à propos l'énergie utile. Il est toute une branche nouvelle des sciences médicales qu'il devra posséder : c'est la physique biologique. Tous les phénomènes vitaux sont liés à des phénomènes électriques. Les échanges osmotiques, les variations de la tension superficielle, l'ionisation des molécules qui se dissolvent, tous les changements chimio-physiques qui président à l'assimilation, à la désassimilation, aux fonctions de nutrition, tous ceux qui président aux mouvements cellulaires, aux fonctions de relation, tous ces phénomènes s'accompagnent de production d'électricité ; tous sont fonction de différences de potentiel, que la science expérimentale peut révéler. Si la thérapeutique arrivait à asservir ces forces, qui sont l'essence même de la vie, à les modifier, à en diriger les effets, comme la mécanique industrielle a su asservir la vapeur, les explosifs, l'électricité, nous aurions en mains le plus puissant agent curateur, le plus puissant facteur capable de modifier, d'améliorer l'évolution des êtres. Nous n'en sommes pas là ; mais tous les faits qui révèlent cette production d'électricité par la matière vivante n'en sont pas moins des éléments précieux pour les recherches à venir et nous devons les connaître. Tout récemment encore ne vient-on pas de mettre au jour un groupe de phénomènes qui, si leur observation se confirme, établiront un lien de plus entre les deux grandes formes de l'électricité, et qui d'autre part montreront avec quelle persévérance doivent être étudiées toutes les manifestations électriques des êtres vi-

vants : les rayons de MM. Blondlot et Charpentier ne se-
raient-ils pas une preuve que toute perturbation se révélant
électriquement par une différence de potentiel, se manifes-
terait aussi en créant autour d'elle un champ d'irradiations de longueurs d'ondes variées ? Et ce n'est là qu'une
des moindres surprises auxquelles nous devons nous attendre. Sans trop devancer la marche de ces découvertes encore nébuleuses, disons donc seulement que l'électrologie
médicale pour être complète doit embrasser cette partie de
la physique biologique qui touche de si près à la conception
même de la vie : *l'électrogenèse animale*.

Un médecin qui voudrait appliquer à la cure des maladies les différentes modalités de l'énergie électrique sans
connaître les lois des agents qu'il emploie, ni celles de la
matière à laquelle il les applique, ne serait qu'un mauvais
artisan incapable d'améliorer la thérapeutique et exposé
aux pires insuccès.

*
**

Chaque année, apportant son cortège de découvertes,
permet de serrer de plus en plus la synthèse des phénomènes connus. Les sciences médicales ne sont pas de celles
qui doivent attendre la maturité complète pour être formulées. Au fur et à mesure que s'accumulent les documents
qui servent à les édifier, leurs applications pratiques les
obligent à sortir du laboratoire et les jettent dans le domaine
public. Aussi le besoin s'impose-t-il périodiquement d'opérer une refonte de toutes les connaissances acquises, pour
permettre à la clinique d'en tirer le parti le plus vaste et le
plus fructueux.

C'est pourquoi je présente cet ouvrage comme répondant
à un besoin nouveau, parce qu'il opère la *synthèse des différentes formes de l'énergie électrique* que nous pouvons employer. Je le présente avec la conviction qu'il pourra être
utile, parce qu'il a été écrit avec l'idée générale directrice

d'une école qui, dans toutes les branches de la médecine, a opéré cette même synthèse, sous la puissante impulsion du professeur Bouchard.

*
* *

M. Bouchard a toujours développé dans son enseignement cette idée que la médecine doit de plus en plus tendre à devenir une science exacte. C'est toujours les chiffres en mains qu'il a tiré ses conclusions des observations ou des expériences qu'il a faites. Il n'a pas craint d'être physicien, chimiste, mathématicien même à l'occasion. Aussi a-t-il accueilli avec enthousiasme l'essor rapide pris depuis quelques années par la physique biologique et les sciences électro-médicales, et n'a-t-il rien négligé pour que son laboratoire offre à ceux de ses élèves engagés dans ces études toutes les ressources nécessaires à leurs recherches.

C'est à ce laboratoire que le premier il a montré quel parti la clinique pourrait tirer des nouveaux moyens d'exploration fournis par les rayons X, alors que la transparence d'une main ou d'un thorax aux radiations nouvelles n'était qu'un objet de curiosité, et rien de plus. En quelques mois il a montré tout ce que pouvait attendre la médecine de l'examen radioscopique des organes. La pleurésie, la tuberculose, les ectasies aortiques, l'appréciation de l'aire du cœur ont successivement fait l'objet de longues et patientes recherches au laboratoire de l'Hôpital de la Charité où simultanément étaient étudiés les effets de ces autres radiations nouvelles : les radiations hertziennes. C'est en suivant ces recherches, lorsque M. Bouchard a bien voulu me confier la direction de ce laboratoire, que pour répondre aux besoins nouveaux de la clinique, j'ai réalisé dans l'appareillage quelques dispositifs, dont les uns, tels que les supports de tube à indicateur d'incidence et les spirales de Haute Fréquence, sont devenus d'un emploi courant, et d'autres.

tels que l'ortho-diagraphe, les radio-cinématographes ont
donné des résultats intéressants dans l'étude des organes
thoraciques.

C'est à ce laboratoire que se sont poursuivies des recherches commencées depuis longtemps par lui. N'est-ce pas vers
1860 que, le premier aussi, il différenciait au point de vue de
leur action nocive sur les téguments les diverses longueurs
d'onde de la gamme lumineuse ? L'érythème pellagreux
devenait un érythème solaire, un érythème des rayons chimiques du spectre, comme aussi le coup de soleil était un
effet des rayons violets et des rayons à courtes périodes.
Depuis lors, chaque fois que dans le domaine des sciences
accessoires de la médecine sont apparus des faits nouveaux,
chaque fois que sont nées même des hypothèses, M. Bouchard n'a jamais été de ceux qui, sceptiques, attendent les
résultats. Que ces faits nouveaux s'appellent la découverte
des rayons de Rœntgen, l'action thérapeutique des courants
de haute fréquence, l'émission de rayons de Blondlot par le
corps, la production de radiations, d'émanations variées
par les substances radio-actives, il a toujours accepté avec
enthousiasme, mais sous bénéfice d'un contrôle ultérieur,
les découvertes nouvelles.

*
* *

Cet ouvrage, je le répète, a donc été écrit avec cette pensée
que la médecine doit tirer le plus large parti possible de
l'étude des sciences accessoires et surtout de la physique.
L'étude théorique des différentes formes de l'énergie électrique, à laquelle j'ai consacré une première partie, ne doit
pas plus effrayer le médecin que celle de leurs effets physiologiques, contenue dans le second livre. Toutes deux
sont le prélude nécessaire de l'électro-thérapeutique. D'ailleurs j'ai adopté la division en paragraphes aussi indépen-
dants que possible les uns des autres, ce qui permet à la

rigueur de ne pas s'arrêter à certains d'entre eux dont l'assimilation immédiate ne s'impose pas et qui seront pour le lecteur, encore trop peu physicien, l'objet d'un travail ultérieur.

Connaissant ainsi la science électro-médicale, le médecin électricien aura à chaque instant la satisfaction intellectuelle d'ordre purement scientifique qui l'accompagne à chaque pas dans sa carrière. D'autre part il sera armé pour appliquer à propos son art aux cas déjà traités par ses devanciers, et même aux cas nouveaux, et il aura souvent ainsi cette autre satisfaction morale d'ordre humanitaire, sinon de guérir toujours, du moins d'apporter dans la mesure de la science actuelle les améliorations ou les soulagements que l'on peut attendre de nous.

Une thérapeutique qui a donné des résultats si inattendus contre la maladie réputée comme la plus incurable, le cancer, n'a certainement pas dit son dernier mot. C'est à nous de la travailler, avec la conviction qu'elle nous réserve d'autres surprises et qu'elle prépare à l'humanité d'autres consolations.

PLAN

1. — **Division de l'ouvrage.** — Cet ouvrage sera divisé en trois livres :

Le *premier livre* sera consacré exclusivement à l'étude physique de l'électricité et aux questions techniques.

Le *deuxième* comprendra l'étude physiologique des différentes formes de l'électricité et des agents ayant l'électricité pour générateur, autrement dit l'étude physiologique des agents employés dans les cabinets d'électrothérapie en général.

Le *troisième* constituera la partie médicale. En raison de l'extension énorme prise par l'électrodiagnostic et le radiodiagnostic, il devient illogique de séparer l'électrodiagnostic de l'électrothérapeutique pour chaque cas particulier.

D'ailleurs l'ancien chapitre d'électrodiagnostic portait à peu près exclusivement sur un petit point de la pathologie du système neuromusculaire dont il forme un sous-chapitre.

Ce troisième livre sera donc une sorte de compendium où pour chaque cas pathologique on trouvera, lorsqu'il y aura lieu, un paragraphe de diagnostic et un paragraphe de traitement.

Guilleminot   1

PREMIÈRE PARTIE

PARTIE PHYSIQUE

2. —**Généralités.** — **Division.** — L'énergie électrique est employée sous différentes formes par le médecin électricien. Non seulement elle lui est utile en tant qu'agent thérapeutique de modalités variées, mais encore comme génératrice capable de produire du mouvement, de la chaleur, de la lumière, des rayons de Rœntgen, des actions physicochimiques utilisées indirectement, telles que la génération d'ozone. Dans cette première partie de l'ouvrage on étudiera successivement les notions physiques nécessaires pour comprendre et utiliser l'énergie électrique dans chacune de ses formes que nous grouperons ainsi :

  I. — Courants galvaniques.
  II. — Courants faradiques.
  III. — Courants sinusoïdaux.
  IV. — Courants de haute fréquence.
  V. — Electrostatique.
  VI. — Rayons X.
  VII. — Galvanocaustique.
VIII. — Ozonisation.
  IX. — L'électricité comme génératrice de mouvement
         (massage vibratoire, etc.).
  X. — Photothérapie et thermothérapie.
  XI. — Aimants et électro-aimants.

CHAPITRE PREMIER

COURANT GALVANIQUE OU CONTINU

I. — Généralités sur le courant galvanique.

3. — **Définition.** — On appelle courant galvanique ou encore courant continu, le phénomène qui se passe le long d'un conducteur dont les deux extrémités sont maintenues à un potentiel différent par une force électromotrice donnée.

Le type est le courant fourni par les piles. Il est constant quand la différence de potentiel aux extrémités est constante, autrement dit quand l'intensité reste constante pendant la durée de l'emploi.

4. — **Forme du courant continu.** — En portant les temps en abscisses et les intensités en ordonnées, le courant continu a la forme suivante (fig. 1) :

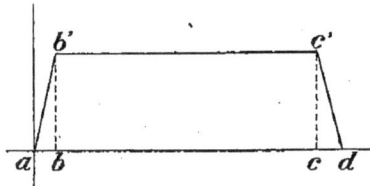

Fig. 1.

a b est la période d'*état variable de fermeture* elle correspond à la période plus ou moins courte où s'établit le courant. La ligne *ab'* est presque verticale si l'on ferme instantanément le circuit, elle est très inclinée si l'on monte doucement de l'intensité *o* à l'intensité maxima à l'aide d'un rhéostat.

$b\,c$ est la période d'*état permanent*. Les lignes $b'c'$ et $b\,c$ sont parallèles si le courant est constant.

$c\,d$ est la période d'*état variable d'ouverture* à laquelle s'appliquent les mêmes considérations que pour $a\,b$.

5. — Quantités et unités à considérer en électrodynamique. — Un courant circulant le long d'un conducteur présente à considérer plusieurs quantités : la force électromotrice, la différence de potentiel existant aux extrémités du circuit, l'intensité du courant, la quantité d'électricité débitée, la résistance du conducteur et la résistivité du métal qui le constitue, la conductance de ce même conducteur, et la conductivité propre au métal, la capacité, l'énergie électrique, la puissance du courant. Ces quantités se mesurent au moyen d'unités (Volt, Ampère, Coulomb, Ohm, etc.) qui dérivent des unités fondamentales du système C.G.S.

6. — Quantités et Unités fondamentales du Système C.G.S. — Les trois quantités fondamentales dans le système C.G.S. sont :

La quantité de longueur L

La quantité de masse. . . . . M

La quantité de temps. . . . . T

Les lettres **L. M. T.** sont les symboles de ces quantités.

Les unités correspondantes sont :

Le centimètre C

Le gramme masse.. . . . . G

La seconde . . . . S

7. — Quantités électrodynamiques dérivées. Leurs dimensions. — Les quantités autres que L.M.T. telles que la quantité de force électromotrice, d'intensité, etc., sont des quantités *dérivées*, en ce sens quelles sont exprimées en fonction des quantités fondamentales L.M.T. et que les unités servant à mesurer ces quantités sont elles-mêmes dérivées des unités fondamentales C.G.S.

Chaque quantité dérivée a son expression symbolique où les lettres L.M.T. figurent avec un exposant, et cette formule symbolique indique les *dimensions* de la quantité correspondante, c'est-à-dire qu'elle indique les relations qui l'unissent aux quantités fondamentales.

Ainsi on dira qu'une quantité de surface a pour dimensions L^2 parce qu'elle est le produit de deux longueurs — ; une quantité de vitesse a pour dimensions $\dfrac{L}{T}$ ou (LT^{-1}) parce qu'elle est le quotient d'une longueur (chemin parcouru) par un temps (temps employé pour le parcourir) ; — une quantité d'intensité de pôle magnétique a pour dimension $\sqrt{L^3MT^{-2}}$ (ou $L^{3/2}M^{1/2}T^{-1}$) parce qu'elle est la racine carrée d'une force $L.M.T^{-2}$ multipliée par une longueur L.

L'utilité de ces symboles est de faire savoir tout de suite comment varie une quantité dérivée lorsque varie une des quantités fondamentales dont elle dérive ou une autre quantité dérivée qui lui est liée.

8. — **Unités électro-dynamiques dérivées. — Généralités.** — Les quantités électro-dynamiques se mesurent par des unités dérivées des unités fondamentales.

En pratique, on se sert d'unités qui sont des multiples ou des sous-multiples des unités théoriques dérivées directement des unités fondamentales C.G.S. — Ainsi l'unité C.G.S. d'intensité de courant est dix fois plus grande que l'unité pratique l'ampère.

Les unités électro-dynamiques employées sont celles qui ont été adoptées par le Congrès de Chicago en 1893. Elles portent le nom d'unités internationales C.G.S.

9. — **Intensité I et unité d'intensité de courant.** — L'in-

tensité est la grandeur du débit d'électricité le long d'un conducteur (en se plaçant dans l'hypothèse du fluide électrique). — Dimensions $L^{1/2}M^{1/2}T^{-1}$.

L'unité C.G.S. d'intensité est l'intensité d'un courant qui, parcourant un circuit de 1 centimètre de longueur, roulé en arc de cercle de 1 centimètre de rayon autour d'un pôle magnétique de 1 unité d'intensité exerce sur lui une force de 1 dyne.

L'unité pratique ou Ampère international est égale à 0,1 unité C.G.S.

10. — Quantité d'électricité Q et unité de quantité. — Quand un tuyau débite de l'eau, la quantité d'eau débitée dans un temps donné est fonction de l'intensité du débit. Or l'intensité du débit se mesure par la quantité débitée dans l'unité de temps, elle est le quotient d'une quantité divisée par un temps. Inversement la quantité d'eau débitée est le produit de ce débit multiplié par un temps. La quantité fondamentale T se trouverait ainsi éliminée de la formule symbolique de la quantité d'eau débitée si on la tirait de la formule symbolique exprimant le débit.

De même ici la quantité d'électricité débitée est le produit d'une intensité par un temps et a pour formule symbolique $L^{1/2}M^{1/2}$.

L'unité C.G.S. de quantité est la quantité débitée par un courant de 1 unité C.G.S. d'intensité pendant 1 seconde.

L'unité pratique est le *Coulomb international* qui vaut 0,1 ou 10^{-1} unité C.G.S. de quantité.

11. — Force électromotrice E et unité de force électromotrice. — La force électromotrice est la cause physique ou chimique capable de produire et de maintenir une différence de potentiel aux extrémités d'un circuit et par conséquent d'y faire naître un courant.

Une quantité d'eau donnée produit, en tombant, un travail proportionnel à la hauteur de chute ; le travail effectué peut servir à évaluer la hauteur de chute, la quantité restant constante.

De même une quantité d'électricité donnée produit un travail variable suivant la différence de potentiel, ou suivant la force électromotrice qui la mobilise : ce travail est le produit de la quantité par la force électromotrice ou ce qui revient au même : la force électromotrice est le quotient d'un travail L^2MT^{-2} divisé par une quantité $L^{1/2}M^{1/2}$, c'est-à-dire qu'elle a pour dimension $L^{3/2}M^{1/2}T^{-2}$. L'unité de force électromotrice est la quantité de force électromotrice qui, appliquée à l'unité C.G.S. de quantité électrique, produit un travail égal à l'unité C.G.S. (erg.)

L'unité pratique ou *Volt* est égal à 10^8 unités C.G.S.

12. — Différence de potentiel V ou U et unité de différence de potentiel. — La différence de potentiel établie par le fait de la force électromotrice est fonction directe de cette force. Voir pour la définition absolue du potentiel la partie électrostatique (§ 143).

Les dimensions de la différence de potentiel sont les mêmes que celles de la force électromotrice $L^{3/2}M^{1/2}T^{-2}$.

L'unité de différence de potentiel est aussi la même, et l'unité pratique est le Volt.

13. — Résistance R et unité de résistance. — La résistance est l'obstacle apporté au courant par le circuit. Elle est fonction de la section des conducteurs, de leur longueur, et d'un coefficient propre à chacun d'eux appelé *Résistivité*.

Les dimensions sont LT^{-1}. (Elle est en effet le quotient $\dfrac{E}{I}$ d'une force électromotrice ($L^{3/2}M^{1/2}T^{-2}$) par une intensité ($L^{1/2}M^{1/2}T^{-1}$).

L'unité de résistance C.G.S. est la résistance d'un con-

ducteur dans lequel une unité C.G.S. de force électromotrice fait circuler un courant d'une unité d'intensité.
L'unité pratique de résistance ou *Ohm* international vaut
10^9 unités C.G.S. de résistance, il est représenté par la
résistance d'un cylindre de mercure de 14, 4521 grammes
masses à 0 centigrade et de 106, 3 cm de hauteur.

14. — **Capacité C et unité de Capacité.** — La capacité
d'un conducteur est le rapport constant de sa charge à son
potentiel $\frac{Q}{V}$. — Dimension T^2L^{-1} (§ 175 et 168).

Lorsqu'une unité de quantité électrique prend sur un
conducteur un potentiel de 1 unité C.G.S, on dit que le
conducteur a l'unité de capacité.

L'unité pratique ou *Farad* est la capacité d'un conducteur, qui, chargé de 1 coulomb, est au potentiel de 1 volt ;
il vaut 10^9 unités C.G.S.

15. — **Energie électrique ou travail W et unité de travail.** — Le travail L^2MT^{-2} est d'une façon générale, le
produit d'une force LMT^{-2} par une longueur L (chemin
parcouru par le mobile auquel elle est appliquée). L'unité
de travail C.G.S. est l'erg, ou travail produit par une force
de 1 dyne agissant sur une distance de 1 centimètre.

Le travail électrique a pour unité C.G.S. *l'erg* et pour
unité pratique le *Joule* égal à 10^7 unités C.G.S. et représenté par le travail produit par le passage d'un courant de
1 ampère à travers un circuit de 1 ohm pendant 1 ''.

16. — **Puissance P et son unité.** — La puissance L^2MT^{-3}
est le quotient d'un travail par le temps nécessaire à son
accomplissement.

Ainsi une machine qui produit 10 joules en une seconde
a une puissance double d'une machine qui produit ces
10 joules en 2 ''.

L'unité de puissance C.G.S. est la puissance d'un généra-

teur produisant un travail de 1 erg en une seconde, — on
l'appelle l'erg par seconde.

L'unité de puissance électrique pratique est le *Joule par
seconde* qui vaut 10^7 *ergs par seconde* et qu'on appelle le
Watt.

17. — **Relations les plus importantes entre ces quantités.** — α) *Loi d'Ohm*. — L'intensité I d'un courant est égale
au quotient de la force électromotrice par la résistance du
circuit. $I = \dfrac{E}{R}$

$$d'où \quad E = IR$$
$$R = \dfrac{E}{I}$$

β) La quantité d'électricité est égale au produit de l'intensité par le temps de débit.

$$Q = IT$$

γ) Le travail W produit par une quantité d'électricité Q
est proportionnel à la force électromotrice qui la mobilise E

$$W = Q E = EIT$$

δ) La puissance, quotient d'un travail EIT par le temps
mis à l'accomplir, a pour formule :

$$P = EI$$

II. — Production des courants continus médicaux.

1º GÉNÉRALITÉS COMMUNES A TOUS LES GÉNÉRATEURS

18. — **Caractères nécessaires aux courants continus
employés en médecine.** — Les courants continus employés
en médecine doivent être constants, c'est-à-dire que leur
caractéristique d'excitation doit être une droite parallèle à
l'axe des temps, leur intensité doit pouvoir varier de 0 à
250 milliampères environ ; ce qui représente une force
électromotrice utile maxima de 40 à 50 volts environ.

On les obtient soit avec les piles, les accumulateurs ou les dynamos, soit en utilisant directement le courant des villes lorsqu'il est de forme continue.

Leur emploi nécessite l'usage d'appareils de résistance ou de collecteurs et d'appareils de mesure. L'ensemble des appareils de réglage et de mesure se trouve ordinairement réuni sur un tableau de distribution.

19. — Constantes des générateurs de courant continu. — Quel que soit le générateur employé pour la production du courant continu, le générateur est caractérisé par une force électromotrice propre E et une résistance intérieure r.

Ainsi dans une pile hydroélectrique la force électromotrice est caractéristique de la réaction chimique qui se passe à la surface du métal attaqué, c'est là une constante qui ne varie pas quelle que soit la forme et la grandeur de l'élément.

Mais le courant rencontre une certaine résistance à traverser les couches liquides, siège des réactions chimiques, ou les couches avoisinantes jusqu'à l'électrode positive. Cette résistance qui varie suivant la composition du ou des liquides et suivant l'écartement des électrodes porte le nom de résistance intérieure.

20.— Caractères du courant produit par un générateur de force électromotrice E et de résistance intérieure r.— Si l'on réunit les bornes extérieures, les bornes d'emploi, d'un générateur par un circuit de résistance R déterminée, le courant qui circule dans le circuit est parfaitement défini. Son intensité, sa puissance, la différence de potentiel aux bornes sont des quantités calculables.

21.— Intensité du courant produit par un générateur de constantes E, r, circulant dans un circuit de résistance R. — L'intensité est égale au quotient de la force électromotrice E par la somme des résistances intérieure et extérieure. Ce qu'exprime la formule : $I = \dfrac{E}{R + r}$.

22. — Puissance de ce courant. — La puissance d'un générateur est donnée par la formule :

$$P = EI$$

Cette puissance peut se décomposer en deux parties :

α) L'une extérieure, puissance utile, puissance d'emploi P_u qui a pour expression : $P_u = VI$

(V différence de potentiel aux bornes, I intensité.)

β) L'autre intérieure Pθ se manifestant sous forme de chaleur. Cette puissance thermique est donnée par la loi de Joule,

$$P\theta = rI^2$$

Remarque : L'égalité $P_u = VI$ peut aussi s'écrire (à cause de $V = RI$) : $P_u = RI^2$. La puissance intérieure et la puissance extérieure sont donc de même nature et dans l'égalité $P\theta = rI^2$ on doit se représenter rI comme la chute de potentiel entre le lieu d'origine de la force électro-motrice et les bornes d'emploi.

23. — Différence de potentiel aux bornes. — La diffé-rence de potentiel aux bornes ou différence de potentiel utile est celle qui existe entre les deux bornes extérieures ou bornes d'emploi du générateur. Elle est toujours infé-rieure à la différence de potentiel qui résulterait immédia-tement de la force électromotrice propre au générateur. Cette différence de potentiel utile V peut s'exprimer en fonction des constantes E, r, du générateur et de l'intensité I (ou encore de la résistance R du circuit extérieur). En effet de la formule : $P = EI = VI + rI^2$ (§ 22) on tire :

(I) $$V = E - rI$$

rI est, on le sait, la chute de potentiel intérieure (§ 22).

On en tire aussi :

(II) $$V = E - r \frac{E}{R + r} = E \frac{R}{R + r}$$

Ces formules montrent que la différence de potentiel aux bornes V est d'autant plus petite que l'intensité du courant est plus grande ou que la résistance extérieure R est plus petite, pour arriver à O si R = O, c'est-à-dire si le générateur est fermé en court circuit ; et qu'elle se rapproche d'autant plus de E (force électromotrice constante) que l'intensité est faible ou que R est grand : d'ailleurs V ne saurait atteindre la valeur de E qu'à la limite ou I devient nulle, c'est-à-dire R infini, ce qui n'a lieu que quand le circuit est ouvert.

24. — **Relations qui doivent exister entre** r **et R pour obtenir la puissance utile maxima avec un générateur de constantes E,** r. — Etant donné un générateur de constantes E, r, on sait que la puissance utile, puissance extérieure, P_u, est le produit de la différence de potentiel utile V par l'intensité I.

$$P_u = VI$$

Or I peut être exprimé en fonction des constantes E, r, et de la différence de potentiel V :

$$I = \frac{E\text{-}V}{r}$$ (tiré de la formule (I) § 23), de sorte que :

$$P_u = \frac{V (E\text{-}V)}{r}$$

[(E-V) est ce même facteur que nous avons déjà trouvé sous la forme r I et qui correspond à la chute de potentiel intérieure.]

Dans cette expression on voit que la valeur de P_u est d'autant plus grande que le numérateur V (E-V) est plus grand. Or ce numérateur est le produit de deux facteurs (chute de potentiel ext. V, et chute de potentiel int. E-V) dont la somme est égale à la force électromotrice E [V + (E-V) = E], c'est-à-dire constante. On sait qu'alors il a sa valeur maxima quand les deux facteurs sont égaux, c'est-à-dire quand E-V $=$ V ou quand V $= \dfrac{E}{2}$. Alors (formule II, § 23) : $\dfrac{R}{R+r} = \dfrac{1}{2}$ et R $= r$.

Pour obtenir la puissance maxima utile avec un générateur de constantes, E, r, il faut donc que le circuit extérieur présente une résistance R égale à r résistance intérieure.

Dans ces conditions on a :

$$V = \frac{E}{2} \;;\; R = r\;;\; I = \frac{E}{2\,r}\;;\; P_u = \frac{V^2}{r} = \frac{E^2}{4\,r}.$$

25. — **Etant donné un circuit extérieur de résistance R non variable au gré de l'opérateur, comment varie la puissance utile lorsque l'on fait varier r, résistance intérieure.** — Cette proposition est d'une importance capitale en électricité médicale. En effet R, résistance du corps toujours considérable et non variable au gré de l'opérateur, ne peut être abaissée de manière à être égale à r, et la question qui se pose est de savoir quel générateur on doit choisir pour avoir le maximun de puissance utile.

De la formule $P_u = VI$ (§ 22 α) on tire, à cause de V $=$ RI (Loi d'Ohm) et de $I = \dfrac{E}{R+r}$ (*id*) :

$$P_u = E^2 \frac{R}{(R+r)^2}$$

E, étant regardé comme constante invariable et R comme quantité non variable au gré de l'opérateur, on voit que P_u sera maxima quand r sera minima.

26. — **Comment on doit interpréter en conséquence, la loi de la puissance utile maxima.** — Dans un circuit extérieur de résistance variable R, la puissance utile maxima est obtenue avec un générateur de constantes E, r, lorsqu'on fait R $= r$; c'est-à-dire que l'on aura intérêt à augmenter ou diminuer R, résistance extérieure variable, jusqu'à ce qu'elle soit égale à la résistance intérieure r, prise comme constante.

Mais lorsqu'on est arrivé à cette puissance maxima $P_u = \dfrac{E^2}{4\,r}$ (§ 24), si par un artifice quelconque il devenait possible, R étant invariable, de faire varier r résistance intérieure, si en un mot on pouvait changer la constante r, on obtiendrait un accroissement de la puissance utile.

Le générateur ne fonctionnerait plus alors dans les conditions de puissance maxima, par cela même, qu'on l'a mis en état de donner une puissance maxima utile plus grande, mais la puissance du courant produit n'en serait pas moins de ce fait plus considérable qu'elle ne l'était lorsque le générateur avait son r primitive $= R$ et fonctionnait dans les conditions de puissance maxima.

C'est pour avoir confondu ces deux propositions que certains auteurs ont recommandé, pour les usages médicaux, des piles de grande résistance intérieure.

27. — **Rendement.** — On appelle rendement d'un générateur le rapport de la puissance utile P_u à la puissance totale P.

$$\frac{P_u}{P} = \frac{VI}{EI} = \frac{V}{E}$$

On voit que lorsqu'un générateur fonctionne dans les conditions de puissance maxima, son rendement est de $1/2$.

Le rendement maxima : 1 ne saurait être obtenu que lorsque $V = E$ c'est-à-dire (§ 23) quand le circuit est ouvert. Le rendement est d'autant plus grand que le débit est faible. Il est d'autant plus faible que le débit est considérable, et tend vers 0 quand le générateur est fermé en court circuit.

28. — **Couplage des générateurs.** — On peut coupler les générateurs de trois façons différentes :

α) en tension ou série : le pôle + d'un élément est réuni au pôle — de l'élément suivant et ainsi de suite ;

β) en batterie ou quantité : tous les pôles + sont réunis ensemble, tous les pôles — sont aussi réunis ensemble ;

γ) couplage mixte : on peut former des groupes d'éléments réunis en quantité et coupler ces groupes en tension, ou inversement.

29. — Couplage en tension de n générateurs de constantes ε, ρ. — En ce cas l'ensemble des générateurs a une force électromotrice égale à nε et une résistance intérieure égale à nρ.

L'intensité du courant obtenu dans un circuit extérieur de résistance R est alors :

$$I = \frac{n\varepsilon}{n\rho + R} \quad (\S\ 21).$$

La différence de potentiel aux bornes est :

$$V = n\varepsilon - n\rho I$$

30. — Couplage en quantité de n générateurs de constantes ε, ρ. — La force électromotrice de l'ensemble est égale à ε, la résistance intérieure égale à $\frac{\rho}{n}$.

L'intensité du courant produit circulant dans un circuit de résistance R est :

$$I = \frac{n\varepsilon}{\rho + nR} \cdot$$

La différence de potentiel aux bornes est alors :

$$V = \varepsilon - \frac{\rho}{n}\ I$$

31. — Couplage mixte de n générateurs de constantes ε, ρ. — On peut faire t groupes égaux de q éléments couplés en quantité, et coupler ces t groupes en tension ; ou bien faire q groupes égaux de t éléments couplés en tension, et coupler ces q groupes en quantité.

La force électromotrice E du système est égale à $t\varepsilon$.

$$E = t\varepsilon$$

La résistance intérieure r du système est :

$$r = \frac{t}{q}\,\rho.$$

L'intensité du courant produit, circulant dans un circuit de résistance R est :

$$I = \frac{t\varepsilon}{\dfrac{t}{q}\,\rho\ R} = \frac{n\,\varepsilon}{t\rho + qR}$$

La différence de potentiel aux bornes est alors :

$$V = t\varepsilon - \frac{t}{q}\,\rho I$$

· 32. — **Puissance d'un courant circulant dans un circuit de résistance R lorsque ce courant est produit par un système de générateurs couplés.** — Soit n le nombre de générateurs, t, le nombre de groupes de q éléments couplés en quantité, ces t groupes étant couplés en tension, la puissance est (égalité tirée de la formule $P_u = R\,I^2$ et de la formule § 31) :

$$P_u = \frac{R\varepsilon^2 n^2}{(t\rho + qR)^2}$$

On voit que cette formule se réduit à :

$$P_u = \frac{R\varepsilon^2 n^2}{(n\rho + R)^2}$$

quand tous les éléments sont en tension ; et à

$$P_u = \frac{R\varepsilon^2 n^2}{(\rho + nR)^2}$$

quand tous les éléments sont en quantité.

33.— **Moyen d'obtenir la puissance maxima par le mode de couplage.** — Dans la formule générale de la puissance (§ 32).

$$P_u + \frac{R\varepsilon^2 n^2}{(t\rho + qR)^2}$$

le numérateur est constant, la résistance extérieure R étant supposée invariable comme cela arrive lorsqu'on travaille sur un circuit déterminé tel que le corps humain. Donc P_u est maximum quand le dénominateur est minimun et par suite quand sa racine $(t\rho + q\,R)$ est minimum, ou ce qui revient au même (en divisant les deux termes par la constante ρ quand $t + q\,\dfrac{R}{\rho}$ est minimum.

Or le produit des deux facteurs t et $\left(q\dfrac{R}{\rho}\right)$ est constant et égal à $n\,\dfrac{R}{\rho}$, puisque $tq = n$.

Donc la somme de ces deux facteurs t et $\left(q\dfrac{R}{\rho}\right)$ est minima lorsqu'ils sont égaux, c'est-à-dire lorsque $t = q\,\dfrac{R}{\rho} = \sqrt{n\,\dfrac{R}{\rho}}$. Cette formule permet de calculer immédiatement t et q ; elle montre de plus que $\dfrac{t}{q} = \dfrac{R}{\rho}$ formule qui fait voir *a priori* que lorsqu'on a un circuit très résistant, autrement dit, lorsque le rapport $\dfrac{R}{\rho}$ est égal ou supérieur au nombre de générateurs dont on dispose (cas des batteries de piles pour la galvanisation) il faut grouper tous les éléments en tension, tandis que l'on devra se rapprocher d'autant plus du groupement total en quantité que la résistance extérieure est plus faible.

Ex. : si l'on dispose de 36 éléments de piles de $E = 1v, 5$; $\rho = 2$ ohms et que l'on travaille sur un circuit de 1.000 ohms, la P_u maximum sera obtenue par le couplage en tension et sera égale à 2 watts, 5. Elles ne serait que 0 w, 7 avec 18 groupes en tension de 2 éléments en quantité.

Si l'on travaille sur un circuit de 20 ohms, la P_u maximum est obtenue avec 18 groupes en tension de 2 éléments en quantité et sera égale à 10 w, 09. Elle ne serait que de 6 w, 8 par le couplage général en tension, et de 6 w, 07 avec 9 groupes de 4 éléments.

Si l'on travaille sur un circuit de 0 ohm, 5, on fera trois groupes de 12 éléments et la P_u maximum sera 10 w, 12, etc.

34. — **Enumération des générateurs médicaux de courants continus.** — Le médecin électricien peut produire ses courants soit avec des piles (§ 35 ssq.), soit avec des accumulateurs (§ 42 ssq.), soit avec un dynamo (§ 64 ssq.), soit en utilisant directement ou indirectement le secteur des villes qui lui fournit du courant continu (§ 76 ssq.) ou du courant alternatif (§ 80).

2º PRODUCTION DU COURANT CONTINU MÉDICAL PAR LES PILES.

35. — **Définition de la pile.** — Une pile est un générateur d'électricité prenant sa source d'énergie dans une action chimique, par exemple : la combinaison de $Zn + SO^4 H^2$. Le métal attaqué constitue le pôle négatif, le liquide avec une électrode non attaquable y plongeant constituent le pôle-positif.

36. — **Constantes des piles.** — Comme tout générateur, la pile électrique est caractérisée par deux constantes : sa force électromotrice et sa résistance intérieure.

La force électromotrice est caractéristique de la réaction chimique et ne dépend pas de la surface des éléments attaqués ; elle varie avec la température, comme aussi varie l'intensité de la réaction. La résistance intérieure dépend de la nature du liquide, de l'étendue des surfaces, de l'écartement des électrodes.

37. — **Conditions exigées des piles médicales.** — Le médecin électricien a besoin généralement d'une batterie à

poste fixe et d'une batterie portative. Dans ce dernier cas il est indispensable de viser à la petite dimension des éléments. Voici les principales conditions exigées des piles médicales :

α) La force électromotrice doit être suffisante pour éviter d'employer un nombre trop considérable d'éléments.

β) La résistance intérieure doit être faible (V. § 25).

γ) Il ne doit pas y avoir de dégagement de gaz nuisibles.

δ) La polarisation doit être évitée (V. § 38).

38. — Polarisation des piles et moyens de l'éviter. — La polarisation est un phénomène qui se produit au cours du fonctionnement d'une pile et qui a pour effet immédiat d'abaisser le débit.

Elle est due à un dépôt d'hydrogène qui forme une gaine, mauvaise conductrice, autour de l'électrode positive, à une réduction du sel formé $(Zn\, SO^4)$ dans la pile $(Zn + SO^4 H^2)$ par l'hydrogène, en général à une contre-réaction chimique qui donne lieu à une force électromotrice inverse, et à l'épuisement du liquide excitateur.

On évite le phénomène de la polarisation par les *dépolarisants*. Le dépolarisant, liquide, solide soluble, ou solide insoluble est en général un corps capable de fixer l'hydrogène dans une combinaison chimique.

39. — Principales piles employées en médecine. — Les piles les plus employées pour les batteries à poste fixe sont la *pile Lalande et Chaperon* (zinc, solution de potasse caustique à 30 ou 40 0/0, bioxyde de cuivre dépolarisant, force électromotrice $0^v,8$ à $0^v,9$). *La pile Bergonié* (zinc, solution de chlorure d'ammonium à 30 ou 50 0/00, bioxyde de manganèse dépolarisant, *f. e.* $=$ $1^v,45$ résist. int. ; 1 ω, solution à 40 0/00). *La pile Junius* recommandée par Bordier (zinc, solution de soude caustique, dépolarisant : bioxyde de manganèse, *f. e.* $=$ $1^v,6$,

résist. int. $= 0$ ω, 25). On emploie aussi certains modèles
dérivés de la pile *Daniell* dont le plus grand défaut était
de travailler à circuit ouvert (Gaiffe, Remak, Callaud, Onimus).

Les piles employées pour les batteries transportables sont
les piles du genre *Marié Davy* (sous-sulfate de mercure,
zinc, charbon), *Warren de la Rue* (au chlorure d'argent).
La résistance intérieure est plus élevée ; des dispositifs spéciaux permettent de retirer les zincs du liquide excitateur
quand on veut mettre la batterie au repos.

40.— Couplage des piles. — Les piles employées pour
la galvanisation médicale sont couplées en tension de
manière à produire un courant dont la puissance approche
le plus possible de la puissance maxima (§ 33). On recueille
le courant soit aux extrémités + ou—de la batterie, alors on
mettra en circuit un rhéostat ou un réducteur de potentiel
(§ 91,92, 93) ; soit par l'intermédiaire d'un collecteur (§ 41)
qui permet de mettre en circuit un nombre variable d'éléments depuis l'unité jusqu'à la totalité des éléments de la
batterie.

41. — De l'emploi des collecteurs de piles. — Le collecteur est un dispositif permettant par le simple jeu d'une
manette de mettre en circuit 1. 2. 3..... n éléments de piles.
L'augmentation d'intensité du courant produit par le passage d'un plot au plot voisin est donné par la formule :

$$I = \frac{n\varepsilon}{n\rho + R} - \frac{(n-1)\,\varepsilon}{(n-1)\rho + R}$$

(n) nombre d'éléments pris par le collecteur au moment considéré.

(ε) force électromotrice de chaque élément.

(ρ) résistance intérieure de chaque élément.

(R) résistance extérieure.

Les dénominateurs de ces deux facteurs diffèrent peu, car R est beaucoup plus grand que ρ (1.000 fois plus grand environ) et le dénominateur ne varie par conséquent que d'un millième au plus de sa valeur, variation qui va en diminuant à mesure que n s'élève, c'est-à-dire à mesure que le collecteur va du O vers le maximum.

Chaque fois que l'on passe d'un plot au plot suivant on peut donc considérer l'intensité comme augmentant de $\dfrac{\varepsilon}{n\rho + R}$. Si $\varepsilon = 1^v,5$, $\rho = 1\omega$, $R = 1000\omega$, on voit qu'en passant du plot O au plot I on donne d'emblée une intensité de 1 mA, 5. En passant du plot 39 au plot 40 on donnerait une augmentation d'environ 1,4. Les augmentations brusques, alors même que $\varepsilon = 0,8$, sont très appréciables pour certains sujets et dans certaines régions.

Aussi l'emploi des collecteurs ne convient-il que pour les batteries portatives en raison de sa commodité.

3° PRODUCTION DU COURANT CONTINU PAR LES ACCUMULATEURS.

42. — Définition de l'accumulateur. — L'accumulateur est un transformateur indirect de l'énergie électrique. L'intermédiaire est une action chimique résidant dans le phénomène de polarisation. — Lorsqu'un courant électrique traverse une masse d'eau, il la décompose : l'H se porte à l'électrode négative, l'O à l'électrode positive (Voltamètre). Au fur et à mesure que ce phénomène se produit, le courant diminue d'intensité parce que le dépôt d'H d'un côté, d'O de l'autre crée une force contre-électromotrice : c'est le phénomène de polarisation.

Ce phénomène de polarisation donne lieu, si on supprime le courant primaire, à un courant de sens contraire : courant secondaire.

En général tout électrolyte (ou liquide décomposé par le

passage d'un courant) absorbe pour se décomposer une quantité d'énergie électrique proportionnelle à la quantité d'électricité qui passe et à la force contre-électromotrice qui prend naissance par le fait de cette décomposition. Si nous appelons E_p cette force contre-électromotrice et. Q la quantité de courant, nous avons pour la valeur de W énergie en joules :

$$W = Q \, E_p$$

Cette énergie est restituée sous forme de courant secondaire par l'accumulateur.

La plupart des accumulateurs sont constitués par deux électrodes en plomb ou sels de plomb plongeant dans de l'eau acidulée à l'acide sulfurique. On emploie aussi quelques autres combinaisons.

43.—**Définition de la charge et de la décharge de l'accumulateur.** — La charge est l'opération qui consiste à fournir à l'accumulateur de l'énergie électrique en mettant le pôle positif d'une source, convenablement choisie en relation avec le pôle positif de l'accumulateur, et le pôle négatif de cette même source en relation avec le pôle négatif de l'accumulateur.

On donne le nom de régime de charge à l'ampérage du courant fourni par la source. Certaines règles sont à observer pour le charge des accumulateurs (§ 49 ssq.).

L'opération contraire qui consiste à utiliser l'énergie accumulée, en fermant le circuit de l'accumulateur sur les appareils à exciter ou en général sur l'emploi, constitue la décharge.

44. — **Ce qui se passe dans l'accumulateur à la charge et à la décharge.** — Nous ne parlerons ici que des accumulateurs à lames de plomb ou sels de plomb.

Si l'on prend deux lames de plomb plongeant dans de l'eau acidulée avec SO_4H_2 et que l'on mette l'une d'elles en

communication avec le pôle +, d'une source de courant
continu, l'autre avec le pôle — de la même source (Planté,
1860), l'électrolyse du liquide se produit et le plomb de
chaque électrode subit une transformation chimique (oxydation au pôle +, réduction au pôle —). Ce qu'il y a de
particulier dans ces actions chimiques, c'est que plus on les
renouvelle, plus les électrodes deviennent aptes à les subir, et
on voit, en effet, l'électrode négative prendre une teinte
grisâtre, tandis que la positive prend la nuance de l'oxyde
puce. Voilà le principe de l'appareil, tel qu'il a été conçu
par Planté. — Une série de charges et de décharges successives sur une grande surface de lames de plomb arrive à
former un accumulateur, mais on peut réduire considérablement les électrodes et augmenter la force électromotrice
de décharge en formant artificiellement les accumulateurs
avec des sels de plomb (Faure, 1880, § 45).

Si nous considérons un accumulateur formé, nous voyons
que la plaque négative est constituée par du plomb spongieux ou plomb doux poreux, forme allotropique particulière jouissant de propriétés réductrices toutes spéciales,
que ne possède pas le plomb doux formé autrement ; ce
plomb spongieux électrolytique s'oxyde aussi très facilement. La plaque positive est formée de plomb recouvert de
peroxyde de plomb PbO^2.

A la décharge il s'établit un courant dirigé, à l'extérieur, de
la plaque + vers la plaque —, et, à l'intérieur, de la plaque —
vers la plaque +. Il y a donc oxydation à la plaque — et
réduction à la plaque + : Le *résultat de l'oxydation de la
matière négative* est la formation d'un oxyde de plomb
qui se sulfate et forme un sulfate de plomb. Si l'on fait l'a-
nalyse du liquide après la décharge, on trouve que ce liquide
est moins acide, et ce qui manque en SO^4H^2 se trouve sous
forme de sulfate de plomb sur la plaque négative.

Le résultat de la réduction se produisant à la plaque po-

sitive est la transformation du peroxyde en un oxyde inférieur.

A la charge le courant circule en sens contraire : La
réduction qui se produit sur la plaque négative ramène le
sulfate à son premier état et l'oxydation du sulfate inférieur positif redonne du peroxyde.

**45. — Constitution des accumulateurs pratiquement
employés.** — Ce qui différencie les accumulateurs, c'est la
constitution de leurs électrodes. Au lieu d'employer comme
électrodes les sels de plomb résultant directement de l'opération de charge, autrement dit, de la formation naturelle
de l'accumulateur, on emploie des sels de plomb convenablement choisis, préparés d'avance, et le plomb massif des
plaques ne sert plus que de support (Faure, 1880). On allie
d'ailleurs au plomb-support 2 à 3 0/0 d'antimoine pour le
rendre inattaquable.

Ainsi on prendra du minium Pb^3O^4 pour plaque positive, et de la litharge $Pb\,O$ pour plaque négative. Le Pb^3O^4
se transforme en peroxyde $Pb\,O^2$ par oxydation

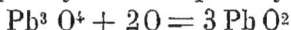

$$Pb^3\,O^4 + 2\,O = 3\,Pb\,O^2$$

sous l'influence du courant de charge, et le PbO se transforme par réduction (H) en plomb spongieux. — On dit
que les électrodes sont à formation autogène quand elles
sont formées naturellement par la charge et la décharge
successives (Type Planté), elles sont à formation hétérogène
lorsque la matière active est formée artificiellement (type
Faure).

De nouveaux types (Edison) ont comme électrodes le
fer (négatif) et un oxyde de nickel repondant à peu près
à la formule NiO^2 (positif). L'électrolyte est une solution
aqueuse de KOH à 20 0/0.

46. — Bacs. — Les accumulateurs employés en médecine
peuvent être à poste fixe ou destinés au transport. En géné-

ral, les accumulateurs destinés à la production des courants continus médicaux n'ont pas besoin d'avoir une grande capacité (§ 60) et il y a intérêt à les avoir le plus légers possible pour pouvoir les transporter au besoin, soit pour la charge, soit pour l'emploi, soit pour la vérification.

Les bacs en celluloïd moins fragiles que les bacs de verre conviennent très bien à cet usage : le celluloïd a l'avantage d'être transparent. On peut les protéger en enfermant plusieurs éléments dans une même caisse en bois. On fait aussi des bacs en ébonite et en ambroïne.

Les accumulateurs doivent être construits de telle façon que les plaques ne reposent pas sur le fond des bacs et en soient un peu distantes, de manière que, s'il se détache des pastilles de la carcasse de plomb des électrodes, ces matières désagrégées n'établissent pas de courts circuits entre les plaques. — Les plaques sont maintenues par des supports en caoutchouc, en verre, en ébonite, ou en porcelaine.

Le liquide est constitué par de l'eau pure additionnée d'acide sulfurique au soufre, ou purifié à l'huile (procédé de d'Arsonval). — La densité doit varier entre 1. 16 et 1.26 (20° à 30° Baumé) (Cf. Hospitalier, *Man. de l'Electr.*).

47. — **Installation des bacs.** — Les accumulateurs doivent être installés de telle sorte qu'on puisse les surveiller pour éviter l'oxydation des contacts, le gondolement des plaques, les courts circuits intérieurs produits entre les plaques par la chute des pâtes constituant les matières actives, etc. En outre, ils doivent être isolés. On peut les faire reposer sur des caisses renfermant de la sciure (Bergonié) ces caisses reposant elles-mêmes sur des pieds de porcelaine.

48. — **Connexion des accumulateurs pour la charge et la décharge.** — Deux cas peuvent se présenter suivant que la charge se fait sur place (lorsque le médecin dispose

des courants de ville ou d'une source privée, § 49 ssq.) ou au dehors (dans une usine extérieure).

Dans le premier cas, il suffit de relier les pôles extrêmes de la batterie montée en tension avec un commutateur à deux directions qui, dans une première position envoie le courant secondaire vers l'emploi, et, dans une deuxième position, met le pôle + de la batterie en relation avec le pôle + de la source et le pôle — en relation avec le pôle — de cette même source.

Entre le commutateur et la source doivent être intercalés l'ampèremètre et le rhéostat, qui sont spéciaux à la charge, car la décharge se fait à un régime de l'ordre du milliampère et le rhéostat de charge, pas plus que l'ampèremètre de charge n'ont d'utilité pour l'emploi thérapeutique du courant continu. Au contraire, il est indispensable d'avoir un coupe-circuit à plombs fusibles entre le commutateur et la batterie, les accidents de court-circuit risquant de se produire aussi bien pendant la décharge que pendant la charge. — D'ailleurs, en principe, toutefois que le médecin se sert d'une source d'énergie électrique capable de fournir un grand débit il doit mettre en ligne un coupe-circuit bipolaire.

Dans le deuxième cas, si le médecin fait charger ses accumulateurs dans une usine extérieure, il suffit à l'arrivée de rétablir les connexions entre la ligne + d'emploi et le pôle + de la batterie et entre la ligne — et le pôle —. Le coupe-circuit doit être le plus près possible de ces connexions. On construit des boîtes à contacts à ressorts. Il suffit de mettre en place les caisses de bacs pour que les connexions se rétablissent par contact.

49. — **Charge des accumulateurs.** — Plusieurs cas sont à considérer :

α) charge par le courant continu des secteurs de ville ;

β) charge par le courant alternatif des secteurs de ville (monophasé ou polyphasé) ;

γ) charge par piles ou moteurs à domicile ;

δ) charge à une usine extérieure (transport de la batterie).

50. — Règles communes pour la charge. — Avant tout il faut s'assurer de la polarité des fils d'arrivée. En particulier, si l'on se sert des secteurs de ville avec prise de courant mobile, il faut déterminer le pôle positif et le pôle négatif de la source. Cette détermination peut se faire tout simplement en plongeant les deux fils isolés dans un verre d'eau et en recourbant en haut les extrémités dénudées, on coiffe chacun d'eux d'une éprouvette remplie d'eau (Voltamètre). Le pôle — se couvre rapidement de bulles d'H qui montent dans l'éprouvette tandis que l'O apparaît au pôle + où il oxyde le conducteur. On peut aussi se servir de papiers cherche pôles qu'on trouve dans le commerce, le pôle négatif devient rouge avec le papier Teugidar par exemple, il devient blanc avec le papier au ferro-prussiate à cause de la décoloration produite par la potasse naissante.

Il faut s'assurer ensuite qu'on ne met pas en circuit un nombre d'accumulateurs tel que la force contre-électromotrice de la batterie E' soit égale ou supérieure à la force électromotrice de la source E. L'intensité du courant $\dfrac{E - E'}{R}$ (R étant la résistance totale du circuit) doit en effet avoir toujours une valeur positive.

Le régime de charge le plus convenable est le régime à intensité décroissante depuis le début jusqu'à la fin de la charge (à mesure que E' force contre-électromotrice augmente).

D'une façon générale le régime de charge doit varier avec la surface des plaques, et par suite avec le poids de l'élément pour un même type d'accumulateurs. On peut donc évaluer pour un même type le régime de charge par le nombre de kilogrammes d'électrode, ce régime de charge pouvant d'ailleurs varier dans de certaines limites, mais le régime moyen étant indiqué par les constructeurs.

51. — Moyen de reconnaître que la batterie est chargée. — Plusieurs signes indiquent la fin de la charge :

α) Le voltage des éléments atteint 2 v. 4 à 2 v. 6 — alors qu'elle n'était que de 1 v. 8 au début, et de 2 v. 1 à 2 v. 2 pendant la période de charge.

β) Le liquide bouillonne, parce que la dissociation des éléments de l'eau se poursuit sous l'influence du courant alors que ces éléments n'ont plus d'emploi pour produire la réaction chimique de charge sur les électrodes.

γ) La densité de l'électrolyte reste constante parce que les plaques ne rendent plus d'acide (§ 44).

Les ouvriers qui ont l'habitude de charger les accumulateurs jugent de l'état d'acidité du liquide en le goûtant.

Le 1er et le 2e moyens sont les plus pratiques pour le médecin électricien. Il est d'ailleurs indispensable pour la surveillance des accumulateurs d'avoir un voltmètre gradué de 1 à 3 volts environ ; il servira d'une part à connaître l'état de décharge (le voltage ne doit pas descendre au-dessous de 1,8), d'autre part à vérifier les éléments de la batterie quand le rendement paraît défectueux.

52. — Charge par le courant continu des secteurs de ville. — Si l'on dispose d'un circuit de ville actionnant par exemple une bobine pour la production de rayons X ou de courants de haute fréquence rien de plus simple : le rhéostat qui permet d'employer un courant de 110 volts pour actionner une bobine avec un débit de 8 Amp. pourra servir parfaitement à la charge des accumulateurs. — En principe, pour utiliser un courant de 110 volts économiquement, il faudrait mettre en charge 30 à 40 accumulateurs.

Pratiquement, nous devons nous résigner à consommer de
l'énergie sous forme de chaleur dans le rhéostat quand
nous avons à charger à longs intervalles seulement 10, 20
accumulateurs.

Cependant s'il fallait charger un très petit nombre d'accumulateurs, ou bien si la charge devait se répéter très souvent (ce qui n'est guère le cas quand on dispose d'une source
continue si pratique pour tous les usages médicaux), on
peut mettre dans le circuit total de plusieurs lampes
groupées elles-mêmes en quantité, une prise de courant
qui servira à mettre en circuit la batterie d'accumulateurs.
Les lampes ici feront résistance et cette résistance au lieu
de consommer de l'électricité en pure perte comme le rhéostat, fournira de l'éclairage.

**53. — Charge par le courant alternatif des secteurs
de ville.** — Ici le problème n'est pas sans difficulté. Plusieurs moyens peuvent être employés :

α) On redressera le courant avec les transformateurs
tournants qui sont de deux ordres :

Moteurs-dynamos d'une part (couplage d'un moteur alternatif et d'une dynamo génératrice). *Convertisseurs* d'autre part (transformation directe. — (§ 54).

β) On transformera le courant alternatif en courant de
même sens interrompu par le redresseur Villard. — (§ 55).

γ) On redressera le courant par les soupapes électrolytiques ; le Wehnelt n'est qu'une forme de ce mode de redressement. — (§ 56).

**54. — Charge des accumulateurs par le courant alter-
natif des secteurs redressé par les transformateurs
tournants.** — Si l'on prend le système moteur dynamo,
les deux appareils moteur et générateur sont couplés, soit
par une courroie de transmission munie d'un tendeur, soit
par un arbre flexible. La conduite du moteur est la même

que pour tout moteur alternatif. De même la dynamo ne
présente rien ici de spécial. Sa puissance sera déterminée
en raison des différents emplois qu'on en veut faire. S'il
ne s'agit que de charger des accumulateurs, on se basera
sur le voltage nécessaire au régime de charge et sur l'ampérage maximum dont on doit pouvoir disposer. Si l'on
choisit les transformateurs directs, les mêmes données ser-
viront à déterminer les constantes de l'appareil.

Nous ne conseillons pas beaucoup ce mode de charge
pour le médecin électricien, parce que :

1° Le transformateur tournant fait du bruit et cause des
trépidations. Il est lourd et encombrant ; il demande une
surveillance spéciale.

2° Si l'emploi du transformateur est limité à la charge
des accumulateurs destinés à l'électrolyse et à la galvanisation, c'est un gros matériel pour une faible consommation.

3° En raison des emplois multiples que fait le médecin
électricien de sa source fondamentale : le courant de ville,
il doit s'arranger de telle sorte que les appareils qui lui servent à produire par exemple les courants de haute fréquence, les rayons X trouvent leur utilisation pour les autres emplois : charge des accumulateurs etc., évitant ainsi
des dépenses de première installation et des ennuis de surveillance.

**55. — Charge des accumulateurs par le courant alter-
natif des secteurs transformé en courant interrompu,
mais de sens constant par le redresseur Villard. —** Ce
système particulièrement applicable au courant monophasé
convient tout spécialement au médecin électricien, car ce
même redresseur lui sert d'interrupteur pour la bobine à
rayons X et à courants de haute fréquence, permettant ainsi
d'utiliser directement le courant de ville pour trois emplois
différents. C'est une branche de diapason LL' aimantée par

une bobine B enroulée autour de son axe sans la toucher, et dans laquelle circule une dérivation du courant de ville après avoir traversé une bobine de self à cinq sections. L'extrémité de la branche de diapason oscille entre deux pôles d'aimant fixe N S attirée tantôt par l'un, tantôt par l'autre, suivant la phase. Le synchronisme est ainsi assuré entre le mouvement du diapason (amorti d'ailleurs par un amortisseur à liquide fixé sur sa tige) et la période du courant d'excitation. A l'extrémité de cette branche de diapason se trouve un plongeur à mercure par lequel passe le courant

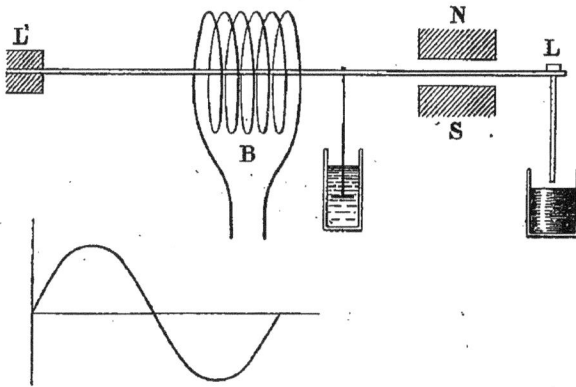

Fig. 2.

de ville. Le réglage de la plongée, de la branche du diapason, de la self de l'excitation permet de rompre le circuit sur telle ou telle partie de la courbe alternative de manière à prendre telle ou telle partie d'une phase. Pour actionner une bobine on doit rompre sur le maximum de la phase choisie ; pour charger les accumulateurs, on doit rompre sur le O. La phase du diapason est naturellement en retard sur la phase du courant. On augmente ce retard :

1° En augmentant la self de l'excitation.

2° En augmentant la plongée, ce qui retarde le moment de rupture.

3° En desserrant la vis du chariot, ce qui augmente la plongée.

On diminue le retard de la phase, autrement dit on donne de l'avance à la phase retardée :

1° en diminuant la self ;

2° en diminuant la plongée ;

3° en serrant la vis du chariot.

C'est ce réglage qui constitue le calage de l'appareil.

Il faut savoir qu'on augmente l'ampérage moyen chaque

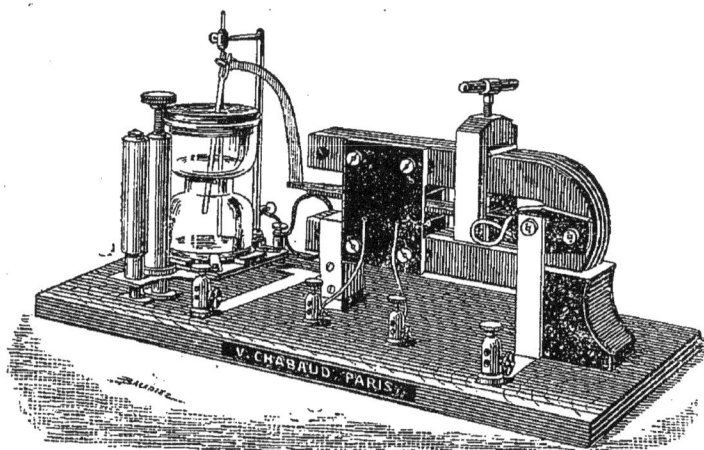

Fig. 3. — Interrupteur-redresseur de Villard.

fois qu'on augmente la plongée. Quand la rupture a lieu sur le O, l'interrupteur est silencieux. On est averti qu'il se décale s'il se produit un gloussement caractéristique. On n'a alors qu'à régler le calage par l'un des trois procédés ci-dessus (1).

On peut, grâce à ce redresseur, charger jusqu'à 15 ou 20

(1) Cf. pour la description complète de l'appareil le numéro des *Archives d'élec. méd.* de Bordeaux du 15 avril 1902.

Guilleminot 3

accumulateurs en tension. Lorsque l'on emploie une batterie de plus de 20 accumulateurs, mieux vaut par un système
de commutateurs appropriés faire deux groupes égaux couplés en quantité pour la charge.

56. — **Charges des accumulateurs par le courant alter-
matif des secteurs redressé par les soupages électrolytiques.** — Les soupapes électrolytiques sont des redresseurs
dont le principe est le suivant : si l'on fait plonger dans
une solution alcaline une lame de charbon ou de plomb reliée à un pôle alternatif, et une lame d'aluminium poreux
relié à l'autre pôle, le courant ne passe que dans un sens.
On monte 4 soupapes en pont de Wheatstone ; deux des
sommets sont reliés à la source, les deux autres à l'emploi
où l'on recueille du continu. — Le redressement du courant par l'interrupteur Wehnelt repose sur le même principe.

Ces procédés sont peut-être des procédés d'avenir, pour le
moment ils ne sont pas encore parfaitement pratiques pour
le médecin.

57. — **Charge des accumulateurs par les piles.** — Ce
mode de charge n'est pas à conseiller pour les accumulateurs destinés au courant galvanique. Un médecin isolé de
toute source électrique ne doit en principe songer à charger
des accumulateurs par des piles que s'il a besoin d'un grand
débit sous un faible voltage (cautère). Mais pour produire
un courant de quelques milliampères ou quelques dizaines
de milliampères sous 30 à 50 volts, il est beaucoup plus
avantageux d'employer directement l'énergie des piles bien
choisies.

58. — **Charge par une dynamo à domicile.** — Lorsque
le médecin électricien n'a pas de source d'électricité à sa
disposition, et qu'il veut obtenir toutes les formes utiles,
la meilleure solution pour lui est d'avoir une dynamo mue

par un moteur à gaz, à pétrole, à air comprimé, à vapeur, à eau ou à vent, etc.

En pareil cas il désirera probablement s'éclairer en même temps et il est bon de prévoir, dès le début, une installation totale qui lui permettra de réaliser économiquement, en les combinant de façon convenable, les divers emplois qu'il veut faire de l'énergie électrique.

L'une des meilleures combinaisons en ce qui concerne la charge des accumulateurs, si la différence (E-E') est très grande (E force électromotrice de la dynamo, E' force contre-électromotrice de la batterie), est de combiner la charge et l'éclairage.

Il faut toutefois remarquer ici que l'on a besoin pour l'électrolyse et la galvanisation de 15 à 25 éléments de faible capacité, ce qui représente environ 40 à 60 volts de force contre-électromotrice maxima, et comme une dynamo destinée aux multiples usages d'une installation complète devra être en général de 70 volts, il y aura moins à se préoccuper de la question économique pour la charge de la batterie galvanique.

L'étude de la dynamo sera faite en étudiant la production directe du courant continu par la dynamo, mais le médecin électricien a tout avantage à avoir une batterie d'accumulateurs et à ne pas travailler directement avec le courant de sa dynamo (§ 64).

Lorsqu'on charge une batterie par une dynamo à domicile, on doit toujours avoir en circuit un rhéostat, un coupe-circuit et un ampéremètre comme dans les autres cas.

59. — Charge de la batterie dans une usine extérieure. — Lorsque le médecin électricien est réduit à cet expédient, il est presque toujours forcé d'avoir deux batteries. Les usines ne chargent pas volontiers une batterie de 15 à 20 éléments isolés, elle met en charge le nombre d'éléments

nécessaires pour employer économiquement le voltage de
la source, aussi faut-il attendre parfois plusieurs jours. Le
transport est en outre très préjudiciable à la conservation
des accumulateurs. — Si la charge en ville est indispensable dans certains cas (charge des batteries de grande capacité pour les hauts débits : Rayons X, haute fréquence), on
ne saurait conseiller ce système pour l'électrolyse et la galvanisation : quand pour ces emplois, on ne dispose pas
d'une source à domicile permettant de charger la batterie,
mieux vaut renoncer aux accumulateurs et adopter les
piles.

60. — **Constantes des accumulateurs et quantités intéressant leur fonctionnement.** — Comme les piles primaires, les accumulateurs présentent à considérer la force
électromotrice, la résistance intérieure, le voltage aux bornes variant suivant le débit, la puissance du courant débité ;
une notion particulièrement importante ici est la notion de
la capacité. Le rapport de la puissance, de la capacité, etc.,
au poids des plaques, a au point de vue pratique un intérêt
capital. Les accumulateurs Edison fer (—) et nickel (+)
ont une puissance massique élevée.

La force électromotrice de décharge est $1^v,9$ à 2^v, environ. A la fin de la charge elle peut atteindre $2^v,5$ et
même $2^v,8$, mais cet état n'est que passager. Elle s'abaisse
à $1^v,8$, et au-dessous vers la fin de la charge. Elle n'est
que de $1^v,1$ environ pour les accumulateurs Edison.

La résistance intérieure est très faible, aussi le débit (ou
courant en ampères) peut-il être considérable, mais il y a
intérêt pour la durée de l'appareil à ne pas dépasser un
certain débit voisin de $0^A,8$ par kilogramme de plaque.
La puissance correspondante serait par kilogramme de plaque $1^w,4$ environ.

On appelle capacité de l'accumulateur la quantité d'électricité qu'il peut débiter pendant sa décharge complète, quantité exprimée en ampères-heures.

La capacité est proportionnelle à la surface et par suite au poids des plaques pour un même type. On détermine un type d'accumulateur en indiquant sa capacité par kilogramme de plaque.

Les accumulateurs employés pour la production des courants continus n'exigent pas une grande capacité en raison du faible débit, aussi doit-on choisir pour cet usage, des accumulateurs de poids relativement faible. La capacité moyenne est de 6 à 10 ampères-heures par kilogramme de plaque.

61. — Rendement en capacité. — On appelle rendement en capacité le rapport $\dfrac{Q^d}{Q^c}$ de la quantité d'électricité en ampères-heures fournie à la décharge Q^d, à la quantité nécessaire à la charge Q^c. Ce rapport est voisin de $\dfrac{90}{100}$. La capacité varie avec le régime de décharge adopté, et par suite le rendement en capacité est aussi fonction de ce régime. Il est d'autant plus élevé que le régime est plus faible. On se trouve donc dans d'excellentes conditions de rendement pour la production du courant galvanique.

62. — Rendement en énergie. — On appelle rendement en énergie le rapport de l'énergie du courant de décharge W^d à l'énergie du courant de charge W^c, ce rendement qui a pour expression :

$$\frac{\int_{0}^{T_d} V_d\ I_d\ dt}{\int_{0} V_c\ I_c\ dt} = \frac{W_d}{W_c}.$$

$(T_d, V_d, I_d$ étant le temps de décharge, la différence de potentiel et l'intensité de décharge; T_c, V_c, I_c, les quantités

correspondantes de charge) varie suivant les régimes de
charge et de décharge : il est environ de 80/100 et d'autant plus voisin de ce maximum pratique que l'intensité
des courants de charge et de décharge est faible.

63. — **Couplage des accumulateurs.**—Les mêmes considérations que pour les piles nous conduisent à employer
le montage en série pour la production des courants galvaniques. Il faut éviter ici l'emploi des collecteurs : le passage
d'un plot au plot suivant introduisant d'emblée 2 volts en
circuit causerait une secousse désagréable au malade.

4º Production du courant continu par une dynamo.

64. — **Inconvénient pour le médecin de se servir
directement du courant d'une dynamo.** — Le médecin
qui est isolé de toute usine électrique et de toute source de
ville, s'il n'a d'autre but que d'avoir du courant continu,
n'a pas à hésiter : il installera tout simplement une batterie de piles et n'aura pas recours à la dynamo.

S'il a d'autres emplois médicaux ou domestiques, il peut
avoir besoin d'une source à grand débit, et alors la dynamo reprend ses droits. Le médecin qui possède une dynamo
pour d'autres usages peut songer à l'employer pour la
galvanisation directement. La chose est possible, elle n'est
pas à conseiller,

1º parce que les changements brusques de régime dans
des dérivations peuvent changer brusquement le régime du
courant galvanique employé simultanément en modifiant
le voltage disponible, ce qui provoque des secousses ;

2º parce que, hors les heures d'éclairage, le médecin devrait
souvent mettre en marche sa dynamo uniquement pour la
production du courant continu, emploi disproportionné à
la puissance de la source et à la force motrice dépensée.

3° Le moteur et la dynamo comme tout appareil mécanique demande une certaine surveillance en cours de fonctionnement.

4° Enfin le courant des dynamos n'a pas la forme parfaite du courant continu, la ligne qui le représente est forcément ondulatoire. Aussi est-il préférable lorsqu'on possède une dynamo pour l'éclairage par exemple, de charger des accumulateurs pendant l'éclairage même et d'employer le courant de ces accumulateurs pour la galvanisation ; quoi qu'il en soit, le médecin pouvant être appelé à se servir de dynamos pour la galvanisation, doit en connaître le principe et le maniement.

65. — Principe de la production des courants continus par les dynamos. — Un conducteur se déplaçant dans un champ magnétique de manière à intercepter un flux de force variable au cours de son déplacement devient le siège d'un courant.

Le sens de ce courant est déterminé par la loi de Lenz que l'on peut énoncer ainsi : le courant induit est dirigé dans un sens tel que le flux qu'il produit lui-même s'oppose à la variation du flux qui l'engendre.

66. — Caractéristique du courant induit par une variation de flux Φ — La force éelectromotrice engendrée par une variation de flux Φ dépend uniquement de la vitesse de la variation, autrement dit du quotient de la différence du flux, par le temps mis à la produire à un moment donné.

$$E = \frac{d\Phi}{dt}$$

Au contraire la quantité totale d'électricité induite dépend de la différence du flux avant et après le déplacement et de la résistance du circuit :

$$Q = \frac{\Phi}{R}$$

L'intensité est à un moment donné égale au quotient de la quantité induite par le temps mis à la produire.

$$I = \frac{dQ}{dt} = \frac{d\Phi}{Rdt}$$

67. — Machines magnétos et dynamos. — Suivant que le champ magnétique est produit par un aimant fixe ou par un électro-aimant, la machine est dite magnéto ou dynamo électrique. — On emploie surtout les dynamos. — La forme des noyaux de fer doux de l'électro est telle que les extrémités polaires magnétiques soient en regard l'une de l'autre. On appelle ces extrémités NS : *les pièces polai-*

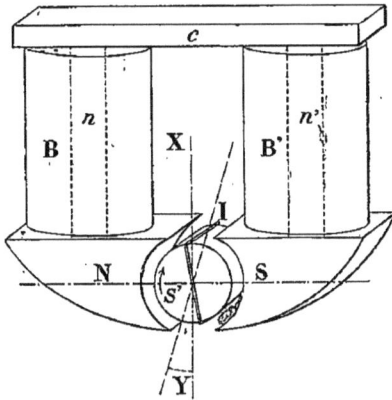

Fig. 4.

res ; BB' sont les *bobines magnétisantes*, C la *culasse* réunissant les noyaux magnétiques *nn'*.

Les pièces polaires sont évidées en demi-cylindre, et l'évidement porte le nom d'*entrefer*. L'entrefer est occupé par l'induit monté de diverses façons sur un noyau appelé *armature*.

Le noyau complète autant que possible le circuit magnétique, devenant lui-même aimanté avec son pôle nord en regard de la pièce polaire sud et son pôle sud en regard de la pièce polaire nord. Polarité qu'il conserve d'ailleurs malgré son mouvement de rotation autour d'un axe perpendiculaire au plan de l'électro-aimant sur le milieu de la ligne polaire : que l'armature soit fixe ou qu'elle tourne, les pôles magnétiques restent placés identiquement dans l'espace.

— L'induit est enroulé sur l'armature soit que chaque spire d'induit l'enveloppe complètement (enroulement Siemens), soit que les spires d'induits soient disposés à sa périphérie (induits à anneaux ou à tambour) (§ 71).

68. — **Courant induit.** — Si l'on suppose une spire enroulée autour de l'armature suivant deux génératrices diamétralement opposées (enroulement Siemens), le maximum de changement de flux (je dis le maximum de changement de flux et non le maximum de flux) aura lieu, pour un même angle de rotation de l'armature, lorsqu'on est dans le plan NS de l'entrefer. Le minimum de changement de flux aura lieu dans la position perpendiculaire XY, car alors, quoique le flux intercepté soit maximum une rotation très petite de l'armature (d'une durée dt) ne produira qu'un changement de flux minimum ($d\Phi$), changement égal à 0 dans le plan XY. Cette ligne XY suivant laquelle le rapport $\dfrac{d\Phi}{dt}$ correspondant à la force électromotrice induite (§ 66) égale 0 est appelé *ligne neutre* ou *ligne de commutation* : ligne neutre parce que la force électromotrice induite y est nulle, ligne de commutation parce que d'après la loi de Lenz le courant induit a été dirigé dans un même sens durant tout le temps que la génératrice I (fig. 4) a passé de Y en X, et que ce courant est dirigé en sens contraire pendant tout le temps que cette génératrice I passe de X en Y.

69. — **Forme du courant induit dans un élément de spire.** — En nous plaçant toujours dans l'hypothèse d'une spire enroulée sur l'armature suivant le mode Siemens, *la*

force électromotrice croît donc depuis la ligne neutre XY jusqu'à la ligne polaire NS et décroît ensuite de NS jusqu'à XY. Si l'on suppose cette spire animée d'une vitesse uniforme, la force électromotrice dans le quadrant YN croît comme le sinus de l'angle formé par la ligne neutre XY avec le plan de la spire dans le quadrant. Elle décroît dans le quadrant NX comme le sinus de l'angle formé par la ligne neutre XY avec le plan de cette même spire. Autrement dit si l'on porte sur un graphique en abscisses les temps $\int_{T_1}^{T} dt$ et en ordonnées les forces électromotrices $\int_{T_1}^{T} \dfrac{d\Phi}{dt}$. on obtient une courbe de la forme de la figure 5. C'est ce

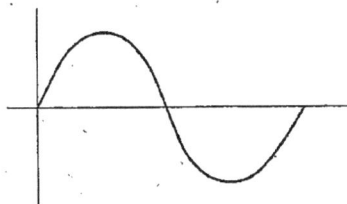

Fig. 5.

qu'on appelle une sinusoïde. Cette forme de courant, si l'on recueillait le courant induit tel qu'il est produit devrait donc faire rejeter les dynamos pour la production du courant continu. — Nous la retrouverons lorsqu'il s'agira d'employer médicalement le courant sinusoïdal. — Ici au contraire nous avons à voir comment on peut redresser le courant ainsi produit.

70. — **Redressement du courant produit par les dynamos.** — Ouvrons la spire au niveau de l'axe de l'armature, à l'une de ses extrémités seulement, mettons chaque bout de l'ouverture en relation avec une demi-bague concentrique à l'axe de rotation, puis au moyen de deux *frotteurs* ou *balais* prenant contact avec les demi-bagues, recueillons le courant pour un emploi extérieur de telle

sorte que la même bague se présente au même balai durant
tout le temps que le courant induit reste de même sens, et
qu'il y ait au contraire commutation des balais quand le
courant induit s'inverse, nous obtiendrons un courant toujours de même sens mais ondulé. Si au lieu d'avoir une
seule spire nous en avons deux, trois,…. etc., les forces électromotrices développées dans chacune d'elles s'ajoutant, et
la phase pour chacune d'elles étant différente, on se rap-
prochera d'autant plus de la forme continue que le nombre
de spires sera plus considérable. C'est là le principe des
dynamos à courant continu. Elles débitent non pas du courant continu, mais du courant légèrement ondulé se rapprochant d'autant plus du continu que le nombre des induits
est plus grand.

71. — **Différents modèles de dynamos employées
pour la production des courants continus.** — Le mode
d'excitation des dynamos et le mode d'enroulement de l'induit varient suivant le modèle.

a) *Classement des dynamos suivant le mode d'excitation.*
— Le courant excitant l'électro-aimant générateur du
champ peut être un courant indépendant du circuit induit
(hétérogène) ou bien il peut être le courant même produit
par l'induit (autogène). Le 1er système n'a pas d'intérêt ici.
Le 2e système seul employé comprend trois groupes.

α) Excitation série : alors tout le courant de l'induit sert
à l'excitation

β) Excitation shunt : une partie seulement du courant
produit sert à l'excitation grâce à une dérivation prise aux
balais.

γ) Excitation compound : elle comprend deux enroulements distincts, l'un série, l'autre shunt.

b) *Classement des dynamos suivant le mode d'enroulement de l'induit.* — L'induit peut être enroulé de différentes
manières.

α) Il peut envelopper l'armature suivant deux génératrices : c'est la forme du paragraphe 67, fig. 4, appelée
enroulement Siemens. Cette forme ne convient pas pour les
grandes différences de potentiel, à cause de la proximité
des fils des différents induits à l'extrémité fermée de l'armature, où tous les induits se croisent et se recouvrent.

β) Il peut être fixé sur un anneau tournant dans l'entrefer.
Chaque induit est relié à une section du collecteur placé
sur l'axe. C'est l'enroulement Gramme (fig. 6).

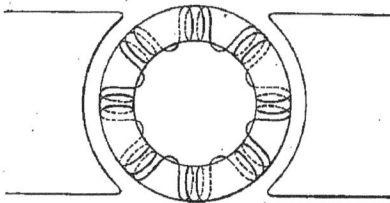

Fig. 6.

γ) L'induit peut être enroulé sur des cylindres fixés autour de l'armature : c'est l'enroulement en tambour.

72. — Calage des balais. — On appelle balais les frotteurs destinés à recueillir sur les touches du collecteur le
courant induit. Si la self n'existait pas, les balais devraient
être placés sur la ligne neutre, ligne où la différence de
potentiel est 0 (§ 68), mais en raison du retard apporté par
la self, la ligne de contact des balais doit être déplacée par
rapport à la ligne neutre, sans quoi on aurait des étincelles
de rupture. C'est ce déplacement qu'on appelle le décalage,
et l'opération qui consiste à bien placer les balais sur la
ligne décalée s'appelle le calage des balais. L'angle que
forme la ligne des balais avec la ligne neutre est l'angle de
calage.

**73. — Notions utiles au médecin sur les dynamos à
courants continus.** — Le courant produit par les dynamos

présente à considérer comme pour tout générateur, son intensité I, la différence de potentiel aux bornes V, la puissance VI. La vitesse de rotation de l'armature, ou vitesse angulaire ω est évaluée en tours par minute (1). La force électromotrice donnant lieu à la production du courant induit est égale à la somme de la différence de potentiel aux bornes V et de la chute de potentiel qui se produit dans l'induit lui-même : cette chute de potentiel intérieure que nous avons trouvée dans tous les générateurs, rI, varie suivant la puissance de la dynamo. Nous savons aussi que la puissance intérieure rI $\times$ I, ou puissance thermique, a pour effet de produire l'échauffement plus ou moins appréciable du générateur. Il est donc utile de savoir que le rapport $\dfrac{r\text{I}}{\text{E}}$ ou rapport de la chute de potentiel intérieur à la force électromotrice totale, ou encore rapport de la puissance intérieure rI² à la puissance totale EI est ordinairement en pratique de 0,06 environ pour une puissance de 2.000 watts ; 0,055 pour une puissance de 4.000 watts et ainsi de suite en diminuant.

Par conséquent, lorsque théoriquement on arrive au calcul de la force électromotrice d'une dynamo en fonction de N nombre de tours de l'induit, ω vitesse angulaire, Φ flux magnétique dans l'induit, il faut pour avoir la force électromotrice utile déduire une fraction variable représentant la chute de potentiel intérieure.

(1) L'unité C.G.S de vitesse angulaire est le radian par seconde ou vitesse d'un cylindre tournant autour de son axe à raison de un radian (arc égal au rayon) par seconde : un cylindre décrivant un tour par seconde aurait donc une vitesse angulaire de (1 $\times$ 2 π) radians, et un cylindre décrivant un tour par minute aurait une vitesse angulaire $\dfrac{\text{I} \times 2\pi}{60}$ radian, c'est-à-dire 0 radian, 1047. Il faut donc savoir que l'unité de vitesse angulaire pratique, le tour par minute, correspond à 0,1047 unités de vitesse angulaire C.G.S.

Le médecin électricien n'a pas à s'inquiéter en général
du calcul théorique des dynamos. Que l'on sache seulement
que la force électromotrice induite est proportionnelle au
nombre total de tours de fils sur l'induit N, à la vitesse
angulaire ω, et au flux magnétique dans l'induit Φ mesuré
en maxwells (1).

**74. — Comment le médecin électricien doit choisir une
dynamo.** — Pratiquement quand il s'agit de faire l'installation d'une dynamo, il faut avant tout savoir quelle doit
être la puissance utile maxima dont on peut avoir besoin.
On doit d'abord déterminer quel est le plus haut voltage
utile pour les emplois que l'on veut en faire. Ainsi, si l'on se
propose d'actionner une bobine de 35 à 50 cm. d'étincelles,
il est bon de disposer de 60 volts ; si l'on veut utiliser le
Wehnelt, les voltages élevés 100 v. sont utiles ; si l'on veut
charger en série 20 accumulateurs, 60 volts sont à conseiller. Un voltage de 70 v. convient bien à l'éclairage domestique.

Supposons donc que ce premier élément soit déterminé,
on devra ensuite évaluer la puissance en watts de tous les
appareils qui devront fonctionner simultanément. On pourra
prendre comme base : pour l'éclairage à incandescence
3w. 1 par bougie : soit 15 w. à 16 w. pour une lampe de
5 bougies ; 31 w. à 32 w. pour une lampe de 10 bougies ;
50 w. pour 16 bougies ; 100 w. pour 32 bougies. Pour l'é-
clairage à arc : un arc de 400 à 1.000 bougies capable de

---

(1) Pour les données relatives au calcul des dynamos : Cf. Hospitalier, *le Manuel de l'électricien.* — La formule de la force électromotrice est :

$$E = \frac{N.\omega.\Phi}{60} \, 10^{-8} \text{ Volts (Induit enroulé en quantité.}$$

$$= \frac{p.N.\omega.\Phi}{60} \, 10^{-8} \text{ Volts (Enroulement en série).}$$

(p est le nombre de paires de pôles).

bien éclairer 50 à 100 m² ou de donner un éclairage suffisant pour 250 à 500 m² de cours ou halls, il faut compter de 650 à 1200 watts.

Pour une bobine de 35 à 50 cm. d'étincelle fonctionnant sous différents régimes il faut prévoir de 5 à 12 ampères sous 40 à 60 volts, c'est-à-dire 700 watts. — Il ne faut pas oublier ici que si l'on choisit un voltage de 90 v. par exemple pour la dynamo, la bobine ne devant souffrir que 45 v.,il y aura 45 volts à perdre dans les appareils de résistance sous forme de puissance thermique, par suite au lieu de compter pour la puissance utile $12 \times 45 = 540$, il faudra en réalité mettre en ligne de compte 1100 w.,tandis qu'avec une dynamo de 50 volts il suffirait de compter sur 600 w. environ.

Pour le chauffage domestique on peut compter approximativement 1000 à 1200 w. pour 50 m³.

Pour les petits appareils : chauffe-plaque, chauffe-pieds, bouilloires, etc., de 20 à 200 w.

Pour les moteurs voir le § 75.

On totalise ces différents emplois en n'oubliant pas que l'on sera parfois forcé de se servir simultanément de la lumière, des moteurs, des bains de lumière, etc., alors qu'à priori on pourrait projeter de ne se servir qu'alternativement des différents appareils et l'on a ainsi les deux éléments les plus indispensables à l'acquisition d'une dynamo : le voltage et la puissance.

Les constructeurs guideront le médecin pour le reste.

Ils lui indiqueront aussi les soins à donner à la dynamo, le mode de montage des balais, le graissage, etc. Ce sont des détails propres à chaque modèle.

75. — **Notions relatives aux moteurs destinés à actionner les dynamos.**— Nous ne pouvons entrer ici dans le détail des questions relatives aux moteurs de dynamos. Ils peuvent être électriques, à vapeur, à gaz, à air comprimé, à pétrole, à eau, à vent, etc.

Il faut seulement savoir quelle doit être la puissance d'un moteur pour la dynamo choisie.

Le rapport de la puissance utile du moteur à la puissance du courant fourni par la dynamo est le rendement. On appelle coefficient de transformation le rapport de la puissance totale fournie par la dynamo P_t, à la puissance du moteur P_m. Coeff. transf. $= \dfrac{P_t}{P_m}$.

On sait que la puissance électrique utile de la dynamo n'est qu'une fraction de sa puissance totale, fraction variable d'ailleurs avec la valeur absolue de la puissance : le rapport $\dfrac{P_u}{P_t}$ est le rendement électrique.

Ce qu'il importe surtout de connaître pour le choix d'un moteur ; c'est le rapport de la puissance utile de la dynamo à la puissance du moteur qui doit l'actionner ; ce rapport $\dfrac{P_u}{P_m}$ est ce qu'on appelle le rendement industriel.

Le rendement industriel est relativement mauvais pour les dynamos médicales, car le rendement est d'autant plus faible que la machine est d'une puissance plus faible. Il varie d'ailleurs suivant le type.

Pour les bonnes dynamos de l'industrie, on peut compter que le rendement industriel $\dfrac{P_u}{P_m}$ est de 60 0/0 lorsque la dynamo a une puissance de 1.000 watts, 67 0/0 pour 2.000 watts, 70 0/0 pour 4.000 w., etc. — Cette variation tient surtout à la variation du rendement électrique qui est de 75 0/0 dans le type 1.000 w., 82 0/0 dans le type 2.000 w., etc.

Si donc on se propose d'installer une dynamo de 1.000 w. il faut savoir que le moteur devra avoir une puissance minima $\dfrac{100}{60}$ de 1,000 w., c'est-à-dire 1.66 poncelet (le poncelet correspond à peu près à 1.000 w.).

Pour les puissances inférieures il faut doubler ou tripler le nombre des watts pour avoir le nombre de milliponcelets du moteur.

Les constructeurs se servent peu du poncelet comme unité de mesure. On emploie plutôt le cheval-vapeur qui vaut 75 kilogrammètres par seconde, le poncelet vaut 100 kilogrammètres par seconde. Le cheval-vapeur vaut donc 0,75 poncelet. Un moteur de un cheval a une puissance de 0,75 poncelet, et inversement un moteur de 1 poncelet vaut $\frac{100}{75}$ cheval ou 1 cheval 1/3.

Les petites dynamos ayant un rendement assez variable, c'est au constructeur à guider le médecin sur le choix et la puissance du moteur.

5° UTILISATION DES SOURCES DE VILLE PAR LA PRODUCTION DU COURANT CONTINU MÉDICAL.— SECTEURS A COURANT CONTINU ET A COURANT ALTERNATIF.

76. — **Forme du courant continu des secteurs de ville.** — Le courant des secteurs n'est pas rigoureusement continu, c'est-à-dire qu'il n'est pas représenté par une droite parallèle à l'axe des temps, comme d'ailleurs les courants fournis par les dynamos quelles qu'elles soient (§ 70). Du moins il s'en rapproche beaucoup en raison du grand nombre des induits et pratiquement on peut le regarder comme continu. Aussi peut-on l'employer directement pour la galvanisation.

77. — **Mode d'emploi du courant continu des secteurs pour la galvanisation.** — Le médecin électricien qui dispose du courant continu des secteurs de ville peut l'employer soit directement, soit indirectement, pour la galvanisation.

78. — **Emploi direct du courant continu des secteurs de ville.** — Cet emploi direct ne va pas sans quelques in-

oonvénients ; quelques-uns ont déjà été signalés (§ 64). Il
faut y ajouter la possibilité de courts-circuits par le corps
du malade établissant une dérivation entre l'électrode de
oontact et la terre, lorsque, comme dans les secteurs à courants continus de Paris, le courant est distribué par 5 lignes ayant entre elles une différence de potentiel de
110 volts, et la première étant à la terre. L'électrode active
peut se trouver ainsi à plusieurs centaines de volts au-
dessus du potentiel correspondant au pôle de terre. Aussi
est-il indispensable d'isoler du sol le patient et l'opérateur
par un plancher monté sur godets de verre par exemple.

79. — **Emploi indirect du courant continu des secteurs
de ville.** — Le courant continu des secteurs de ville peut
être employé indirectement pour la production du courant
galvanique médical de plusieurs façons différentes :

α) En chargeant par ce courant des accumulateurs dont
on utilisera le courant secondaire pour les emplois médicaux, on retombera alors dans le cas des paragraphes 52 ssq.

β) En le transformant en courant continu de plus faible
voltage par une dynamo actionnée par un moteur électrique excité lui-même par le courant de ville. On retombera
alors dans le cas des paragraphes 64 ssq. — Il faut seulement
remarquer que dans ce cas particulier où le médecin dispose
d'une source continue de grande puissance, la dynamo
destinée à la production du courant galvanique sera exclusivement consacrée à cet usage, et par conséquent ne devra
posséder qu'une faible puissance, le maximum du voltage
utile étant d'environ 40 volts et le maximum d'intensité
250 milliampères.

γ) En se servant non plus d'un couple moteur-dynamo,
mais d'un transformateur direct, appareil constitué par
une carcasse d'induit à deux enroulements l'un recevant le
courant de ville, l'autre débitant le courant induit. La lé-

gèreté de l'appareil, son prix faible, l'absence d'étincelle au balai rendent ce système très pratique.

80. — Utilisation des secteurs à courant alternatif pour la production du courant continu médical. — L'emploi du courant alternatif pour la production du courant galvanique nécessite sa transformation soit par les accumulateurs (§ 53 ssq.), soit par les transformateurs mécaniques (question déjà traitée au sujet de la transformation du courant alternatif en courant continu pour la charge des accumulateurs (§ 53 ssq.). L'emploi des soupapes électrolytiques ne donne pas une courbe suffisamment continue pour que l'on ait pu jusqu'à présent les utiliser dans ce but.

III. — Emploi des courants continus médicaux. — Appareils de résistance conducteurs, appareils de mesure, etc.

81. — Généralités sur l'emploi des courants continus. — L'emploi des courants continus comporte la canalisation (étude des conducteurs), l'usage des appareils de résistance (rhéostats, réducteurs de potentiel), l'usage d'appareils divers nécessaires à l'application thérapeutique, interrupteurs, inverseurs, métronome, etc., l'usage des appareils de mesure.

Le corps humain auquel est appliqué le courant doit être considéré comme une portion du circuit d'emploi avec sa résistance propre. Les lois relatives au courant s'appliqueront à lui. Elles concernent :

1° Le rapport des trois quantités V.I.R ;

2° La chute de potentiel le long d'un circuit de résistivité variable dans ses différentes parties ;

3° L'intensité d'un courant circulant dans plusieurs dérivations.

82. — Rapport des trois quantités V,I,R, dans un circuit. — Soit V la différence de potentiel aux extrémités d'un circuit, ou plus généralement entre deux points quelconques faisant partie d'un circuit, I l'intensité du courant circulant et R la résistance du circuit ou de la partie de circuit située entre les deux points considérés ; on a (loi d'Ohm) la relation :

$$I = \frac{V}{R}$$

qu'on peut écrire V = RI

$$\text{et } R = \frac{V}{I}.$$

Chacune de ces formules permet de calculer l'une des trois quantités en fonction des deux autres connues.

83. — Chute de potentiel le long d'un circuit de résistance uniforme ou variée. — Supposons, pour fixer les idées, un générateur tel qu'une batterie de piles, fermé sur un circuit composé de deux conducteurs et du corps humain ; quelle sera la chute de potentiel le long de ce circuit, quelle sera la chute dans les conducteurs métalliques, quelle sera la chute dans le corps, autrement dit quelle sera la différence de potentiel aux électrodes appliquées sur le corps comparée à la différence de potentiel aux bornes de la batterie ? La formule V = RI (§ 82) nous indique immédiatement, l'intensité I étant la même en tout point du circuit, que la différence de potentiel V entre deux points est proportionnelle à la résistance du circuit qui les sépare. Ainsi la résistance totale d'un circuit étant 2000 ohms et la différence de potentiel aux bornes 40 volts, on saura que, entre deux points du circuit séparés par 1500 ohms de résistance, la différence de potentiel sera :

$$40 \text{ V} \times \frac{1500}{2000} = 30 \text{ Volts.}$$

D'une façon plus générale la différence de potentiel V'
entre deux points séparés par une résistance R' est une
fraction de la différence aux bornes V donnée par la formule :

$$V' = V \frac{R'}{R}$$

(R étant la résistance totale du circuit.)

D'où la nécessité d'employer des conducteurs de résistance R' négligeable par rapport à celle du corps, si l'on
veut éviter les chutes de potentiel inutiles. Cette même
loi nous guidera pour le choix des conducteurs pour cautère et pour lumière.

84. — **Intensité des courants dérivés et loi du couplage des résistances.** — Lorsqu'on met l'un au bout de
l'autre deux conducteurs pour fermer un circuit, la résistance totale de ce circuit est égale à la somme des résistances de chacun d'eux.

Lorsqu'on ferme au contraire le circuit sur tous deux à
la fois, c'est-à-dire lorsqu'on met à une borne du générateur une extrémité du premier conducteur et une extrémité
du deuxième, puis à l'autre borne la seconde extrémité du
premier et la seconde extrémité du deuxième, on dit que les
deux conducteurs sont en dérivation l'un sur l'autre, chacun d'eux est traversé par une partie du courant. L'intensité
du courant dans chaque dérivation est donnée par la formule générale $I = \dfrac{V}{R}$ où V indique la différence de potentiel commune qui existe aux extrémités de chaque conducteur (différence de potentiel aux bornes) et R la résistance
propre à chacun d'eux.

L'intensité totale du circuit composé sera la somme des
intensités de chaque dérivation, c'est-à-dire que ce circuit
composé se comportera comme un circuit unique dont la
résistance totale serait inférieure à la résistance de chaque

branche dérivée. Cette résistance est appelée résistance réduite.

85. — Calcul de la résistance réduite. — On sait que dans chaque dérivation (loi d'Ohm) on a :

$$i_1 = \frac{V}{r_1} ; \; i_2 = \frac{V}{r_2} \; \text{etc.}$$

d'où $I^{tot} = \dfrac{V}{r_1} + \dfrac{V}{r_2} + \dfrac{V}{r_3} \ldots = V\left(\dfrac{1}{r_1} + \dfrac{1}{r_2} + \dfrac{1}{r_3}\right)$

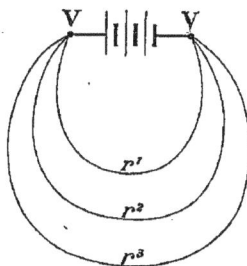

Fig. 7.

Mais par définition, en appelant R la résistance réduite, c'est-à-dire la résistance d'un conducteur unique qui, substitué à tous les autres, donnerait la même intensité :

$$\text{on a } I^{tot} = \frac{V}{R} \text{ ou } \quad V\left(\frac{1}{R}\right)$$

on voit donc que $\dfrac{1}{R} = \dfrac{1}{r_1} + \dfrac{1}{r_{.2}} + \dfrac{1}{r_3} \ldots$ etc.

La réciproque de la résistance réduite est égale à la somme des réciproques de chaque résistance partielle.

86.— Lignes de flux dans un conducteur non filiforme. — Le courant en passant d'un conducteur filiforme, tel qu'un fil métallique dans un conducteur volumineux dans ses trois dimensions tel que le corps, s'étale. Les lignes de flux se répartissent autour de la droite joignant les points polaires (points d'application), elles sont d'autant plus denses qu'elles sont plus rapprochées d'elles. — Le maximum

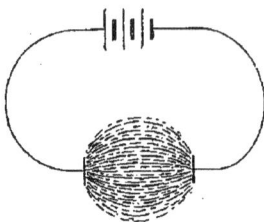

Fig. 8.

d'action d'un courant ayant lieu là où il y a le maximum de flux dans une section donnée, c'est aux environs des pôles que cette action sera le plus énergique (action polaire).

87. — **Conducteurs pour courants galvaniques médicaux.** — Les conducteurs doivent être tels que la chute de potentiel soit minima le long de leur parcours, c'est-à-dire que leur résistance soit très petite par rapport à celle de l'emploi qui ici est le corps humain.

La résistance d'un conducteur est proportionnelle à sa longueur et inversement proportionnelle à sa section. C'est pourquoi on peut employer des conducteurs de faibles sections s'ils sont courts, tandis qu'il faut augmenter leur section s'ils sont longs. En un mot il faut choisir des conducteurs d'autant plus gros qu'ils doivent être plus longs.

Tous les métaux ne sont pas également conducteurs, un conducteur ayant l'unité de longueur et l'unité de section a une résistance variable, suivant sa nature (fer, cuivre, etc.) ce facteur spécifique est la *résistivité*.

La résistivité d'un même métal varie avec la température. Si on appelle ρ^0 la résistivité à 0 degré et ρ^θ la résistivité à la température θ, on a approximativement $\rho^\theta = \rho^0 (1 + a\,\theta)$, formule dans laquelle a est un coefficient propre à chaque métal (coefficient de température). On appelle conductivité l'inverse de la résistivité $\dfrac{1}{\rho}$ et conductance l'inverse de la

résistance $\dfrac{1}{R}$

88. — Choix des conducteurs. — Deux cas sont à considérer :

1° On veut relier un générateur éloigné à un appareil intermédiaire placé près du malade, tel qu'un réducteur, un rhéostat, ou simplement une prise de courant.

2° On veut fabriquer des conducteurs souples reliant les bornes d'emploi aux électrodes sur le malade. Dans le premier cas il s'agit d'établir une canalisation, dans le second il s'agit d'avoir des fils souples, commodes et légers.

89. — Canalisation. — On ne peut guère donner de règles fixes pour établir les canalisations destinées à la galvanisation. Le fil de cuivre de 1 m/m de diamètre pesant environ 700 gr. les 100 m, a une résistance d'environ 2 ω par 100 m .; ceci peut servir de base à l'établissement d'une ligne. Ainsi en admettant un emploi de 100 ohms de résistance minima, une intensité utile maxima de 200 milliampères, le générateur devant être à 50 m. de l'emploi, on saura que la différence de potentiel à l'arrivée sera donnée par la formule :

$$V'' = V\,\frac{100}{100 + 2}$$

(V étant le potentiel aux bornes d'ailleurs égal en principe à $(100 + 2)\,\omega \times 0$ A. 2 $= 20^v,4$ en supposant le circuit dépourvu de résistance de réglage comme dans le cas des collecteurs de piles). La différence de potentiel à l'emploi serait donc de $20{,}4 \times \dfrac{100}{102}$ soit 20 v. et la chute de potentiel serait de $0^v,4$ par 50 mètres. Le diamètre du fil employé variera donc suivant la longueur de la ligne et suivant la résistance propre de l'emploi, mais il faut dire en principe qu'il vaut toujours mieux choisir des fils de gros diamètre, tels que ceux employés pour la canalisation de lumière de 2 à 4 lampes (1 à 2 ampères).

L'isolement du conducteur a une grande importance. Le fil à isolement léger, coton, soie, ne doit pas être employé dans les endroits humides (cave, etc.). On doit alors choisir l'isolement constitué par une ou deux couches de caoutchouc vulcanisé. Si le conducteur doit être placé en terre, on devra choisir le fil sous plomb.

On ne saurait trop prendre de précautions pour la pose des lignes. On néglige souvent les précautions élémentaires d'isolement sous prétexte que les différences de potentiel sont faibles et les intensités minimes. Les pertes sont parfois considérables. Il y a en outre danger à placer des canalisations galvaniques mal isolées dans le voisinage de canalisation lumière, force motrice, etc. Nous conseillons l'emploi des fils isolés et placés sous moulures en bois toutefois que l'on doit leur faire suivre un parcours de quelque longueur, et si plusieurs conducteurs d'emploi divers doivent se trouver réunis dans le même passage (percement de cloison, etc.), de les isoler soigneusement dans des tubes de caoutchouc comme s'il s'agissait de conducteurs de haut potentiel. On s'évite ainsi bien des surprises désagréables.

90. — **Conducteurs souples**. — Les conducteurs souples sont formés soit de tresses métalliques, soit de fils de cuivre rouge réunis en plus ou moins grand nombre sous le même isolement. Les extrémités sont fixées ou soudées à un contact approprié à l'emploi. Les conducteurs souples sont sujets à des ruptures, et lorsqu'un arrêt se produit dans le fonctionnement d'un appareil galvanique, il faut tout de suite commencer par rechercher s'il n'y a pas une solution de continuité dans chacun des conducteurs.

91. — Résistances. — Rhéostats. — Réducteurs de potentiel pour courants galvaniques médicaux. — Lorsqu'on n'emploie pas une batterie de piles munie de collecteurs, on doit graduer le courant par une résistance variable mise en circuit.

La mise en circuit d'une résistance peut se faire de deux façons différentes indiquées par chacun des schémas (fig. 9 et 10).

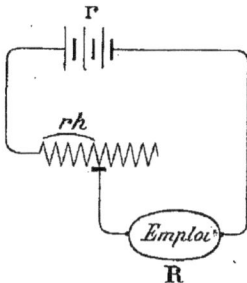

Fig. 9.

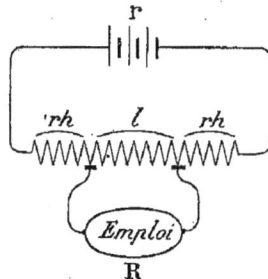

Fig. 10.

Dans le premier cas où la résistance est simplement mise en circuit en série avec l'emploi, l'appareil est appelé Rhéostat. Dans le deuxième cas où le circuit est fermé sur la résistance, et où les fils d'emploi sont pris en dérivation sur cette résistance, l'appareil est assez communément appelé réducteur de potentiel ; appellations d'ailleurs très mauvaises puisque dans les deux cas le résultat est de faire varier le potentiel aux électrodes de l'emploi.

Si l'on appelle :

r, la résistance intérieure du générateur,
rh, la résistance en série,
ρ, la résistance dérivée (dans le cas du réducteur),
R, la résistance du corps,
E, la force électromotrice du générateur,

l'intensité du courant circulant dans l'emploi (corps humain) est donnée dans le 1ᵉʳ cas par la formule :

(1)
$$I = \frac{E}{r + rh + R}$$

On voit que pour partir de $I = 0$ et arriver insensiblement à une intensité de 1^{mA} par exemple il faudrait que
rh, seule variable, soit excessivement grand, ce qui est
presque impossible à réaliser avec les résistances faites de
fils métalliques,

Dans le 2ᵉ cas l'intensité I circulant dans le corps est
une fraction de l'intensité totale I^{tot} donnée par la formule

(2)
$$I = I \frac{\rho}{R}$$

et l'intensité totale est elle-même le quotient de E divisée
par la somme de r (résistance intérieure du générateur)
$+ rh$ (résistance en série) $+ \dfrac{1}{\dfrac{1}{\rho} + \dfrac{1}{R}}$ (résistance réduite

du corps et de la résistance dérivée.

(3)
$$I^{tot} = \frac{E}{r + rh + \dfrac{1}{\dfrac{1}{\rho} + \dfrac{1}{R}}}$$

On voit tout l'avantage de ce dispositif qui permet de
passer insensiblement de $I = 0$ à une intensité très petite
à cause de la variation lente de la fraction $\dfrac{\rho}{R}$ dans la formule (2). Par contre il y a toujours une portion du courant
qui passe par l'appareil sans utilité pour l'emploi, mais
c'est un inconvénient négligeable.

92. — **Rhéostats. — Types principaux.** — Les rhéostats peuvent être métalliques ou à liquide. Le rhéostat de
Lewandowski est un exemple de rhéostat métallique. Il est
formé d'un conducteur résistant en graphite de section
décroissante.

Les rhéostats à liquide sont les plus employés. Le modèle de Duchenne de Boulogne est tout simplement constitué par un tube rempli d'eau traversée par le courant, l'une des électrodes amenant le courant est fixé au fond du tube, l'autre est une tige plongeant dans le liquide et dont on peut régler la plongée à volonté. Le modèle de Bergonié est constitué par des charbons terminés par des pinceaux de verre entre lesquels s'insinue le liquide constituant une résistance excessivement grande. C'est un appareil précieux pour la galvanisation où les secousses doivent être évitées surtout au moment de l'établissement du courant. Le modèle en U de Bergonié et Bordier est basé sur le même principe ; c'est le tube en U lui-même qui se déplace et non les électrodes.

93. — **Réducteurs de potentiel**. — On peut les construire à liquide ou métalliques. Le type Gaiffe métallique, à couronne circulaire est très pratique en électrothérapie.

Il faut toujours demander aux constructeurs que l'appareil soit disposé de telle façon que lorsque l'intensité d'emploi est nulle, le courant consommé inutilement dans la résistance soit lui-même interrompu.

94. — **Appareils de mesure nécessaires pour l'application des courants galvaniques**. — Les appareils de mesures utiles pour la galvanisation médicale sont le milliampèremètre et le volmètre ; exceptionnellement on aura recours aux appareils de mesure directe de la résistance ; la mesure de la résistance du corps se fait par des procédés spéciaux (Cf. § 257 ssq.).

95. — **Mesure de l'intensité.— Galvanomètres.— Electrodynamomètres. — Milliampèremètres employés dans la pratique électrothérapique**. — Un courant circulant parallèlement à un aimant mobile tend à mettre cet ai-

mant en croix avec lui (exp. d'OErsted), de telle sorte que
le pôle sud se place à la gauche du courant (loi d'Ampère).

Plus le courant est intense, plus l'aiguille aimantée est
déviée si un système mécanique quelconque tend à la ramener toujours dans le parallélisme. La déviation peut
ainsi servir de mesure au courant.

On appelle galvanomètre tout appareil utilisant l'action
mécanique réciproque d'un aimant et d'un courant, pour
révéler ou mesurer un courant.

Les premiers galvanomètres avaient l'aimant mobile et
le circuit fixe. On a abandonné ce système à cause des oscillations interminables de l'aiguille.

On utilise actuellement les galvanomètres apériodiques :
le circuit, constitué par un cadre autour duquel circule un
fil où passe le courant, est mobile et l'aimant fixe. L'aiguille indicatrice fixée au cadre se place sans oscillations
au degré indiquant le nombre de milliampères ou d'ampères.

On appelle électrodynamomètres des appareils dans lesquels l'aimant fixe est remplacé par un circuit fixe, le circuit mobile restant le même. Le solénoïde constitué par le
circuit fixe change de pôle si le courant change de sens, de
sorte que la déviation se fait toujours dans le même sens
si les pôles de la source changeant de signe. On peut ainsi
employer les électrodynamomètres pour la mesure des courants alternatifs.

On réserve plus particulièrement le nom de *milliampèremètres* aux galvanomètres apériodiques ou aux électrodynamomètres destinés à donner en milliampères l'intensité
des courants médicaux galvaniques.

Les milliampèremètres sont divisés ordinairement de
1 à 75 milliampères. Mais on construit couramment des
modèles où par une manœuvre simple on peut mesurer des

courants de 1 à 250 m a. Ces appareils sont des milliampèremètres shuntés. — Le shunt est une dérivation prise sur
le cadre mobile, telles que les 4/5 du courant passent par
cette dérivation, tandis que 1/5 passe par le cadre mobile.

Dès lors quand le shunt est mis en circuit, il faut multiplier par 5 le nombre de milliampères indiqué pour avoir
l'intensité du courant total. Certains milliampèremètres
présentent deux shuntages différents.

96.— Mesure des différences de potentiel.— Voltmètres.
La mesure des différences de potentiel pour les courants
galvaniques se fait à l'aide des voltmètres : ce sont des galvanomètres ou électrodynamomètres de très haute résistance, montés en dérivation sur le circuit aux points dont
on veut connaître la différence de potentiel.

Pour bien comprendre les indications données par le volt-

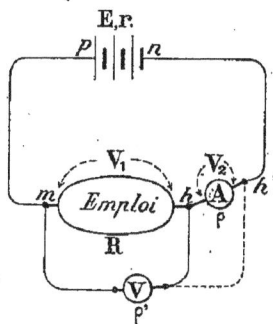

Fig. 11.

mètre il suffit de considérer la figure 11. — La chute de
potentiel le long du circuit *p m h h'n* renfermant : 1° les
conducteurs *p m*, *h' n* etc. (de résistance pratiquement nulle);
2° l'emploi (corps humain) ; et 3° le milliampèremètre se
fait irrégulièrement suivant les résistances propres à chaque
partie de ce circuit. La différence de potentiel qu'il importe
surtout de connaître, c'est *m h*. On branchera donc le volt-

mètre sur *m h* (*traits plein de la figure*). Mais alors il faut remarquer que du fait même de la mise en dérivation du voltmètre, les autres conditions de l'expérience restant les mêmes, la différence de potentiel des points *m h* diminue, car le courant passe à la fois par les deux routes de résistance R et ρ' et la différence de potentiel qui était primitivement égale à $\dfrac{E}{\dfrac{r+\rho}{R}+1}$ devient égale à :

$$\dfrac{E}{\dfrac{r+\rho}{R}+\dfrac{r+\rho}{\rho'}+1}$$ c'est-à-dire qu'elle est d'autant plus diminuée que la résistance du voltmètre est plus faible.

Si ρ' devenait infiniment élevée, le membre $\dfrac{r+\rho}{\rho'}$ tendrait vers 0 et la différence de potentiel serait la même avant et après la mise en circuit.

Ce qu'on doit retenir de ceci, c'est que même avec un voltmètre de très grande résistance, 10.000 ou 20.000 ω, on ne doit pas considérer comme négligeable la dérivation établie sur l'emploi par l'appareil. Par conséquent il ne faudrait pas en électrothérapie faire ce qu'on fait fréquemment en électricité industrielle pour constater le voltage d'une source : mettre durant quelques secondes le voltmètre en relation avec les pôles de distribution puis l'enlever une fois la lecture faite. La résistance du corps étant de l'ordre de celle du voltmètre, le fait de l'enlèvement de l'appareil fait immédiatement remonter le voltage entre les points du circuit sur lesquels il était dérivé.

On voit d'autre part que l'ampèremètre placé en A donne l'intensité du courant total dont une partie passe par l'emploi et l'autre par le voltmètre et non l'intensité du courant circulant dans l'emploi seulement. Ce courant circulant dans l'emploi n'est qu'une fraction du courant total égale à $\dfrac{\rho'}{\rho' + R}$. Il faudrait que ρ' soit infiniment grand par

rapport à R pour que le terme $\dfrac{\rho'}{\rho' + R}$ soit approximative-

ment égal à 1, c'est-à-dire qu'il faudrait que la résistance ohmique du voltmètre soit infiniment grande par rapport à celle du corps, ce qui n'est pas, même avec des voltmètres, de 20.000 ω comme celui qu'a fait exécuter M. Bergonié.

On peut, pour obvier à cet inconvénient, mettre le voltmètre en dérivation sur les points m et h' ; mais si le milliampèremètre donne alors l'intensité vraie du courant circulant dans l'emploi, le voltmètre cesse de donner le voltage aux électrodes puisqu'il indique la chute de potentiel totale dans le milliampèremètre et l'emploi : I (R + ρ).

On ne peut donc pas, en électricité médicale, interroger à la fois le milliampèremètre et le voltmètre si l'on veut que les mesures prétendent à quelque précision. Même avec des milliampèremètres très peu résistants (ceux du commerce mesurent 3 à 5 ω non shuntés, 0ω,5 à 3 ω shuntés), et des volmètres très résistants (10.000, 20.000 ω ; qu'on ne trouve pas facilement d'ailleurs), les deux mesures prises en même temps sont inexactes.

Il faut se résigner lorsqu'on emploie le voltmètre à ne pas demander au milliampèremètre l'indication précise du courant d'emploi.

La conséquence de ces faits c'est que l'on ne pourra, par l'usage simultané de ces deux appareils de mesure, calculer la résistance du corps par l'application pure et simple

de la loi d'Ohm $R = \dfrac{E}{I}$. On pourrait seulement en déri-

vant le voltmètre sur m,h', calculer par cette formule la résistance totale de toute la portion mh' d'où l'on retrancherait la résistance du milliampèremètre et des électrodes pour avoir celle du corps.

97. — Mesure des résistances. — D'après ce qu'on vient de voir au paragraphe précédent, s'il s'agissait de mesurer la résistance d'un conducteur peu résistant, on pourrait approximativement la tirer de la formule d'Ohm $R = \dfrac{E}{I}$ en mesurant E par un voltmètre très résistant (1.000 fois, 10.000 fois plus résistant que l'emploi), et I par un ampèremètre placé dans le circuit total. L'erreur commise dans l'appréciation de l'ampérage étant de l'ordre du $\dfrac{1}{1000}$ ou du $\dfrac{1}{10.000}$ pourrait être regardée comme négligeable. Mais nous savons ce procédé inapplicable ici en raison de la haute résistance du corps humain qui se chiffre par plusieurs milliers d'ohms.

Aussi doit-on avoir recours à d'autres procédés. Ces procédés étant tout à fait particuliers aux mesures relatives au corps humain sont essentiellement du domaine de la technique physiologique et nous renvoyons, pour leur description, au livre II (§§ 259 ssq., procédés de MM. Weiss, Bergonié, Bordier, etc.). — On trouvera d'ailleurs dans ce même chapitre l'appréciation de la résistance du corps par le procédé des courants faradiques et on verra l'importance de ce mode opératoire en raison des phénomènes ioniques et des phénomènes de polarisation qui donnent un aspect tout particulier aux opérations de mesure effectuées sur le corps ; toutes considérations qui sont évidemment du domaine de la physiologie.

98. — Instrumentation accessoire. — Les *renverseurs de courant* sont destinés à intervertir les pôles de l'emploi. Il en existe une série de modèles. *Les interrupteurs* sont destinés à rompre le circuit d'emploi. Ils sont fixés soit à l'appareil générateur, soit au manche des électrodes d'emploi

Guilleminot   5

comme dans le modèle de Bergonié par exemple, dispositif indispensable pour les expériences d'électro-diagnostic.

Les *métronomes* munis de plongeurs à mercure servent soit d'interrupteurs automatiques, soit de renverseurs rythmiques (Bergonié). M. Bergonié a aussi combiné un interrupteur *rhéostatique* rythmique.

On appelle *électrodes*, les appareils, plaques, tampons etc. servant à l'application du courant sur le corps. On appelle *électrode indifférente* une grande électrode appliquée sur une vaste surface, où par conséquent les actions polaires sont minimes ; et *électrode active* une électrode de plus petites dimensions que l'on applique sur les régions où doivent se produire les actions polaires ou les actions d'état variable. Les électrodes se composent d'une partie conductrice (étain, cuivre nickelé, charbon, etc.) recouvert d'un tissu spongieux et d'une peau de chamois, ou d'une toile.

CHAPITRE II

COURANT FARADIQUE

I. — Généralités sur le courant faradique.

99. — Définition. — On appelle courant faradique (Faraday, 1831) le courant développé par induction dans un conducteur soumis à un champ électromagnétique dont l'intensité passe brusquement du zéro à un maximum et de ce maximum au zéro.

On obtient le courant faradique au moyen de la bobine d'induction, ou bobine de Ruhmkorff (Ruhmkorff, 1851).

100. — Bobine de Ruhmkorff. — Elle se compose d'une bobine de gros fil isolé enroulé autour d'un noyau de fer

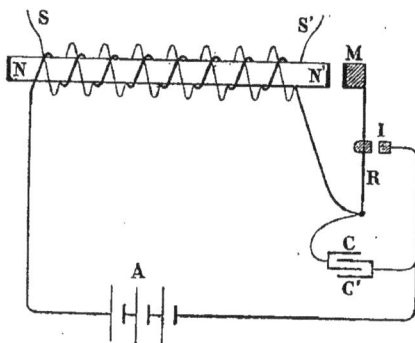

Fig. 12.

ou d'un faisceau de fils de fer NN' (circuit primaire ou inducteur) et d'une bobine de fil fin isolé SS' enroulée concentriquement autour de la première (circuit secondaire

ou induit). Le circuit primaire est traversé par le courant
d'une source A interrompu et rétabli brusquement d'une
façon périodique. — Ces ouvertures et fermetures de circuit
sont obtenues automatiquement au moyen des interrupteurs dont le plus simple est celui de la figure schématique
n° 12.

Lorsque les deux pièces de l'interrupteur I sont au contact, le courant passe dans le primaire, mais alors NN' s'ai-
mante, attire M et le contact est rompu. Alors M sous
l'action du ressort R reprend sa position primitive, le
contat I se rétablit et le même cycle recommence.

II. — Mécanisme de la production du courant faradique dans les bobines.

101. — **Théorie du circuit magnétique et champ magnétique.** — Il existe une certaine analogie entre *le flux
électrique* ou courant électrique circulant dans un conducteur et le *flux magnétique* circulant dans un *circuit magnétique.*

On appelle circuit magnétique les différentes parties métalliques d'un aimant ou électro-aimant, en fer à cheval par
exemple, fermé par son armature. On conserve ce même
nom de circuit magnétique lorsque l'armature n'existe pas,
pour désigner les parties métalliques et les couches d'air
entre lesquelles se ferment les lignes de flux partant de
chaque pôle.

On dit que le circuit est *fermé* lorsqu'il est composé uniquement de parties métalliques. Il est dit *ouvert* lorsqu'il
est interrompu par un espace non métallique — comme
dans le cas d'un anneau dont on a sectionné une partie
(*entrefer*).

Quand il s'agit d'un barreau aimanté ou d'un noyau de
bobine de Ruhmkorff, le circuit magnétique est ouvert, les

lignes de force s'épanouissent aux extrémités en bouquet pour se fermer sur elles-mêmes dans l'air. — Tout l'espace

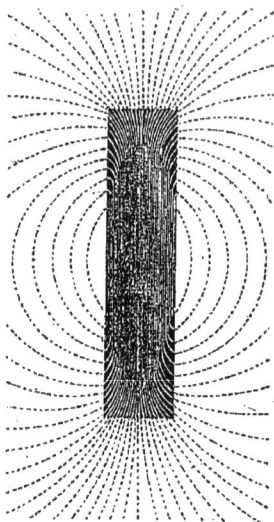

Fig. 13. — Trajet des lignes de force dans le noyau magnétique et dans l'espace environnant.

traversé par ces lignes de force (métallique ou non métallique) s'appelle le *Champ magnétique*.

102. — **Lois relatives au circuit magnétique.** — Que le circuit soit ouvert ou fermé, il présente à considérer une force *magnétomotrice* cause du flux magnétique, comme la force électromotrice est cause du flux ou courant électrique ; — *un flux magnétique* ou ensemble des lignes de force magnétique (lignes qui, nous le savons, sont des courbes fermées) analogue au courant électrique ; — une résistance magnétique du circuit ou *réluctance*.

Entre ces trois quantités : force magnétomotrice $\mathscr{F}$ flux magnétique Φ et réluctance $\mathcal{R}$, existe la relation $\Phi = \dfrac{\mathscr{F}}{\mathcal{R}}$ analogue à celle de la loi d'Ohm pour le courant : $I = \dfrac{E}{R}$

L'unité de flux magnétique est le *maxwell* ; l'unité de force magnétomotrice est le *gilbert* ; l'unité de réluctance est l'*œrstedt*.

$$1 \text{ maxwell} = \frac{1 \text{ gilbert}}{1 \text{ œrstedt}}.$$

La réluctance d'un circuit magnétique est proportionnelle à la *longueur* du circuit, et inversement proportionnelle à sa *section* et à sa *perméabilité magnétique*, facteur propre à chaque milieu, lui-même inverse de la *réluctivité*.

103. — Génération de la force magnétomotrice. — Cas particulier de la force magnétomotrice engendrée par un courant électrique circulant dans un fil enroulé en hélice autour d'un noyau de fer.— Le procédé habituel de génération d'une force magnétomotrice est le passage d'un courant dans une 'solénoïde entourant le noyau de fer où doit prendre naissance cette force.

La force magnétomotrice créée est proportionnelle au nombre de tours n de l'enroulement et à l'intensité I du courant électrique.

Si l'on exprime I en ampères, la force magnétomotrice sera, en gilberts, obtenue par la relation :

$$\mathcal{F} = 0{,}4 \, \pi \, nI$$

Le produit n I est le nombre d'*ampèrestours* du système.

On voit que la force magnétomotrice développée par un ampèretour est égale à $0, 4 \, \pi$ autrement dit : $\mathcal{F}$ (en gilberts) $= 0, 4 \, \pi$ pour 1 *ampèretour* :

d'où 1 gilbert $= \dfrac{1 \; ampère \; tour}{0{,}4 \; \pi}$ et 1 ampèretour $= 0{,}4 \, \pi$ gilberts. Il faut donc savoir qu'en pratique on apprécie la force magnétomotrice non pas par son unité propre, mais par une unité d'une des causes génératrices de cette force : l'ampèretour. On saura que toutefois qu'on parlera d'une force magnétomotrice de 10, 20 ampèrestours, cela veut dire que c'est la force magnétomotrice développée par 10, 20 ampères circulant dans une spire ou par 1 ampère circulant dans 10, 20 spires, ou en général par un produit n I = 10, 20 ; et que cette force mesurée en gilberts, est de 10 × (0, 4 π gilberts), 20 × (0, 4 π gilberts).

L'intensité $\mathcal{H}$ d'un champ magnétique développé par un ampèretour est d'autant moins grande que la longueur du circuit, siège de la force magnétomotrice, est plus grande. L'unité d'intensité de champ est le champ développé par 1 ampère tour dans un circuit de 1cm. Elle s'appelle *l'ampèretour par centimètre*.

L'unité C.G.S. est égale à $\dfrac{1}{0,4\,\pi}$ de l'ampèretour par centimètre ou 0, 8 ampèretour-centimètre. Elle s'appelle le *gauss*, qu'on peut ainsi définir : l'intensité du champ qui, agissant sur l'unité de pôle magnétique, exerce sur elle une force de 1 dyne.

104. — Magnétisme rémanent. — Hystérésis. — On appelle *magnétisme rémanent* l'aimantation éphémère qui persiste dans une substance magnétique soumise quelque temps à un champ après la suppression de ce champ : il disparaît notamment sous l'action d'un choc mécanique ; tandis que le *magnétisme* est *permanent* s'il dure un certain temps.

On appelle *hystérésis* un phénomène consistant en ceci : lorsqu'une substance magnétique est placée dans un champ magnétique et qu'elle est de ce fait arrivée à un état d'aimantation, si l'intensité du champ diminue et arrive à 0, l'aimantation ne diminue pas aussi vite : il y a retard apporté à la désaimantation. C'est le phénomène de l'*hystérésis*. Sa cause est dans la *force coercitive* ou propriété des corps magnétiques de conserver l'aimantation acquise sous l'action d'un champ.

105. — Induction électrique dans un champ magnétique. — Tout circuit métallique placé dans un champ

magnétique devient le siège d'un courant lorsque le flux
qu'il intercepte varie (§ 65) et la durée du courant produit
est égale à la durée de variation du flux. La quantité totale
d'électricité développée par une variation de flux ne dépend
pas de la durée de cette variation, mais simplement de sa
valeur.

La force électromotrice du courant induit dépend de la
vitesse de la variation de flux $\dfrac{d\Phi}{dt}$ (§ 65). Le sens du
courant est déterminé par la loi de Lenz : il est tel qu'il
tend à empêcher la variation du flux qui lui a donné naissance.

Lors donc que l'interrupteur I venant au contact le courant primaire s'établit brusquement, le flux magnétique
passe de la valeur zéro à la valeur maxima dans un temps
très court.

Lorsque l'interrupteur I rompt le circuit primaire, le flux
passe de la valeur maxima à la valeur 0. — Ces deux variations de flux donnent naissance dans le circuit secondaire à un courant induit de fermeture (1re phase) et à un
courant induit d'ouverture (2e phase). — La durée, la
force électromotrice, l'intensité, la puissance des courants
induits d'ouverture et de fermeture sont fonctions de la vitesse de variation de flux, c'est-à-dire du rapport de la différence de flux au temps mis à la produire.

**106. — Causes déterminant la durée des courants in-
duits.** — La durée de la variation du flux dans les bobines
est des plus complexes, aussi bien à la fermeture qu'à l'ouverture du circuit.

Au moment où le circuit primaire est fermé le noyau
magnétique devient le siège d'un flux dont les lignes de
force ont la forme décrite (§ 101). Ce flux détermine un
courant d'induction dans le circuit primaire (self induction)
comme dans le circuit secondaire (induction mutuelle). Ces

courants, on le sait (loi de Lenz), tendent à créer eux-mêmes dans le noyau magnétique un flux de sens contraire au flux générateur. Il faudrait donc déterminer exactement les caractéristiques du flux contraire pour savoir le retard apporté de ce fait à l'accroissement du flux générateur.

Au moment de la rupture du circuit la suppression du flux magnétique détermine dans les deux circuits un courant de même sens que le courant primaire générateur ; ce courant donne lieu dans le primaire au niveau de l'interrupteur à une étincelle, appelée étincelle de rupture, étincelle d'extra-courant ou simplement étincelle d'extra. Cette étincelle, au moment où elle éclate, joue le rôle d'un pont conducteur entre les deux extrémités du circuit rompu et prolonge la durée de la rupture ; sa résistance étant inconnue, il est impossible de savoir les lois des variations du flux à ce moment.

107. — Données relatives au calcul des courants induits. — Plusieurs données sont utiles à connaître si l'on veut comprendre le sens des formules relatives à l'induction :

1°) Données relatives à l'induction produite dans un conducteur placé dans un champ magnétique lorsque le flux intercepté par ce conducteur varie.

La quantité d'électricité induite dans un circuit est égale à la variation du flux intercepté divisée par la résistance R

$$Q = \frac{\Phi - \Phi'}{R}$$

Φ et Φ' étant les valeurs du flux avant et après le changement fait dans le même sens. La force électromotrice est fonction de la vitesse de variation du flux $E = -\dfrac{d\Phi}{dt}$.

L'intensité est égale à $\dfrac{E}{R}$ soit :

$$I = \frac{d\Phi}{R\,dt}$$

Ces trois formules ne sont que l'expression de ce qui a été expliqué § 102).

2°) Données relatives à l'induction produite dans un circuit par un courant circulant dans un circuit voisin (c'est ce qu'on appelle proprement *l'induction mutuelle)*. Il y a analogie complète entre l'induction developpée par un courant circulant dans un fil rectiligne sur un second fil parallèle passif, et l'induction dans un champ magnétique. Le lien qui fera comprendre sommairement cette analogie est l'identification du noyau magnétique à un solénoïde, puis la considération d'un fragment élémentaire de spire.

Soit I l'intensité du courant primaire (circulant dans l'un des fils), Φ, le flux de force intercepté par le second fil, le rapport $\dfrac{d\Phi}{dI}$ est constant pour un même système. Autrement dit : à une variation dI du courant primaire correspond toujours la même variation $d\Phi$ du flux intercepté. Ce rapport $\dfrac{d\Phi}{dI}$ constant pour un même système est le *coefficient d'induction mutuelle* de ce système L_m :

$$L_m = \frac{d\Phi}{dI} .$$

La quantité d'électricité engendrée dans le circuit passif est donnée par la formule :

$$\frac{\Phi - \Phi'}{R}$$

de sorte que lorsque le flux passe de 0 au maximum ou du maximum à 0 la quantité Q d'électricité induite est égale à

$$Q = \frac{L_m \, I}{R}$$

On voit toute l'importance qu'il y a à connaître le coefficient d'induction mutuelle d'un système.

Voici quelques exemples :

Dans deux fils parallèles de longueur l séparés par une

distance d, le coeff. d'induction mutuelle est donnée par la formule :

$$L_m = 2\,l \left(\log_e \frac{2\,l}{d} - 1 \right).$$

Dans deux cercles parallèles de rayons égaux r séparés par une distance d :

$$L_m = 4\,\pi\,r \left(\log_e \frac{4\,\pi}{d}\ r - 2,45 \right).$$

Dans deux bobines concentriques : l'extérieure renfermant N tours pour une longueur l et l'intérieure N' tours avec une surface S' :

$$L_m = \frac{4\,\pi\,N\,N'\,S'}{l}. \qquad (1)$$

3° Données relatives à l'induction produite dans un circuit par un courant circulant dans ce circuit (self-induction).

Le même flux de force déterminant un courant dans un conducteur passif voisin développe un courant dans le conducteur même où circule le primaire (self induction).

On appelle coefficient de self-induction le rapport de la variation du flux intercepté par ce circuit à la variation de l'intensité du primaire.

$$L_s = \frac{d\Phi}{dI}.$$

La valeur L_s est pour un conducteur linéaire de longueur l et de rayon r

$$L_s = 2\,l \left(\log_e \frac{2\,l}{r} - 0,75 \right).$$

Pour un solénoïde à une seule couche de N spires de longueur l, et de section S

$$L_s = \frac{4\,\pi\,N^2\,S}{l}$$

(1) Voir HOSPITALIER, *Manuel de l'Electricien*, pour plus de détails.

4º Unité de coefficient d'induction mutuelle ou de self. L'unité pratique est le Henry qui vaut 10^9 centimètres.

108. — Constante de temps des bobines $\frac{L_s}{R}$. — La définition de la constante de temps est utile à connaître pour le médecin électricien. Elle répond au quotient du coefficient de self du primaire par sa résistance $\frac{L_s}{R}$. Voici sa signification :

On sait qu'au moment de la fermeture du courant primaire, la self du circuit primaire et le courant d'induction du secondaire tendent à s'opposer à l'augmentation du flux magnétique et à retarder l'établissement du primaire. En ne tenant compte que du retard apporté par la self du primaire, on peut approximativement déterminer la durée de variation du flux de fermeture par la formule de Helmholtz qui donne l'intensité I_t du courant primaire au bout d'un temps t à partir du moment de la fermeture du circuit (1). Voici la formule d'Helmholtz :

$$I_t = \frac{E}{R}\left(1 - e^{-\frac{R}{L_s}t}\right)$$

dans laquelle $\frac{E}{R}$ (quotient de la force électromotrice par la résistance) est l'intensité maxima du courant primaire arrivé à son régime permanent ; e est égal à 2,7183 (base des log. népériens) ; L_s est le coefficient de self du primaire exprimé en henrys (§ 107) ; et t le temps séparant le moment considéré du moment de la fermeture du circuit (en secondes). Cette formule montre que plus le coefficient de

---

(1) V. pour cette question, ARMAGNAT, *Arch. d'élect. méd.*, 1900, page 278, et BERGONIÉ, *Tr. de Radiol. méd.* du prof. Bouchard, page 173, ssq.

. self est grand, plus le terme $\left(1 - e^{-\frac{R}{L_s}t} \right)$ est petit, et par conséquent plus il faut de temps au courant primaire pour prendre son intensité maxima $\frac{E}{R}$. Tandis qu'au contraire, à coefficient de self égal, plus la résistance R est grande, plus la durée d'établissement du courant maximum est courte.

Ce qu'il faut retenir de ceci, c'est que chaque circuit est caractérisé par ce fait qu'il faut toujours le même temps au courant primaire pour passer de la valeur 0 à une valeur qui soit une fraction déterminée de la valeur maxima. On pourrait donc qualifier les bobines par le temps nécessaire à faire passer le courant primaire de la valeur 0 à la valeur $\frac{1}{x}$ de l'intensité maxima. On choisira cette valeur $\frac{1}{x}$ arbitrairement. Celle qu'on choisit toujours est la valeur 0,6343 : c'est celle pour laquelle l'exposant $\frac{R}{L_s}t = 1$. Alors $(1 - e^{-1}) = 0,6343$. La question se réduit alors à celle-ci : Quel est pour une bobine donnée le temps nécessaire à faire passer le courant primaire de la valeur 0 à la valeur

$$\frac{E}{R}\left(1 - e^{-\frac{R}{L_s}t} \right) = \frac{E}{R} \times 0,6343.$$

Ce temps est égal à $\frac{L_s}{R}$ (puisque $\frac{R}{L_s}t = 1$) il est constant, je le répète, pour chaque bobine d'où le nom de constante de temps donné à l'expression $\frac{L_s}{R}$ (V. Bergonié, *Tr. de rad. méd.* de Bouchard).

109. — Forme des courants induits. — Les courants
induits présentent deux phases, l'une où le sens du courant

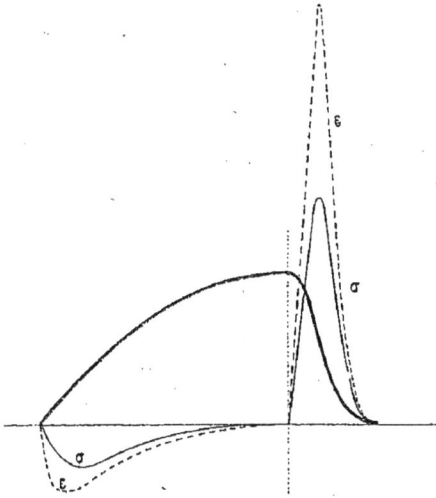

Fig. 14.

est contraire au sens du courant inducteur ; c'est le courant
de fermeture (loi de Lenz), l'autre où le sens est le même :
c'est le courant d'ouverture (loi de Lenz).

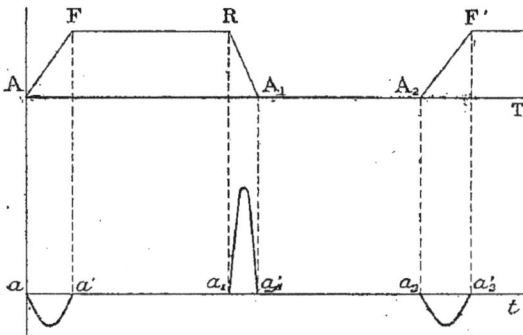

Fig. 15.

Tout d'abord il faut remarquer que les forces électromotrices du primaire et du secondaire sont entre elles à peu

près comme le nombre de tours de fils de leur circuit respectif, dans les transformateurs et par analogie dans les bobines. Si l'induit a 500 tours et l'inducteur 50 tours, la force électro-motrice du courant induit est à peu près 10 fois plus grande que celle de l'inducteur.

La figure 14 représente la valeur de ces forces électromotrices dans les transformateurs. Le trait pointillé ε est la f. e. du secondaire; le gros trait plein, celle de la source; le trait fin σ est la force électromotrice de self du primaire. La figure 15 est la représentation qu'on donne ordinairement d'une façon plus grossière du courant faradique, elle en diffère surtout par la durée de la période constante du courant primaire, période qui augmente d'autant plus que le trembleur est plus lent.

Les grosses bobines sont munies de condensateurs pour éviter l'étincelle d'extra (§ 106), alors le courant primaire au moment de la rupture présente une série d'oscillations synchrones et amorties de période $= 2 \pi \sqrt{LC}$ (L coeff. de self, C capacité du condensateur) et le secondaire présente ces mêmes oscillations.

III. — Partie technique du médecin électricien.

110. — **Bobines employées pratiquement pour la production du courant faradique et de l'extra-courant.** — Les bobines employées pour la production du courant faradique médical répondent au schéma qui nous a servi de type de démonstration (§ 100).

Elles sont excitées soit par une pile, soit par un accumulateur, soit par le courant de ville.

Leur noyau magnétique est composé d'un faisceau de fils de fer plutôt que d'une pièce de fer unique pour éviter les courants de Foucault.

Les trembleurs sont de différents systèmes, mais toujours

très simples. On règle leur vitesse par une manœuvre facile. Il serait fastidieux de les décrire.

Le réglage du courant induit se fait de deux façons différentes : soit par le système à chariot, soit par l'écran métallique ou cylindre glissé entre les deux enroulements.

Nous n'avons qu'à insister sur le mode d'excitation (§ 111) et sur le mode de réglage (§ 112).

111. — Mode d'excitation. — 1° *Pile spéciale :* Les appareils faradiques portatifs sont généralement munis d'une petite pile au bichromate :

Voici une formule de liquide :

Bichromate de potasse. . . . . . . 100 grammes
Acide sulfurique. . . . . 200 —
Eau . . . . 800 —

2° *Utilisation de la batterie de piles destinées à la production du courant galvanique.* — Ce mode d'excitation n'est pas à conseiller : tout d'abord il ne faut pas songer à utiliser quelques éléments de piles, en prenant une dérivation directement à leurs bornes, le débit est trop faible, et on doit éviter d'user inégalement les éléments d'une batterie à poste fixe ; — en second lieu si l'on voulait utiliser toute la batterie et prendre une dérivation sur le réducteur servant à l'emploi du courant continu, on consommerait du courant en pure perte dans le réducteur. Il faut donc rejeter ces deux modes d'excitation puisqu'il est si simple d'avoir une petite pile spéciale.

3° *Marche sur un accumulateur.* — Procédé très recommandable, mais on a l'ennui de la charge, et les accumulateurs sont lourds quoique ici de faible capacité.

4° *Utilisation de la batterie d'accumulateurs destinée à la production du courant galvanique.* — Procédé également recommandable, mais il est aussi avantageux d'avoir deux batteries d'accumulateurs, l'une composée d'un seul élément pour le courant faradique, l'autre destinée au courant continu.

Un système de commutateurs permet de les charger toutes les deux à la fois.

5° *Utilisation du secteur à courant continu.* — Rien n'est plus simple que d'actionner l'appareil faradique par les courants de ville. On ferme le circuit de ville sur une lampe de 60 bougies ou 3 lampes de 24 bougies en quantité. On met en série avec cette lampe un rhéostat de 2 à 5 ω. On monte la bobine en dérivation sur ce rhéostat. On retombe ainsi dans le mode de montage en « réducteur de potentiel » et l'étincelle d'extra est presque nulle.

112. — **Mode de réglage du courant faradique.** — Le réglage consiste à modifier le champ électromagnétique embrassé par les spires du secondaire. On y arrive de deux façons :

1° Par le système à chariot, type Dubois-Reymond ; la bobine secondaire glisse parallèlement à son axe, de telle sorte qu'on puisse l'amener en plein champ (lorsqu'elle recouvre l'inducteur) ou l'écarter en dehors de ce champ.

2° Par un cylindre métallique placé entre l'inducteur et l'induit. Dans ce cylindre se produisent des courants d'induction fermés sur eux-mêmes (courants de Foucault), l'énergie employée se traduit sous forme de chaleur ; suivant qu'on couvre plus ou moins l'inducteur, le champ est plus ou moins restreint. Le minimum de courant est donc obtenu lorsque le cylindre est poussé à fond sur l'inducteur.

113. — **Dispositif de Bergonié pour la faradisation rythmée.** — On verra que la faradisation a surtout pour effet de produire une gymnastique musculaire se rapprochant de l'exercice physiologique normal du muscle. Cependant la contraction du muscle est plus brusque que la contraction volontaire si l'on emploie le courant faradique

Guilleminot   6

d'emblée avec l'intensité nécessaire ; d'autre part si l'application est prolongée sans interruption, elle fatigue le muscle. De là le dispositif du prof. Bergonié qui a pour but de produire des excitations faradiques d'intensité croissante jusqu'à un maximum donné, puis des excitations d'intensité constante, puis enfin des excitations d'intensité décroissante jusqu'à 0, et cela d'une façon périodique suivant un rythme donné. Voici comment: le courant faradique recueilli aux bornes du secondaire est envoyé dans un rhéostat rotatif qui introduit dans le circuit une résistance variant de l'infini jusqu'à un minimum donné, restant un certain temps à cette valeur minimum puis remontant graduellement jusqu'à l'infini. On peut aussi se servir d'un chariot secondaire oscillant d'une façon rythmique.

114. —Galvano-faradisation ou courant de Watteville. — On a intérêt souvent à combiner le courant galvanique avec le courant faradique. Cette opération consiste à intro-

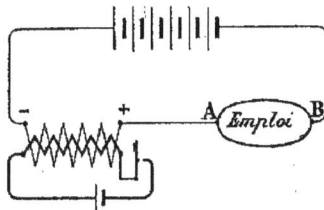

Fig. 16.

duire une bobine secondaire dans le circuit du courant galvanique, c'est-à-dire à la mettre en série avec l'emploi dans un circuit galvanique. Mettre en série, signifie monter la bobine secondaire de telle sorte que l'onde induite d'ouverture, la seule importante, ait la même direction que le courant galvanique. Il faut pour cela que le pôle positif de la source continue soit relié au pôle induit négatif, et le pôle induit positif au pôle négatif de la source continue, l'emploi étant pris bien entendu en un point quelconque du circuit tel que en A B.

Pour éviter la manipulation des fils et les erreurs de montage on se sert en général de combinateurs tels que celui de Watteville dont voici le schéma :

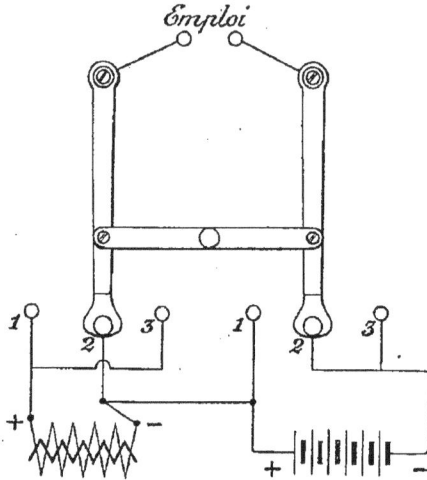

Fig. 17. — Position 1 = faradique seul. — Position 2 = galvanique seul. — Position 3 = galvano-faradique.

Il permet de prendre soit le faradique seul, soit le continu seul, soit le courant galvano-faradique.

Le montage en opposition (onde induite d'ouverture opposée au sens du courant continu) a été aussi employé.

CHAPITRE III

COURANT SINUSOIDAL. — COURANT ONDULATOIRE

115. — Définition. — Une spire métallique telle qu'une spire Siemens (§ 67) tournant d'un mouvement uniforme dans un champ magnétique débite aux frotteurs du courant sinusoïdal, c'est-à-dire du courant dont la force électromotrice varie comme le sinus de l'angle formé par le plan de la spire avec la ligne de commutation (V. § 67).

On réserve le nom de courant ondulatoire à un courant

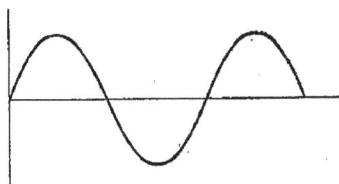

| Fig. 18. | Fig. 19. |
| Courant sinusoïdal. | Courant ondulatoire. |

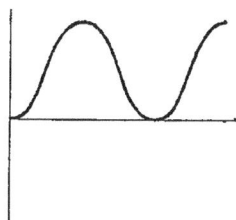

affectant cette même forme sinusoïdale mais sans changer de signe.

On comprendra facilement la nature de ces courants en se représentant par la pensée le dispositif suivant qui n'est pas seulement un schéma de démonstration, mais un véritable appareil :

Soit l'éprouvette E remplie d'eau, ayant en haut et en

bas une électrode P et N en relation avec les deux pôles d'une source.

Soit en second lieu les deux électrodes, a et b, reliées aux bornes de l'emploi : — a est fixe, b est mobile au bout d'une tige isolée T animée d'un mouvement de va et vient par la bielle B mue par la roue R.

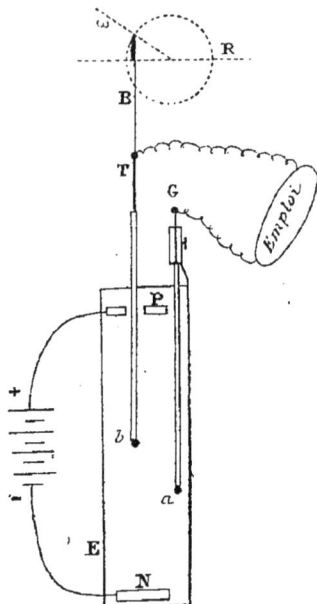

Fig. 20.

Supposons que a soit au milieu de la distance PN et au milieu de la course de b. Il est clair que si l'on admet la chute de potentiel uniforme entre P et N, la différence de potentiel entre a et b est à peu près proportionnelle au sinus de l'angle ω, et de même signe que lui, car les pôles s'inversent au moment où b et a sont sur la même surface horizontale et alors sin. $\omega = 0$ pour changer de signe dans l'autre quadrant. Déplaçons la glissière G de manière à faire descendre *a* jusqu'à la limite inférieure de la course de *b*, la forme du courant reste la même ; ses ordonnées sont approximativement : sin. ω + K (K étant une constante dépendant de la position de *a*).

Dans le 1er cas on a le courant sinusoïdal alternatif ;

Dans le 2e le courant ondulatoire de signe constant.

Ces courants ont été introduits en médecine par le professeur d'Arsonval.

116. — Générateurs de courants sinusoïdaux et ondulatoires. — On peut obtenir des courants sinusoïdaux et ondulatoires avec des appareils à résistance variable tel que celui ci-dessus § 115 ou le rhéostat oscillant du professeur Leduc.

On se sert généralement de machines magnéto ou dynamo telles que celles du professeur Bergonié ou du professeur d'Arsonval. La machine de M. Bergonié se compose d'un double hexagone de bobines fixes entre lesquelles tourne un double hexagone de bobines mobiles.

La dynamo de M. d'Arsonval est un anneau Gramme G

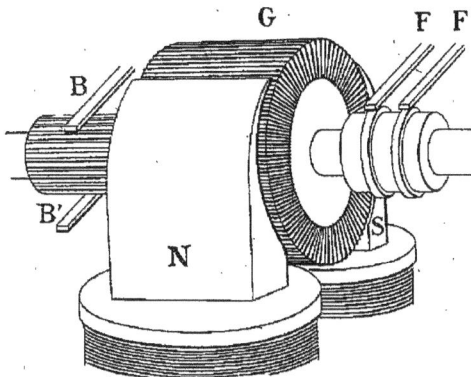

Fig. 21.

muni d'une part d'un collecteur ordinaire avec balais BB'

et d'autre part de deux bagues en communication avec chaque moitié de l'anneau et en contact avec deux frotteurs FF'.

Lorsque cet anneau tourne dans l'entrefer de l'électro-d'excitation NS, on recueille du courant sinusoïdal aux frotteurs, du courant continu aux balais, et en prenant un balai et un frotteur on a du courant ondulatoire.

117. — Réglage du courant sinusoïdal et ondulatoire. — Le réglage est double. Il consiste : 1º dans le réglage de la fréquence, qu'on opère en réglant la vitesse de la dynamo ou du rhéostat oscillant ;

2º dans le réglage du voltage maximum qu'on opère en modifiant le champ magnétique par le plus ou moins d'intensité du courant d'excitation ; ou bien s'il s'agit de rhéostat ou de réducteur oscillant en modifiant l'intensité du courant principal ou la résistance fixe de l'appareil.

118. — Mesure du courant sinusoïdal ou ondulatoire. — La mesure du courant sinusoïdal porte :

1º sur sa période T, c'est la durée d'une révolution complète. Plus la *période* est longue plus la *fréquence* est courte. La fréquence est l'inverse de la période, c'est le nombre (n) de périodes dans un temps donné (t) c.-à-d. : $\dfrac{n}{}$ ou $\dfrac{1}{T}$. La fréquence ou la période se mesure par un indicateur de vitesse qui donne le nombre des révolutions par unité de temps $\dfrac{n}{t}$ d'où l'on tire aussi bien T.

2º La mesure porte ensuite sur la force électromotrice et l'intensité. Mais ici il faut distinguer : il y a à considérer une force électromotrice et une intensité maximum ; une force électromotrice et une intensité moyennes ; une force électromotrice et une intensité efficaces. E et I moyennes devraient être rigoureusement nulles, dans le cas de courant sinusoïdal, mais on les considère dans chaque demi-période séparément.

D'ailleurs ici, une seule mesure nous intéresse : c'est celle de E efficace et de I efficace. Ces deux quantités sont respectivement égales à $\dfrac{\sqrt{2}}{2} = 0{,}707$ des quantités maxima correspondantes :

$$E \text{ eff.} = \frac{\sqrt{2}}{2} E \text{ maximum ;}$$

$$I \text{ eff.} = \frac{\sqrt{2}}{2} I \text{ maximum.}$$

La mesure de la force électromotrice (électromètre idiostatique) est peu importante. La mesure de l'intensité efficace au contraire est indispensable.

Elle se fait à l'aide d'un électro-dynamomètre ou milliampèremètre universel : l'aiguille indicatrice des millampères est commandée ici, non pas par un aimant fixe ni par une bobine tournant dans l'entrefer d'un aimant fixe, mais par une bobine tournant au milieu d'une bobine fixe. Le sens de la déviation est toujours le même, quel que soit le sens du courant qui change en même temps dans les deux bobines à chaque phase.

L'électrodynamomètre donne l'intensité efficace. L'intensité maximum en est les $\dfrac{10}{7}$ environ.

119. — Graphiques des courbes de courant de basse fréquence. — Un chapitre très intéressant de la description des instruments accessoires est celui des appareils inscripteurs donnant immédiatement la forme des courants, de telle sorte que ces mêmes courbes obtenues en portant les temps en abscisses et les intensités ou différences de potentiel en ordonnées deviennent des diagrammes figurés réellement, obtenus directement.

Nous ne pouvons entrer ici dans le détail de la construction de ces appareils si intéressants en électrophysiologie, mais on les trouvera longuement étudiés dans un article de Blondel (1) auteur lui-même de plusieurs modèles.

Nous allons seulement en donner le principe en décrivant le premier modèle que le professeur d'Arsonval a construit pour ses expériences physiologiques ; ce modèle qui est le schéma des oscillographes employés aujourd'hui lui a suffi pour déterminer la « caractéristique d'excitation » ou diagramme de la courbe d'état variable de la forme de laquelle dépendent les effets physiologiques.

120. — **Appareil du professeur d'Arsonval pour déterminer la caractéristique d'excitation ou diagramme de la courbe d'état variable de basse fréquence en général.** — L'appareil du professeur d'Arsonval se compose d'un puissant aimant ou électro-aimant créant un champ magnétique annulaire dans lequel se meut une petite bobine de fil de cuivre très légère et sans support, les tours de fil étant simplement agglutinés à la gomme laque. Cette bobine dans laquelle circule le courant à étudier plonge plus ou moins dans le champ suivant l'intensité et le sens de ce courant (principe des téléphones). Les oscillations de la bobine sont transmises par un système de tambour à air (système employé par Marey) grâce à une membrane de caoutchouc fermant une capsule manométrique et supportant la bobine. Cette capsule manométrique est en relation avec un tambour à air qui met en mouvement le levier inscripteur. La forme de l'onde est tracée sur un cylindre enfumé.

Quand la fréquence était grande et que l'inertie du système inscripteur s'opposait à l'exactitude de la courbe, le professeur d'Arsonval remplaçait l'inscription mécanique par un diagramme optique obtenu en faisant tomber un

(1) BLONDEL., *Revue générale des sciences pures et appliquées*, 15 juillet 1901.

rayon lumineux sur un petit miroir concave fixé sur la membrane de caoutchouc à mi-distance du centre à la circonférence. On obtient ainsi sur un écran un point oscillant (point d'incidence du rayon lumineux), et si l'on fait osciller tout le système autour d'un axe de telle sorte que le point incident se déplace par le fait de cette oscillation dans une direction perpendiculaire à la première, on voit sur l'écran se dérouler la courbe propre du courant.

121. — Principe des oscillographes actuels. — Les modifications apportées aux oscillographes portent principalement sur ces points : diminuer le coefficient de self introduit dans le circuit par le fait de l'appareil, diminuer l'inertie du système. Le courant à étudier circule dans deux fils parallèles oscillant entre les pièces polaires et supportant un petit miroir (système bifilaire Weiss 1900) ou bien on le fait passer dans deux bobines situées de part et d'autre de l'entre-fer qui renferme lui-même une lame de fer doux oscillant qui porte le miroir (oscillographe à fer doux, Blondel). Le rayon lumineux est reçu sur un second miroir oscillant de manière à produire sur l'écran un mouvement perpendiculaire à celui de l'oscillation propre du courant. On arrive avec les nouveaux perfectionnements apportés à la construction de ces appareils, notamment par Blondel, à pouvoir figurer rigoureusement des variations excessivement rapides, 250 périodes par exemple. Il y a seulement une correction à faire lorsque l'on est obligé d'avoir un coefficient de self relativement plus élevé que dans le système bifilaire (où il est presque nul). Ainsi dans le cas où on veut figurer la courbe des différences de potentiel, les bobines d'excitation fonctionnent comme voltmètre et non plus comme ampèremètre et ont un coefficient de self qui n'est pas négligeable. On le compense par certains artifices dont on trouvera la description dans l'article de Blondel (1).

(1) BLONDEL, *loc. cit.*

CHAPITRE IV

COURANTS DE HAUTE FRÉQUENCE

I. — Généralités.

122. — Généralités sur la haute fréquence. — Les propriétés physiologiques toutes spéciales des courants de haute fréquence, mises en évidence par les travaux du professeur d'Arsonval, ont placé ces courants au premier rang des agents thérapeutiques.

Ce sont des courants dont le sens varie un très grand nombre de fois par seconde.

Un courant inversé dix mille fois par seconde avec la roue phonique de Sieur par exemple, n'est pas un courant de haute fréquence. Les effets physiologiques de ces courants à 10.000 alternances sont cependant déjà autres que ceux des courants alternatifs de basse fréquence, mais il faut arriver à des fréquences beaucoup plus considérables (1 million, 1 billion...) pour avoir ce qu'on est convenu d'appeler la haute fréquence.

Alors la période est de l'ordre du millionième, du billionième de seconde ; et la longueur d'onde est égale à la millionième, à la billionième partie de 300.000 kilomètres, vitesse de propagation commune aux courants de haute fréquence (Blondlot), à la lumière, aux rayons x (Blondlot) et en général aux diverses vibrations transversales de l'éther. Cette longueur d'onde de 300 mètres, 0 m. 30 et même moins, rapproche les radiations H F des radia-

tions lumineuses dont elles prolongent la gamme en dessous de l'infra-rouge, comme les rayons x, paraissent la
continuer au delà de l'ultra violet.

II. — Production des courants de haute fréquence.

123. — Production des courants de haute fréquence.
— On obtient les courants de haute fréquence en provoquant la décharge disruptive des condensateurs (Hertz)
dans un circuit, dont la résistance est plus petite que le
terme $\sqrt{\dfrac{4L}{C}}$ dans lequel L est le coefficient de self du circuit de décharge et C la capacité du condensateur.

Les oscillations sont rapidement amorties et ont la forme
représentée fig. 22.

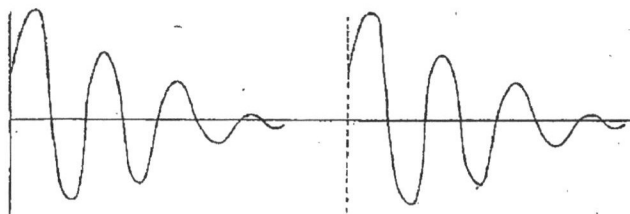

Fig. 22.

Leur période T a pour valeur $T = 2\pi\sqrt{LC}$, c'est-à-dire
que plus on réduit la capacité C du condensateur et le coefficient de self L du circuit de décharge, plus on abaisse la
durée de la période, plus on diminue la longueur d'onde.
Le détonateur de Hertz était de très faible capacité. En augmentant L et C, on obtient de grandes longueurs d'onde.

**124. — Choix des condensateurs destinés à la pro-
duction des courants de haute fréquence.** — Tesla se
servait d'une seule bouteille de Leyde. D'Arsonval a adopté

le dispositif suivant qui est celui de tous les appareils médicaux français : Deux bouteilles de Leyde sont reliées par leurs armatures internes aux pôles de la source et sont munies d'un éclateur. Les deux armatures externes sont réunies par un fil de cuivre enroulé en hélice de manière à présenter un certain coefficient de self induction.

La fig. 23 montre ce dispositif.

La résistance opposée par la self est énorme, si bien qu'une lampe montée en dérivation aux extrémités de l'hé-

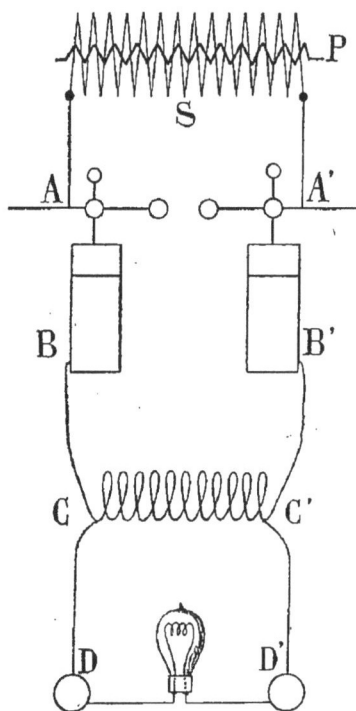

Fig. 23. — Dispositif du Prof. d'Arsonval pour la production des courants de haute fréquence.

lice s'allume facilement quoique sa résistance vraie soit infiniment plus grande.

Différents modèles de condensateurs existent dans le
commerce : Condensateurs plans ou bouteilles de Leyde ;
Condensateurs dans l'air ou dans le pétrole, etc.

Lorsqu'on veut faire extemporanément un condensateur
ou remplacer momentanément un condensateur détérioré,
un moyen simple consiste à caler deux condensateurs plans
ou cylindriques (que l'on pourra faire soi-même avec du
papier d'étain collé à la gomme sur le verre) dans du sable
de rivière imbibé de pétrole, ou même sec. Le reste du dispositif est facile à imaginer suivant les accessoires dont on
dispose.

L'éclateur devra autant que possible être enfermé à cause
du bruit désagréable des étincelles.

125. — **Excitation des condensateurs par les bobines.** — Toutes les sources à haute tension peuvent conve-
nir. La machine statique est cependant moins pratique à
cet usage que la bobine, et les transformateurs à courant
alternatif, d'ailleurs presque exclusivement employés.

Le principe de la bobine de Ruhmkorff a été exposé ci-
dessus (§ 100). On emploie ici les bobines de 25, 35, 45 centimètres d'étincelle. Elles sont munies d'un trembleur spécial
et d'un condensateur de bobine destiné à éviter l'étincelle de rupture du trembleur. Ces condensateurs sont indispensables pour toute grosse bobine quel que soit le trembleur, excepté s'il s'agit d'un interrupteur électrolytique
(Wehnelt). Le condensateur est monté en dérivation sur
les deux organes de l'interruption. — Ils sont habituellement logés dans le socle même de la bobine.

126. — **Interrupteurs pour grosses bobines.** — Les interrupteurs pour grosses bobines sont des deux sortes :
mécaniques et électrolytiques.

127.— **Interrupteurs mécaniques.**— Ces interrupteurs
peuvent eux-mêmes être groupés en plusieurs catégories :

α) Dans les uns l'interruption se fait entre deux surfaces métalliques, soit dans l'air (trembleurs des bobines anciennes, ou trembleurs de fortes bobines nouvelles) à condition que la rupture se fasse brusquement quand l'oscillateur est à son maximum de vitesse et non au début de sa course (Gaiffe 1901, rupteur atonique Carpentier, Cf. *Arch. Elect. méd.*, 1903, p. 93) ; soit dans le pétrole (Radiguet, modèle cuivre sur cuivre).

β) Dans une 2ᵉ catégorie l'interruption se fait entre une tige métallique et une surface de mercure recouverte de pétrole ou d'alcool. La tige métallique est animée d'un mouvement vertical aussi rectiligne que possible soit par un moteur rotatif, soit par un électro entretenant l'oscillation d'un diapason.

Tous les noms des constructeurs seraient ici à citer.

Pour la marche directe sur le courant alternatif, l'interrupteur Villard est très pratique (Cf. § 55).

γ) Dans une 3ᵉ catégorie se placent les interrupteurs où l'interruption se fait dans le trajet même d'une colonne de mercure par un cylindre en matière isolante présentant des dents découpées.

La description de chacun de ces trembleurs se trouve dans les catalogues des constructeurs, et le mode opératoire relatif à chacun d'eux ne saurait être décrit ici (Cf. *Tr. de rad. méd.* du Profʳ Bouchard). Tous conviennent pour la production des courants de haute fréquence.

128. — **Interrupteurs électrolytiques**. — L'interrupteur électrolytique de Wehnelt se compose d'une cuve renfermant de l'eau acidulée au 1/10 par le SO^4H^2 dans laquelle plongent d'une part un fil de platine recouvert, sauf une petite longueur à l'extrémité, d'un tube de verre, et relié au pôle + d'une source à 110 volts et d'autre part une électrode inattaquable aux acides, plomb par exemple. La décomposition de l'eau se produit dès que le courant

passe et elle s'accompagne d'une élévation de température telle au pôle + que le phénomène de caléfaction se produit autour du fil de platine échauffé par la résistance des bulles d'oxygène formées par l'électrolyse, d'où une gaîne isolante qui interrompt le circuit. Mais le contact se rétablissant dès que le courant cesse, le phénomène recommence et ainsi de suite.

Le réglage se fait par un rhéostat en circuit et d'autre part par la longueur de l'anode de platine en contact avec le liquide électrolytique.

Le Wehnelt peut fonctionner aussi sur accumulateurs, mais on doit alors employer de hautes intensités et l'électrolyte doit être chauffé.

On a modifié la composition de l'électrolyte et le dispositif des électrodes de différentes manières.

Il est inutile avec le Wehnelt de mettre des condensateurs de bobine, d'autre part, le coefficient de self du primaire doit être moins élevé avec le Wehnelt qu'avec les interrupteurs mécaniques à interruptions plus lentes. Il faut savoir que plus on diminue le coefficient de self du primaire, moins le courant induit de fermeture et le courant induit d'ouverture diffèrent de tension, puisque c'est la self qui d'une part retarde l'établissement du primaire et d'autre part renforce l'effet de rupture. Les bobines du commerce ont une self moyenne au primaire qui leur permet de marcher sur les deux systèmes d'interrupteurs dans de bonnes conditions. On en trouve aussi à coefficient de self variable (deux enroulements à l'inducteur), elles sont bien préférables (Modèle Radiguet 1902).

129. — **Excitation des condensateurs de haute fréquence par les transformateurs à courant alternatif.** — On peut utiliser directement le courant alternatif des stations centrales pour la production des courants de haute fréquence. Voici en quoi consistait l'ancien dispositif que je ne

cite que pour mémoire, étant donnés les nouveaux progrès réalisés tout récemment dans l'appareillage par M. Gaiffe.

Un transformateur à noyau magnétique fermé élevait le potentiel de 110 à 15.000 Volts. Ce courant à 15.000 Volts était employé directement à la charge des condensateurs de haute fréquence. On conçoit en effet qu'on puisse exciter ces condensateurs avec du courant alternatif puisqu'il s'agit seulement d'arriver à une charge capable de faire éclater une étincelle entre les boules du détonateur : il suffit que chaque onde apporte une quantité d'électricité suffisante sous un voltage suffisant pour atteindre la limite de charge, on aura ainsi une étincelle à l'éclateur par onde (ou demi-période), c'est-à-dire 84 par seconde sur l'alternatif des secteurs de Paris. En réalité on peut obtenir plus d'une étincelle par onde, les condensateurs de haute fréquence ayant une capacité relativement faible par rapport à la charge disponible.

Ce dispositif présentait deux gros inconvénients : un arc permanent tendait à s'établir entre les boules de l'éclateur et il fallait le souffler par différents procédés dont le plus efficace était le courant d'air ; en second lieu les ondes de haute fréquence se répercutaient en arrière vers le secondaire du transformateur qui était mis rapidement hors d'usage. Ce dernier inconvénient empêchait d'élever la tension au-dessus de 15.000 Volts et cette tension n'était pas suffisante pour obtenir des effets satisfaisants.

M. Gaiffe vient de réaliser à la suife de travaux exécutés sous la direction de M. d'Arsonval, un nouveau dispositif qui laisse loin derrière lui les précédents, grâce à l'emploi d'un appareil de garde dont voici le principe :

SS' est le secondaire d'un transformateur élevant le potentiel de 110 à 60. 000 Volts et LL' sont les condensateurs ou bouteilles de Leyde dont les armatures internes sont en relation avec SS' et présentent en dérivation l'éclateur E, pendant

Guilleminot 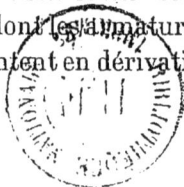 7

que les armatures externes sont réunies par l'hélice de self
H du professeur d'Arsonval. L'appareil de garde CRR' est
destiné à empêcher le retour en arrière des ondes de haute
fréquence qui exposeraient les spires contiguës du secondaire du transformateur à des maximums périodiques de différence de potentiel supérieurs à la puissance de la substance
isolante, et surtout néfaste pour sa durée. Il est constitué
d'une part par deux résistances liquides RR' de 150.000⁽ᵒ⁾

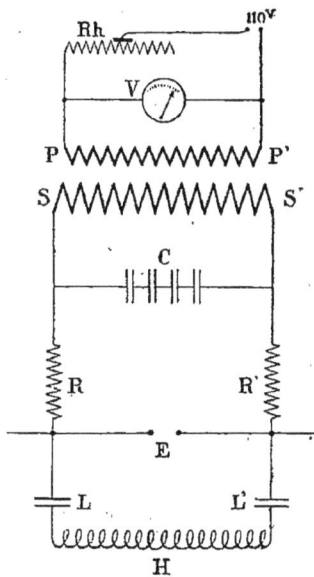

Fig. 24.

environ chacune, montées en tension sur chaque conducteur
S L, S' L', et d'autre part par un condensateur à lames multiples C placé en dérivation sur ces conducteurs. — Les résistances ont plus spécialement pour effet d'éviter le souf-
flage de l'arc. L'adjonction du condensateur permet d'éviter le retour en arrière des ondes de haute fréquence. On
verra que ce dispositif convient aussi parfaitement pour l'ex-

citation du tube de Crookes. Il constitue un réel progrès dans l'appareillage du médecin électricien.

III. — Emploi des courants de haute fréquence.

130. — Modes d'emploi des courants de haute fréquence basés sur leurs diverses propriétés physiques. — On peut utiliser le courant :

1º Directement en le faisant circuler à travers le corps § 131. Ce sont les applications directes.

2º On peut tirer parti du pouvoir énorme d'induction dont jouissent ces courants pour développer dans l'organisme des courants d'auto-conduction (d'Arsonval), § 132.

3º On peut tirer parti des effets d'induction d'un courant de haute fréquence sur un circuit voisin, et des effets de résonance pour élever le potentiel de ces courants et produire l'effluvation (résonateurs), § 133.

131. — Applications directes. — Si l'on prend une dérivation aux extrémités de l'hélice de self du dispositif de d'Arsonval et qu'on place dans le circuit de cette dérivation un corps de grande résistance, le courant de haute fréquence prendra de préférence le chemin de la dérivation quoique sa résistance soit très élevée, plutôt que le chemin de l'hélice de faible résistance, à cause de l'opposition apportée par la self dans ce circuit. Aussi en mettant le corps humain en dérivation sur l'hélice, on le soumet au passage du courant de haute fréquence et l'hélice sert de parafoudre, en ce sens que les décharges de basse fréquence qui se produisent simultanément suivent de préférence le circuit métallique.

Les applications directes sont stables ou labiles.

Stables, lorsqu'on applique à demeure des électrodes nues ou recouvertes de tissu mouillé sur la peau.

Labiles, lorsqu'on se sert d'électrodes que l'on promène sur les régions à électriser.

Un autre mode d'électrisation où le malade est aussi mis en communication directe avec un point de l'hélice, mais avec un seul, est l'électrisation par condensation. Le malade est placé sur un matelas isolant, et relié à une extrémité de l'hélice. Un lit recouvert d'une lame de plomb, sous le matelas, est mis en communication avec l'autre extrémité de l'hélice. Le condensateur se trouve ainsi constitué par le matelas, comme diélectrique, le malade et la feuille de plomb comme armatures. A chaque oscillation ce condensateur se charge et se décharge. On n'est d'ailleurs pas tout à fait d'accord sur le mode d'interprétation de ce procédé dit par condensation, pas plus que sur l'explication des électrodes condensatrices (§ 139).

132. — Auto-conduction (d'Arsonval). — Une capacité quelconque placée au milieu d'un circuit de haute fréquence qui l'enveloppe, devient le siège decourants d'auto-conduction qui rappellent les courants de Foucault.

On les met en évidence en interposant une lampe dans le circuit d'une spire métallique placée soit dans le grand solénoïde de d'Arsonval soit entre deux spirales (§ 138). On obtient les mêmes effets en arrondissant les bras placés concentriquement au circuit principal et en tenant en mains les deux pôles d'une lampe de bas voltage.

On favorise l'expérience en faisant plonger les mains dans une solution de chlorhydrate d'ammoniaque légèrement alcaline.

L'auto-conduction en médecine est obtenue : 1° en enveloppant le corps d'un grand solénoïde ou hélice en gros fil de cuivre ou ruban de cuivre (d'Arsonval). Le courant de décharge des condensateurs parcourt cette hélice dans toute sa longueur.

2° En plaçant le malade entre deux spirales plates enroulées dans le même sens et parcourues par un courant dirigé dans le même sens (§ 138).

133. — **Résonateurs** (Oudin, 1892). — Ce sont des appareils destinés à élever la tension des courants de haute fréquence. Voici les principaux modèles :

Résonateur à un seul pôle :

En hélice (Oudin) ;

En spirale plate.

Résonateur à 2 pôles ;

Bobines (d'Arsonval) ;

Résonateur Oudin modifié

(O' Farrill, Lebailly, Rochefort).

Spirales.

134. — **Résonateur Oudin unipolaire.** — Le premier résonateur Oudin se composait d'une hélice de fil de cuivre dont on reliait un point voisin de l'extrémité inférieure à une des extrémités de l'hélice de self du dispositif de d'Arsonval (§ 124). L'effluvation se produit à l'extrémité supérieure.

En reliant l'extrémité inférieure de l'hélice à l'autre extrémité de l'hélice de self, on augmente les effets ; c'est la première modification de Oudin. En supprimant l'hélice de self, l'effet est encore meilleur. C'est le principe du modèle définitif de Oudin (fig. 25).

Le modèle définitif du résonateur Oudin se compose donc d'une hélice de fil de cuivre de 2 m/m 1/2 environ (interspire : 8 m/m, nombre de tours 50 au moins).

Le courant de décharge des bouteilles de Leyde circule dans les 3 à 5 spires inférieures. Il y a à la fois effet d'induction et effet de résonance ; effet d'induction à cause de l'action des spires inférieures sur les spires supérieures ; effet de résonance comme cela avait lieu dans le 1er modèle. On emploie le mot résonance par analogie avec les phénomènes d'acoustique, une hélice produisant d'autant plus

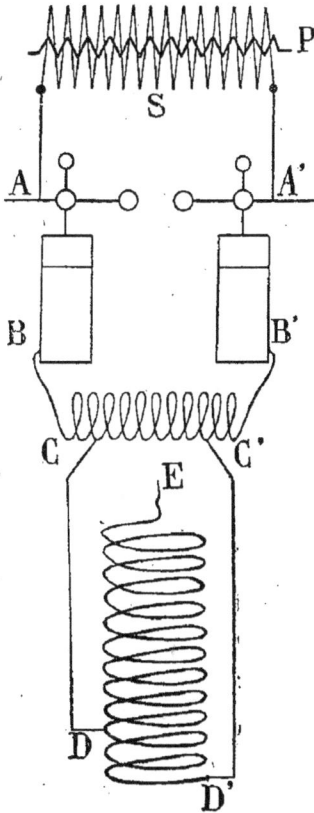

Fig. 25.

d'effluvation qu'elle est mieux accordée, par le réglage de son coefficient de self, avec l'excitation.

135. — **Spirales plates de l'auteur pour produire les effets unipolaires.** — Au lieu d'employer les hélices, on peut aussi employer les spirales plates. Mon modèle définitif de résonateur en spirales[1] est construit de telle

(1) H. GUILLEMINOT, *Arch. d'élect. méd.*, 1901, n° 287.

sorte que l'excitation se fasse par une seule spire, la spire externe, qui joue le rôle de spire inductrice.

Pratiquement le réglage se fait non plus en modifiant le coefficient de self de la partie inductrice de la spirale, qui reste fixe, mais en modifiant le coefficient de self d'une bobine à gros fil mise dans le circuit d'excitation (1). Les

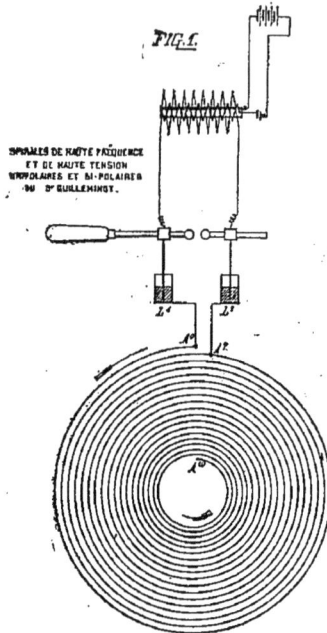

Fig. 26.

spirales sont constituées par 18 spires de fil de 2 m/m 3 fixées sur des rayons de corde à boyaux ; la plus petite spire ayant un diamètre de 0 m. 33 et la plus grande de 0 m. 83. Les interspires augmentent progressivement du centre à la périphérie en raison de la différence de potentiel entre les spires également croissante. Le centre de la spirale reçoit les excitateurs divers.

(1) H. Guilleminot, *Académie des sciences*, 1902.

136. — **Effets bipolaires obtenus avec les résonateurs
en général.** — **Bobine du professeur d'Arsonval.** —
La bobine du professeur d'Arsonval se compose d'une hélice de fil fin enroulée sur un cylindre. Cette hélice est l'induit. Autour d'elle, concentriquement placées à une distance de plusieurs centimètres, sont trois ou quatre spires
de gros fil qui peuvent glisser le long de l'induit de manière à être placées à volonté à une extrémité, au milieu,
ou à l'autre extrémité de l'induit.

Si nous supposons les spires inductrices placées vers le
milieu de l'hélice induite (cas de la fig. 27) l'hélice induite

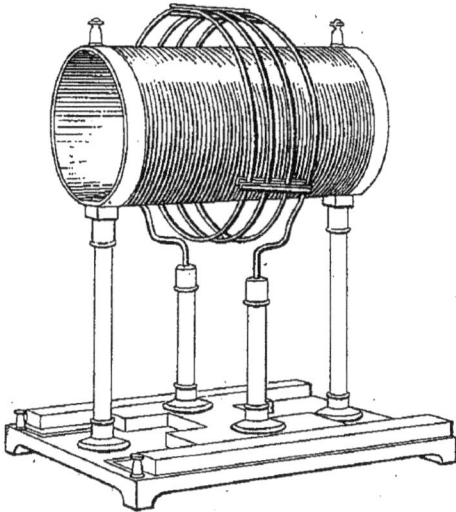

Fig. 27. — Bobine du professeur d'Arsonval.

émet par ses deux extrémités des effluves qui semblent s'attirer et qui sont d'égale puissance. C'est là ce qu'on appelle
les effluves bipolaires, parce qu'il est à supposer qu'à un
moment considéré, le signe des effluves est différent, ce signe
changeant simultanément et restant toujours contraire
plusieurs millions ou billions de fois par seconde suivant
la période.

Si on déplace l'inducteur vers une extrémité, l'efffuvation propre à cette extrémité diminue jusqu'à être voisine de zéro de telle sorte qu'alors la bobine fonctionne comme un résonateur Oudin unipolaire dont l'inducteur et l'induit sónt séparés et sans contact.

137. — **Résonateurs Oudin bipolaires**. — Si l'on veut bien considérer la figure 27 où l'inducteur est au milieu de

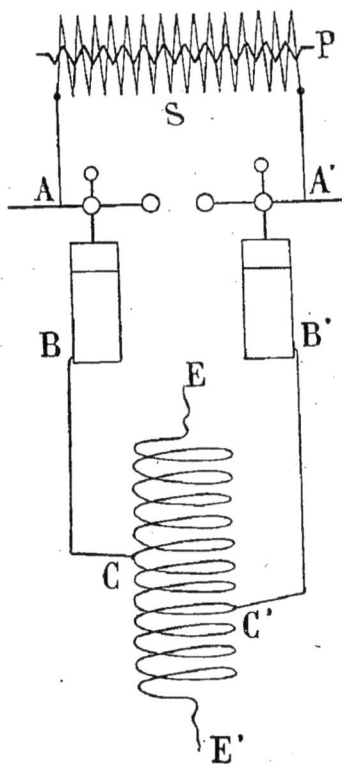

Fig. 28.

l'induit, on verra que l'appareil peut se ramener à une hélice Oudin induite par sa partie médiane, l'inducteur étant, bien entendu, séparé de l'induit et sans contact avec lui.

Que l'on prenne au contraire l'inducteur dans l'enroulement induit lui-même au lieu de le choisir séparé et sans
contact, on tombe dans les résonateurs O' Farrill et Lebailly
qui ne sont que le résonateur Oudin dont on prend les spires médianes comme inductrices (fig. 28). Dédoublons ce résonateur O' Farrill-Lebailly, nous tombons dans le modèle
Rochefort, de la figure 29, figure qui n'est pas le schéma exact

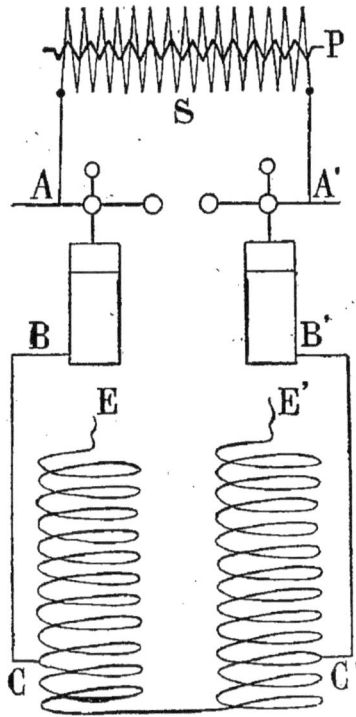

Fig. 29.

du montage, car Rochefort met deux paires de condensateurs
à l'excitation : une pour chaque solénoïde ; mais qui montre
bien le lien unissant ces différentes formes de résonateurs.

M. Rochefort insiste avec raison sur les effets variés obtenus suivant le sens de la décharge dans les spires induc-

trices. En appelant B l'armature positive du condensateur et B' l'armature négative on n'obtient la bipolarité que si le courant partant de B entre dans la première hélice par le point intermédiaire C pour ressortir par le point extrême, tandis que dans le second, il entre par le point extrême pour ressortir par le point médian C'.

Si l'armature positive était en relation avec les deux points extrêmes ou avec les deux points médians on aurait des effluves qui ne s'attireraient pas et auraient plutôt tendance à se repousser.

138. — **Effets bipolaires obtenus avec les spirales**. — Les résonateurs en spirale se prêtent mieux à l'étude des effets bipolaires parce que, outre les modalités de couplage, il faut faire entrer ici en ligne de compte les modalités d'influence (action d'une spirale sur une spirale voisine).

Voici les principes relatifs à ces résonateurs :

1° Effets bipolaires obtenus par le mode de couplage.

Si l'on appelle sens du courant de décharge, la direction d'un courant continu qui irait de l'armature externe + d'un condensateur à l'armature externe — du deuxième condensateur, on obtient une effluvation bipolaire en faisant circuler le courant suivant le sens centripète dans une spirale et suivant le sens centrifuge dans l'autre. Si l'on réunit le pôle d'effluvation de la première avec celui de la deuxième toute effluvation est supprimée.

On obtient au contraire une effluvation de même signe en faisant circuler le courant dans le sens centripète dans les deux résonateurs ; ou bien dans le sens centrifuge aussi dans les deux résonateurs. Si l'on réunit alors le pôle d'effluvation du premier avec celui du deuxième, on ne neutralise nullement cette effluvation, et les effets s'ajoutent en quantité (principe commun avec le résonateur en hélice).

2° Effets bipolaires obtenus par le mode d'influence. Si l'on met une seule spirale en circuit et qu'on présente devant elle une seconde spirale sans connexion, cette dernière émet, par son pôle central d'effluvation, des effluves de signe contraire, lorsque le sens de son enroulement est contraire au sens de l'enroulement de la première ; elle émet des effluves de même signe si le sens de l'enroulement est le même.

Partant de ces deux principes, voici comment on emploie pratiquement les spirales :

1° Emploi de deux spirales pour produire l'effluvation bipolaire (fig. 30) :

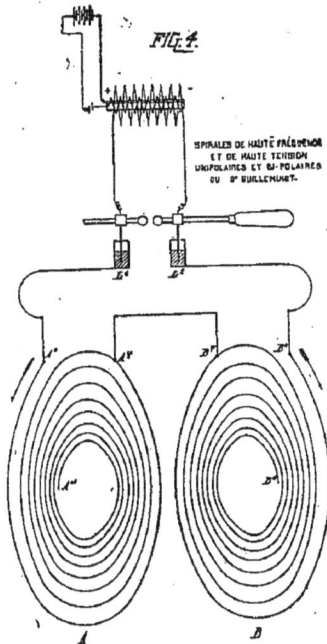

Fig. 30. — Couplage en sens inverse pour obtenir la bipolarité (courant centripète dans l'une, centrifuge dans l'autre).

α) Placer parallèlement les deux spirales de telle sorte que l'une soit enroulée *dextrorsum*, l'autre *sinistrorsum*.

β) Mettre les points extrêmes de la spire externe en relation respectivement avec les deux bornes du condensateur, et réunir par un fil souple les deux points intermédiaires (point qui nous le savons, se trouve à l'union de l'inducteur et de l'induit ou à la jonction de la première spire avec la deuxième).

2° Emploi de deux spirales pour tirer des effluves d'une capacité interposée.

α) Placer parallèlement les deux spirales enroulées dans le même sens.

β) Mettre une borne du condensateur en relation avec le point extrême de la première spirale ; mettre le point intermédiaire de cette première spirale en relation avec le point extrême de la seconde ; mettre le point intermédiaire de la seconde en relation avec la deuxième borne du condensateur.

Alors les spirales n'ont aucune tendance à effluver l'une sur l'autre, les effluves se repoussant plutôt qu'ils ne s'attirent, mais une capacité interposée les arrose d'effluves.

3° Emploi de deux spirales pour l'auto-conduction. Rappelons ici le mode de montage : on place les deux spirales enroulées dans le même sens et montées comme dans le numéro 2, mais en prenant 8 à 12 spires comme inducteur. Il n'y a pas d'effluvation, mais l'auto-conduction se produit très intense dans une capacité interposée.

139. — **Excitateurs divers pour l'emploi des résonateurs et leurs applications à la médecine.**

1° *Applications directes*. On se sert pour cela d'électrodes de métal nu plutôt que d'électrodes couvertes et mouillées.

Les principales sont les plaques, les boules, les tiges cylindriques, les électrodes coniques spéciales (Doumer).

2° *Applications directes avec interposition d'une lame de verre* (électrodes dites condensatrices, Oudin).

3º *Productions d'étincelles*. On se sert pour cela de pointes mousses ou de boules.

4º *Production d'effluves*. Les effluves s'obtiennent dans les meilleures conditions avec le pinceau, le balai, les pointes multiples, ou les électrodes présentant une certaine étendue de bords comme les coupes à effluves.

140. — **Mesure des courants de haute fréquence.** — La mesure du courant de haute fréquence se fait par le galvanomètre thermique. Le courant étant ici alternatif, on ne peut mesurer que l'intensité efficace, c'est-à-dire l'intensité qu'aurait un courant continu capable de produire les mêmes effets thermiques.

Le galvanomètre thermique est un appareil qui mesure l'allongement produit dans un fil par l'échauffement dû au passage du courant. On se sert aussi de l'ampèremètre d'induction de Gaiffe et Meylan qui mesure la répulsion des courants induits par les courants inducteurs (Voir la description, en particulier dans l'ouvrage de Dénoyés : *Les courants de haute fréquence*, Montpellier).

Le galvanomètre thermique, seul appareil couramment employé, se met en tension dans le circuit (Applications directes).

Quand il s'agit d'auto-conduction, on ne se sert pratiquement d'aucun appareil de mesure.

CHAPITRE V

FORME STATIQUE.

I. — Généralités

141. — **Définition.** — Sous l'influence du frottement par exemple, certains corps tels que l'ambre jaune (ἤλεκτρον) attirent les corps légers. Les Grecs connaissaient déjà ce fait : la résine, le verre, etc. jouissent aussi de cette propriété. Il en est de même des métaux pourvu qu'ils soient supportés par une certaine catégorie de corps (corps isolants). Si on les touche alors avec un fil de métal en relation avec le sol le phénomène disparaît aussitôt. On dit que le corps frotté : ambre, résine, verre, métal isolé, etc. est *électrisé* et cette électricité qui reste sur le corps considéré, est dite *électricité statique,* tandis que le phénomène qui se passe le long du fil de métal en relation avec le sol est un phénomène *d'électricité dynamique.* Si par un artifice quelconque le corps électrisé était maintenu à cet état électrique au fur et à mesure que sa communication avec le sol tend à faire disparaître cet état, on aurait un courant constant le long du conducteur. Le corps chargé d'électricité statique peut être comparé à un réservoir plein d'eau sans issue. Le courant électrique peut être comparé à un courant d'eau s'écoulant par un conduit.

Le corps chargé d'électricité statique aura certaines propriétés mécaniques qui, en se manifestant, laisseront sa masse électrique intacte. Le courant au contraire aura des propriétés dues à la transmission d'un changement, d'une perturbation. Il n'y a donc pas deux électricités, mais les phénomènes qui se passent autour d'un corps chargé d'électricité fixe, *statique*, sont différents de ceux que peut produire la transmission de proche en proche de l'état électrique.

On appelle corps isolants, diélectriques, ou mauvais conducteurs ceux qui, comme l'ambre, le verre, la résine se chargent d'électricité, qu'ils soient ou non en contact avec le sol ; et corps bons conducteurs, ceux qui comme les métaux ne se chargent statiquement que s'ils sont supportés par un isolant.

La propriété la plus frappante des corps électrisés est d'attirer les corps légers, de prendre contact avec eux, puis de les repousser. Un corps repoussé ainsi par le verre est attiré par la résine électrisée. Ce phénomène connu depuis longtemps a fait tout de suite conclure à deux sortes d'électricité, l'électricité vitrée ou positive, l'électricité résineuse ou négative.

Deux corps chargés d'électricité de même nom se repoussent ; chargés d'électricité de nom contraire, ils s'attirent.

C'est de l'étude de l'électricité statique, la première en date qu'est découlée l'hypothèse des fluides ; chaque corps serait chargé de fluide neutre. Le frottement décomposerait ce fluide en fluide + et fluide — d'égale quantité.

142. — Propriétés fondamentales des corps électrisés: — Elles se ramènent à deux groupes :

1° Actions mécaniques (attraction et répulsion des corps électrisés entre eux).

2° Action d'induction des corps électrisés sur des corps voisins (induction électrostatique).

143. — Actions mécaniques. — Les actions mécaniques ne sont ici que d'un médiocre intérêt. Seulement elles sont la base même de tout un système de mesures que l'on est appelé à employer à chaque instant. C'est pourquoi il faut en connaître le principe fondamental :

Deux corps chargés d'électricité de même signe, soit positive, soit négative, se repoussent avec une force F proportionnelle aux quantités d'électricité q,q', dont sont chargés ces corps, et inversement proportionnelle au carré de la distance d qui les sépare (ou plus exactement qui sépare leur centre d'activité) (Loi de Coulomb, 1785).

$$F = f \frac{qq'}{d^2}.$$

f est un coefficient propre à chaque milieu. Dans l'air ou le vide il est égal à 1.

Si l'on considère deux corps chargés de la même quantité d'électricité de même signe (q = q') et si l'on place ces deux corps à une distance d égale à 1 centimètre (centre à centre) on dit qu'ils sont chargés de l'unité de masse électrique lorsque l'effort répulsif F qui tend à les éloigner est égal à 1 dyne (en supposant ces corps placés dans le vide ou dans l'air de telle sorte que le coefficient f soit égal à 1).

On voit donc que l'unité de quantité électrique dans le système électrostatique est tirée de la notion des actions mécaniques des masses électriques ; cette unité peut être ainsi définie : c'est la masse électrique qui placée à 1 cm. d'une masse pareille et de même signe, dans l'air ou dans le vide, exerce sur elle une force répulsive de 1 dyne.

144.—Actions d'induction. Induction électrostatique. — (Canton, 1738). — Un corps électrisé ou un système de masses électriques crée autour de lui un champ, c'est-à-dire est entouré d'un espace où se manifestent les effets des forces électriques engendrées par ces masses. Tout corps placé dans un champ électrostatique s'électrise par influence. Dans l'hypothèse des deux fluides, voici comment on explique l'électrisation par influence : le fluide neutre du corps placé dans le champ se divise en deux quantités égales de fluide de signe contraire. Le fluide analogue se porte le plus loin possible du corps influençant ou inducteur, le fluide antilogue se porte le plus près possible du corps inducteur. Lorsque le champ disparaît les deux fluides se recombinent pour replacer le corps à l'état neutre.

Si l'on a établi une communication du corps induit avec la terre, le fluide analogue s'écoule et le corps reste chargé du fluide antilogue. Si l'on interrompt alors la communication avec la terre et qu'on supprime le champ, le corps induit conserve cette même charge qui se répartit à sa surface.

L'attraction des corps légers se déduit de là facilement. En effet un corps léger placé dans le champ présente, s'il est isolé, une charge antilogue, plus rapprochée du corps inducteur que la charge analogue. L'action attractive des charges antilogues est ainsi supérieure à la force répulsive des charges analogues plus éloignées. Si le corps induit n'est pas isolé, la charge antilogue subsiste seule, et l'attraction en est d'autant plus grande.

Quand le corps léger a pris contact avec le corps inducteur, sa masse électrique va neutraliser une petite partie de la masse électrique de cet inducteur ; en même temps il prend par contact une charge de même signe que le corps inducteur et est aussitôt repoussé par lui.

145. — Lois de l'induction électrostatique. — I. Lorsque le conducteur influencé enveloppe complètement le corps inducteur, la quantité d'électricité induite à la face interne du corps enveloppant est égale et de signe contraire à la quantité inductrice, quelle que soit d'ailleurs la distance des deux corps. Une charge égale et de même signe se trouve répartie à la face externe du corps enveloppant, elle disparaît si l'on met ce corps enveloppant en relation avec le sol, et il ne reste alors que la charge antilogue, d'où la loi II :

. II. Lorsqu'un corps électrisé est entouré par un conducteur communiquant avec le sol, le système des deux corps n'a pas d'action électrique extérieure. Ce qui s'explique facilement par l'égalité des charges antilogues, inductrice et induite.

Si l'induit n'enveloppe que partiellement l'inducteur, il n'en constitue pas moins un écran électrique ; une toile métallique suffit pour faire écran électrique. Les plaques d'aluminium placées devant les tubes de Crookes et mises en relation avec le sol annulent le champ électrostatique créé par ce tube dans la zone d'examen ; si elles étaient isolées, la charge analogue située sur la face d'émergence créerait un nouveau champ au delà de l'écran.

146. — **Répartition de l'électricité sur les conducteurs. — Densité électrique.** — L'électricité se porte à la surface extérieure des conducteurs. Ainsi une sphère creuse électrisée ne présente aucune trace d'électricité sur sa surface interne.

On appelle densité superficielle (σ) en un point, la quantité d'électricité siégeant sur l'unité de surface au voisinage immédiat de ce point : $\sigma = \dfrac{q}{S}$.

La densité électrique est la même sur tous les points d'une sphère isolée dans l'espace et protégée de toute influence électrique extérieure. Elle est variable sur un conducteur non sphérique : sur un ellipsoïde par exemple le rapport des densités électriques aux extrémités des axes est proportionnel au rapport de ces axes.

Si l'on considère deux points différents d'un conducteur, le rapport de leurs densités est constant. Si l'on double la charge du conducteur, on double leurs densités respectives. Le rapport de ces densités reste le même.

147. — Couche d'équilibre. — Si à la surface d'un conducteur on représente par une longueur mesurée sur la normale en chaque point la valeur de la densité électrique en ce point, et qu'on réunisse ces différents points, on obtient une surface enveloppant le corps : c'est la *couche d'équilibre*. Autrement dit la couche d'équilibre représenterait la couche de fluide électrique matérialisé tel qu'il serait distribué à la surface du conducteur.

La notion de la couche d'équilibre est très importante, car si l'on étudie l'action d'un corps électrisé sur une masse électrique extérieure, tout se ramène à composer les forces attractives ou répulsives qui s'exercent entre chaque masse élémentaire de cette couche électrique et la masse extérieure considérée, force proportionnelle au produit des masses divisé par le carré de leur distance.

Il est facile de se rendre compte que pour la sphère :

1° l'action des masses électriques réparties à sa surface est la même que si ces mêmes masses étaient condensées en son centre.

2° l'action de ces masses électriques sur un point intérieur est nulle, proposition très féconde en applications.

148. — Pression électrostatique. — Tout se passe sur un conducteur électrisé comme si les masses électriques, élémentaires ou molécules du fluide électrique exerçaient les unes sur les autres une action répulsive.

La composante de ces actions répulsives est dirigée normalement à la surface du conducteur en chaque point considéré ; on l'appelle pression électrostatique. Si les molécules matérielles de la surface du conducteur n'étaient pas liées les unes aux autres, elles obéiraient à cette pression électrostatique et le corps augmenterait de volume. C'est ce qu'on voit en effet en électrisant une bulle de savon : elle grossit d'autant plus que sa charge est plus forte. La pression électrostatique agit donc en sens inverse de la pression atmosphérique.

La pression électrostatique varie à la surface d'un conducteur suivant que la densité électrique est plus ou moins élevée. Elle est proportionnelle au carré de cette densité (Lord-Kelvin).

149. — **Déperdition de l'électricité au niveau des pointes**. — Une pointe peut être considérée comme l'extrémité du grand axe d'un ellipsoïde très allongé.

Le rapport du grand axe et du petit axe est alors excessivement grand. La densité électrique à la pointe, et, par suite, la pression électrostatique y sont indéfiniment élevées. De fait cette pression est si élevée en ce point qu'il y a exode de masses électriques au niveau des pointes : l'électricité passe du conducteur sur les masses d'air mauvais conducteur qui l'entourent : de là l'aigrette et le souffle électrique dû au mouvement des molécules d'air violemment chassées par les charges du conducteur. V. § 173 ssq. pour l'étincelle, l'aigrette, le souffle et autres effets obtenus avec les machines électrostatiques.

150. — **Champ électrostatique. — Lignes de force.— Flux de force**. — Si l'on suppose une masse-unité positive M placée dans le voisinage d'un conducteur électrisé, c'est-à-dire chargé d'électricité statique, chaque masse élémentaire de la couche électrique entourant ce conducteur aura une action propre sur la masse-unité M.

On peut composer ces forces.

La résultante sera *la force électrique au point M*.

Tout l'espace dans lequel s'exerce la force électrique est le *champ électrostatique*.

On appelle *ligne de force* du champ en un point la direction de la force en ce point, ou plus exactement la tangente menée en ce point à la direction de la force qui peut ne pas être rectiligne.

Si l'on place un conducteur dans un champ électrostatique, un élément de surface de ce conducteur dS intercepte un nombre donné de lignes de force. Si l'on suppose
que cet élément dS se présente normalement aux lignes de
force, on appellera *flux de force*, le produit F dS (F étant
la force électrique en ce point). Si l'élément se présentait
obliquement, ce serait le produit F dS cos α qu'il faudrait
considérer (α étant l'angle que fait la force avec la normale
de l'élément de surface).

151. — **Notion du potentiel électrique.** — Le mot potentiel a, comme adjectif, un sens général : dire qu'un
corps possède une énergie potentielle, c'est dire qu'il a en
lui, dans son équilibre dynamique, une énergie dissimulée
qui ne se manifeste pas au moment considéré, mais qui par
un artifice quelconque sera capable de se transformer en
travail.

En vertu du principe de la conservation de l'énergie, un
corps ne peut être le lieu d'une énergie potentielle que si
un travail antérieur a accumulé en lui cette énergie, qui
pourra d'ailleurs être intégralement restituée. L'énergie potentielle est donc l'équivalent d'un travail : travail antérieur qui a eu pour effet d'accumuler potentiellement cette
énergie sur le corps considéré ; travail ultérieur qui sera la
manifestation de cette énergie cessant d'être potentielle et
devenant effective.

Pris substantivement, le mot potentiel a un sens plus
précis. Il n'est pas spécial à l'électricité. La notion des lois
de la gravitation universelle formulée par Newton implique l'idée du potentiel gravifique, comme celle des lois
relatives aux quantités électriques implique l'idée du potentiel électrique. Le potentiel électrique peut même être
regardé comme un cas particulier du potentiel gravifique.

Habituellement on définit le potentiel électrique par comparaison ; une différence de potentiel est assimilée à une différence de niveau en hydrostatique. Il vaut mieux se pénétrer de la véritable définition du potentiel, dût-elle paraître *a priori* un peu plus ardue. L'électrostatique plus que l'électro-dynamique rend cette notion facile, c'est pourquoi elle n'a pas été traitée au paragraphe 12.

Voici comment il faut comprendre le potentiel :

Considérons un conducteur isolé dans l'espace, à l'état neutre. Apportons-lui par la pensée une charge électrique unité ; répétons cette opération une série de fois. A chaque apport, la charge du conducteur augmente d'une unité, la densité superficielle des masses électriques répandues sur ce conducteur augmente en même temps, comme aussi la pression électrostatique. Aussi plus nous répéterons l'opération plus il y aura action répulsive de l'ensemble des masses accumulées contre la masse-unité, venant encore s'ajouter à elles. Il faudra un travail plus considérable pour apporter la masse unité quand le conducteur est plus chargé. Par contre, si une masse-unité quittait le conducteur à ce moment, elle serait repoussée avec une force plus grande et serait capable ainsi de produire un travail plus grand. En un mot, plus le corps est chargé, plus il faut de travail pour augmenter sa charge d'une unité, et plus il y aura de travail rendu disponible lorsque le corps perdra une unité de charge. Eh bien ! le potentiel électrique est précisément l'expression de ce travail, travail emmagasiné à l'apport, rendu disponible au départ de la molécule unité.

On voit que le potentiel croît avec la charge pour un conducteur donné ; mais si le conducteur changeait de dimension, la charge restant la même, l'action répulsive des masses électriques les unes sur les autres et sur la masse-unité apportée changerait aussi. De là la notion de la capacité des conducteurs.

152. — **Définition expérimentale du potentiel.** — La

définition théorique du potentiel donne l'idée précise de
sa nature : il est l'expression du travail nécessaire pour
élever la charge du conducteur d'une unité. Mais certains
faits d'expérience peuvent contribuer à bien fixer dans
l'esprit la définition du potentiel.

Prenons une petite sphère de 1 centimètre de rayon
montée sur un manche isolant ; mettons-la en contact avec
les différents points d'un conducteur électrisé de forme
quelconque, nous verrons que la charge qu'elle prend est
toujours la même.

Mettons-la en contact avec deux sphères électrisées possédant la même charge, mais ayant des rayons différents,
la charge qu'elle prendra sera différente.

Ces deux expériences font donc voir que la charge prise
par la sphère d'épreuve n'est pas fonction de la densité (variable à la surface d'un conducteur), ni de la charge (qui
peut être la même sur deux conducteurs sans que la sphère
d'épreuve prenne une quantité égale d'électricité). Elle est
fonction de l'*état électrique* des conducteurs touchés, et c'est
un mode de définition du potentiel que de dire qu'il est
l'expression de l'état électrique. Définition bien moins précise que la précédente, on le voit, et qui remplace un mot
par un autre.

Voici une autre expérience du même genre. En réunissant
un point quelconque d'un conducteur électrisé de forme
variée à un électroscope par un long fil, l'écart des feuilles
d'or est le même quel que soit le point touché. Si l'on double
la charge, l'électroscope indique une déviation plus grande
correspondant à cette double charge, déviation toujours la
même quel que soit encore le point touché. — Si le conducteur est mis en communication avec le sol, puis soumis à
l'influence d'un corps électrisé, l'électroscope est au 0. .

Si deux corps ayant donné la même déviation des feuilles
d'or sont mis en communication par un conducteur, au-

cun transport d'électricité n'a lieu le long du conducteur et l'état électrique reste le même.

Si au contraire l'un des deux corps avait un état électrique plus élevé, un potentiel plus élevé, il y aurait passage de masses électriques de ce corps vers l'autre ; il y aurait mouvement d'électricité, et la force qui mobilise ces masses ou force électro-motrice est précisément proportionnelle à la différence de potentiel.

153. — Potentiel à la surface des conducteurs, surface de niveau ; surfaces équipotentielles. — On appelle surface de niveau ou surfaces équipotentielles les surfaces qui ont le même potentiel, c'est-à-dire entre les points desquelles ne se fait aucun transport d'électricité si on les réunit par un conducteur. La surface d'un conducteur est forcément une surface de niveau puisqu'elle est conductrice.

154. — Expression du potentiel en fonction des masses électriques. — Nous savons que toute fois qu'un système de masses électriques agit sur un point extérieur, les actions de ces masses peuvent être composées et remplacées par une résultante unique ayant un point d'application unique. Ainsi quand on étudie l'action des masses électriques réparties à la surface d'un conducteur sur un point extérieur (sur la masse-unité par exemple située en dehors de ce conducteur), on peut remplacer les masses m, m', m''...... par une masse unique M ayant son siège en un point que nous appellerons le centre d'action ou le centre d'application de la résultante.

Ceci posé, soit M le centre d'action d'un système de masses réparties sur une surface que nous ne figurons pas et soit M' la masse électrique unité située à une grande distance x.

Demandons-nous quel sera le travail nécessaire pour amener la masse M', de M' en A par exemple. Ce travail sera précisément l'expression de la différence de potentiel des points M' et A.

Faisons avancer M' d'une très petite distance dx de telle sorte que la force répulsive F qui existe entre M et M' puisse

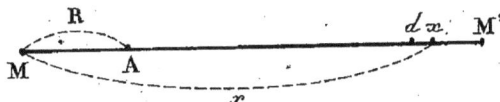

Fig. 31.

être regardée comme constante au cours de ce déplacement.

Le travail correspondant à ce déplacement élémentaire sera Fdx. Or F est égal (loi de Coulomb) à $\dfrac{MM'}{x^2}$ expression qui se réduit à $\dfrac{M}{x^2}$. Si nous faisons la somme de tous les travaux élémentaires correspondant au déplacement de M' jusqu'en A, opération qui est du ressort du calcul intégral, nous aurons en appelant R la distance MA :

$$\mathcal{C} = M \left(\frac{1}{R} - \frac{1}{x} \right).$$

C'est précisément à cette expression que Green a donné le nom de différence de potentiel de M par rapport aux points A et M' dans les phénomènes gravifiques.

Si l'on fait $x = \infty$ c'est-à-dire si l'on suppose que M' parte de l'infini, on a :

$$\mathcal{C} = \frac{M}{R}.$$

C'est l'expression du « potentiel à l'infini » ou du potentiel absolu en fonction des masses électriques.

Le potentiel au point A, ou travail nécessaire pour amener la masse électrique unité de l'infini à la distance R du centre d'action des masses M, est donc égal au quotient de cette masse concentrée M par la distance R.

Remarque importante. Si le point A faisait partie de la surface d'une sphère sur laquelle se trouvent réparties les masses m + m' + m'' .... dont la résultante est M, rien ne serait changé à cette définition et le 'potentiel de la sphère serait encore mesuré par le quotient de sa charge M ou q par la distance R qui serait ici le rayon : $V = \dfrac{q}{R}$.

Plus généralement si le point A considéré faisait partie de la surface d'un conducteur quelconque ayant une charge q, le potentiel de ce conducteur ou travail nécessaire pour élever cette charge q d'une unité, aurait pour mesure le quotient de la charge q par une quantité R de dimension (L) qui sera appelée la capacité du conducteur.

155. — **Énergie potentielle d'un conducteur.** — Le potentiel d'un conducteur est le travail nécessaire pour élever sa charge d'une unité, on vient de le voir. Si l'on faisait la somme de tous les travaux élémentaires qui ont été nécessaires pour accumuler sur lui toutes les masses électriques dont il est chargé, on aurait l'énergie potentielle totale qu'il possède en dépôt.

Si nous supposons une sphère au potentiel $V = \dfrac{q}{r}$ le travail nécessaire pour élever sa charge d'une quantité dq infiniment petite sera $\dfrac{q\,dq}{r}$ et la charge deviendra q + dq ; pour l'élever encore de dq, il faudra un travail égal à $\dfrac{(q + dq)\,dq}{r}$ et ainsi de suite.

De sorte que pour passer de la charge q à la charge q', il faudrait un travail W (donné par le calcul intégral) égal à $\dfrac{(q + q')^2 - q^2}{2\,r}$.

Si la quantité initiale q était nulle, le travail total serait donc $W = \dfrac{q'^2}{2\,r}$.

Le travail nécessaire pour charger un conducteur d'une capacité r à une charge q est donc égal au quotient du carré de sa charge par le double de sa capacité $\dfrac{q^2}{2\,r}$.

C'est là l'énergie potentielle totale qu'il a accumulée, et qu'il est capable de restituer intégralement en travail à la décharge.

On peut présenter cette proposition sous la forme suivante : Tout conducteur chargé au potentiel $V = \dfrac{q}{r}$ a une énergie potentielle égale à $\dfrac{q^2}{2\,r}$ ou $\left(\dfrac{q}{r} \times \dfrac{1}{2}\,q \right)$ ou $\dfrac{1}{2}\,Vq$.

$$W = \frac{q^2}{2r} = \frac{1}{2}\,Vq.$$

156. — Énergie potentielle d'un conducteur maintenu à un potentiel constant. — Supposons une sphère chargée d'une charge q. Son potentiel est, on le sait, $\dfrac{q}{r}$, son énergie potentielle $\dfrac{q^2}{2\,r}$. Mais supposons que par un artifice quelconque on maintienne son potentiel constant au fur et à mesure de la décharge, on se trouvera placé dans le cas d'une source de courant continu. Eh bien alors, on peut voir facilement que l'énergie potentielle correspondant à l'exode d'une charge q est $q\,\dfrac{q}{r}$ ou $W = \dfrac{q^2}{r}$ puisque le potentiel reste constant. L'énergie potentielle rendue correspondant à l'exode d'une charge q serait donc double de ce qu'elle est lorsque le potentiel tombe de $\dfrac{q}{r}$ à 0.

157. — Capacité des conducteurs. — Lorsqu'on est bien pénétré de la valeur du potentiel en fonction des masses (§ 154), rien n'est plus simple que de définir la capacité d'un conducteur. C'est la constante r qui exprime le rapport de la charge q au potentiel V.

Voici comment on peut se faire une idée précise de la capacité :

Prenons une sphère isolée et donnons-lui une charge q d'électricité, mettons-la en communication avec un électroscope et remarquons la déviation. Approchons d'elle un conducteur quelconque à l'état neutre ; on voit les feuilles d'or de l'électroscope se rapprocher ; pourtant la charge de la sphère n'a pas diminué. Interposons un diélectrique autre que l'air, du verre par exemple, entre les deux conducteurs, les feuilles d'or se rapprochent encore. Reprenons la sphère isolée de tout conducteur et enveloppons-la de deux hémisphères épais conducteurs de telle sorte que nous obtenions une nouvelle sphère d'un diamètre plus grand, l'écart des feuilles de l'électroscope diminuera aussi quoique la charge du nouveau conducteur ainsi obtenu soit la même que celle de la première sphère. Si l'on mesurait exactement le rapport du potentiel de la nouvelle sphère à l'ancienne, on trouverait qu'ils sont inversement proportionnels aux rayons.

Eh bien, ce qui change dans toutes ces expériences où la charge reste la même, c'est précisément la capacité du conducteur, et le potentiel varie en raison inverse de cette capacité.

Précisons par un autre mode de raisonnement : reprenons notre première sphère isolée. Chargeons-la d'une quantité q, déterminons par les moyens qu'on trouvera décrits dans tous les traités de physique sa densité superficielle et son potentiel ; puis doublons, triplons la quantité q, nous verrons sa densité superficielle et son potentiel doubler, tripler. Il existe donc pour un conducteur donné un rapport constant entre la charge q et le potentiel V ; ce rapport $C = \dfrac{q}{V}$ est précisément la capacité du conducteur.

Un conducteur a l'unité de capacité lorsqu'il faut lui communiquer l'unité de charge pour élever son potentiel d'une unité.

II. — Diélectriques. — Condensateurs.

158. — Influence de deux conducteurs électrisés l'un sur l'autre. — Condensateurs. — Quand on approche un conducteur d'un autre conducteur électrisé, on augmente la capacité de celui-ci de telle sorte que la même charge correspond à un potentiel plus faible. L'ensemble de deux conducteurs séparés par l'air ou un isolant (diélectrique) quelconque forme un *condensateur*.

Le rapport de la capacité propre du conducteur à sa capacité, lorsqu'il est monté en condensateur, constitue *la force condensante* du condensateur. Il est égal au rapport des charges déterminant un même potentiel avant et après le montage.

159. — Formes des condensateurs. — Le condensateur le plus parfait est le condensateur sphérique : deux surfaces conductrices sphériques et concentriques sont séparées par un espace d'air ou de matière isolante. La sphère externe présente un orifice isolé pour passer un conducteur allant à la surface interne.

On se sert dans la pratique de condensateurs plans ou de condensateurs cylindriques.

160. — Capacité et force condensante d'un condensateur. — Si l'on considère un condensateur sphérique, c'est-à-dire un condensateur formé de deux surfaces sphériques concentriques séparées par un diélectrique, on trouve que la capacité est donnée par la formule $C' = \dfrac{RR'}{R'-R}$ en appelant R le rayon de la sphère enveloppée et R' le rayon de la sphère enveloppante.

Si les sphères sont de rayon très grand, R et R' diffèrent peu et l'on peut remplacer RR' par R². La formule devient, en appelant e l'épaisseur du diélectrique : $C' = \dfrac{R^2}{e}$, que l'on peut transformer en $C' = \dfrac{4 \pi R^2}{4 \pi e} = \dfrac{S}{4 \pi e}$ formule qui donne la capacité d'un condensateur quelconque en fonction de sa surface et de l'épaisseur du diélectrique lorsque ce diélectrique est l'air. Ainsi un condensateur de 10.000 centimètres carrés de surface et de 1 centimètre de diélectrique aurait pour capacité $\dfrac{10000}{4 \pi} =$ environ 800 unités électrostatiques de quantité ou 800 centimètres, c'est-à-dire (§ 168) environ 0,0009 de microfrad.

161. — **Pouvoir inducteur spécifique.** — L'isolant qui sépare les deux conducteurs d'un condensateur ne doit pas être regardé comme un corps inerte qui empêche simplement l'étincelle d'éclater. Le milieu diélectrique a au contraire une action capitale sur le phénomène de la condensation. Si l'on glisse entre les deux lames d'un condensateur à air une lame de verre, on augmente considérablement sa capacité. On appelle pouvoir inducteur spécifique K d'un diélectrique le nombre par lequel il faut multiplier la capacité du même condensateur lorsque l'isolant est une couche d'air, pour avoir sa capacité réelle lorsque l'isolant est le diélectrique étudié.

L'action des masses électriques à travers un diélectrique est inversement proportionnelle au coefficient K. La loi de Coulomb n'est vraie que pour l'air. Pour les autres diélectriques il faut introduire le coefficient $\dfrac{1}{K}$ dans la formule.

III. — Quantités et unités en électrostatique.

162. — **Système électrostatique.** — On pourrait éva-luer la quantité d'électricité siégeant sur un conducteur, son potentiel, la capacité de ce conducteur, etc. en unités électromagnétiques, telles qu'elles ont été définies en étu-diant les lois des courants (§ 5 ssq.). Ce système d'unités repose tout entier sur l'étude de l'action d'un courant sur un pôle d'aimant. De l'intensité on tire la quantité et ainsi de suite.

En électrostatique on n'a pas l'habitude de se servir de ce système, parce qu'il y a un autre moyen de rattacher les unités électriques aux unités fondamentales : c'est en considé-rant l'action réciproque de deux charges statiques (§ 143). Ces deux systèmes, on le voit, sont incompatibles : le premier part de l'étude de certaines actions dynamiques résultant de la transmission d'une perturbation (transmission qui constitue le courant électrique) ; le deuxième part de l'étude de certaines actions mécaniques propres aux masses élec-triques au repos (lois d'attraction et de répulsion des charges statiques).

Les unités dérivées de chacun de ces systèmes rattachés tous deux au système C.G.S. ne sont cependant pas sans lien entre elles. On verra qu'il existe entre elles un rapport dans lequel figure toujours un coefficient v qui est précisé-ment une vitesse d'après la comparaison des symboles, et une vitesse égale à celle de la lumière, 300.000 kilomètres à la seconde, d'après les calculs numériques. Cette remar-quable concordance a même été le point de départ des tra-vaux de Maxwell, travaux qui l'ont conduit à établir la théorie électromagnétique de la lumière.

163. — **Rapport numérique qui existe entre les deux systèmes de mesures électrostatique et électromagné-tique.** — Si nous exprimons une même quantité (une

quantité d'énergie par exemple, W) en fonction des unités électrostatiques et électrodynamiques, il nous sera facile d'établir le rapport qui unit les unes aux autres. Désignons par des majuscules les quantités électro-dynamiques et par des minuscules les quantités électrostatiques. Nous tirerons des relations $W = I^2R\ t = i^2r\ t = E\ I\ t = eit = E\ Q = eq = E^2C = e^2c$, les égalités suivantes :

$$\frac{q}{Q} = \frac{i}{I} = \sqrt{\frac{R}{r}} = \frac{E}{e} = \sqrt{\frac{c}{C}}$$

Appelons v le nombre exprimant ce rapport, l'expression symbolique de v est en prenant l'une quelconque de ces expressions (par exemple $\frac{q}{Q}$) :

$$\frac{L^{3/2}\ M^{1/2}\ T^{-1}}{L^{1/2}\ M^{1/2}} = LT^{-1}.$$

C'est le symbole d'une vitesse. Dans le système C.G.S. la constante v est égale à 30.000.000.000, vitesse approximative de la lumière en centimètres à la seconde.

Il est évident que si v exprime le rapport qui existe entre les valeurs numériques représentant ces quantités, le rapport inverse existe entre les unités qui servent à les mesurer. Si une quantité donnée G est mesurée en unités Γ et compte 300.000 de ces unités par exemple, et que cette même quantité g mesurée en unités γ n'en compte qu'une, on aura bien d'une part G exprimé numériquement par le nombre 300.000 et g par le nombre 1, et d'autre part cela voudra dire que l'unité Γ qui a servi à mesurer G est 300.000 fois plus petite que l'unité γ qui a servi à mesurer g. Autrement dit, on doit savoir que $\frac{G}{g} = \frac{\gamma}{\Gamma}$, c'est-à-dire que les rapports entre les valeurs numériques sont inverses des rapports entre les unités.

Il existe donc entre les unités électrostatiques et les unités électromagnétiques les rapports suivants en prenant ici les lettres $q_1 Q_1$ ... comme représentant la grandeur intrinsèque des unités :

$$\frac{Q_1}{q_1} = v \; ; \quad \frac{I_1}{i_1} = v \; ; \quad \frac{e_1}{E_1} = v \; ; \quad \frac{r_1}{R_1} = v^2 \; ; \quad \frac{C_1}{c_1} = v^2.$$

164. — Quantité et unité de quantité dans le système électrostatique. — L'unité de quantité électrique est la masse qui placée à 1 centimètre d'une masse pareille et de même signe la repousse avec une force de 1 dyne (§ 143).

De la formule donnée par la loi de Coulomb $F = \dfrac{qq'}{d^2}$ on tire (en faisant $q = q'$) $q = d \sqrt{F}$ de sorte que la quantité électrique est le produit d'une longueur (L) par la racine carrée d'une force $\sqrt{L\,M\,T^{-2}}$ ce qui donne pour son expression symbolique $(L^{3/2} M^{1/2} T^{-1})$.

L'unité électrostatique de quantité est 30.000.000.000 fois plus petite que l'unité électromagnétique.

L'unité pratique ou Coulomb vaut 3.000.000.000 unités électrostatiques, et est 10 fois plus petite que l'unité électromagnétique comme on l'a vu § 10.

165. — Intensité de courant et unité. — L'intensité d'un courant se mesure par la quantité qui traverse un conducteur dans l'unité de temps. C'est le quotient d'une quantité par un temps, d'où ses dimensions $(L^{3/2} M^{1/2} T^{-2}$ dans le système électrostatique et $L^{1/2} M^{1/2} T^{-1}$ dans le système électromagnétique).

L'unité électrostatique d'intensité est 30.000.000.000 fois plus petite que l'unité électromagnétique.

L'unité pratique ou Ampère vaut 3.000.000.000 unités électrostatiques et 0,1 unité électromagnétique, comme on l'a vu § 9.

166. — Différence de potentiel et unité. — Le potentiel en un point, dû à une charge q, est le quotient de la charge q par la distance r qui sépare le point considéré du centre d'activité de la charge $\frac{q}{r}$ (d'où ses dimensions $L^{1/2}\,M^{1/2}\,T^{-1}$).

On pourrait aussi tirer la notion du potentiel de la loi d'Ohm : e = ir, qui donne la même formule symbolique $L^{1/2}\,M^{1/2}\,T^{-1}$.

Dans le système électromagnétique au contraire les dimensions de E sont $L^{3/2}\,M^{1/2}\,T^{-2}$.

L'unité de différence de potentiel en électrostatique se définit ainsi : c'est la différence de potentiel qui existe entre deux points lorsqu'il faut dépenser 1 erg pour faire passer l'unité de quantité électrostatique de l'un de ces points à l'autre. Elle vaut 30.000.000.000 unités électromagnétiques.

L'unité pratique ou Volt est la 300ᵉ partie de l'unité électrostatique tandis qu'elle vaut 100.000.000 unités électromagnétiques.

167. — Résistance en électrostatique et unité. — On sait (§ 17) que le travail W produit par une quantité d'électricité Q est proportionnel à la force électromotrice qui la mobilise W = QE = EIT qu'on peut écrire I²RT. On tire de là la notion de la résistance $R = \frac{W}{I^2T}$ relation qui est vraie, soit que l'on emploie le système électromagnétique, soit que l'on emploie l'électrostatique $r = \frac{W}{I^2t}$.

On voit que si l'on remplace W par ses dimensions L^2MT^{-2} on obtient dans le système électrostatique :

$$r = \frac{L^2MT^{-2}}{L^3MT^{-4} \times T} = L^{-1}\,T$$

tandis que dans le système électromagnétique :

$$R = \frac{L^2MT^{-2}}{LMT^{-2} \times T} = LT^{-1}.$$

Autrement dit la résistance dans le système électromagnétique a les mêmes dimensions qu'une vitesse, tandis qu'en électrostatique elle est l'inverse d'une vitesse. Cela ne signifie pas que la résistance soit ou une vitesse, ou l'inverse d'une vitesse. Il est inutile d'essayer de se représenter la résistance comme l'analogue ou l'inverse d'une vitesse comme on le fait parfois. Les dimensions de ces quantités sont les mêmes, voilà tout.

L'unité de résistance dans le système électrostatique, si l'on avait à en faire usage, vaudrait 9.10^{20} unités électromagnétiques.

L'ohm qui vaut 10^9 unités électromagnétiques vaudrait la $(9.10^{11})^e$ partie de l'unité électrostatique.

168. — **Capacité électrostatique et unité.** — La capacité d'un conducteur est le rapport de sa charge à son potentiel $c = \dfrac{q}{e}$ ou $C = \dfrac{Q}{E}$ la définition étant la même, que l'on se serve des unités électromagnétiques ou électrostatiques. Ses dimensions sont donc dans le système électrostatique $\dfrac{q}{e} = \dfrac{L^{3/2}M^{1/2}T^{-1}}{L^{1/2}M^{1/2}T^{-1}} = L$ et dans le système électromagnétique $\dfrac{Q}{E} = \dfrac{L^{1/2}M^{1/2}}{L^{3/2}M^{1/}.T^{-2}} = L^{-1}T^2$.

L'unité de capacité dans le système électrostatique est celle d'un conducteur pour lequel une unité de quantité électrostatique élève le potentiel d'une unité. Ainsi une sphère de 1 centimètre de rayon a une capacité égale à l'unité électrostatique.

L'unité électromagnétique de capacité vaut 9.10^{20} unités électrostatiques de capacité.

L'unité pratique ou Farad vaut $\dfrac{1}{10^9}$ de l'unité électromagnétique et 9.10^{11} unités électrostatiques. Le farad est la capacité d'un conducteur qu'un coulomb porte au potentiel d'un volt.

169. — **Tableau indiquant la valeur des unités
pratiques principales.**

1 Coulomb..	vaut	0.1	unité électro-magnétique	3.10⁹	unités électro-statiques
1 Ampère...	»	0.1	id.	3.10⁹	id.
1 Volt	»	10⁸	id.	$\dfrac{1}{300}$	id.
1 Ohm.....	»	10⁹	id.	$\dfrac{1}{9.10^{11}}$	id.
1 Farad....	»	$\dfrac{1}{10^9}$	id.	9.10¹¹	id.

IV. — Machines électrostatiques.

170. — **Différents types de machines.** — Il y a deux types de machines électrostatiques, les machines à frottement, les premières en date (Otto de Guericke, 1672, Ramsden, 1760), dans lesquelles l'électricité est produite par le frottement des mains ou d'un coussinet contre une sphère ou un disque de soufre ou de verre, et les machines à influence seules en usage aujourd'hui.

Les plus couramment employées sont celles de Holtz et de Wimshurst.

171. — **Machine de Holtz** (1865). — La machine de Holtz se compose essentiellement d'un plateau fixe A devant lequel tourne un plateau mobile B. Le plateau fixe présente deux fenêtres ff', munies de deux armatures de papier terminées par une languette pointue qui vient s'avancer dans la fenêtre en sens inverse de la rotation du plateau fixe. Deux peignes cc' sont placés en regard des fenêtres de l'autre côté du plateau mobile.

Pour amorcer la machine on met les boules D au contact l'une de l'autre et l'on apporte une charge négative à l'une des armatures au moyen d'un morceau d'ébonite frotté avec une peau de chat.

Voici ce qui se passe alors :

Supposons qu'on ait chargé l'armature p négativement ; le conducteur c se trouve influencé : de l'électricité + s'écoule par les pointes sur le verre B, la charge négative correspondante va (par D au contact) vers f' et s'écoule sur le verre ; après une demi-rotation la partie supérieure du plateau B est donc chargée positivement et l'inférieure néga-

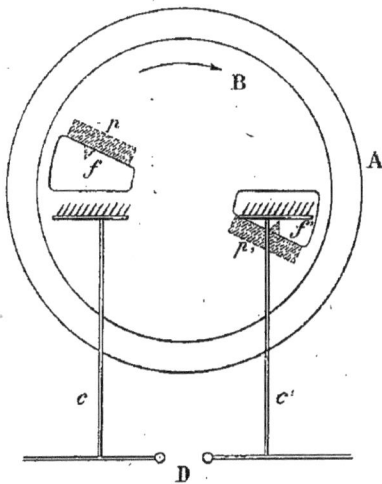

Fig. 32.

tivement. Alors en passant devant le peigne c' toute la partie supérieure + va provoquer un nouveau mouvement d'électricité + vers l'autre peigne et d'électricité — vers le disque. Cette électricité — qui s'écoule vers le disque par les pointes va neutraliser et faire passer au signe — le plateau de verre, tandis que le phénomène inverse se passera vers f. En outre les charges cc' agiront à leur tour par influence sur les armatures pp' dont les charges contraires s'écouleront par les pointes sur le disque mobile. Quand on écarte les boules D la tension s'élève dans chaque moitié de l'éclateur jusqu'à ce qu'elle soit suffisante pour provoquer l'étincelle.

172. — **Machine de Wimshurst** (1883). — Cette machine se compose de deux plateaux verticaux de verre ou d'ébonite tournant en sens inverse. Chaque plateau porte sur sa face externe des secteurs de feuilles d'étain. Des peignes métalliques isolés sont placés à chaque extrémité du diamètre horizontal. Ils servent de collecteurs. Entre les collecteurs se trouve un détonateur ou éclateur comme

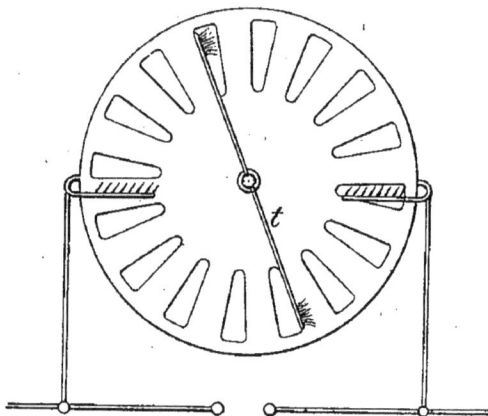

Fig. 33.

dans la machine de Holtz. En outre devant la face externe de chaque plateau se trouve un système de double pinceau métallique monté sur une tige conductrice suivant un diamètre. La machine Wimshurst est aussi construite sans secteurs. Le modèle Bonetti est composé de deux cylindres d'ébonite tournant l'un dans l'autre, ce qui donne plus de surface.

Voici comment on peut se rendre compte du fonctionnement de la machine de Wimshurst ; prenons pour type la machine à cylindres qu'on peut imaginer munie ou non de

secteurs. Supposons qu'en H sur le cylindre extérieur il se
trouve un peu d'électricité négative soit par frottement, soit
par résidu. Le secteur ainsi chargé ou la portion d'ébonite
ainsi chargée en passant devant F va attirer de l'électricité
positive sur la face intérieure du cylindre intérieur, tandis
que de l'électricité négative va être chassée de F en E pour
déposer une charge négative sur le cylindre intérieur en E.

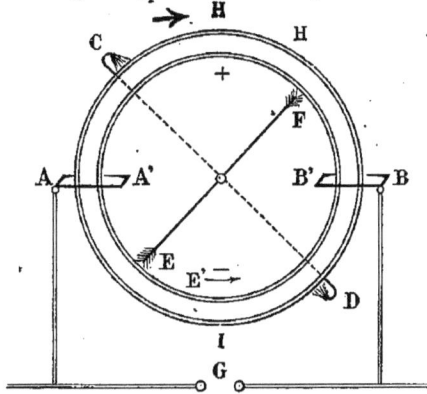

Fig. 34.

Arrivée devant le peigne B la partie EE' du cylindre intérieur et HH' du cylindre extérieur tous deux chargés négativement soutirent de l'électricité+au collecteur B et passent
à l'état neutre. Au delà de B, la partie BD du cylindre extérieur soumise à l'influence de la charge — du cylindre
intérieur tend à chasser du balai D vers le balai C une
charge— en soutirant à ce balai une charge positive. Toutes
les actions combinées ainsi tendent à augmenter la charge
négative sur la face externe en HH' B ; la charge positive
sur la face externe I A ; la charge négative sur la face interne EE' B' ; et enfin la charge positive sur la face interne
F A'.

V. — Effets produits par les machines statiques.— Souffle. — Effluves. — Etincelles. — Effets des condensateurs. — Courant de Morton.

173. — **Effets produits par la machine statique sans condensateur.** — Lorsqu'on écarte les boules polaires des collecteurs, on voit une étincelle éclater entre elles. Cette étincelle qui a l'aspect d'une ligne brisée quand les boules ne sont pas trop écartées devient ramifiée quand on les éloigne. Si leur distance augmente encore, on ne voit plus que des lueurs violacées, des effluves, et si l'on approche la main d'une des extrémités polaires on perçoit un souffle frais caractéristique dû à ce fait que les molécules d'air attirées par le collecteur comme les corps légers sont violemment chassées aussitôt qu'elles se sont chargées à son contact.

Le débit des machines statiques se mesure à l'aide de la bouteille de Lane.

Le souffle négatif est plus fort que le souffle positif. Cependant à une grande distance de la pointe, c'est le contraire (Bordier).

174. — **Signe des pôles.** — On reconnaît les signes des pôles d'une machine statique aux caractères suivants :

1° Dans l'obscurité on voit au niveau des peignes soit une aigrette violacée, soit des points brillants. L'aigrette violacée correspond toujours à un écoulement de fluide positif, de sorte que c'est le collecteur négatif qui porte du côté du générateur (plateau ou cylindre), le peigne à aigrette violacée. Au contraire, c'est ce collecteur positif qui présente aux peignes des points brillants.

2° Inversement, au niveau des pointes polaires (du côté de l'emploi), on voit une aigrette au collecteur positif et des points brillants au collecteur négatif.

3° L'étincelle qui éclate entre les boules polaires assez écartées est ramifiée. Le tronc de l'arbre ainsi produit se trouve sur la boule positive et la ramification du côté de la boule négative.

4° Un fragment d'ébonite électrisé par frottement (drap ou peau de chat) et suspendu à un fil de soie est repoussé par le collecteur négatif.

175. — Amorçage des machines. — Les machines à secteurs s'amorcent seules. Les machines sans secteurs s'amorcent en touchant avec le doigt bien sec et au besoin frotté d'or massif le plateau près de son bord ; il faut savoir qu'on aura comme pôle positif le collecteur dont le peigne est en aval du doigt. Si l'humidité s'oppose à l'amorçage, on prend un morceau d'ébonite électrisé avec une peau de chat et on l'approche des plateaux du côté opposé à un des balais, pour agir par influence sur ce balai à travers les deux disques.

176. — Technique des principales applications médicales. — 1° *Bain statique.* — Le sujet est placé sur un tabouret isolant à pieds de verre. Le plateau du tabouret est mis en relation avec un des pôles de la machine. L'autre pôle est mis à la terre par une chaîne. On évite dans la mesure du possible la déperdition par les pieds de verre en les supportant dans des godets isolateurs remplis d'huile (Bergonié).

2° *Souffle, effluve.* — Le sujet est mis soit sur le sol, soit sur le tabouret à pieds de verre ; dans le premier cas un pôle de la machine est à la terre ; dans le deuxième il est mis en relation avec le tabouret. L'autre pôle est mis en relation avec une pointe mousse ou arrondie, un pinceau, un excitateur à plusieurs pointes métalliques, une griffe pour douches céphaliques (araignée de Truchot), etc. Pour produire l'aigrette il faut se servir d'excitateurs en bois.

3° *Etincelle*. — Même dispositif sauf que la pointe est remplacée par une boule métallique. On l'applique sur la peau et on l'éloigne progressivement, augmentant ainsi la longueur de l'étincelle. La friction électrique consiste à promener la boule par dessus les vêtements.

4° *Excitation médiate, excitateurs de Bergonié, de Roumailliac*. — L'excitation médiate se fait en appliquant directement sur la peau une boule métallique, mise en relation comme précédemment avec un pôle de la machine, mais de telle façon que dans la connexion à travers le manche se trouve une interruption (exploseur) à longueur d'éclatement variable (fig. 35).

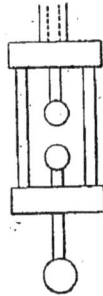

Fig. 35. — Exploseur de l'excitateur Bergonié.

177. — Courant de Morton. — Les courants de Morton (W. J. Morton 1881) s'obtiennent de la façon suivante : on suspend à chaque collecteur de la machine statique une bouteille de Leyde, dont les armatures externes communiquent l'une à la terre, l'autre à l'excitateur destiné à être appliqué sur le malade non isolé. Les boules de l'éclateur sont écartées plus ou moins. On se sert surtout de l'armature — pour exciter les points moteurs en électrothérapie.

La décharge est oscillante (Turpain) malgré la grande résistance du circuit, nous avons affaire par conséquent à un courant de haute fréquence. Mais ce qui provoque les

contractions, c'est le brusque changement de potentiel qui
se produit à chaque étincelle et qui est une excitation à
basse fréquence. — (Bordier, 15 mai 1901. *Arch. d'élect.
méd.*)

Il y a grand intérêt pour l'application des courants de
Morton à avoir des condensateurs à capacité variable tels

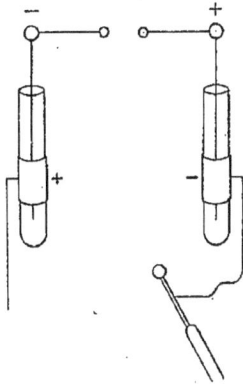

Fig. 36.

que ceux de Marie et Cluzet dont le réglage consiste à amener en regard une surface plus ou moins grande des feuilles condensatrices, grâce au glissement l'un dans l'autre de
deux cylindres d'ébonite.

CHAPITRE VI

RAYONS X

I. — Généralités.

178. — Définition. — Les rayons X, découverts par Rœntgen fin 1895, sont des radiations se propageant avec la même vitesse que la lumière et les ondulations hertziennes (Blondlot, 1902), mais dont la longueur d'onde (d'ailleurs variable dans la gamme X comme elle l'est dans la gamme lumineuse) de l'ordre du millième ou dix millième de micron (Gouy, Haga et Wind) est beaucoup plus petite que celle des radiations ultra-violettes les plus courtes.

La propriété dont ils jouissent de traverser dès corps opaques à la lumière tels que le tissu musculaire, la peau, etc., et d'autre part leur action sur certaines substances fluorescentes et sur les préparations photographiques les ont fait employer en médecine pour l'examen des parties internes du corps humain.

En tant que radiations, ayant une action physiologique soit nocive, soit curative, ils doivent être étudiés aussi au point de vue de leur danger et de leur utilité thérapeutique.

179. — Production des rayons X. — L'agent essentiel de production des rayons X est le tube à vide (tube de Crookes ou tube de Rœntgen). Ce tube (§ 183) est actionné par une source d'électricité à haut potentiel. Parmi les sources d'électricité à haut potentiel deux seulement sont pratiquement employées : la bobine, et les transformateurs alternatifs d'une part, la machine statique d'autre part.

180. — Excitation du tube de Crookes par les bobines et transformateurs. — Les mêmes considérations qui nous ont guidé pour le choix d'une bobine et d'un interrupteur destinés à produire les courants de haute fréquence sont applicables ici (§ 125 ssq.). Une bobine de 35 à 45 centimètres d'étincelle donne d'excellents résultats.

Nous avons déjà signalé à propos des courants de haute fréquence le nouveau dispositif de M. Gaiffe permettant

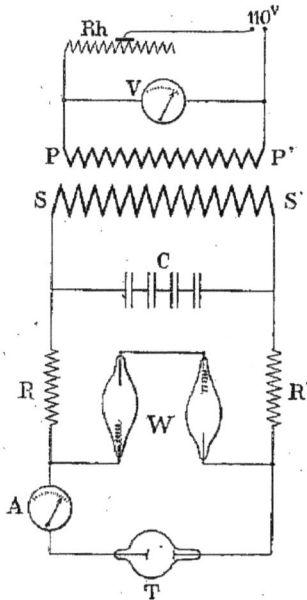

Fig. 37.

d'utiliser directement les courants alternatifs des stations centrales (§ 129).

Ce même dispositif convient tout particulièrement à l'excitation des tubes de Crookes. La figure 37 montre quel est alors le montage. Les bornes de l'induit S du transformateur à noyau magnétique fermé (donnant 60.000 V au secondaire) sont en relation avec les pôles du tube de

Crookes A après avoir passé par l'appareil de garde décrit au § 129 et composé de la capacité C et des résistances RR'. Mais immédiatement avant d'arriver au tube de Crookes les conducteurs reçoivent en dérivation en MN les deux soupapes TT' (§ 196) qui laissent passer l'onde inverse, ne permettant pas que cette onde affecte le tube dont la résistance est plus élevée que celle des soupapes.

Ce mode d'excitation des tubes de Crookes présente de grands avantages. Il supprime l'interrupteur de bobines, appareil infidèle qui est l'ennemi de toutes les mesures en radiologie ; du même coup il supprime le bruit. Il permet de mesurer exactement le courant qui passe dans le tube en milliampères, et l'on verra que cette donnée est des plus précieuses en radiographie et en radiothérapie. Ces avantages sont si considérables que le courant alternatif qui était dans certains quartiers de Paris comme une contre-indication aux installations radiographiques devient le courant de choix à cet usage, et l'on va peut-être à présent transformer le courant continu des stations centrales en courant alternatif par une transformatrice rotative pour pouvoir utiliser ce nouvel appareillage.

181. — **Excitation du tube de Crookes par les machines électrostatiques.** — Toute machine statique ayant un bon débit peut servir à exciter le tube de Crookes.

Les machines électrostatiques ont l'inconvénient d'être tributaires de l'état hygrométrique de l'air et d'exiger une surveillance toute spéciale pour éviter les déperditions le long des conducteurs, par contre elles donnent une fixité parfaite à l'image fluoroscopique, sont plus transportables que les bobines avec leurs batteries d'accumulateurs et ménagent davantage les tubes. Une machine à 2 ou 3 paires de plateaux de 55 centimètres de diamètre ayant une vitesse de 800 tours à la minute donne d'excellents résultats (Leduc).

L'excitation des tubes à vide par les machines électro-statiques présente quelques particularités (§ 182).

182. — Particularités relatives à l'excitation des tubes de Crookes par les machines électrostatiques. — On peut exciter le tube de trois façons différentes :

A) En mettant le tube directement dans le circuit de la machine. Cette méthode assure là fixité de l'image fluoroscopique. Elle exige une machine d'une puissance plus élevée que les méthodes B et C.

B) En introduisant dans le circuit un détonateur ou exploseur, le tube étant comme tout à l'heure mis dans le circuit de la machine.

Ce procédé convient au cas où la puissance de la machine est insuffisante pour bien illuminer le tube. L'émission est intermittente (intermittences de basse fréquence qu'il ne faut pas confondre bien entendu avec les émissions successives de très haute fréquence constituant la production des rayons cathodiques § 185), et l'image radioscopique n'est pas fixe comme dans le premier cas. On emploie avec avantage le détonateur pour la radiographie.

C) En mettant chaque pôle de la machine en communication avec l'armature interne d'une bouteille de Leyde, pendant que les armatures externes sont mises en relation avec les pôles du tube à vide (bouteille du pôle + de la machine avec la cathode, bouteille du pôle — avec l'anode). Une dérivation est introduite entre ces deux armatures externes, dérivation très résistante telle qu'une planche par exemple. Une soupape de Villard convient aussi à cet usage.

Ce mode de montage met davantage que les premiers à l'abri des pertes de charges le long des conducteurs.

II. — Le tube de Crookes.

183. — **Le tube de Crookes.** — **Définition.** — Le tube
de Crookes est une ampoule de verre vide d'air munie
de deux électrodes : l'anode que l'on met en relation avec
le pôle + de la source, la cathode que l'on met en relation

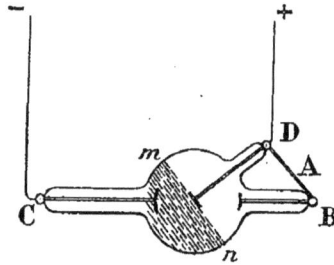

Fig. 38. — Tube bianodique.

avec le pôle —. Dans les tubes couramment employés, ou
tubes bianodiques, il y a deux anodes reliées entre elles
extérieurement par la connexion A, l'une d'elles appelée
anticathode D, inclinée à 45° sur l'axe de l'anode, est destinée à recevoir et à disperser le faisceau cathodique issu
de la cathode C, en même temps qu'elle donne lieu à la
production de rayons X qui rayonnent en tous sens à partir de sa région centrale.

La cathode C est en aluminium parce que ce métal est
celui qui subit le moins le phénomène de l'évaporation
électrique (§ 189).

L'anticathode D est en platine iridié parce que ce métal
est le plus résistant à la chaleur (tout corps frappé par les
rayons cathodiques s'échauffe) et parce que l'intensité de
la production des rayons X croissant avec le poids atomique du corps simple frappé par les rayons cathodiques, le

Guilleminot   10

platine iridié est l'un des métaux dont le poids atomique est le plus élevé.

Le tube de Crookes fonctionnant normalement présente deux zones séparées par le plan de l'anticathode m n. La zone hémisphérique antérieure vivement illuminée en vert (ampoules de verre) ou en bleu (ampoules de cristal) est celle qui d'une part est bombardée par les projectiles cathodiques disséminés par l'anticathode (§ 184) et qui d'autre part est traversée par les rayons X issus de la zone d'émission de l'anticathode (§ 186). La zone postérieure, inactive, est sombre, excepté lorsque le tube fonctionne irrégulièrement (§ 197).

La genèse des rayons X par le tube à vide consiste essentiellement dans le choc du faisceau cathodique sur l'anticathode. Elle implique avant tout la formation de ce faisceau.

184. — Faisceau cathodique. — Rayons cathodiques.
— Les rayons cathodiques (Hittorff, 1868) sont, suivant l'opinion de la plupart des physiciens, les trajectoires des molécules (ou projectiles cathodiques) affluant des diverses régions du tube à vide vers la cathode (afflux cathodique) et refluant de là vers l'anticathode (faisceau cathodique) pour y subir la dispersion en tous sens en avant du plan de l'anticathode.

Ils ne sont donc pas dus à des vibrations comme les rayons caloriques, lumineux, ultra-violets ou X, mais à un transport de molécules matérielles (Crookes), probablement d'hydrogène, se faisant avec une vitesse de 20.000 à 50.000 kilomètres à la seconde (J. J. Thomson, Wiechert). Cf. Villard, *Tr. de rad. méd.* Bouchard.

Si l'on observe l'aspect d'une décharge électrique dans un tube où l'on fait le vide progressivement, on voit autour de l'anode une lueur rouge violacé, *lumière positive* qui s'étend vers la cathode sans l'atteindre (1 cm. de Hg de pression). L'espace obscur qui la sépare de la cathode est l'*espace obscur de Faraday*.

En poussant le vide on voit une lueur (dont la coloration varie avec le milieu) se former autour de la cathode, *lumière négative*, séparée de la cathode par l'*espace obscur de Hittorff*.

En poussant le vide encore plus loin la lumière négative se concentre et devient le *faisceau cathodique*, qui prend l'aspect d'un pinceau et qui lorsque le vide est assez poussé produit les rayons X en heurtant un obstacle matériel quelconque.

· On a reconnu que le faisceau cathodique, ou ensemble des trajectoires de molécules chassées de la cathode vers l'anode ou l'anticathode, est alimenté par l'afflux cathodique, afflux de molécules venues des diverses parties du tube à vide, vers la cathode où elles se chargent négativement pour s'écarter d'elles ensuite en formant ce faisceau.

On appelle *Kanalstrahlen* (Goldstein) des faisceaux de rayons cathodiques, qui, lorsque la cathode est ajourée, prolongent l'afflux cathodique en arrière d'elle, du côté opposé au faisceau cathodique.

Les corps radioactifs, tels que le radium, produisent des radiations analogues aux rayons cathodiques, ils émettent aussi des rayons X (Becquerel, 1896, M. et Mme Curie).

185. — Caractères principaux des rayons cathodiques intéressant la genèse des rayons X. — *a*) *Les rayons cathodiques sont électrisés négativement.* — Le rapport de la charge e de la matière cathodique à sa masse m, soit $\frac{e}{m}$, a été calculé, il est constant. Il est le même si les rayons cathodiques sont étudiés en dedans ou en dehors de l'ampoule (exp. de Lénard). Il est mille fois supérieur à celui de l'atome électrolytique.

Un gramme de matière cathodique transporte environ cent millions de coulombs.

b) La vitesse des projectiles cathodiques est fonction de la différence de potentiel. — Plus la différence de potentiel entre l'anode et la cathode est grande et plus la vitesse des projectiles est grande. Par suite, plus le vide est poussé loin, plus la vitesse augmente puisque l'accroissement de résistance dû à l'accroissement du vide entraîne une augmentation dans la différence de potentiel.

La différence de potentiel ne reste pas constante pendant l'émission, autrement dit, il y a une succession d'émissions à des potentiels différents dans chaque émission, la durée de ces émissions composées étant d'ailleurs de l'ordre du millième de seconde (Villard. Cf. *Tr. de rad. méd.* Bouchard). Le faisceau cathodique est donc formé par des masses cathodiques animées de vitesses différentes.

c) Les rayons cathodiques sont déviés et dispersés par un champ électrique ou magnétique. — Ce phénomène est le résultat immédiat de l'électrisation négative des masses cathodiques. Suivant la loi générale de translation des projectiles, la déviation est fonction inverse de la vitesse, de sorte que la déviation est d'autant plus grande que le vide est moins poussé et de sorte aussi que la déviation n'est pas la même pour les diverses trajectoires constituant un même faisceau ; les rayons correspondant aux projectiles les plus rapides sont moins déviés que ceux correspondant aux projectiles les plus lents ; d'où dispersion du faisceau.

d) Évaporation électrique. — La cathode vers laquelle converge l'afflux cathodique et de laquelle part le faisceau cathodique subit le phénomène de pulvérisation ou évaporation électrique (§ 189).

e) Production de rayons X. — Tout corps frappé par les rayons cathodiques produit des rayons X. Il y a donc production de rayons X sur le centre de l'anticathode et sur la

. paroi de l'ampoule frappée par les rayons cathodiques dispersés par l'anticathode (§ 186).

186. — **Production de rayons X dans l'ampoule cathodique**. — Les projectiles cathodiques frappant une surface matérielle donnent donc lieu à une production de rayons X. Dans les premiers tubes construits cette genèse des rayons X par les chocs cathodiques se faisait sur la paroi en verre elle-même, mais la surface d'émission était ainsi assez considérable et les images perdaient en netteté. Dans les tubes actuels, tubes focus, la surface d'émission est réduite à une zone d'un millimètre carré environ sur le centre de l'anticathode.

La production des rayons X est d'autant plus intense que le poids atomique du corps frappé est considérable, de là un premier avantage de substituer le platine iridié au verre. En outre le platine iridié supportant les hautes températures, il est devenu possible de restreindre la surface d'émission, ce que n'aurait pas permis le verre de la paroi. La zone d'émission présente à considérer certaines particularités, qui seront étudiées au § 199.

Les rayons X produits par l'anticathode vont traverser le verre de l'ampoule en s'y affaiblissant il est vrai, mais sans beaucoup de perte d'intensité. Les rayons X produits au contact du verre par les rayons cathodiques diffusés (§ 201) ont une intensité beaucoup plus faible, négligeable en pratique.

187. — **Fonctionnement du tube de Crookes**. — Plusieurs phénomènes sont à considérer dans le tube à vide fonctionnant pour la production des rayons X.

A) L'état électrique du tube et du vide intérieur (§ 188).

B) L'évaporation cathodique ou pulvérisation de la cathode (§ 189).

C) La métallisation du tube (§ 190).

D) Les effets thermiques (§ 191).

E) La résistance intérieure, elle-même fonction de la facilité de formation du faisceau cathodique (§ 192), et par suite aussi, de l'état de vacuité du tube ; elle s'apprécie par la mesure de l'étincelle équivalente (§ 193) ; elle s'apprécie aussi par la qualité des rayons X produits (radio-chromomètre de Benoist, § 204).

Suivant le degré de résistance intérieure le tube est dit mou ou dur (§ 192).

F) Le mollissement du tube fonctionnant pendant sa formation et se produisant encore pendant son fonctionnement s'il n'est pas bien formé (§ 192).

G) Le durcissement du tube formé (§ 194).

188. — Etat électrique du tube et du vide intérieur. — Dans tout circuit la chute de potentiel entre deux points considérés est d'autant plus grande, que la résistance entre ces deux points est plus élevée, le reste du circuit conservant la même résistance. Autrement dit, dans un tube à vide la différence de potentiel entre l'anode et la cathode est d'autant plus grande que la résistance du tube est plus grande [la grandeur de la résistance étant elle-même fonction inverse de la facilité de formation du faisceau cathodique (§ 184), ou fonction directe du degré de vide (§ 192), et ayant pour mesure approximative la longueur de l'étincelle équivalente (§ 193)].

La chute de potentiel se fait surtout aux environs de la cathode, de sorte que presque tout le tube est au potentiel de l'anode.

189. — Evaporation cathodique ou pulvérisation de la cathode. — L'évaporation électrique est un phénomène presque exclusivement propre à la cathode dans le tube de Crookes, et qui consiste dans l'exode de particules infiniment petites qui se détachent de la cathode pendant l'émis-

sion des rayons cathodiques et vont frapper les parois du
tube auxquelles elles donnent une coloration noire (métallisation).

L'aluminium est l'un des métaux subissant le moins la
pulvérisation, c'est pourquoi les cathodes sont toujours faites en aluminium. Le platine au contraire subit la pulvérisation à un très haut degré. Aussi l'évaporation électrique
se produit-elle très rapidement lorsqu'on excite le tube par
un courant inverse.

190. — **Métallisation du tube.** — La métallisation du
tube causée par le dépôt sur les parois de l'ampoule des
molécules pulvérisées de la cathode donne au verre une coloration noire caractéristique qui ne doit pas être confondue
avec la coloration violacée due au choc de la matière cathodique. Les particules de métal pulvérisées étant très avides
de molécules d'hydrogène, la métallisation a pour conséquence immédiate l'absorption des molécules du gaz restant
dans l'ampoule et l'augmentation du degré de vide (durcissement, § 192) ; c'est pourquoi il doit être évité autant
que possible. L'une des conditions pour éviter la métallisation est d'empêcher l'anticathode de platine de jamais fonctionner comme cathode sous l'influence d'un courant inverse (soupape de Villard, § 196).

191. — **Effets thermiques.** — Le choc des projectiles
cathodiques contre une surface solide échauffe cette surface.

L'anticathode est rapidement portée au rouge par le choc
du faisceau cathodique, c'est pourquoi on la fait en platine
iridié.

Le verre de l'ampoule s'échauffe aussi un peu sous le
choc des rayons diffusés. Pour éviter l'échauffement de
l'anticathode on a construit des tubes à anticathode refroi-
die par un courant d'eau.

192. — Résistance intérieure des tubes. — *Tube dur,
tube mou.* — Un tube à vide présente une résistance variable au passage de la décharge électrique. Cette résistance
dépend de la facilité avec laquelle se forme le faisceau cathodique et du degré de vide du tube, phénomènes liés
d'ailleurs étroitement entre eux. — Plus la résistance est
grande plus la différence de potentiel entre l'anode et la
cathode est grande, plus la vitesse des projectiles cathodiques est grande (§ 185), plus les rayons X produits sont
pénétrants. On juge de la résistance des tubes par plusieurs procédés :

La mesure de l'étincelle équivalente (§ 193).

L'appréciation du pouvoir pénétrant des rayons (radiochromomètre de Benoist (§ 204).

La mesure du voltage au primaire de la bobine (Bergonié).

Le nouveau dispositif d'Arsonval-Gaiffe permet de connaître exactement l'état d'un tube et de rendre comparables
les mesures relatives à des tubes de différents modèles
(§§ 129 et 180).

Quand la résistance intérieure est plus élevée que la normale le tube est dit *dur*. Quand elle est moins élevée on
dit le tube *mou*. Quand on se sert pour la première fois
d'un tube, il faut s'assurer qu'il ne mollit pas à l'usage,
ce qui s'apprécie par la diminution de longueur de l'étincelle équivalente et aussi par un aspect spécial, une coloration particulière du tube. Si le tube mollit, c'est qu'il
a été incomplètement formé. La formation d'un tube, opération faite par le constructeur, consiste à répéter une série
de fois l'évacuation des gaz restants en le faisant fonctionner
entre chaque évacuation pour libérer ainsi des molécules
gazeuses, et ensuite en le faisant chauffer, ce qui libère
encore quelques particules de gaz. Le tube est formé lorsqu'il ne mollit plus à la marche à chaud.

Si un tube trop poussé à la première séance mollit, il faut le durcir par une série de séances à un faible régime.

193. — **Appréciation de l'état du tube par la mesure de l'étincelle équivalente, par la mesure du voltage aux bornes du primaire et du milliampérage du secondaire.** — On donne le nom d'étincelle équivalente à l'étincelle maxima qui tend à éclater entre les boules d'un détonateur monté en dérivation sur le tube. Elle donne une idée approximative de la puissance de pénétration des rayons X du tube. D'une façon générale, deux tubes du même modèle ayant même longueur d'étincelle exigent le même temps de pose.

L'étincelle équivalente est d'autant plus grande que le faisceau cathodique se forme plus difficilement, et que le degré de vide est plus poussé (tube dur). Elle est donc d'autant plus grande que la vitesse des projectiles cathodiques est plus grande.

Le Dr Béclère a fait construire sous le nom de spintermètre un petit appareil destiné à mesurer l'étincelle équivalente sans manipulations difficiles.

Toutefois il faut savoir que suivant le diamètre des boules de l'éclateur la longueur d'étincelle est variable et les résultats indiqués par différents auteurs pour la détermination des temps de pose ne sont pas comparables. En outre on n'a jamais en cours de marche qu'une indication : c'est que le tube ne durcit pas au point de faire éclater entre les boules de l'appareil une étincelle de longueur donnée. Mais on ne sait pas si la longueur de l'étincelle équivalente ne diminue pas par mollissement du tube, à moins de rapprocher de temps en temps les boules pour explorer cette résistance, ce qui nuit au bon fonctionnement du tube, puisque chaque fois que l'étincelle éclate le tube ne produit pas de rayons X.

Il est un autre moyen d'apprécier la résistance intérieure

d'un tube, imaginé par M. Bergonié, c'est la mesure du voltage aux bornes du primaire. En effet on sait que suivant la résistance intercalée entre les bornes du secondaire il y a, par suite de la variation des effets de self, une variation dans l'obstacle apporté aux changements de flux du primaire. Etant donné une bobine on peut, *les autres conditions restant les mêmes*, apprécier la résistance de l'emploi sur lequel est fermé le secondaire par la mesure de la tension aux bornes du primaire, tension d'autant plus élevée que la résistance est plus grande.

Mais le fonctionnement du tube peut être défini d'une façon beaucoup plus précise aujourd'hui si l'on adopte le dispositif décrit au § 180 (transformateur à courants alternatifs). Un milliampèremètre peut alors être placé en série avec le tube et l'on a la mesure exacte du débit qui est fonction de sa résistance intérieure et du voltage aux bornes. La comparaison de divers modèles de tubes et l'emploi comparatif du radiochromomètre de Benoist ont montré la perfection de ce procédé.

194. — Durcissement du tube et moyen de l'éviter. — Le tube durcit à l'usage, c'est-à-dire que son étincelle équivalente augmente de longueur. L'une des causes principales de ce durcissement est que malgré toutes les précautions il y a néanmoins une évaporation électrique qui se produit au cours du fonctionnement. On reconnaît que cette pulvérisation métallique s'est produite, à l'aspect noirâtre du tube dû à la métallisation. Aspect tout différent de la coloration violette ou brunâtre due à l'action des rayons X ou des rayons cathodiques dispersés. Ces particules très avides de gaz diminuent la pression intérieure.

Quand un tube commence à durcir, on peut remédier à cet inconvénient par le chauffage. Il faut se servir pour cela de la flamme étalée d'une lampe à alcool. Mais dès qu'on retire la flamme, le tube durcit rapidement et au

cours d'une opération même courte la qualité moyenne
des rayons change rapidement avec le refroidissement. On
empêche le durcissement d'une part en réglant le degré de
vide (osmorégulateur de Villard), d'autre part en empê-
chant le tube d'être accidentellement ou périodiquement
traversé par un courant inverse (soupape de Villard).

195. — Osmorégulateur de Villard. — L'osmorégulateur se compose d'un petit tube de platine traversant les
parois de l'ampoule de Crookes auxquelles il est soudé. Ce
tube est ouvert intérieurement dans le vide de l'ampoule,
il est fermé à son autre extrémité. Lorsqu'on chauffe le
platine il prend la propriété de se laisser traverser par des
molécules de certains gaz tels que l'hydrogène. Les molécules d'hydrogène traversent le platine du milieu où la
tension de ce gaz est le plus élevée vers le milieu où elle
l'est le moins (phénomène qui rappelle l'osmose). En chauffant l'osmorégulateur avec une flamme de bec Bunsen riche en H libre, il y a pénétration de l'extérieur vers l'intérieur, et le tube mollit. En interposant au contraire un
manchon métallique placé autour de l'osmorégulateur et
en chauffant ce manchon, on provoque la sortie de molécules d'hydrogène hors du tube de Crookes, car l'espace
situé entre l'osmorégulateur et le manchon ne présente pas
d'hydrogène libre.

196. — Soupape de Villard. — Dans un tube de Crookes
le courant excitateur éprouve plus de résistance à passer
dans le sens normal (pôle positif à l'anode du tube, négatif
à la cathode) que dans le sens opposé. Or le courant secondaire d'une bobine est alternatif, le courant d'ouverture d'un
potentiel plus élevé triomphe de résistances plus grandes et
c'est pourquoi le courant inverse de fermeture peut être
évité par l'interposition d'une résistance (couche d'air, espace d'air raréfié) dans le circuit. Mais si cette résistance au

lieu d'opposer le même obstacle aux deux courants, oppose
un obstacle plus grand au courant direct et moins grand au
courant inverse (cas du tube de Crookes), il peut se faire que
dans certaines conditions de fonctionnement les deux courants aient la même facilité pour passer. Alors le tube de

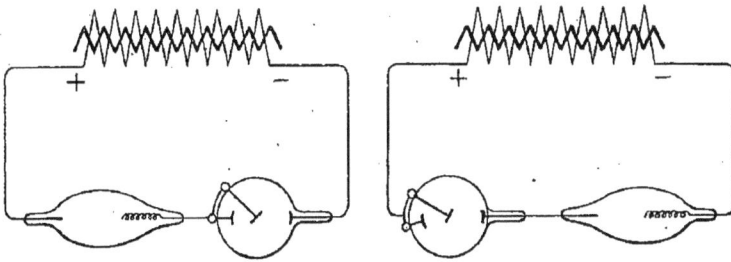

A. Montage en série, la petite électrode de la soupape reliée au pôle
   + de la bobine.

B. Montage en série, la grande électrode de la soupape reliée au pôle
   — de la bobine.

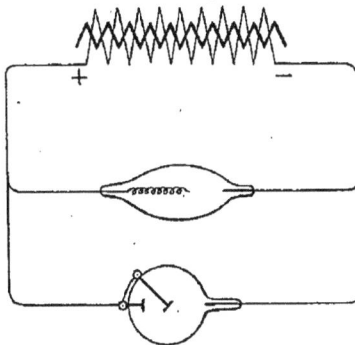

C. Montage en dérivation, la petite électrode de la soupape reliée au pôle —
de la bobine et la grande au pôle +.

Fig. 39.

Crookes fonctionnera mal, il présentera des taches, des
stries, signe de passage du courant inverse. De là mauvais
éclairement et évaporation du platine de l'anticathode trans-
formée accidentellement en cathode avec tous ses inconvé-

nients : métallisation du tube, durcissement. La soupape de Villard est destinée à opposer à l'onde inverse une résistance plus grande qu'à l'onde directe, contrebalançant ainsi l'inégalité de résistance défavorable du tube de Crookes. — Elle repose sur ce principe que le faisceau cathodique se forme d'autant plus facilement et par suite que la résistance est d'autant moins grande dans un tube à vide que la cathode est elle-même plus grande et placée au milieu d'un espace plus grand. En mettant donc un tube à vide ayant deux électrodes inégales dans le circuit d'une source alternative à phases symétriques, le courant passe, lorsque le réglage est bon, dans un seul sens, celui pour lequel la grande électrode est cathode.

La soupape de Villard est un tube présentant une grande électrode dans un grand espace vide et une petite électrode. Le montage peut être fait, soit en tension A,B, soit en dérivation C (fig. 39).

197. — Aspect du tube de Crookes fonctionnant normalement et aspect du tube fonctionnant mal. — Le tube de Crookes fonctionnant bien, c'est-à-dire donnant des rayons assez pénétrants, sans être trop dur, et d'autre part ne laissant point passer de courant inverse, a l'aspect décrit § 183.

Une coloration verte ou bleue intense limitée au plan de l'anticathode par une ligne de démarcation nette est caractéristique de ce bon fonctionnement.

Le tube qui présente des stries, des irrégularités de fluorescence, des taches, est un tube que traversent des flux inverses ou qui est sale à sa surface. L'emploi d'une soupape bien réglée évite la première cause, un bon lavage avec l'eau de savon et l'alcool remédie à la seconde. Le tube qui s'illumine mal, qui présente un aspect jaunâtre fade est un tube vieux ou trop dur. S'il s'illumine par intervalles, c'est que le trembleur fonctionne mal et que la différence de potentiel utile à chaque plongée n'est pas la même : régler le trembleur, chauffer le tube, ou régler les soupapes.

III. — Emploi des rayons X fournis par un tube fonctionnant normalement. Leurs caractères, et les particularités relatives à leur emploi.

198. — Généralités. — Les rayons X produits par les tubes à vide présentent à étudier : ·

A) L'intensité d'éclairement des différentes zones du champ irradié.

B) Le mode d'éclairement des objets placés dans le champ d'irradiation.

C) Le mode de propagation, la vitesse, la longueur d'onde des vibrations X.

D) Leurs effets chimiques et physiques.

199. — Intensité d'éclairement des différentes zones du champ irradié. — Le faisceau cathodique frappant une surface de 1 millimètre carré environ sur le centre de l'anticathode produit des rayons X ayant leur centre d'émission sur cette surface. L'intensité du rayonnement est presque uniforme dans tout le champ irradié excepté dans la zone annulaire d'émission tout à fait rasante (Gouy).

Il ne faut donc pas croire que le maximum d'éclairement se trouve dans le voisinage du rayon perpendiculaire à l'anticathode en son centre. L'intensité est aussi grande en une région quelconque du champ pourvu qu'elle ne soit pas tout à fait rapprochée de la zone rasante. Il y a même intérêt à ne pas choisir la zone d'irradiation voisine du rayon perpendiculaire à l'anticathode en son centre (§ 200).

200. — Mode d'éclairement des objets placés dans le champ irradié. — Les lois d'éclairement sont les mêmes qu'en optique lorsqu'on considère un objet éclairé non pas par un point mais par une surface lumineuse. Ici la surface d'irradiation est ovale, car l'anticathode inclinée à 45 degrés sur le faisceau cathodique opère une section oblique dans ce faisceau approximativement cylindrique. Le grand diamètre de cette surface ovoïde se trouve dans le méridien des trois axes du tube bianodique ou méridien renfermant l'axe de l'anode, de l'anticathode et de la cathode.

Par conséquent tout objet irradié doit présenter des pénombres et l'éclairement X peut donner lieu à toutes les illusions de l'éclairement lumineux.

Le diamètre apparent de la surface d'éclairement sera d'autant plus grand qu'on sera plus rapproché du rayon perpendiculaire à l'anticathode en son centre. Si l'on voulait voir la surface d'éclairement ronde et non elliptique il faudrait se placer dans le méridien des trois axes sur le symétrique du faisceau cathodique par rapport au rayon perpendiculaire central. C'est une raison qui peut faire choisir cette zone comme on le fait habituellement avec les tubes bianodiques (1).

201. — Rayons X émis par le verre de l'ampoule. — En général les rayons X émis par le verre de l'ampoule sous le choc des rayons cathodiques diffusés sont peu importants à considérer. Dans certains cas cependant ils peuvent être gênants. On se met alors à l'abri de ces rayons en interposant un diaphragme de plomb entre le tube et l'écran. L'ouverture du diaphragme est telle qu'elle limite exactement la zone d'irradiation utile. On comprend du reste que même alors si les rayons étaient suffisamment intenses leur pénombre serait très étendue.

(1) Cf. SAGNAC, *Traité de Radiol. méd.* de BOUCHARD.

202. — Propagation des rayons X. — Les rayons X se propagent en ligne droite. Ils ne subissent ni réflexion, ni réfraction, ni diffraction. Les rayons X frappant un corps donnent lieu à la production de rayons secondaires (Sagnac). Il y a production secondaire sur la face d'incidence et sur la face d'émergence. La qualité des rayons secondaires varie suivant le corps frappé et suivant la qualité des rayons X qui les produisent. Ils sont émis en tous sens. Les rayons secondaires donnent lieu eux-mêmes à la production de rayons tertiaires. Ils contribuent à expliquer le voile en radiographie.

203. — Transparence des corps aux rayons X. — Lois énoncées par Benoist (1). — 1° L'opacité spécifique d'un corps est indépendante de l'état physique de ce corps. Autrement dit pour un corps donné l'opacité n'est fonction que de la masse et non de l'état solide, liquide ou gazeux.

2° L'opacité spécifique est indépendante de tous modes de groupement moléculaire ou atomique (formes cristallines, états allotropiques, concentration moléculaire).

3° Elle est indépendante de l'état de liberté ou de combinaison des atomes, et l'équivalent de transparence d'un mélange ou d'une combinaison peut se calculer au moyen des équivalents de transparence des éléments constitutifs.

Benoist appelle équivalent de transparence la masse en décigrammes d'un cylindre d'un corps considéré ayant pour base 1 centimètre carré et pour hauteur l'épaisseur correspondante lorsque l'ombre produite est la même que celle d'un étalon arbitraire (75 millimètres de paraffine).

4° L'opacité spécifique des corps simples est une fonction déterminée de leur poids atomique pour chaque espèce de rayons X. C'est là une règle très importante ; si l'on prend une catégorie donnée de rayons X, un corps donné, sous

(1) Cf. SAGNAC, *Traité de rad. méd.* de BOUCHARD.

quelque forme, sous quelque mode de combinaison ou mélange qu'il soit, présentera toujours son même équivalent de transparence ; de telle sorte que la détermination de l'équivalent de transparence d'un corps pourra renseigner sur sa composition. Par exemple les corps organiques purs ont un équivalent supérieur à 40 ; s'ils sont minéralisés cet équivalent s'abaisse, les matières minérales ayant un poids atomique plus élevé que les divers composants organiques. Inversement la comparaison d'un étalon avec un corps donné tel que l'aluminium, vu sous diverses épaisseurs, permettra de dire à quelle catégorie de rayons X on a affaire. De là le radiochromomètre.

204. — **Radiochromomètre de Benoist.** — Le radiochromomètre de Benoist est un appareil qui permet de comparer la transparence d'une lame d'argent prise comme étalon avec la transparence de diverses lames d'aluminium d'épaisseurs déterminées. — La lame d'argent est au centre. Elle mesure 0 mm. 11 d'épaisseur de sorte qu'elle ait pour un rayon moyen, la même transparence que l'étalon de paraffine choisi par Benoist (75 mm. d'épaisseur). L'aluminium est disposé tout autour en secteurs de 1 à 12 mm. d'épaisseur. Trois secteurs présentent une transparence à peu près égale à celle du disque d'argent, on prend le secteur moyen comme caractérisant l'espèce de rayon étudiée. Le procédé radiochromométrique peut donc donner la valeur des rayons X fournis par une ampoule.

205. — **Chromoradiomètre du Professeur Guido Holzknecht** (de Vienne) **et réactif de Sabouraud et Noiré,** — Le chromoradiomètre est destiné au dosage des rayons X employés comme agent thérapeutique. L'action physiologique ou thérapeutique des rayons X est proportionnelle à la quantité absorbée, de telle sorte que des rayons très

pénétrants qui traversent le corps sans y être absorbés sont presque sans action. Holzknecht mesure la quantité de rayons absorbés par leur action sur une solution de sels de Goldstein placée sur les téguments dans un endroit voisin du point à traiter. Goldstein de Berlin a en effet démontré que les rayons cathodiques produisent un changement de coloration sur certains sels.

Les rayons X et ceux des corps radioactifs produisent le même effet. Le degré de changement de coloration indique quelle a été la quantité absorbée. Le NaCl chimiquement pur en solution sous l'action des rayons X se colore légèrement en jaune. Il en est de même si on l'associe au Na^2SO^4 chimiquement pur qui seul en solution ne se colore pas. Les deux sels fondus se colorent en refroidissant, en rose violet, la dissolution est alors stable. L'action des rayons X sur ces préparations explique le principe du chromoradiomètre. Holzknecht n'indique pas la composition de la solution à laquelle il s'est arrêté. M. Beclère a étudié pratiquement l'instrument et l'a présenté à la Société de dermatologie et de syphiligraphie le 6 novembre 1902. Le médecin électricien doit avoir à sa disposition pour chaque séance de radiothérapie un godet fixé sur un carton et renfermant le réactif en question. Une échelle graduée formée de douze godets semblables sert de point de comparaison pour apprécier le processus de coloration. L'unité appelée simplement H par l'auteur a été arbitrairement choisie par lui sans autre définition, chaque godet de l'échelle porte un chiffre qui indique le nombre d'unités. Chaque cas nécessite l'emploi d'un godet. Le même godet peut servir pour plusieurs séances appliquées au même malade, car la coloration acquise une première fois se maintient si l'on a soin de conserver le réactif dans l'obscurité. Cette méthode sera certainement une excellente méthode de mesure en radiothérapie quand on aura nettement défini l'unité et cliniquement déterminé la dose convenant à chaque cas (1).

Ce procédé présente un petit inconvénient ; le virage continue à se produire alors que les rayons n'agissent plus. Puis il est regrettable que la composition des sels soit secrète. Aussi commence-t-on à utiliser en France un autre réactif imaginé par Sabouraud et Noiré. Il est constitué par du papier au platinocyanure de Baryum, que l'on place à 8 centimètres du centre de l'anticathode, la peau du sujet étant placée à 15 centimètres. — Le platinocyanure vire sous l'action des rayons X, mais il dévire rapidement sous l'action de la lumière. Une échelle de comparaison porte trois teintes, la première est celle du papier non viré, la seconde celle du papier viré ayant absorbé une quantité de rayons correspondant à 4H de Holzknecht (1er effet thérapeuthique applicable), la troisième correspond à 5H 1/2 là où commence l'effet nocif possible (2).

206. — Ionisation des gaz traversés par les rayons X. — Les rayons X ionisent les gaz qu'ils traversent, c'est-à-dire qu'ils décomposent en ions positifs et ions négatifs les molécules de ces gaz. De ce fait résulte en premier lieu la décharge des conducteurs électrisés lorsqu'ils sont frappés par les rayons X.

207. — Décharges des conducteurs électrisés sous l'action des rayons X (Benoist et Hurmuzescu, Dufour, Righi, J.-J. Thomson) (3). — Un électroscope en particulier est déchargé par un faisceau de rayons X. La décharge est d'autant plus rapide que la pression du gaz ionisé est plus élevée ; elle varie suivant le gaz ionisé et suivant le métal

---

(1) Cf. BÉCLÈRE, *Soc. de derm. et syph.*, 6 novembre 1902 ; HUGUIER, thèse de Paris, 1903, *Arch. élect. méd.*, 15 mai 1903.

(2) BELOT, *La radiothérapie, son application ou affections cutanées*, Paris, 1904, G. Steinheil, éditeur.

(3) Cf. SAGNAC, *loc. cit.*

électrisé. Le faisceau des rayons X n'a pas besoin de frapper le métal, il suffit qu'il traverse l'air ambiant, lesions électrisés font l'œuvre de décharge. Les rayons secondaires déchargent aussi les conducteurs (Sagnac).

Il en est de même des rayons ultra-violets, mais seulement lorsque les conducteurs sont électrisés négativement. Il n'y a pas là de différence fondamentale. D'ailleurs les rayons ultra-violets de Lénard agissent comme les rayons X sur les corps chargés positivement ou négativement.

208. — Emission de charges négatives par les métaux frappés par les rayons X (Curie et Sagnac). — En même temps que les métaux frappés par les rayons X émettent des rayons secondaires de même nature que les rayons X, ils émettent aussi des charges négatives lorsqu'on opère dans le vide. Ce fait peut être rapproché de l'émission de charges négatives sous l'action des ultra-violets et tout conduit à admettre que c'est là une production de rayons cathodiques analogues aux rayons cathodiques des tubes à vide et des corps radioactifs.

209. — Condensation de la vapeur d'eau dans l'air sursaturé. — Les rayons X (Wilson) comme les rayons ultra-violets (Lénard) provoquent la condensation de la vapeur d'eau quand ils traversent de l'air sursaturé (1).

210. — Vitesse des rayons X (Blondlot). — Les rayons X se propagent avec une vitesse égale à celle des ondulations hertziennes et de la lumière (environ 300.000 kil. à la seconde).

211. — Action des rayons X sur les substances fluorescentes. — Les rayons X rendent fluorescentes certaines substances telles que le platinocyanure de baryum. Si l'exposition dure longtemps le platinocyanure brunit et ce

(1) Cf. SAGNAC, *loc. cit.*

brunissement est durable dans l'obscurité. Le platinocyanure est alors moins sensible aux rayons X. La lumière solaire lui rend sa couleur primitive et sa sensibilité. Aussi
est-il bon après chaque séance de radioscopie d'exposer
l'écran à la lumière ordinaire.

212. — Action des rayons X sur les substances photographiques. — Les rayons X comme la lumière ont une
action sur les substances photographiques. Il y a antagonisme entre ces deux actions, quoiqu'elles soient parallèles :
une plaque impressionnée par les rayons X perd son impression par l'action de la lumière, même jusque dans l'infra rouge. Ce fait donne un moyen d'obtenir des positifs sur
verre directement : il suffit d'exposer une plaque aux
rayons X et de photographier ensuite avec un appareil ordinaire, les parties les plus éclairées restent blanches par
neutralisation des deux effets (1).

**213. — Moyen d'obtenir des radiographies positives
directement.** — On fait une radiographie ordinaire, on
l'expose à la lumière ordinaire le temps nécessaire pour détruire l'impression causée par les rayons X puis on développe, l'image s'inverse alors (2).

IV. — Application des rayons X à la médecine
et à la chirurgie (3).

214. — Radioscopie et radiographie ordinaires.
I. L'ampoule peut être supportée simplement par une

_____

(1) Cf. VILLARD, *loc. cit,*
(2) Cf. VILLARD, *loc. cit.*
(3) Cette partie est plutôt technique que physique, mais comme
elle ne renferme que des considérations générales s'appliquant à
tous les cas pathologiques, elle ne pouvait se placer dans la 3e partie consacrée à la thérapeutique et au diagnostic de chaque cas particulier. Pour les détails : V. le *Traité de radiologie médicale* du professeur Bouchard, 435 à 635.

pince montée sur un support fixe (radiographie ordinaire
où la précision est inutile). Le sujet est placé comme bon
semble à l'opérateur suivant les besoins.

II. Dans la radiographie et la radioscopie cliniques on
doit disposer d'une table ou d'un lit horizontal ou incliné
avec ampoule mobile dans un plan parallèle à son plateau,

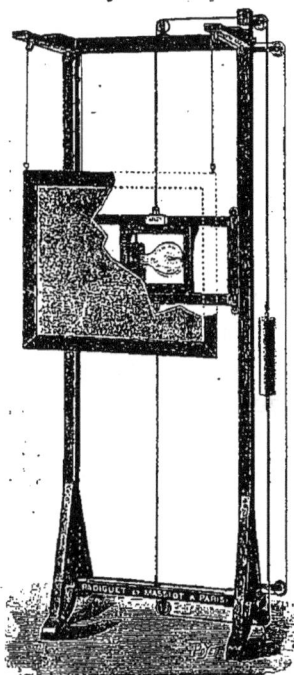

Fig. 40.

soit en dessous, soit en dessus. Les modèles sont aussi nombreux que variés (V. p. 503, *Tr. de radiol. méd.*).

On doit en second lieu disposer pour les examens verticaux d'un support à ampoule mobile dans un plan vertical
(V. p. 406, *Tr. de radiol. méd.*). Le dispositif représenté fig. 40
que j'ai présenté en 1899 est assez généralement adopté

adopté aujourd'hui. Le Dr Beclère y a ajouté un diaphragme iris très utile en clinique.

III. Il est prudent pour toutes les opérations radiologiques de mettre une feuille d'aluminium reliée au sol entre l'ampoule et le sujet : on évite ainsi les étincelles désagréables qui peuvent atteindre le sujet, on supprime le champ statique en avant, et on diminue un peu l'action nocive des rayons les moins pénétrants.

215. — **Radioscopie et radiographie de précision.** — Pour les opérations de précision : détermination exacte du mode de projection, mensuration d'organes, projections orthogonales, etc., on doit pouvoir disposer d'un indicateur d'incidence (ordinairement d'une croisée de fils) se plaçant devant l'ampoule sur le trajet du rayon normal au plan d'examen, ou au besoin sur le trajet d'un rayon oblique.

Pour le mettre en place sur le trajet du rayon normal on se sert d'un style perpendiculaire à son plan, style qui ne doit donner qu'un point d'ombre, ou d'une 2e croisée, ou du radiogoniomètre (1). Pour le mettre sur le trajet d'un rayon d'une obliquité donnée on se sert du radiogoniomètre.

La projection normale s'obtient sur l'écran ou sur un autre plan parallèle au plan d'examen suivant les modèles d'orthodiagraphe (Cf. *Tr. de radiol. méd.*, p. 532 et Congrès d'Angers, 1903).

216. — **Stéréoscopie.** — La radiographie stéréoscopique a pour but d'obtenir deux perspectives qu'on accouple ensuite à l'aide d'un stéréoscope et qui donnent à notre œil la sensation du relief.

Elle permet non seulement de faire les examens qualita-

---

(1) Le radiogoniomètre est un appareil qui donne l'inclinaison d'un rayon dans le plan longitudinal d'une part et dans le plan transversal d'autre part (Cf. § 434 et *Tr. de radiol. méd.* de Bouchard).

tifs qui donnent à l'œil la notion des rapports des organes étudiés, mais aussi les examens quantitatifs qui donnent avec précision la position des opaques par rapport à des repères quelconques (Stéréométrie. Cf. Marie, *Tr. de rad. méd.* de Bouchard, p. 574).

La radioscopie stéréoscopique a pour but d'obtenir sur l'écran deux images intermittentes constituant deux perspectives différentes, de telle sorte que l'une soit vue par l'œil gauche, l'autre par l'œil droit. Autrement dit qu'il y ait éclipse de la perspective droite en même temps que l'œil gauche cesse de voir et éclipse de la perspective gauche en même temps que l'œil droit cesse de voir (Cf. *Tr. de radiol. méd.* Procédé Guilloz, p. 596).

217. — Endodiascopie. — Le procédé endodiascopique créé par Bouchacourt consiste à introduire le tube de Crookes dans les cavités en mettant ses parois au potentiel de la terre par un procédé spécial. L'auteur se sert aussi de ces tubes pour la radioscopie à courte portée en promenant son tube contre la paroi même des téguments (Cf. *Tr. de rad. méd.*, p. 606).

CHAPITRE VII

GALVANOCAUSTIQUE

218. — **Galvanocautère.** — Les galvanocautères sont constitués par des fils ou des lames de platine de différentes formes appropriées aux divers usages qu'on en veut faire. Ces fils ou ces lames sont portés à l'incandescence par le passage d'un courant électrique continu ou alternatif.

Les cautères ont une résistance très faible, 0 ω. 4, 0 ω. 1, 0 ω. 02 et même moins.

Ils exigent pour être portés à l'incandescence, 5, 10, 15, 20 et même 30 ampères.

Par conséquent le voltage aux bornes doit être d'environ 2 à 10 volts.

On sait que lorsqu'on connaît deux des trois quantités suivantes : résistance propre du cautère R, ampérage nécessaire à son excitation I, voltage aux bornes nécessaire à son excitation V, la 3e est facile à trouver en vertu de la relation (loi d'Ohm) $V = RI$.

Les cautères sont des appareils de haute intensité et de faible voltage.

219. — **Excitation des cautères.** — Les sources qui conviendront à l'excitation des cautères seront donc des sources de faible tension et de haut débit ; accumulateurs, piles à grande surface, dynamo à bas voltage et grand ampérage, etc.

Pratiquement le médecin électricien dispose soit de pi-

les, soit d'accumulateurs, soit d'un groupe électrogène destiné à d'autres usages et généralement de voltage trop
grand et d'intensité trop faible, soit du courant des villes
continu ou alternatif.

Deux cas principaux sont donc à examiner :

1° Le médecin excite son cautère par une source chimique, piles ou accumulateurs ;

2° Par un courant de dynamo d'un voltage donné, tel
que celui des villes pris comme type.

**220. — Excitation des cautères par les piles ou accu-
mulateurs.** — Les piles conviennent au médecin éloigné
de toute source d'électricité et ne possédant pas de groupe
électrogène. On doit choisir des piles à grande surface et
les coupler en quantité ou suivant le mode mixte pour avoir
un voltage de 2 à 6 volts environ et un débit suffisant, suivant le cautère. On mettra d'autant plus d'éléments que le
débit devra être plus considérable (§§ 28 à 33, 40 et 63).

Les accumulateurs sont beaucoup plus pratiques. Pour
les cautères courants, deux accumulateurs en tension suffisent ordinairement. Le type de 25 ampères-heures assez
transportable convient bien à cet usage. Mais il faut savoir
que l'excitation du cautère est l'emploi le plus dangereux
qu'on puisse faire de la batterie, car le régime de décharge
propre à conserver longtemps la vie des plaques de l'accumulateur est presque toujours dépassé.

**221. — Excitation des cautères par les courants de
dynamo, groupe électrogène ou station centrale.** —
C'est la source la plus pratique mais aussi la plus difficile
à employer. Il faut savoir en effet que, si l'on veut employer
directement un courant de 110 volts pour exciter un cautère qui ne demande que 6 v. et 10 ampères, on devra
consommer $104 \times 10 = 1040$ watts en pure perte dans
des résistances, alors que 60 w. seulement seront utiles.

Aussi l'excitation indirecte, c'est-à-dire par les transformateurs, est-elle beaucoup plus économique.

Doit-on systématiquement d'après cela rejeter l'emploi direct du courant de ville ? Absolument pas. Voici ce que nous conseillons :

1° *Le médecin dispose du courant alternatif* : alors il n'a pas à hésiter ; il emploiera un transformateur à noyau magnétique fermé, spécial pour son cautère. La dépense n'en est pas très élevée, le rendement excellent, le poids peu considérable.

L'énergie consommée au primaire sous forme de courant de haut voltage (110 V) et faible ampérage (1 A par exemple) est restitué au secondaire sous forme de courant de bas voltage (8,10 volts) et de haut ampérage (10 ampères ou plus).

C'est là le transformateur idéal. Il ne nécessite comme accessoire qu'un rhéostat à gros fil mis en tension avec le cautère dans le circuit du secondaire.

2° *Le médecin dispose du courant continu*. — Une première solution adoptée surtout en Allemagne consiste à employer un transformateur à circuit magnétique ouvert (Bobine de Ruhmkorff) dont le fil fin joue le rôle de primaire et le gros fil le rôle de secondaire. Seulement ces bobines ont, bien entendu, un trembleur et présentent les inconvénients de réglage et d'usure propres à cet appareil ; leur prix est assez élevé.

Les transformateurs rotatifs sont passibles des mêmes reproches.

La deuxième solution est de se résoudre à consommer de l'énergie en pure perte dans une résistance et d'employer directement le courant sans transformation.

Il faut renoncer à employer une résistance montée simplement en tension avec le cautère, c'est-à-dire le rhéostat ordinaire (V. § 88). Le montage de la résistance sous forme

de réducteur de potentiel est seul possible (§ 88), voici pourquoi :

Supposons un cautère de 10 ampères 0 ω. 3 monté en
tension avec un rhéostat dans un circuit de 110 volts ; au
moment de la rupture du circuit par l'interrupteur du
manche du cautère une étincelle d'extra correspondant à
une énergie de 1100 watts éclatera entre les organes de
l'interrupteur, et cet interrupteur sera vite hors d'usage,
sans compter les dangers d'un arc persistant pour peu que
l'interrupteur fonctionne mal.

Au contraire, fermons le circuit de ville sur une résistance de 5 à 10 ω. et montons notre cautère de 0 ω. 3, 10 A
en dérivation sur une partie de cette résistance, admettons que nous l'ayons choisie de telle sorte qu'il passe un
ampère dans la branche dérivée, lorsqu'il en passe 10 dans
le cautère. L'intensité totale lorsque le cautère est en circuit est de $11 \times 110 = 1210$ W. Lorsqu'on interrompt le
courant du cautère la résistance augmente. Au lieu de 10 ω.
elle devient 12 ω. 76 (1) et l'énergie du courant est encore de
948 W. de sorte que l'étincelle d'extra correspond à une
énergie de 262 W seulement ; en outre l'étincelle d'extra
trouve une voie dérivée dans la dérivation même du réducteur. Aussi est-elle réduite à un minimum qui la rend
inoffensive pour l'interrupteur.

Un moyen économique de construire ces réducteurs est
de prendre pour la partie fixe en tension, une plaque
chauffante de 10 à 20 ampères, et pour la partie dérivée
un petit rhéostat à gros fil de 3 à 5 ohms.

---

(1) En effet en appelant I^c l'intensité dans le cautère, R^c la résistance du cautère, I^d l'intensité dans la branche dérivée, R^d sa résistance, on a $I^d R^d = I^c R^c = 3$ volts pour l'exemple ci-dessus.
R (résistance réduite de R^d et R^c quand $I^d = 1$ Amp. est 0 ω. 237. La
partie du réducteur en circuit est de 9 ω. 763. En y ajoutant $R^d = 3$ ω. on a 12 ω. 76.

CHAPITRE VIII

OZONISATION

222. — **Moyens de produire l'ozone.** — L'ozone (ὄζη, odeur) Van Marum 1779, Schœnbein, de Bâle, 1840, etc., est un état allotropique de l'oxygène. Tandis que la molécule d'oxygène est formée de 2 atomes : O^2, celle de l'ozone est formée de 3 atomes : O^3.

L'ozone qui se trouve naturellement dans l'atmosphère est produit artificiellement par divers procédés dont le plus pratique est le procédé électrique.

La décharge sous forme d'effluves des conducteurs chargés à haut potentiel, à travers l'air ou l'oxygène a pour effet de transformer une partie de l'oxygène en ozone.

L'ozoneur électrique le plus employé dans les laboratoires est celui de Berthelot. Il se compose essentiellement d'un tube de verre rempli d'acide sulfurique dilué, et d'un second tube de verre, extérieur au premier et immergé jusqu'à une certaine hauteur dans une éprouvette d'acide sulfurique dilué. L'espace libre compris entre les tubes est traversé par un courant d'air ou d'oxygène. On met chaque bain d'acide sulfurique en communication respectivement avec les deux pôles du secondaire d'une bobine d'induction. Les décharges qui se produisent à travers l'espace libre donnent lieu à la production d'ozone.

Les ozoneurs médicaux sont de trois sortes : les ozoneurs du genre Houzeau dont le principe est celui de l'ozoneur Berthelot ; les ozoneurs électrostatiques ; les ozoneurs

fonctionnant sur appareils à haute fréquence et haute
tension.

223. — Ozoneurs Houzeau, Labbé, Oudin, etc. — Les
modèles d'ozoneurs utilisant la décharge d'une bobine d'induction moyenne étant assez nombreux, il n'y a lieu de
décrire que le type de ces ozoneurs. Ils sont constitués par
un tube de verre entouré extérieurement d'un fil d'aluminium ou d'une feuille d'aluminium, métal peu oxydable,
en relation avec une des bornes du secondaire d'une bobine
de Ruhmkorff. A l'intérieur de ce tube plonge une tige
d'aluminium en relation avec l'autre borne. Un courant
d'air circule dans l'intérieur du tube.

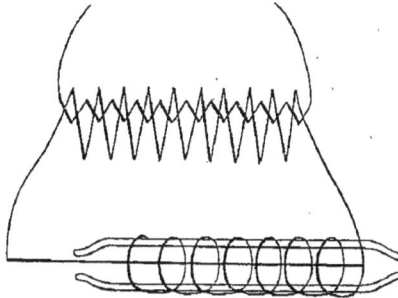

Fig. 41. — Ozoneur type Houzeau-Oudin.

Le rendement en ozone est très faible. Les mesures précises faites par Bordier prouvent que si l'odorat révèle avec
ce type une production très sensible d'ozone, cette production est infime et peut être regardée comme insuffisante
pour les essais physiologiques ou thérapeutiques.

224. — Ozoneurs électrostatiques. — L'odorat révèle
aussi une production sensible d'ozone dans les environs des
pointes polaires des machines électrostatiques. Cependant
les analyses de Bordier prouvent qu'avec une machine de
Wimshurst de moyenne puissance, ce n'est que par fraction

de mg. qu'il faut compter le débit d'ozone en 1 heure. D'après ce même expérimentateur le rendement à la pointe positive et à la pointe négative est le même. La production d'ozone est proportionnelle au débit de la machine.

Ozoneur électrostatique du Dr Weill. — M. A. Weill emploie le dispositif suivant pour la production de l'ozone (*Ac. de Méd.*, 1899, janvier).

Dans un récipient en verre en forme de tonneau plonge une tige métallique hérissée de pointes, ces pointes dirigées vers les parois. Du papier d'étain enveloppe le vase jusqu'aux 3/4 de sa hauteur. Un courant d'air traverse le récipient.

La tige centrale est mise en relation avec le condensateur (armature externe) suspendu au pôle — d'une machine électrostatique, la feuille d'étain externe est mise en relation avec la terre ainsi que le condensateur (armature externe) suspendu au pôle + de la machine.

Ce dispositif participe donc des ozoneurs électrostatiques et des ozoneurs de haute fréquence.

225. — **Emploi des courants de haute fréquence pour la production de l'ozone.** — Les expériences de Bordier ont prouvé la supériorité de ce procédé. Il consiste à utiliser les effluves du résonateur Oudin ou des spirales plates pour transformer l'oxygène de l'air ou l'oxygène pur en ozone.

Si l'on emploie le résonateur Oudin, on le recouvre d'une cloche de verre où circule l'air ou l'oxygène à ozoniser. On active la production de l'ozone en activant la circulation de l'air autour du résonateur (Bordier).

Si l'on emploie les spirales de haute fréquence on les monte suivant le mode bipolaire dans une caisse dont les parois verticales sont faites de deux feuilles de verre serties dans un cadre de bois (fig. 42), et les parois latérales d'une étoffe imperméable formant soufflet (1). On peut aussi in-

(1) *C. R. Ac. des Sc.*, 1903.

terposer simplement une cage cylindrique plate en verre entre les deux spirales laissées libres.

L'effluvation sombre doit toujours être préférée (Bordier)

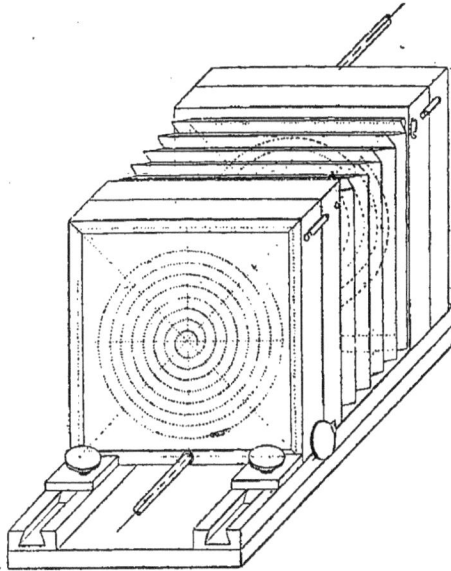

Fig. 42. — Ozoneur de l'auteur.

surtout pour se mettre à l'abri de la production du gaz nitreux. L'influence de l'interrupteur de la bobine est très grande, le Wehnelt (modèle modifié de Bordier) paraît donner d'excellents résultats.

226. — **Ozoneurs rotatifs à électrodes mobiles de M. Otto** (Soc. des ingénieurs civils de France, février 1901). — Dans une caisse cylindrique en fonte, sont fixés sur une poulie isolante un grand nombre de disques en tôle d'acier à bords tranchants évidés sur une partie de leur circonférence et décalés l'un par rapport à l'autre, le cylindre de fonte est fermé en haut et en bas par une lame de verre.

Les disques sont mis en relation avec le pôle d'une source à 20.000 volts (courant alternatif transformé), les parois avec l'autre pôle. Les disques sont animés d'un mouvement de rotation, de sorte que s'il se forme un arc, les parties évidées le coupent instantanément.

CHAPITRE IX

227. — L'emploi de l'électricité pour produire les différents mouvements dont l'ensemble constitue la vibro ou sismothérapie et la mécanothérapie ne présente rien de particulier au point de vue physique.

Le massage vibratoire ou sismothérapie (néologisme créé par Jayle et de Lacroix) comporte essentiellement l'emploi d'un appareil capable de produire des vibrations. C'est soit un diapason dont le mouvement est entretenu électriquement, soit un vibrateur tournant, composé d'un excentrique dont la masse plus ou moins grande produit les trépidations lorsque l'axe est mis en mouvement par une dynamo-motrice. On emploie généralement deux sortes d'appareils. Dans l'un, le moteur est fixe et relié au vibrateur par un axe flexible. Dans l'autre, le moteur, de petite dimension, est logé dans l'excitateur lui-même.

Le 1ᵉʳ modèle est plus puissant, son réglage plus facile, mais il est moins commode que le second à cause du flexible qui ne se prête pas à toutes les positions et qui n'est pas d'une longue durée.

Les tabourets vibrants, les chaises vibrantes etc., sont fondés sur le même principe.

Les mouvements passifs des membres sont obtenus par des transmissions combinées.

CHAPITRE X

PHOTOTHÉRAPIE ET THERMOTHÉRAPIE.

228. — Principaux appareils. — En excluant de ce chapitre les appareils où la lumière et la chaleur sont produites par des sources autres que les sources électriques, nous avons à considérer ici les appareils exclusivement photothérapiques d'une part, et d'autre part les appareils, peu intéressants d'ailleurs au point de vue physique, où la chaleur est surtout en cause.

Les appareils photothérapiques proprement dits, dérivent tous de l'appareil de Finsen, le premier en date. On emploie beaucoup en France celui de Lortet et Genoud. Récemment, M. Marie a présenté un nouveau dispositif qui joint à sa légèreté, à sa commodité, l'avantage énorme d'une grande puissance.

Les appareils thermothérapiques couramment employés sont les grands bains, dits bains de lumière, les bains locaux, les rouleaux munis d'une lampe à incandescence, etc.

229. — Appareil de Niels R. Finsen (de Copenhague). — La source lumineuse employée dans l'appareil de Finsen est une puissante lampe à arc de 50 à 80 ampères sous 50 volts environ. On sait que l'arc voltaïque est formé par le passage du courant dans une petite épaisseur d'air séparant deux charbons en relation avec les pôles de la source. L'air échauffé porte à l'incandescence, par contact, soit les charbons soit une substance réfractaire quelconque. L'incandescence usant les charbons, il faut régler leur distance, soit à la main, soit au moyen d'un régulateur.

Autour de cet arc se trouvent quatre accumulateurs de lumière, sortes de télescopes composés de deux tubes emboîtés, munis d'un système de lentilles en cristal de roche (fig. 43). Ces lentilles rendent parallèles les rayons divergents de l'arc voltaïque. Entre les deux lentilles extrêmes se trouve un réservoir d'eau distillée qui arrête les radiations infra rouges. Autour de ce réservoir circule un courant d'eau dans un manchon spécial pour refroidir constamment e réservoir.

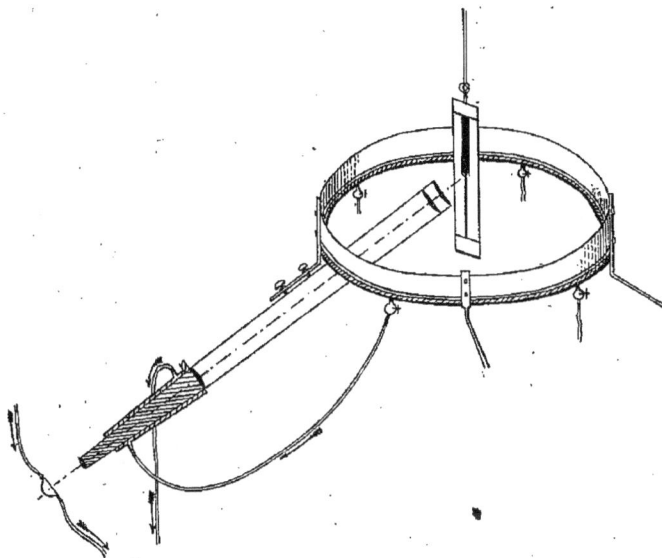

Fig. 43. — Appareil de Finsen (d'après Lortet et Genoud).

Le faisceau parallèle issu du collecteur n'est pas dirigé directement sur la peau. Il passe à travers un compresseur formé de deux disques de cristal de roche entre lesquels circule encore un courant d'eau froide. Ce compresseur a pour but, d'une part, d'anémier les tissus, et, d'autre part, de les refroidir par contact. L'action des rayons lumineux se fait ainsi sentir plus profondément.

Toutes fois qu'on emploie l'arc électrique, on doit se servir de lentilles et disques de cristal de roche, tandis que si l'on prend la lumière solaire comme source, le verre suffit. Voici pourquoi : le cristal de roche laisse passer les radiations dont la longueur d'onde descend jusqu'à 200 μ, tandis que le verre ne laisse passer que celles de plus de 300 à 350 μ. Or l'arc voltaïque est riche en ultra-violet de 200 à 300 μ, et il serait tout à fait regrettable de laisser perdre ces radiations si utiles. La lumière solaire au contraire se dépouille de la partie extrême du spectre en traversant les couches de l'atmosphère. Aussi n'a-t-on rien à perdre en employant le verre.

Cet appareil, on le voit, est assez compliqué, très coûteux et le rendement en est assez défectueux à cause de l'éloignement de la source (1 m. 50) et des pertes par absorption et réflexion sur les faces incidentes des lentilles.

230. — **Appareil de Lortet et Genoud** (*Arch. d'élect. méd.*, avril 1901, p. 224). — Le premier appareil construit par ces auteurs se composait d'un arc enfermé dans une lanterne avec un ballon sphérique à circulation d'eau froide comme concentrateur de rayons et refroidisseur (*C. R. Ac. Sc.*, 4 février 1901). Un compresseur assez semblable à celui de Finsen complétait le dispositif.

Leur deuxième appareil, plus énergique d'ailleurs, supprime le concentrateur. L'angle des charbons est tel que le cratère du charbon + projette la plus grande partie de la lumière suivant un cône dont l'axe passe par le centre d'une caisse plate de 6 à 7 millimètres d'épaisseur à circulation d'eau froide.

Un chariot permet d'amener l'arc à un ou deux centimètres de l'orifice central de la caisse. Le compresseur ne diffère pas en principe des modèles précédents.

Le Dr Schall, de Chambéry, a modifié l'appareil de Lortet et Genoud pour le rendre utilisable sur courant alternatif. En effet cet appareil, sur courant continu, donne un cratère au charbon négatif, et ce cratère évite la diffusion des rayons. Au contraire le courant alternatif use les charbons en pointe.

Pour éviter la dissémination, le Dr Schall place ses charbons au milieu d'un disque de terre de pipe mélangée d'oxyde de magnésium ; un bloc réfractaire vient en arrière au contact des deux charbons (*Arch. d'élect. méd.*, 15 sept. 1901).

231. — Appareil de Marie (Congrès d'Angers, 1903). — Le compresseur et l'arc ne font qu'un seul appareil léger et solide, et appliqué avec force contre la partie à traiter. C'est l'appareil le plus simple ; il nous paraît le plus pratique et le plus puissant jusqu'à ce jour.

L'appareil de Marie se compose d'une sorte de caisse portant les charbons de l'arc qu'on règle à la main. Cette caisse est mobile, suspendue par des courroies à hauteurs variables. Des bandes élastiques fixent tout l'ensemble contre la partie à traiter en déprimant profondément les tissus. Cette compression peut aller jusqu'à 9 kilogr. Les objectifs de quartz sont interchangeables. Il y en a une série, de diamètres différents. La circulation d'eau froide se fait entre deux lames de quartz. Le charbon positif est placé perpendiculairement à la peau, son cratère fait réflecteur. Le charbon négatif, de plus petit diamètre, est à angle droit sur le premier et ne peut faire écran.

On ne saurait trop conseiller l'emploi de cet appareil qui joint à des avantages cliniques : légèreté, mouvement facile, compression énergique, celui d'être d'un prix relativement peu élevé et de ne nécessiter qu'un courant faible, si

Fig. 44. — Qe. Lame de quartz
extérieure qu'on amène au
contact de la surface cutanée à traiter. L'appareil
comprend six lames de
quartz différentes dont le
diamètre varie de 40 mm.
à 15 mm. de diamètre. —
M. Anneau métallique nic-
kelé se vissant sur l'appareil. La partie externe est
conique (ce qui lui permet
de jouer le rôle de concentrateur de lumière) et porte
à son extrémité la lentille
de quartz soigneusement
sertie. — Ee. Tube d'entrée
du courant d'eau froide. —
Es. Tube de sortie du courant d'eau ayant circulé
dans l'appareil. — Cr. Cro-
chets placés aux quatre
coins de l'appareil et sur
lesquels on fixe les extrémités des quatre bandes
élastiques qui, par l'intermédiaire de 4 poulies à
rochets, servent à produire
la compression de la sur-
face cutanée traitée. — O.
Cylindre fileté sur lequel on
fixe le manche qui permet
au malade de supporter

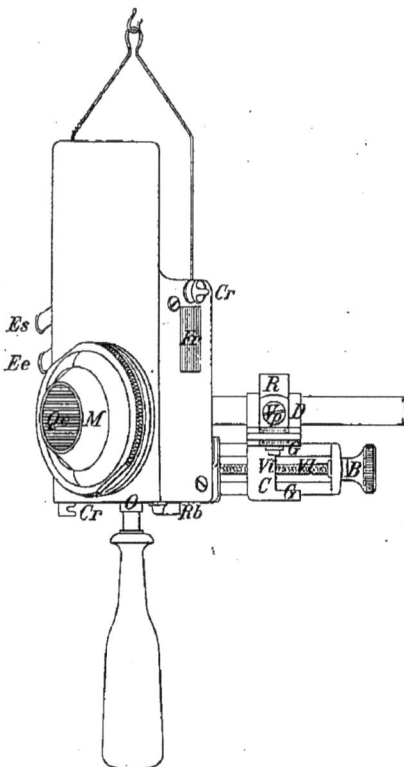

Appareil de MARIE.

l'appareil avec la main. Ce manche ne doit être employé que pour
l'arête et l'extrémité du nez.— Fr. Fenêtre garnie d'un verre rouge
servant à surveiller l'arc. — C. Chariot coulissant le long de deux
colonnes horizontales lorsqu'on tourne le bouton B qui actionne la
vis à trois filets VI. — G. Guides placés en haut et en bas du chariot C et rendant son déplacement tout à fait rectiligne. — D. Douille
dans laquelle passe le charbon. — Vp. Vis de serrage du charbon
dans la douille. — R. Radiateur formé de 3 à 5 lames métalliques
et servant à refroidir la douille et le chariot. — Dans l'intervalle
de la douille D et du chariot est placée une épaisse lame de fibre
rouge. — Vi. Vis de réunion du chariot et de la douille.

on le compare au modèle de Finsen qui oblige à établir des canalisations de 50 et même 80 ampères.

232. — Bains de chaleur. — Applications locales de chaleur. — Les bains de chaleur dits aussi bains de lumière sont des cages de formes variées sur les parois intérieures desquelles sont disposées 40 à 50 lampes dont on peut à volonté faire varier la puissance éclairante ou chauffante, comme aussi la couleur, en les changeant sur leur support ou encore par un système d'allumage multiple. Lorsqu'on installe un bain de lumière il faut compter sur un emploi possible de 30 ampères et par suite établir une canalisation où cet emploi sera prévu.

On se sert aussi de petits bains locaux et de petits appareils à lampes cylindriques roulantes dont l'emploi rappelle assez celui du fer de blanchisseuse pour le traitement des rhumatismes par exemple.

On peut prendre comme base d'appréciation pour le rendement des lampes les chiffres suivants : une lampe de 10 bougies peut être comptée comme absorbant 33 Watts, c'est-à-dire qu'on pourra en mettre 30 par Kilowatt. Sur un secteur à 110 volts, lorsqu'on utilise un courant de 15 ampères, on peut donc mettre 50 lampes de 10 bougies, ou 25 lampes de 20 bougies.

Il faut savoir que plus une lampe vieillit moins elle éclaire et plus elle consomme.

233. — Radiations froides à courte longueur d'onde. — Nous devons dire un mot des radiations produites par les lampes de Tesla, tubes de verre à vide enroulés en spirales dans lesquels circule un courant de haute fréquence, et des radiations produites par les lampes de Hewitt, tubes également enroulés en spirales, dans lesquels le vide a été fait sur des vapeurs de mercure, et qui, une fois amorcées, laissent passer le courant sous un potentiel faible (jusqu'à

14 volts). Leur action physiologique n'a pas encore été étudiée, mais il faut savoir que ces radiations sont de très courte longueur d'onde et qu'elles ne renferment presque pas de radiations caloriques. Il y aurait donc lieu d'en essayer méthodiquement l'application.

CHAPITRE XI

AIMANTS ET ÉLECTRO-AIMANTS.

234. — **Généralités.** — Voir pour la théorie du circuit magnétique, le flux, le champ, la distinction des circuits ouverts ou fermés, les considérations sur la force magnéto-motrice, la réluctance, les unités magnétiques (Maxwell, Gilbert, Oerstedt), la génération de la force magnéto-motrice par un courant électrique, le calcul de cette force magnéto-motrice en fonction des ampères-tours, la définition du Gauss, les §§ 101 ssq.

Les généralités sur le magnétisme ayant été données à propos de la théorie des courants induits, et, d'autre part, l'emploi des aimants et des électro-aimants étant très restreint en médecine, il y a peu à ajouter ici à ces généralités.

Rappelons que dans un aimant on appelle pôle nord celui qui se dirige vers le nord (cas d'une aiguille aimantée). Tout corps attiré par l'aimant est un corps magnétique ou paramagnétique (par opposition aux corps diamagnétiques). On appelle moment magnétique $\mathfrak{M}$ d'un aimant le produit de l'intensité d'un de ses pôles (masse magnétique, m) par la distance (l) qui sépare ces pôles.

$$\mathfrak{M} = ml$$

On appelle solénoïde un circuit hélicoïdal métallique parcouru par un courant électrique. Le pôle nord d'un solénoïde est celui qu'on regarde, lorsque, ayant devant soi le solénoïde se présentant par bout, on voit le courant circulant en sens inverse des aiguilles d'une montre.

235. — Aimants et électro-aimants employés en médecine. — Aucune donnée physique ne saurait intéresser le médecin qui emploie les aimants permanents dans les cas de certaines affections nerveuses, telles que les névralgies hystériques.

L'emploi des électro-aimants pour les extractions de corps étrangers (dans l'œil en particulier) doit arrêter plus longtemps.

L'électro-aimant est formé d'un noyau de fer autour duquel est enroulé un fil solénoïdal parcouru par un courant. La force magnétomotrice engendrée est fonction du nombre d'ampères-tours à l'excitation : produit nI (n nombre de tours, I intensité du courant). On sait qu'un ampère-tour vaut $0,4\,\pi$ Gilberts (§ 103).

Pour peu que l'on ait manié les électro-aimants on sait combien doit être élevée leur puissance attractive pour qu'ils puissent être de quelque utilité en médecine. En effet, outre que l'action décroît en fonction du carré de la distance, il faut bien remarquer que si la masse magnétique du pôle de l'électro m peut être très grande, celle du corps influencé est généralement très petite. De là la construction de volumineux électro-aimants. Celui du professeur Haab peut être pris pour type.

236. — Electro-aimant médical du professeur Haab (Cf. *Arch. élect. méd.*, 15 décembre 1900). — Cet appareil produit un champ magnétique d'une grande puissance et malgré son poids (272 kilogr.), il peut prendre toutes les positions au-dessus de l'œil à la thérapeutique duquel il, est surtout destiné. On peut en effet, grâce à son support, lui imprimer un mouvement de rotation suivant un axe vertical, suivant un axe horizontal, suivant l'axe du levier support de l'électro et suivant le pivot qui le traverse. Il

fonctionne sur courant continu à 110 volts. Un fragment de fer de 1 gramme placé à 5 millimètres supporte
337 grammes ; à 10 millimètres 173 grammes ; à 15 millimètres 105 grammes, ces chiffres n'étant donnés d'ailleurs
que pour termes de comparaison.

DEUXIÈME PARTIE

PARTIE PHYSIOLOGIQUE

———

237. — Généralités. — Division du sujet. — L'étude physique des différentes formes de l'énergie électrique utilisée en médecine a fait prévoir combien est vaste le champ d'expérience de ses actions physiologiques. Quoique les effets soient multiples et variés pour chacune de ces formes, ils se groupent naturellement en plusieurs catégories que nous répartirons ainsi :

1° Actions physiologiques du courant continu dans son état permanent.

2° Actions physiologiques des variations de courant. Cette catégorie comprendra les états variables d'ouverture et de fermeture du courant galvanique, l'extra courant, le courant faradique, le courant sinusoïdal ou ondulatoire et en général tout ce qu'on pourrait appeler l'*état variable de basse fréquence et de basse tension.*

3° Actions physiologiques des courants de haute fréquence et de haute tension.

4° Actions de la forme statique ;

5° Actions des radiations caloriques, lumineuses, ultra-violet, rayons X.

6° A côté de ces cinq grandes catégories nous aurons à

étudier rapidement l'action de l'ozone, du massage vibratoire, des aimants.

Nous aurons aussi à dire un mot des phénomènes électriques qui ont leur cause dans la matière vivante, mais
comme l'explication de ces phénomènes est liée à la théorie des ions nous en ferons un appendice à l'étude du courant continu.

CHAPITRE PREMIER

ACTIONS PHYSIOLOGIQUES DU COURANT CONTINU DANS SON ÉTAT PERMANENT

I. — Généralités. — Définitions.

238. — **Généralités.** — Le courant continu pour être appliqué au corps humain nécessite des intermédiaires spéciaux appelés électrodes, V. § 98.

Rappelons que plus l'électrode a une surface de contact petite et plus les lignes de flux sont concentrées dans les couches sous-jacentes à cette électrode (fig. 45).

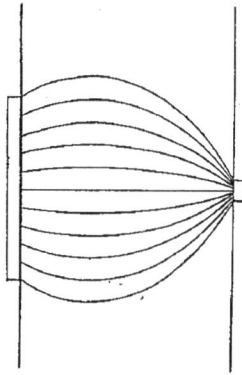

Fig. 45.

Lorsqu'on emploie une électrode à grande surface et l'autre à petite surface, la première est dite électrode indifférente, la deuxième électrode active. Les termes d'anode et de cathode désignent les électrodes reliées respectivement au pôle + et au pôle —.

L'électrode indifférente est ordinairement constituée par un tissu spongieux, feutre, ouate, etc. recouvert ou non de peau ou de gaze, et imbibé d'eau pure ou d'eau salée.

L'électrode active peut être métallique ou de même nature que l'électrode indifférente. Quand elle est métallique, elle peut être constituée par un métal inattaquable, tel que le platine (hystéromètres), ou par un métal attaquable choisi à dessein dans un but thérapeutique. L'électrode active spongieuse est imbibée d'eau pure, ou mouillée de diverses solutions en vue de produire l'ionisation ou la cataphorèse.

239. — **Actions polaires, actions interpolaires.** — On désigne sous le nom d'actions polaires celles qui se passent dans le voisinage des électrodes. Elles diffèrent des actions interpolaires pour deux raisons :

1° A cause de leur intensité plus grande due à la concentration des lignes de flux ;

2° A cause des échanges ioniques qui se font entre les téguments et l'électrode et qui varient suivant le pôle (V. § 250 ssq.).

240. — **Classement des actions du courant continu sur le corps humain.** — On peut répartir en 2 groupes les actions du courant continu :

1° Groupe des actions électrolytiques comprenant tous les phénomènes physico-chimiques dus au passage du courant ; nous rattachons à ce groupe la cataphorèse ;

2° Groupe des actions physiologiques propres aux tissus vivants (action sur les nerfs en particulier).

II. — Actions physico-chimiques de l'état permanent. — Electrolyse. — Cataphorèse.

241. — Généralités sur les actions physico-chimiques. — Les actions physico-chimiques liées au passage du courant continu dans le corps des êtres vivants consistent avant tout dans le phénomène de l'électrolyse, et accessoirement dans celui de la cataphorèse.

L'électrolyse est un phénomène propre au transport des charges électriques dans certaines solutions dites électrolytiques. Elle constitue un des chapitres les plus importants de l'électricité médicale, les liquides de l'organisme étant tous des liquides électrolytiques. La cataphorèse est un phénomène bien moins important, discutable même dans son existence et qui consiste dans le transport en masse des molécules non dissociées du soluble ou du solvant dans le sens du courant.

Nous étudierons successivement ces deux phénomènes.

242. — Electrolyse. — L'électrolyse est le phénomène qui se passe dans certaines solutions lorsqu'on les fait traverser par un courant continu. La conduction de l'électricité par les solutions diffère complètement de celle que nous avons étudiée dans la partie physique de cet ouvrage.

Il y a deux espèces de conductibilité pour le courant continu.

α) La première a pour type celle des métaux, elle se fait sans transport de matière, c'est la propagation de proche en proche par continuité ou contiguïté d'un état dynamique, on peut l'appeler conductibilité métallique ou par conduction.

β) La seconde est liée à un transport de matière (conductibilité par convection) ; elle est particulière à une certaine catégorie de solutions dites solutions électrolytiques.

Guilleminot   13

On appelle solution électrolytique une solution dans laquelle le solvant est par lui-même non conducteur, mais le devient du fait de la dissolution de certaines substances appelées électrolytes.

Toutes les substances solubles ne sont pas des électrolytes. Ainsi l'eau pure, non conductrice devient conductrice si l'on y dissout des sels, des acides, des bases. Elle reste non conductrice si l'on y dissout des albuminoïdes, des graisses, des glycérines, des sucres. Les sels, les acides, les bases seuls sont des électrolytes.

La comparaison des solutions d'électrolytes et des solutions de corps non électrolytes à différents points de vue (osmose, cryoscopie, tonométrie), a mis en lumière les raisons de ces différences et la nature du phénomène de l'électrolyse.

La notion des phénomènes intimes de l'électrolyse est indispensable pour comprendre les actions physico-chimiques du courant continu sur l'organisme.

243. — Solutions électrolytiques. — Théorie des ions. — Généralités. — Voici comment est née la théorie de l'ionisation des molécules en solution, qui rend compte de tous les phénomènes de l'électrolyse. On a remarqué que les dissolutions en général jouissent de certaines propriétés où l'intensité du phénomène observé est fonction du nombre des molécules dissoutes : ainsi la pression osmotique, l'abaissement du point de congélation, la tension de vapeur. Cette loi étant établie, on a remarqué que certaines solutions y faisaient exception ; solutions de bases, d'acides, de sels. Une étude plus complète a prouvé que ces solutions ne font exception à la règle qu'en apparence ; et l'explication de l'anomalie a été trouvée dans ce fait que les molécules dissoutes au lieu de rester entières se dissocient, chaque partie agissant individuellement comme une molécule entière. Ces parties dissociées de molécules sont les ions (ἰών, ἰόν, allant).

La conductibilité par convection devenait dès lors des plus claires ; les molécules en se dissociant par le fait de la dissolution, lorsqu'il s'agit d'électrolytes (sels, acides, bases) donnent lieu à deux ions mono ou polyatomiques. L'un possède une charge électrique négative, l'autre une charge positive, indépendamment de toute action électrique extérieure. Si on plonge les deux pôles d'un circuit dans une telle solution, les ions électronégatifs se portent au pôle positif, les électropositifs au pôle négatif. Le courant est produit par ces apports de charges (Théorie de Clausius, Arrhenius, etc.).

On peut donc définir ainsi la solution électrolytique : C'est une solution, dans un liquide non conducteur, d'un corps dont les molécules, en se dissolvant, se dissocient en deux parties mono ou polyatomiques appelées ions, l'une ayant une charge positive, le *cathion* (ainsi dénommée parce que, quand le courant passe, cet ion se porte à la cathode), et l'autre une charge négative, l'*anion* (ainsi dénommée parce qu'elle se porte vers l'anode).

Exemple : Le Na Cl en se dissolvant devient $\overset{+}{Na}$, $\overset{-}{Cl}$; le cathion Na se porte vers la cathode, l'anion Cl vers l'anode.

Le SO^4K^2 donne également un anion $\overset{=}{SO^4}$ et un cathion $\overset{+}{K}$: c'est un exemple d'anion polyatomique.

On va voir par l'analyse de cette théorie combien elle est féconde au point de vue médical.

244. — Analyse de la théorie des ions. — Constitution des corps : atome, molécule, poids atomique, poids moléculaire, équivalent chimique, chaleur spécifique. — Les corps sont constitués par l'agglomération de particules infiniment petites appelées molécules. Chaque molécule forme un tout complet, bien défini, qui reste semblable à lui-même, que le corps soit à l'état solide, liquide ou gazeux. Un même espace rempli de gaz ou de vapeurs, à une même température et à une même pression, renferme le même nombre de molécules quel que soit le gaz considéré (Avogrado, 1811, Ampère, 1814). Un même espace rempli de solution à une même température présente, lorsque la tension osmotique est la même, un même nombre de molécules dissoutes, quel que soit le corps dissous et quel que soit le dissolvant (Pfeffer, de Vries, Van t'Hoff). Ces deux lois relatives aux gaz et aux corps dissous montrent l'individualité de la molécule ou particule primitive des corps. Cette particule est indivisible si l'on veut que le corps étudié reste bien le même. Mais elle est divisible effectivement en éléments constitutifs :

Ainsi une molécule NaCl ne saurait être dissociée sans que le sel soit détruit en tant que sel, mais elle est effectivement dissociable en un élément Na et un élément Cl, dernière division possible de la matière. Ces éléments sont les *atomes*.

Les atomes sont-ils irréductibles ? C'est peu probable, leurs différences de poids spécifiques, de chaleurs spécifiques donnent tout lieu de croire qu'ils sont un agglomérat d'un certain nombre de centres d'énergie, *électrons* de Laurenz. Mais on ne saurait aller au delà de l'atome sans tomber, aujourd'hui du moins, dans le domaine des hypothèses.

La plupart des corps simples ont leurs molécules constituées pas deux atomes. Exemple : la molécule H est constituée par deux atomes, de même celle de O ; de Cl ; de Na, etc. Le Zn, le Hg ont une molécule monoatomique ; le sélénium dans certaines conditions a une molécule triatomique, etc.

Les atomes des divers corps simples en se combinant pour former les molécules obéissent à des lois fixes. La plus importante à considérer est celle des valences.

Si l'on considère un corps tel que H, la chimie prouve que l'on doit fournir deux atomes de ce corps pour satisfaire l'affinité de l'atome O, afin de constituer la molécule de l'eau ; tandis qu'un seul atome H suffit pour satisfaire l'affinité de l'atome Cl afin de constituer la molécule de l'acide chlorhydrique. C'est pourquoi on dit que les atomes sont ou monovalents comme le Cl, ou bivalents comme l'O, ou trivalents comme l'Az, etc.

On conçoit dès lors que dans un corps simple tel que O où la molécule est formée de deux atomes, ces deux atomes sont unis de telle sorte que leur double valence est satisfaite.

Voici comment on peut figurer la molécule des corps :

Molécule d'H   Molécule d'O.

Les combinaisons chimiques se comprennent alors très facilement. Ainsi la molécule d'eau se forme de la façon suivante :

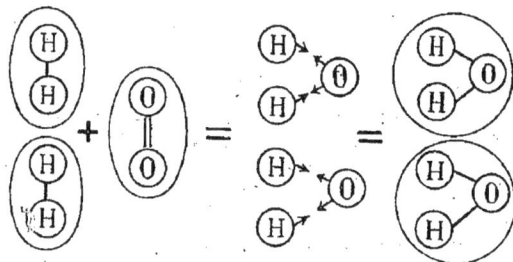

Cette représentation facilite beaucoup la compréhension du
poids moléculaire et du poids atomique ainsi que celle des équivalents. Le *poids moléculaire* peut se déduire directement de
la densité de vapeur ou gaz : en effet un même volume de gaz
renfermant le même nombre de molécules dans les mêmes conditions de température et de pression, chaque molécule a un
poids proportionnel au poids de ce volume de gaz pour chaque
corps considéré.

Le *poids atomique* sera égal au poids moléculaire quand la
molécule est monoatomique. Il en sera la moitié quand elle est
biatomique et ainsi de suite.

Pour connaître le poids moléculaire d'un corps composé il
suffira de faire la somme des poids des atomes constitutifs.
Ainsi le poids moléculaire de l'eau, H—O—H, est 18, parce que
la molécule d'eau renferme un atome d'oxygène pesant 16, et
deux atomes d'hydrogène pesant chacun 1.

Si l'on considère un corps composé quelconque on peut théoriquement retirer de sa molécule tel atome constitutif qu'on dé-
sire et le remplacer par un atome d'un autre corps simple pour
obtenir un nouveau composé, à condition bien entendu de satisfaire à la loi des valences. Ainsi dans SO^4H^2 on pourra retirer
deux atomes de H pesant 1 et les remplacer par deux atomes de

K pesant 39, de Na pesant 23, etc. On voit que les poids 1 d'hydrogène, 39 de potassium, 23 de sodium, s'équivalent dans les combinaisons chimiques ainsi que l'expérience le prouve : ces observations de la chimie expérimentale qui ont été le point de départ de toutes les notions qui précèdent ont fait donner le nom d'*équivalents* à ces nombres.

Terminons ces considérations générales en signalant ce fait riche de déductions que la chaleur spécifique d'un gaz est inversement proportionnelle à son poids moléculaire (ou à sa densité de vapeur). Plus la molécule est lourde, moins il faut de chaleur pour élever d'un degré l'unité de poids.

245. — **Analyse de la théorie des ions.** — **Partie élec-tro-chimique.** — **Théorie des solutions.** — La molécule est donc la dernière division à laquelle on puisse réduire les corps sans les altérer. Ces molécules sont divisibles en atomes, dernières particules matérielles. Les atomes ont un poids défini, caractéristique de chacun d'eux, et leur chaleur spécifique est inversement proportionnelle à ce poids. On ne peut dissocier une molécule en atomes qu'à la condition de satisfaire les affinités, les valences de ces atomes ; même si l'on dissocie une molécule composée de deux atomes de corps simples, telle que HCl, on ne saurait isoler l'atome H et l'atome Cl si la molécule de chacun de ces corps, H^2, Cl^2 est biatomique, ce que prouve la loi des volumes.

Cependant, dans les solutions électrolytiques dont le type est la solution aqueuse de sels, d'acides, de bases, il se produit une dissociation assez particulière. Ainsi la molécule SO^4K^2 se trouve dissociée en un radical SO^4 et une autre partie K^2 se comportant chacune comme une molécule aux points de vue osmotique, cryoscopique et tonométrique. Ces deux parties sont les *ions*. Ils ne se comportent pas comme une entité chimique tant qu'ils ont leurs charges électriques propres (théorie d'Arrhenius), mais dès qu'ils perdent ces charges ils rentrent dans la loi de l'affinité et des valences.

Lorsque dans une solution électrolytique on fait plonger les deux électrodes d'un circuit, on voit que le courant passe. Grothus (1805) avait émis l'hypothèse que c'est sous l'action du courant que la dissociation des molécules se produit. Clausius (1845) s'appuyant principalement sur ce fait que, avec des forces électromotrices excessivement faibles, le courant passe, c'est-à-dire la dissociation s'est produite, conclut qu'il est impossible que cette dissociation soit le fait du courant. Cette affirmation ne porta ses fruits que lorsque l'étude de l'osmose, de l'abaissement du point de congélation et de la tension de vapeurs vint donner corps à une nouvelle hypothèse qui prit sa forme définitive dans la théorie d'Arrhenius : le courant ne fait que trier les ions ; le transport des cathions vers la cathode, des anions vers l'anode constitue le courant électrique lui-même.

Voici, brièvement résumées, les raisons de cette théorie : De même que la pression gazeuse est fonction de la concentration moléculaire des gaz dans l'espace qui les renferme (Avogrado 1811, Ampère 1814),de même la pression osmotique des solutions telles que les solutions de sucres, glycérines, albuminoïdes, etc., est fonction de la concentration moléculaire du corps dissous. Cette pression est la même toute fois que le nombre des molécules est le même, quel que soit le corps dissous, quel que soit le solvant. Les solutions de sels, acides, bases, font exception à cette loi ; quand elles sont étendues, chaque molécule est dissociée en deux ions se comportant chacun comme une molécule. Lorsque le degré de concentration est plus grand, une partie des molécules sont dissociées, une partie sont restées entières.

Ces vues sont confirmées par l'étude du point de congélation des solutions (cryoscopie). Alors que l'eau pure se congèle à 0, l'eau tenant en dissolution un corps quelconque se congèle à une température inférieure. L'abaissement du point de congélation, ou point cryoscopique, est fonction du degré de concentration moléculaire (Raoult). Si bien que la notion du point de congélation suffit pour faire connaître le nombre de molécules d'une solution. L'étude de la cryoscopie comme celle de l'osmose est venue prouver que les solutions d'électrolytes (bases, acides, sels) ont leurs molécules dissociées et comptant chacune pour deux quand elles sont assez diluées.

La tonométrie (mesure des tensions de vapeur) a mené aussi à cette même conclusion.

246. — Conductibilité électrolytique des solutions. — Rôle des ions. — Dans les solutions électrolytiques diluées la molécule du solvant est donc dissociée en deux ions agissant comme une molécule entière aux points de vue osmotique, cryoscopique et tonométrique. Chacun des ions d'une molécule porte une charge électrique égale et de signe contraire (Arrhenius).

Lorsqu'on plonge dans une cuve renfermant une telle solution, une électrode reliée au pôle + d'une source continue et une autre reliée au pôle —, les ions suivant les lois de l'électrostatique, sont attirés : ceux qui ont une charge positive, par le pôle négatif (cathions); ceux qui ont une charge négative par le pôle positif (anions). En prenant contact avec les électrodes, ils abandonnent leurs charges et cet apport de charges constitue le courant lui-même. Tel est le mécanisme du passage du courant comme il résulte du moins de la théorie d'Arrhenius.

Les ions ayant abandonné leurs charges électriques au contact des électrodes agissent comme éléments chimiques libres, avec leurs affinités caractéristiques, c'est-à-dire qu'ils attaquent soit l'eau, soit les électrodes suivant les lois chimiques ordinaires. Ex. : Na et Cl à l'état d'ions restent tels, mais dès que leurs charges sont abandonnées, ils forment Na OH et HCl aux électrodes.

La résistance électrique des solutions électrolytiques est fonction de la vitesse et du nombre des ions qui charrient l'électricité.

La vitesse des ions varie suivant leur nature. La vitesse des anions diffère de celle des cathions, comme l'a montré Hittorf (1853) (1). Si l'on met dans une cuve électrolytique séparée en deux par une cloison poreuse une même solution de sulfate de cuivre de part et d'autre de la cloison, puis qu'on fasse passer le courant, on voit au bout d'un certain temps que la concentration n'est plus la même dans les deux loges. Cela prouve que l'anion SO⁴ a voyagé plus vite que le cathion Cu, comme le montre le tableau ci-contre,

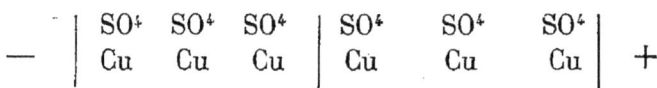

$$- \quad \begin{array}{|ccc|ccc|} SO^4 & SO^4 & SO^4 & SO^4 & SO^4 & SO^4 \\ Cu & Cu & Cu & Cu & Cu & Cu \end{array} \quad +$$

Avant le passage du courant

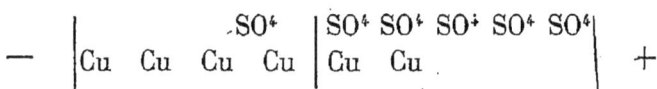

$$- \quad \begin{array}{|cccc|cc|} & & & SO^4 & SO^4\ SO^4\ SO^4\ SO^4\ SO^4 \\ Cu & Cu & Cu & Cu & Cu\ Cu \end{array} \quad +$$

Après le passage

quoique le nombre des ions libérés aux électrodes soit le même (Hittorf). Le rapport des degrés de concentration après l'opération permet de conclure au rapport de la vitesse respective des ions.

Les molécules non électrolytes ne sont que des obstacles à la vitesse des ions. Quoique Graham et Voigtlander aient affirmé que la vitesse de diffusion des substances dissoutes n'était pas influencée par l'addition de substances gélatineuses au liquide solvant, les expériences de Leduc établissent que cette vitesse de diffusion dépend de la concentration des solutions gélatineuses. Plus elles sont concen-

(1) V. les travaux du professeur Leduc à ce sujet et la thèse de M. Gonzalez Quijano Sanchez, Paris, 1902.

trées, plus cette vitesse est diminuée (Cf. th. de Gonzalez
Quijano et travaux de Leduc). La vitesse des ions suit la
même loi. Seulement il faut bien se rendre compte que
plus les voyageurs sont petits, moins ils sont arrêtés par
les obstacles, et les petits ions subiront moins de retard
que les grosses molécules diffusées.

On appelle *conductibilité moléculaire moyenne* le rapport
de la conductibilité effective d'une solution au nombre des
molécules entières introduites dans le liquide, ce liquide
étant renfermé dans un cube d'un centimètre de côté, et
les électrodes étant dans le plan de deux des faces opposées et distantes de un centimètre. Cette conductibilité croît
avec la température et avec la dilution.

Les conclusions pratiques à tirer de ces données sont
importantes : si la cryoscopie nous indique le nombre total
de molécules entières et de molécules ionisées, la conductibilité électrique nous permet d'apprécier le nombre des
molécules ionisées.

247. — **Quantité d'électricité charriée par les ions.**
— On appelle molécule-gramme le chiffre exprimant le
poids moléculaire d'un corps quelconque par rapport à celui de l'hydrogène 2, ce chiffre étant affecté du mot
gramme. Ainsi la molécule-gramme de glycérine est
92 grammes.

La quantité d'électricité charriée par les ions est de
96.537 coulombs pour une molécule-gramme dégagée aux
électrodes par valence du radical ion (Faraday).

Autrement dit « pour dégager aux électrodes une molécule-gramme d'un radical quelconque, il faut 96.537 coulombs par valence de ce radical ».

Ainsi 96.537 coulombs sont charriées par 35 gr. 6 de
chlore ou 25 grammes de sodium.

248. — **Equivalent électro-chimique.** — Chaque équi-

valent chimique E transportant 96 537 coulombs, un coulomb est transporté, pour chaque corps, par $\dfrac{E}{96.537}$: c'est
précisément là, l'équivalent électro-chimique, ou poids de
substance nécessaire au transport électrolytique d'un coulomb. Autrement dit, un coulomb réduit $\dfrac{1}{96.537}$ de l'équivalent en poids.

Voici à titre d'exemple les équivalents électro-chimiques
en milligrammes de quelques substances :

Argent	1,117
Chlore.	0,36728
Cuivre	0,32709
Hydrogène.	0,01038
Iode	1,313
Lithium.	0,07268
Mercure.	1,37
Oxygène.	0,08286
Potassium.	0,40539
Sodium	0,23873

En multipliant l'équivalent électro-chimique e par le
nombre de coulombs qu'on a fait passer dans une solution
électrolytique, on sait immédiatement le poids total de
substance charriée.

Ce nombre de coulombs est donné par le produit It de
l'intensité par le temps de passage.

Ainsi avec un courant de 0 A. 020 circulant pendant
1000" on a It = 20 coulombs. Le poids de substance charriée sera alors pour le mercure :

$$1,37 \times 20 = 27 \text{ mg. } 4$$

Pour l'iode, 26 mg. 26
Pour le lithium, 1 mg. 45316.
Pour le cuivre, 6 mg. 6.
Pour l'argent, 2 mg. 234.
Pour le sodium, 4 mg. 76.

249. — Applications de ces données au corps des êtres vivants. — Le corps vivant au point de vue de la conductibilité électrique est assimilable à un ensemble d'électrolytes séparés par des cloisons poreuses. Au niveau de ces cloisons, membranes séparatives des éléments, des tissus, des organes, se font des échanges électrolytiques grâce au transport des ions. Les anions de chaque milieu remontent le courant et passent dans le milieu placé en amont par rapport au pôle positif. Les cathions descendent le courant et vont en aval.

Ces considérations apportent une justification à la distinction des actions polaires et des actions interpolaires (§ 239). Dans l'espace interpolaire il se fait simplement des échanges d'ions entre les tissus. Ces échanges d'ailleurs servent d'explication à certains phénomènes capitaux tel que l'amaigrissement consécutif à l'emploi du courant galvanique (Guilloz).

Sous les électrodes, dans les régions polaires, les phénomènes sont plus complexes. Il y a exode des ions du corps dans tous les cas et entrée des ions des électrodes dans le cas d'électrodes électrolytiques.

Les ions libérés, agissant comme éléments chimiques, produisent des actions secondaires et des actions tertiaires (Bergonié) (V. § 251). L'importance de ces phénomènes au point de vue thérapeutique est considérable. Aussi est-il utile de faire une étude spéciale des actions polaires.

Remarquons que toutefois qu'on veut étudier l'action des courants sur les organes et tissus, on doit se servir d'électrodes impolarisables. Signalons ici celles du professeur d'Arsonval pour les applications très localisées. Elles se composent d'un tube de verre effilé en pointe, rempli de la solution physiologique de NaCl dans laquelle plonge un fil d'argent recouvert de chlorure d'argent fondu.

250. — Actions polaires chéz les êtres vivants. — Il faut distinguer les actions polaires suivant que l'électrode employée est :

— métallique (ou à conductibilité mé- { attaquable
      tallique). . . . . { inattaquable

— électrolytique.

251. — Actions polaires chez les êtres vivants quand l'électrode métallique ou à conductibilité métallique est inattaquable. — Lorsque l'électrode est constituée par un corps tel que le platine, le charbon, à conductibilité métallique et inattaquable par les éléments chimiques amenés à son contact, voici ce qui se passe :

Effets primaires. — Les anions, hydroxyle OH, radicaux acides ou halogènes des solutions électrolytiques du corps (liquides organiques) se dégagent à l'anode.

Les cathions, métaux alcalins, se dégagent à la cathode.

Effets secondaires. — Les anions et les cathions perdant leurs charges au contact des électrodes agissent comme éléments chimiques ; les anions agissant comme anhydrides attaquent les tissus, leur enlèvent de l'hydrogène et dégagent de l'oxygène.

$$2 \; Cl + H^2 \, O = 2 \; HCl + O.$$

Les cathions prennent un radical hydroxyle aux tissus et libèrent de l'hydrogène.

$$2 \; Na + 2 \; (H^2 \, O) = 2 \; NaOH + 2 \; H.$$

Effets tertiaires. — Les éléments ainsi formés, par exemple HCl à l'anode, NaOH à la cathode, agissent alors à leur tour sur les tissus et se comportent comme le feraient des solutions électrolytiques de HCl et de NaOH, de là des effets subséquents étudiés par le professeur Bergonié en particulier sous le nom d'effets tertiaires.

Lorsqu'on emploie comme électrode une aiguille métallique, on voit que pour se mettre à l'abri des effets tertiaires produits par les sels formés, il faut, si l'aiguille est positive, employer un métal inattaquable tel que Pt. L'emploi des métaux attaquables, tel que Cu, peut être utile dans certains cas, à cause de l'action du chlore et de l'oxy-chlorure de cuivre formés à l'anode.

En résumé, on peut dire que lorsqu'un courant traverse le corps, pour 1 coulomb d'électricité charriée il y a $\frac{1}{96.573}$ de l'équivalent électro-chimique du NaCl évalué en grammes électrolysés, soit 0 gr. 238 de Na et 0,372 de Cl, en laissant de côté les autres sels dissous qui ne comptent que pour une minime partie dans les liquides de l'organisme.

Par action secondaire ces 0,238 de Na et 0, 372 de Cl. forment 0, 412 de NaOH et 0, 383 de HCl.

Ce sont ces 0,412 de NaOH et 0,383 de HCl par coulomb qui escarrifient les tissus et donnent à la cathode une escarre molle peu rétractile, escarre de la soude ; et à l'anode une escarre plus dure, plus rétractile, escarre des acides.

L'escarre négative est plus étendue que l'escarre positive, probablement à cause de la plus grande vitesse de l'anion OH de la soude formé par action tertiaire à la cathode (Guilloz). Si l'on électrolyse le sang avec deux aiguilles de Pt, on voit à l'anode se former un gros caillot dur, tandis que celui de la cathode est mou et peu adhérent. En effet le Cl coagule fortement les albumines du sang. De là l'action coagulante spéciale du pôle +.

On augmente cette action par l'emploi d'une électrode de fer. Il se forme du chlorure de fer et l'action coagulante de ce sel est utilisée pour le traitement des anévrysmes en particulier.

252. — **Actions polaires chez les êtres vivants quand l'électrode est un métal attaquable.** — Si l'électrode est

constituée par un métal attaquable, les acides de l'anode attaquent ce métal et forment des sels qui agissent ensuite comme électrolytes (actions tertiaires).

253. — **Actions polaires chez les êtres vivants quand l'électrode est une solution électrolytique.** — Lorsqu'on applique le courant au corps humain par l'intermédiaire d'un bain électrolytique (pédiluve, manuluve) ou par l'intermédiaire d'une électrode spongieuse imbibée d'une solution d'électrolyte, les phénomènes deviennent différents.

A l'anode le corps abandonne ses anions, tandis que les cathions de l'électrode traversent les téguments pour pénétrer dans l'organisme. A la cathode l'inverse se produit ; le corps reçoit les anions de l'électrode et abandonne ses cathions.

En désignant par la lettre générique R les radicaux acides ou halogènes, par la lettre générique M les métaux agissant comme bases, nous pourrons représenter la molécule d'acide dissous par la formule ionique $\overset{-}{R}\,\overset{+}{H}$, celle de base dissoute par $\overset{+}{M}\,\overset{-}{OH}$, celle de sels dissous par $\overset{-}{R}\,\overset{+}{M}$.

On voit d'après cela que le cathion de tous les acides est l'hydrogène, l'anion de toutes les bases l'hydroxyle OH.

L'action de tous les acides à l'anode sera donc la même et consistera en une réduction par l'hydrogène des sels de l'organisme : NaCl + H = HCl + Na.

L'action de toutes les bases à la cathode sera la même et consistera en une substitution de l'hydroxyle OH aux radicaux acides ou halogènes des sels de l'organisme :

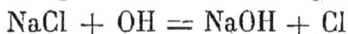

$$\text{NaCl + OH = NaOH + Cl}$$

Avec un acide quelconque suffisamment dilué pour être inoffensif, c'est donc l'action de l'HCl naissant qui dominera la scène à l'anode, quel que soit l'acide.

Avec une base quelconque suffisamment diluée, c'est l'action de la soude qui sera observée, quelle que soit la base.

Voici, résumé dans un tableau schématique, ce qui se passe à la cathode et à l'anode avec les acides, les bases et les sels (Cf. Leduc et th. de Gonzalez Sanchez).

Acides.

	Anode	Corps	Cathode
Avant le passage du courant.	$\overset{+}{H}\ \overset{+}{H}$ $\overset{-}{R}\ \overset{-}{R}$	$\overset{+}{Na}\ \overset{+}{Na}\ \overset{+}{Na}\ \overset{+}{Na}$ $\overset{-}{Cl}\ \overset{-}{Cl}\ \overset{-}{Cl}\ \overset{-}{Cl}$	$\overset{+}{H}\ \overset{+}{H}$ $\overset{-}{R}\ \overset{-}{R}$
Après	$\overset{+}{H}$ $\overset{-}{R}\ \overset{-}{R}\ \overset{-}{Cl}$	$\overset{+}{H}\ \overset{+}{Na}\ \overset{+}{Na}\ \overset{+}{Na}$ $\overset{-}{Cl}\ \overset{-}{Cl}\ \overset{-}{Cl}\ \overset{-}{H}$	$\overset{+}{Na}\ \overset{+}{H}\ \overset{+}{H}$ $\overset{-}{H}$

Bases.

	Anode	Corps	Cathode
Avant	$\overset{+}{M}\ \overset{+}{M}$ $\overset{-}{OH}\ \overset{-}{OH}$	$\overset{+}{Na}\ \overset{+}{Na}\ \overset{+}{Na}\ \overset{+}{Na}$ $\overset{-}{Cl}\ \overset{-}{Cl}\ \overset{-}{Cl}\ \overset{-}{Cl}$	$\overset{+}{M}\ \overset{+}{M}$ $\overset{-}{OH}\ \overset{-}{OH}$
Après	$\overset{+}{M}$ $\overset{-}{OH}\ \overset{-}{OH}\ \overset{-}{Cl}$	$\overset{+}{M}\ \overset{+}{Na}\ \overset{+}{Na}\ \overset{+}{Na}$ $\overset{-}{Cl}\ \overset{-}{Cl}\ \overset{-}{Cl}\ \overset{-}{OH}$	$\overset{+}{Na}\ \overset{+}{M}\ \overset{+}{M}$ $\overset{-}{OH}$

Sels.

	Anode	Corps	Cathode
Avant	$\overset{+}{M}\ \overset{+}{M}$ $\overset{-}{R}\ \overset{-}{R}$	$\overset{+}{Na}\ \overset{+}{Na}\ \overset{+}{Na}\ \overset{+}{Na}$ $\overset{-}{Cl}\ \overset{-}{Cl}\ \overset{-}{Cl}\ \overset{-}{Cl}$	$\overset{+}{M}\ \overset{+}{M}$ $\overset{-}{R}\ \overset{-}{R}$
Après	$\overset{+}{M}$ $\overset{-}{R}\ \overset{-}{R}\ \overset{-}{Cl}$	$\overset{+}{M}\ \overset{+}{Na}\ \overset{+}{Na}\ \overset{+}{Na}$ $\overset{-}{Cl}\ \overset{-}{Cl}\ \overset{-}{Cl}\ \overset{-}{R}$	$\overset{+}{Na}\ \overset{+}{M}\ \overset{+}{M}$ $\overset{-}{R}$

254. — **Démonstration de la pénétration des ions à travers les téguments.** — Deux lapins étant placés en série dans le même circuit (Leduc) de telle sorte que le courant entre par une anode électrolytique de sulfate de strychnine à 2 p. 100 dans le premier, en sorte par une cathode d'eau pure, rentre dans le second par une anode d'eau pure et en sorte par une cathode de cyanure de potassium (les électrodes étant d'ailleurs appliquées sur les flancs rasés des animaux), on observe vite (1 à 20' avec un courant de 60 à 100 mA), que le premier lapin présente une exagération des réflexes, il tressaille au moindre bruit, puis est secoué par des convulsions tétaniques et meurt : signes de l'intoxication strychnique ; le second se raidit brusquement, tombe inerte et meurt : signes de l'intoxication cyanique.

Si l'on inverse le courant, c'est-à-dire que l'on emploie le sulfate de strychnine à la cathode et le cyanure de potassium à l'anode, aucun des deux animaux n'est incommodé.

Cette expérience du professeur Leduc prouve assez la pénétration de l'anion cyanure et du cathion strychnine et écarte l'objection d'absorption par les téguments indépendamment de tout courant électrique.

La méthode des ions colorés fournit une autre preuve : avec une cathode de solution de permanganate de potasse, on fait pénétrer l'anion permanganique coloré ; tandis qu'il ne pénètre pas à l'anode (Leduc).

Enfin il est facile de constater la pénétration du salicylion dans l'organisme par l'examen des urines.

255. — **Les orifices glandulaires sont les voies de pénétration des ions et du courant.** — L'emploi des ions colorés prouve que c'est au niveau des orifices glandulaires que se fait le dépôt. Ce sont donc les canaux glandulaires qui sont les voies naturelles de pénétration des ions et par suite du passage du courant.

256. — **Variété des effets polaires suivant les solutions électrolytiques prises comme électrodes. — Effets sur la peau.** — Les actions polaires des solutions électrolytiques employées comme électrodes varient suivant l'ion actif.

L'introduction des ions s'accompagne presque toujours d'une sensation spéciale. Les ions Cl, Br, I, provoquent à peine une légère cuisson ; K et Na provoquent une cuisson assez douloureuse ; Li, un peu de fourmillement ; Ba, Ca, Mg, Zn, Fe, Cu, As^2O^3, AsO^4, PhO^6, S sont douloureux et en général la douleur est croissante. Les ions des métaux lourds Zn, Cu, etc., coagulent l'albumine et détruisent la peau ; tandis que AzH^4, St, Au, Pb, Ag, etc., sont à peu près indolores (Leduc et Gonzalez Quijano). Le cathion H et l'anion OH sont très douloureux et altèrent rapidement la peau.

En général, il se produit par vasodilatation un peu de rougeur de la peau, qui disparaît quelques heures après l'application, s'accompagnant ou non d'un peu de prurit. Parfois les orifices glandulaires sont très congestionnés, ce qui donne l'aspect piqueté à la région (Br, Li, Au, Fe, SO^4, S, Mn, O^4, etc.). La rougeur ou le prurit peuvent se prolonger longtemps : Ca, 18 jours environ, etc.

257. — **Résistance du corps humain. — Généralités.** — La résistance du corps humain ne peut être comparée à la résistance des conducteurs métalliques. Elle dépend de l'état ionique des tissus, du degré de polarisation. Avec les électrodes électrolytiques, le plus ou moins de facilité de pénétration des ions modifie la résistance. Aussi est-ce là une étude très complexe qui ne peut se faire que par l'analyse des phénomènes divers de l'ensemble desquels résulte le degré de résistance totale.

D'une façon générale, voici l'ordre de conductibilité des

tissus généralement admis : nerf, sang, muscle, peau, tendon, graisse, os (Alt, Schmidt).

Dans l'espace interpolaire, les lignes de flux ne se répartissent donc pas uniformément. Elles sont d'autant plus
denses dans un tissu que ce tissu est moins résistant. C'est
pour cette raison qu'un nerf répond si facilement aux excitations de l'état variable, même lorsqu'on a placé l'électrode
active loin de son point d'élection.

Le sang joue un grand rôle dans la conductibilité du
corps humain. Comme les liquides fixes de l'organisme, il
est constitué par une solution d'électrolytes (sels, acides,
bases) et de corps non électrolytes (albuminoïdes, graisses,
sucres, etc.). Lorsqu'on soumet une région à l'action du
courant continu, on voit au début l'aiguille du milliampèremètre monter rapidement, ce qui indique une diminution de la résistance du corps. Cette diminution a été considérée jusqu'ici comme due à l'afflux sanguin sous les
électrodes. Voici pourquoi : lorsqu'on applique le courant
à l'aide d'électrode mouillée, l'imbibition étant bien opérée, le contact parfait, la zone de plus grande résistance
du circuit est l'épiderme. L'épiderme offre au passage du
courant une résistance incomparablement supérieure à
celle de tous les autres tissus. Or dès les débuts de l'application la peau rougit à cause de la dilatation des petits vaisseaux. Il était assez naturel de conclure que c'était du fait
de cette vasodilatation que diminuait la résistance cutanée.
Le professeur Leduc vient de s'inscrire en faux contre cette
manière de voir, d'une part, en prouvant que les phénomènes ioniques suffisent à expliquer la chute de la courbe de
résistance, d'autre part, en prouvant que la congestion
sous les électrodes ne modifie pas la résistance (Cf. § 265).

258. — **Modification de la résistance du corps par la
polarisation des tissus**. — Si l'on met de côté la polarisa-

tion des électrodes qui modifie au cours d'une expérience la résistance observée, il est une polarisation qu'on ne peut éviter, c'est celle qui se produit dans l'intimité des tissus. M. Weiss a employé le dispositif suivant pour la mesurer. — Les deux mains du sujet plongent dans deux vases renfermant une solution de chlorure de sodium et communiquant respectivement avec les deux pôles d'une pile. Au moyen d'une clef on peut mettre la pile hors circuit en même temps que les vases se trouvent mis en communication avec les deux armatures d'un condensateur, l'un d'eux étant à la terre. Le condensateur prend une charge proportionnelle à la force électro-motrice de polarisation. Quand le condensateur est ainsi chargé, on le décharge sur un galvanomètre balistique.

M. Weiss a trouvé que la polarisation propre aux tissus peut être évaluée à 0,20 à 0,25 volt.

259. — **Mode opératoire pour mesurer la résistance du corps humain.** — La mesure de la résistance du corps humain se fait de différentes façons. L'importance de cette mesure en électro-physiologie et en électro-diagnostic d'une part, et, d'autre part, les erreurs colossales qui ont été commises sur son appréciation, rendent l'étude des procédés opératoires absolument nécessaire si l'on veut tirer quelque profit de sa notion.

Nous classerons ces procédés en deux groupes : 1° Méthode des courants galvaniques. Procédé de M. Weiss (Pont de Wheatstone) ; Procédé de M. Mergier (Méthode de l'ohmmètre) ; Procédé de M. Bergonié (Méthode de réduction à l'unité, appareil modifié par M. Bordier). 2° Méthode des courants faradiques.

260. — **Mesure de la résistance du corps humain par le procédé de M. Weiss (Pont de Wheatstone).**
La figure 46 montre le dispositif de M. Weiss.

Les deux branches supérieures du haut renferment :
l'une le rhéostat R, l'autre le sujet (dont les deux mains ou
les deux pieds sont respectivement plongés dans les vases
V et V') et la résistance fixe X égale à 500 ω.

Les deux branches inférieures renferment les résistances Y, Z égales chacune à 50 ω. De cette façon pour que le
galvanomètre G marque 0, il faut que la résistance R soit
égale à la résistance de la branche renfermant le sujet et la
résistance X de 500 ω. La résistance du sujet s'obtient donc
par la soustraction (R — X). Les phénomènes de polarisa-

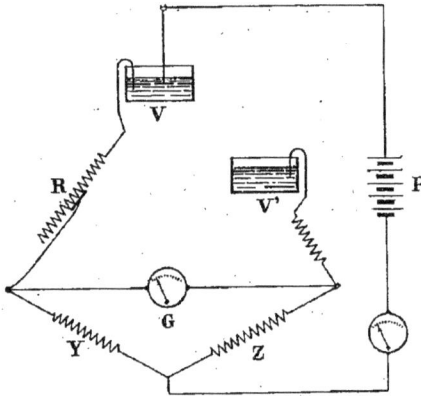

Fig. 46.

tion sont d'ailleurs égaux des deux côtés. Quant à la polarisation des tissus, M. Weiss a indiqué un moyen pratique de la mesurer (§ 258).

261. — **Mesure de la résistance du corps humain par
le procédé de l'ohmmètre (Mergier).** — Deux circuits
sont enroulés sur deux cadres mobiles placés à angle droit.
Ces deux cadres sont montés en dérivation sur le circuit
d'une pile. Leur équipage est placé dans un champ magnétique. Suivant que l'intensité est plus ou moins grande
dans l'un ou dans l'autre circuit, l'équilibre du système

dans le champ varie. Il suffit de graduer empiriquement l'appareil pour avoir la différence ohmique des deux circuits dont l'un renferme la résistance à mesurer.

262. — **Mesure de la résistance du corps humain par le procédé de M. Bergonié (méthode de réduction à l'unité). Appareil modifié de M. Bordier.** — Ce procédé d'une très grande précision a été exposé par M. Bergonié au Congrès de l'A. F. A. S., 1902 (cf. *Soc. Biol.*, 1902). Il a été employé par divers expérimentateurs et notamment par M. Bordier qui a décrit une modification de l'appareillage (Congrès de l'A. F. A. S., 1903).

Ce procédé est basé sur la mesure de la différence de potentiel aux bornes de l'emploi lorsque le courant qui traverse le corps a une intensité de 1 milliampère.

Il consiste essentiellement en ceci : on ferme le circuit d'une source, par exemple une source à 110 v continu sur une résistance dont une partie est réglable (rhéostat), et dont l'autre, fixe, présente une résistance invariable de 50 ω par exemple. Un ampèremètre placé dans ce circuit indique quand le courant a une intensité de 1 ampère, on l'y amène facilement en modifiant la position du curseur du rhéostat. Quand le courant est de 1ᴬ, la différence de potentiel aux extrémités de la partie fixe est de 50 volts (Loi d'ohm).

La partie invariable de la résistance (50 ω) est constituée par un fil de ferro-nickel d'une longueur L sur lequel on prend une dérivation : l'un des pôles de la dérivation est pris à une extrémité, l'autre à un curseur dont la distance au premier, l, est indiquée par une échelle millimétrique. Dans le circuit de cette dérivation on place le corps à mesurer et un milliampèremètre très sensible au 1/10 de mA. On agit sur le curseur jusqu'à ce que le courant soit de 1 mA. On lit la longueur l. On sait alors que la force électromotrice aux bornes de l'emploi est $\dfrac{50^v}{L} \times l$, et la résistance du corps est donnée par la formule d'Ohm :

$$R = \frac{\frac{50}{L} \times l}{0^A.001} \text{ ou } R = \frac{50,000}{L} \times l.$$

Le nombre $\dfrac{50.000}{L}$ est constant pour chaque appareil. La mesure est immédiate.

Que l'on emploie la méthode Bergonié-Bordier ou une autre, rappelons qu'il y a toujours lieu de tenir compte de la polarisation des tissus et de la résistance des électrodes qu'on apprécie en les mettant au contact, il faut savoir aussi que la résistance varie durant les premiers instants de l'application, variation qu'on a l'habitude d'attribuer à l'afflux sanguin, mais que M. Leduc rattache uniquement aux phénomènes ioniques sous les électrodes, et qu'enfin les résistances de l'épiderme varient suivant les régions et suivant les sujets indépendamment de tout état pathologique.

263. — **Mesure de la résistance du corps humain par le procédé des courants faradiques.** — Quoique les procédés précédents suffisent au médecin électricien pour apprécier la résistance, il est indispensable de compléter cette étude par l'exposé d'une autre méthode basée sur l'emploi des courants faradiques, parce que, cliniquement, il y a des divergences dans les résultats acquis. Le mode opératoire le plus pratique est celui de M. Bergonié (A. F. A. S., 1896).

Voici en quoi il consiste :

Le courant faradique traverse d'une part la résistance à mesurer, d'autre part un rhéostat étalonné ; chacun de ces circuits aboutit à un téléphone différentiel. Lorsque les résistances sont égales dans chacun des deux circuits, le téléphone est muet.

Rien n'est plus simple dès lors que d'agir sur le rhéostat jusqu'à ce qu'on obtienne le silence de l'appareil.

M. Bergonié se sert de son rhéostat à liquide gradué spécialement en ohms.

L'étude de la résistance aux courants faradiques montre
avant tout que la durée de l'expérience n'entraîne pas de
diminution de la résistance comme lorsqu'on opère avec le
courant continu ; cela se conçoit, puisque les phénomènes
ioniques et congestifs sont réduits au minimum.

264. — **Résistance électrolytique des liquides de l'organisme.** — Les ions sont les véhicules du transport du
courant dans les solutions électrolytiques comme le sang
et les autres liquides de l'organisme. La conductibilité est
alors fonction du nombre et de la vitesse des ions. Dans les
solutions où il y a d'autres substances dissoutes que les
électrolytes, les molécules non ionisées ne sont que des obstacles aux mouvements des ions.

C'est pourquoi les solutions gélatineuses d'électrolytes
conduisent moins bien le courant que les solutions pures.
L'opinion contraire a été longtemps soutenue à tort.
1 gramme d'hémoglobine ajouté à 99 grammes de sérum
abaisse sa conductibilité de 0,8 0/0 (Stewart) ; 1 gramme
d'albumine ajouté à 100 grammes de sérum l'abaisse de
2,5 0/0 (Tangl et Burgasky) (1).

Les récentes expériences du professeur Leduc, de Nantes
ont complètement mis en lumière l'influence des molécules
non électrolytes sur la vitesse de diffusion des électrolytes.
D'ailleurs les ions n'ont pas tous la même vitesse dans une
solution gélatineuse de concentration déterminée. De même
qu'au milieu de gros obstacles les petits mobiles chéminent
plus facilement, de même au milieu des grosses molécules
gélatineuses les petits ions, d'architecture simple, se glis-
sent plus vite que les gros ions complexes (Leduc).

La même raison explique que le sang devient plus con-

(1) Cf. CHANOZ, *Lyon méd.*, 1901.

ducteur quand la température s'élève, à cause de la plus grande liberté laissée au mouvement des ions (Oker-Blom).

La conductibilité du sérum du sang de bœuf à 25° est égale à celle d'une solution de NaCl à 7 0/00 (Oker-Blom). Elle varie d'un sujet à l'autre.

265. — **Résistance du corps suivant les ions des solutions employées comme électrodes** (Travaux de Leduc et Gonzalez). — En employant une très grande électrode indifférente et une petite électrode de 10 à 12 centimètres carrés imbibée de la solution électrolytique à étudier, on peut se rendre compte de la différence de conductibilité propre à chaque espèce d'ions. On voit ainsi que chaque espèce d'ions a sa courbe de conductibilité propre. Les intéressants travaux de MM. Leduc et Gonzalez Quijano sont de précieux documents pour cette étude, on les trouvera dans la thèse de Gonzalez Quijano (Paris, 1902).

Lorsqu'on veut déterminer la résistance du corps humain, il faut bien savoir qu'elle est avant tout sous la dépendance des ions mobilisés. On peut, par exemple, avec les mêmes électrodes, trouver une résistance de 4.000 ω si l'ion quinine est l'ion actif, et de 700 ω si c'est l'ion chlore. Une solution de chlorhydrate de quinine à l'électrode active a donné ces chiffres au professeur Leduc, suivant qu'il employait cette électrode active comme anode (ion quinine) ou comme cathode (ion chlore).

Les travaux de M. Leduc, et les vues nouvelles sur la conductibilité électrolytique ont une portée énorme dans le domaine de l'électrologie clinique. On sait en effet combien était vague le chapitre de l'électro-diagnostic basé sur la mesure des résistances. On disait bien : la résistance est diminuée dans le goitre exophtalmique, augmentée dans certaines psychoses : à mesure que la guérison s'opère la ré-

sistance tend à redevenir normale. Mais quand le praticien
voulait établir des chiffres et les comparer avec les travaux
de ses devanciers, il ne trouvait aucun point de repère. Et
quand on songe à la défectuosité des mesures opérées par
certains expérimentateurs qui ne précisent ni la grandeur
ni la nature des électrodes, ni le voltage employé, ni la
région du corps explorée, et qui pour cette mesure n'ont
eu recours qu'à des procédés approximatifs tels que celui
du voltmètre combiné avec l'ampèremètre, on s'aperçoit
que le chapitre de l'électro-diagnostic pour la mesure des
résistances est un chapitre à créer. Voici comment il faut
l'envisager :

266. — **Résultats donnés par les mesures de résistance sur le corps humain. Comment il faut les interpréter.** — La résistance du corps est surtout fonction de la
résistance de la peau, et en particulier des couches épider-
miques.

Cette résistance est déterminée par l'état ionique des tissus. Elle diminue à mesure que la peau est pénétrée par
les ions, et non à mesure qu'elle est mieux imprégnée par
le liquide de l'électrode (quand du moins cette électrode a
été bien appliquée dès le début), ni à mesure qu'elle est
plus vascularisée.

Telles sont les conclusions des travaux de M. Leduc.
Voici sur quels faits elles reposent.

α) Tout d'abord on a vu, § 265, la différence de conductibilité suivant l'ion actif.

β) On peut se rendre compte que l'imprégnation liquide
de la peau ne modifie pas la résistance, quand une fois l'é-
lectrode a été bien appliquée, par l'expérience suivante (Leduc). Les deux électrodes étant en place, on ferme le circuit
d'une source à voltage constant, telle qu'un accumulateur
de grande capacité, le temps nécessaire pour lire l'indica-

'tion du milliampèremètre, puis on recommence l'opération à intervalles plus ou moins éloignés. L'intensité reste la même. Avec de forts voltages on trouve une petite diffé-rence à chaque mesure, mais cette différence est due aux phénomènes ioniques au cours de chaque lecture.

γ) On peut se rendre compte que la vascularisation de la peau n'a pas l'effet qu'on lui a prêté par les expériences suivantes (Leduc). Si l'on constitue un circuit comprenant le sujet de telle sorte que l'une des électrodes constituée par un manuluve de solution salée à 1/100 à la tempéra-ture de 50° puisse être instantanément remplacée par un manuluve semblable de même solution à 0, on voit que la conductibilité du système est exactement la même (la sur-face de contact étant la même dans les deux cas), ce qui prouve que la vaso-dilatation due à la chaleur ne modifie pas la résistance.

On peut encore démontrer ce fait autrement (Leduc). On prend une grande cathode constituée par une électrode imprégnée de solution de KCl, et une petite anode impré-gnée de solution de chlorhydrate d'adrénaline. Sous l'in-fluence du courant la peau s'anémie. La résistance devrait donc augmenter. Il n'en est rien en réalité ; au contraire la résistance diminue rapidement.

En conséquence voici comment on peut résumer les faits relatifs à l'appréciation de la résistance au courant continu.

La résistance du corps, et de la peau en particulier, est liée à l'état ionique.

Elle diminue au fur et à mesure que la peau s'ionise, et la vascularisation ne joue dans ce phénomène de diminu-tion qu'un rôle minime, peut-être nul.

Tant que l'ionisation n'est pas parfaite, totale, la résis-tance est essentiellement variable, et par conséquent diffé-rente suivant le moment auquel on la considère.

Toute mensuration qui ne tient pas compte de cette courbe d'ionisation n'a aucune valeur.

Chaque ion considéré à une courbe propre, variable suivant les sujets, variable aussi suivant le voltage, puisque l'ionisation se fait d'autant plus vite que le voltage est plus élevé.

De là résulte une technique opératoire que M. Leduc propose dans les termes suivants (1).

Prendre une électrode indifférente formée de 8 épaisseurs d'un tissu de coton hydrophile de 10 centim. sur 20 centim. imprégnée d'une solution de KCl au centième (la conductibilité par l'ion K et par l'ion Cl est la même), enroulée dans le sens de sa longueur autour du mollet, recouverte d'une feuille de plomb laminé et d'une plaque métallique en rapport avec le réophore, le tout convenablement serré par une bande. Pour petite électrode on emploierait un disque formé de huit épaisseurs d'un tissu de coton hydrophile imprégné de la solution à étudier, le tout recouvert d'un disque métallique, et convenablement serré à l'aide d'une bande élastique sur la partie moyenne de la face antérieure de l'avant-bras. La tension serait de 6 volts.

Tel est l'état de la question. C'est, on le voit, une étude à refaire au point de vue clinique. L'électro-diagnostic sera enrichi de données nouvelles lorsqu'on connaîtra pour chaque ion sous un voltage donné la courbe de conductibilité en fonction du temps dans tel ou tel cas pathologique.

La valeur ohmique absolue de la résistance du corps n'est d'ailleurs pas déterminée directement dans les expériences de M. Leduc. Mais on conçoit que l'emploi des procédés décrits ci-dessus combinés avec le mode opératoire de M. Leduc permette de construire la courbe ohmique absolue. Il serait prématuré de s'étendre plus longuement sur ce sujet en ce moment.

(1) *Arch. Elect. méd.*, 25 janvier 1904.

267. — Applications de l'électrolyse au transport des médicaments et son utilité pour les traitements locaux. — Depuis les publications du professeur Bouchard sur les traitements locaux qui consistent à apporter directement les principes curatifs là où ils sont utiles, le transport électrolytique des substances médicamenteuses a été remis en honneur. Ebauchée depuis longtemps (Palaprat, 1833, Bruns, 1870, Munch, 1873, Lauret, 1885, Gärtner, 1884, Wagner, 1886), cette méthode a été surtout étudiée depuis 1890, grâce aux travaux d'une série d'expérimentateurs : Edison pour la lithine, Aubert pour la pilocarpine, Labatut qui compare l'action des différentes solutions sur la peau, puis Weiss, Guilloz, Leduc, Frankenhaüser.

Les récents travaux de Leduc et de Gonzalez Quijano ont synthétisé toutes les connaissances acquises sur ce sujet d'une importance capitale en médecine.

Le mode opératoire est simple, mais certaines précautions doivent être prises.

L'instrumentation se compose des appareils ordinaires destinés à l'application du courant continu.

Les électrodes sont constituées soit par des bains électrolytiques (mains, pieds, ou tout un membre) ou bien par des électrodes de ouate ou de tissu spongieux imbibés de la solution d'électrolyte utile.

Dans ce dernier cas, si l'on veut agir le plus localement possible et éviter la dissémination rapide des substances actives dans l'organisme, il est bon de comprimer les téguments sous la pression de l'électrode pour les anémier et réduire au minimum la circulation sanguine à ce niveau. Seulement dans ces conditions, avec les électrodes ordinaires, les téguments moins comprimés au niveau des bords sont plus conducteurs et le transport des ions se fait surtout à la périphérie où les lignes de forces sont plus denses. Aussi doit-on mettre sous les bords une feuille de caout-

chouc. L'ouverture centrale de cette feuille correspond à la
région centrale de l'électrode et à la région du corps à traiter. On peut d'ailleurs, comme le fait M. Leduc, donner une
certaine épaisseur aux bords isolants, de telle sorte que les
tissus sous-jacents aux bords se trouvent plus anémiés
encore que ceux du centre, condition favorable à la concentration des lignes de force dans la région centrale intéressante.

Les solutions sont variables de 1 à 3 0/0 en moyenne.
D'ailleurs le degré de concentration ne fait rien pour la pénétration. Le nombre de coulombs seul est à considérer pour
évaluer la quantité des ions charriés.

268. — **Cataphorèse.** — Si l'on réunit deux vases renfermant un liquide par un tube capillaire ou une membrane
poreuse et qu'on fasse passer un courant, il y a transport
en masse du liquide du vase + vers le vase —. C'est ce
transport en masse qu'on appelle la cataphorèse.

Dans certains cas il peut exister un transport de la cathode
vers l'anode (anaphorèse) : ainsi certaines substances colloï-
dales dans les hydrosels (expériences de Lindner et Picton) (1).
L'hydrate de fer, l'hydrate d'argent, l'oxyhémoglobine sont
transportés vers l'anode, le bleu d'aniline, le sulfure
arsénieux vers la cathode. Les corps basiques seraient donc
soumis à la cataphorèse, les corps acides à l'anaphorèse.
Peut-être en dernière analyse la cataphorèse et l'anaphorèse
se réduiraient-elles à un phénomène lié au transport des
ions. Le phénomène de la cataphorèse a une conséquence
importante en physiologie électrique. Si l'on soumet à
l'action du courant continu une région dont la circulation
a été artificiellement interrompue, on voit, en raison du
transport en masse des liquides organiques de l'anode vers

(1) Cf. aussi Ensch, *Arch. Elect. méd.*, 15 nov. 1903.

la cathode, la région sous-jacente à l'anode se flétrir, se dégonfler, alors qu'au contraire la région sous-cathodique s'œdématie.

Le phénomène est moins manifeste si la circulation n'est pas interrompue, les apports circulatoires compensant continuellement les pertes ou les apports cataphorétiques en rétablissant l'équilibre.

III. — Actions d'ordre physiologique dues au passage du courant continu.

269. — **Généralités**. — En dehors des actions d'ordre physico-chimique précédemment étudiées, le courant produit certaines manifestations d'ordre physiologique presque toutes particulières au tissu nerveux vivant.

Il ne faudrait d'ailleurs pas vouloir séparer ces actions des phénomènes ioniques. Les phénomènes ioniques étant l'essence même du passage du courant, il faut au contraire regarder les manifestations physiologiques nerveuses comme une de leurs conséquences. Il n'en est pas moins vrai qu'étant d'un ordre spécial elles doivent être étudiées à part.

270. — **Actions sensitives**. — Parmi ces phénomènes il faut signaler d'abord la sensation spéciale qui accompagne le passage du courant. C'est un picotement brûlant suivant l'expression de Volta, d'autant plus violent que le courant est plus intense, et allant progressivement à la sensation de chaleur, puis de brûlure.

La sensation varie suivant le pôle ainsi que devait le faire prévoir l'analyse des phénomènes électro-chimiques polaires.

La sensation polaire négative est plus douloureuse et plus profonde. D'ailleurs chacune de ces sensations est tout à fait *sui generis,* et la meilleure définition ne saurait rem-

placer l'expérience ; il suffit de les éprouver pour les reconnaître.

La sensation électrique va en s'atténuant ; de telle sorte
qu'on supporte peu à peu des intensités croissantes qui
auraient été très pénibles au début.

**271. — Action du courant continu sur les excitations
motrices et sensitives. — Electrotonus.** — Nous sommes
forcé ici de devancer un peu l'ordre des matières et de
parler de l'influence du courant continu sur un phénomène
dont l'étude est liée à celle de l'état variable. Le nerf soit
sensitif, soit moteur, répond aux excitations de l'état variable du courant, aux excitations du courant faradique, du
courant alternatif ou ondulatoire ; ces phénomènes obéissent à certaines lois qui seront étudiées plus loin. Eh bien,
ce qu'il y a de particulier à étudier ici, c'est que le courant
continu apporte une modification profonde à ces phénomènes et l'étude de cette modification constitue un chapitre important de la physiologie du courant continu.

Les modifications subies par un nerf lorsqu'il est traversé
par un courant continu portent le nom d'électrotonus.
Avant d'étudier l'électrotonus, il est utile [de rappeler la
constitution générale du système nerveux telle qu'elle est
aujourd'hui admise ; c'est-à-dire d'exposer brièvement la
théorie du neurone.

**272. — Exposé de la théorie du neurone dans ses
rapports avec la physiologie électrique des nerfs.** — Le
neurone est l'élément fondamental du système nerveux. On
donne le nom de neurone à la cellule nerveuse avec tous ses
prolongements. Les prolongements sont de deux sortes :

1° Les prolongements protoplasmiques qui conduisent l'influx
nerveux de leurs extrémités vers la cellule (prolongements
cellulipètes). Ils se terminent par des arborisations appelées dendrites.

2° Le prolongement cylindraxile ou axone, qui conduit l'influx nerveux de la cellule vers l'extrémité (prolongement cellulifuge).

Dans les fonctions nerveuses on peut considérer deux arcs différents :

1° L'arc réflexe pur et simple qui consiste en une excitation extérieure suivie d'un mouvement et qui met en action deux neurones périphériques sans participation des centres.

2o L'arc central qui fait entrer en scène les neurones centraux.

Quelques mots d'explication feront comprendre l'utilité de cette distinction :

1° *Arc réflexe simple.* — Le circuit réflexe le plus simple est constitué par deux neurones dits périphériques parce qu'ils sont en relation directement avec le monde extérieur, l'un par ses prolongements plasmiques cellulipètes (neurone sensitif), l'autre par son cylindraxe cellulifuge (neurone moteur). Le corps cellulaire du neurone sensitif se trouve dans les ganglions spinaux sur le trajet des racines postérieures des nerfs rachidiens. Le corps cellulaire du neurone moteur se trouve dans les cornes antérieures de la moelle.

Les dendrites du neurone des cornes antérieures viennent se juxtaposer aux filaments de l'arborisation terminale du cylindraxe du neurone sensitif sans s'anastomoser avec eux comme on le croyait autrefois.

2° *Arcs centraux.* — Sur le circuit du réflexe simple A B H G où l'impression reçue à l'extrémité de G (organes sensitifs) est traduite immédiatement en un mouvement à l'extrémité de A (muscles), prenons une dérivation en E d'une part et en C d'autre part, de telle sorte qu'une partie de l'influx nerveux venu de G prenne la voie dérivée M, passe par un neurone sensitif central, puis par un neurone moteur central, et revienne par L aux dendrites de B, nous aurons dans son schéma le plus simple la représentation des voies centrales nerveuses. Ces circuits dérivés sont de diverses sortes suivant le siège des neurones qui les constituent, neurones appelés d'ailleurs « neurones centraux » par opposition aux neurones périphériques tels que ABC, DEHG, en relation avec le monde extérieur. C'est ainsi qu'il existe un circuit cérébelleux, un circuit cérébral. Le circuit cérébral se compose dans sa plus grande simplicité d'un neurone sensitif central (dont le corps cellulaire est dans les noyaux bulbaires de Goll et de Burdach) et d'un neurone mo-

teur central (dont le corps cellulaire constitue les cellules py-
ramidales de la zone cérébrale psychomotrice).

Il y a d'autre part des neurones d'association dans la substance grise, soit du cerveau, soit du cervelet. Ils constituent
d'autres voies dérivées sur les voies centrales.

Dans le neurone, le corps cellulaire joue surtout le rôle de
centre trophique.

Ce n'est pas, d'après Morat, au niveau du corps cellulaire

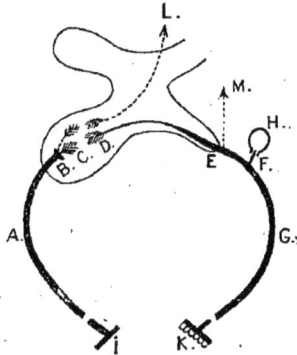

Fig. 47. — A. Cylindraxe cellulifuge du neurone périphérique. —
B. Corps cellulaire du neurone moteur (corne antérieure). — C.
Dendrites du neurone moteur. — D. Arborisation terminale du
cylindraxe cellulifuge du neurone sensitif. — E. F. Cylindraxe cellulifuge du neurone sensitif. — H. Ganglion spinal postérieur où
se trouvent les corps cellulaires des neurones sensitifs périphériques. — F. G. Prolongement plasmique cellulipète du neurone
sensitif (Arc cylindraxe). — E. F. G. constitue les ramifications
en T de Ranvier. — I. Muscles. — K. Epithélium. — M. L. Arcs
centraux dérivés.

que paraît s'élaborer l'influx nerveux, si l'on peut ainsi dire
(Cf. Morat, *Rev. Sc.*, 1894, 2ᵉ sem., 642-679), mais bien plutôt
au niveau des articulations des dendrites d'un neurone avec les
arborisations terminales d'un neurone voisin. La participation
soit de cette articulation, soit du corps cellulaire à l'acte nerveux n'est d'ailleurs pas absolument définie.

Si l'on sectionne un nerf, le bout périphérique dégénère (dégénérescence Wallerienne, 1852). Supposons que la section soit
faite au niveau des racines postérieures entre le ganglion spinal et la moelle, c'est le prolongement cylindraxile médullaire

ED qui dégénère. Ce serait la partie GK qui dégénérerait si la section était G. Si l'on sectionne les racines antérieures, c'est le prolongement cylindraxile AI qui dégénère. En un mot les nerfs sensitifs KG ont leurs centres trophiques dans les ganglions spinaux et les nerfs moteurs dans les cornes antérieures.

Ces données sur la constitution générale du système nerveux sont indispensables pour comprendre ce qui va suivre.

273. — Fonctionnement normal du neurone. — 1° Dans le corps cellulaire, lorsque le neurone est au repos, se forme progressivement une substance appelée chromophile à cause de son avidité pour les substances colorantes. Lorsque le neurone est soumis à des excitations fonctionnelles, soit normales, soit expérimentales, telles que les excitations électriques de l'état variable, la chromophile s'épuise. Cette substance paraît donc constituer les matériaux de réserve qui alimentent le travail nerveux. C'est pour cette raison que les centres nerveux des animaux au réveil ont leurs cellules chargées de chromophile, tandis qu'elles en sont presque dépourvues après une journée de travail.

2° Au niveau des articulations des neurones entre eux (articulation des dendrites avec les arborisations terminales des cylindraxes) se passent des phénomènes d'une importance capitale. Les prolongements dendritiques et cylindraxiles sont doués de mouvements amiboïdes mis en évidence à partir de 1896.

Les travaux de Mlle Stefanowska (1897, *Galvanisation du cerveau*) et de Odier (*Action des courants faradiques sur les neurones moteurs périphériques*) ont mis hors de doute l'amœboisme des prolongements terminaux.

Notons ici que lorsqu'on soumet à l'électrisation faradique très prolongée les neurones moteurs périphériques, leurs prolongements se rétractent au point de disparaître dans le corps de la cellule.

274. — Constitution du nerf. — Le nerf se compose

d'un faisceau de fibres nerveuses dont la partie essentielle est le prolongement cellulifuge ou cellulipète des neurones. Ce filet nerveux, ancien cylindraxe, est entouré d'une gaine de myéline et d'une membrane externe dite gaine de Schwann. Ces fibres se groupent en faisceaux eux-mêmes réunis par du tissu conjonctif, le névrilème, où s'infiltrent les vaisseaux nourriciers du nerf.

275. — **Fonction du nerf.** — Le nerf a surtout un rôle de conduction. Les fibres nerveuses sont comparables à des conducteurs électriques à brins multiples et isolés. La vitesse de conduction des nerfs pour l'influx nerveux a été évaluée de 30 à 60 m. par seconde. Il ne faut pas en raison de cette grande différence de vitesse de l'influx nerveux dans le nerf et de la perturbation électrique dans un conducteur métallique, conclure à l'hétérogénéité absolue des deux phénomènes. L'électricité dans les conducteurs non métalliques se propage avec une vitesse parfois très faible (Cf. § 295).

Les nerfs tels que nous les étudions anatomiquement peuvent être classés en sensitifs, moteurs et mixtes. Il y faudrait d'ailleurs ajouter des nerfs de fonctions spéciales tels que les nerfs sécrétoires, etc. Mais, en général, on peut dire qu'ils se composent soit de fibres cellulifuges seulement, soit de fibres cellulipètes seulement, expressions qui se comprennent d'elles-mêmes d'après l'étude du neurone, soit des deux à la fois (nerfs mixtes).

Chaque fibre nerveuse n'a pas une conductivité spécifique pour telle ou telle sensation, tel ou tel influx nerveux. Ce qui fait la spécialisation fonctionnelle de la fibre nerveuse, ce sont ses rapports avec les centres. D'ailleurs, les centres eux-mêmes ne sont pas exclusivement spécialisés à telle ou telle fonction : dans une certaine mesure, ils peuvent se suppléer. L'équilibre de l'organisme est tel qu'un organe spécialisé par habitude à une fonction, peut se trouver mis en demeure de prendre un autre rôle. Et si cette nouvelle fonction n'est pas trop différente, si en un mot, il est encore capable de s'y adapter, la mutation s'opère au grand profit de l'économie générale.

Il faut du reste savoir que si l'anatomie nous enseigne la topographie des territoires nerveux, sensitifs et moteurs, cette division est loin d'être absolue. Grâce aux anastomoses qui se font entre les nerfs, et en particulier au niveau des plexus terminaux, chaque nerf renferme des fibres qui topographiquement sont d'un autre territoire. C'est là que se trouve l'explication de la persistance de la sensibilité ou de la motricité dans des territoires dont le nerf est sectionné ; ou encore de la restauration rapide de ces fonctions, restauration qui ne saurait avoir lieu qu'après plusieurs mois par régénérescence du nerf.

276. — **Etude de l'Electrotonus** (1). — Le nerf soumis à l'action du courant continu est le siège de divers phénomènes réunis sous le nom d'électrotonus.

L'électrotonus comprend deux groupes de faits :

1° L'apparition des courants électrotoniques regardés comme un phénomène purement physique par certains auteurs, et comme purement physiologique par d'autres ;

2° Les modifications des phénomènes d'excitation du nerf soumis au courant continu.

277. — **Courants électrotoniques.** — **Anélectrotonus.** — **Cathélectrotonus.** — Soit un nerf A B dont on galvanise un segment *ab* au moyen d'électrodes impolarisables.

_____

(1) D'après Wiazemsky, ce n'est pas du Bois-Reymond qui, ainsi qu'on l'admet généralement, aurait découvert l'électrotonus en 1843. Les véritables auteurs en seraient Longet et Gérard, physiologistes français qui ont en même temps donné une théorie du phénomène (*Soc. des Natur. de Moscou*, décembre 1900, in *Arch. élect. méd.*, 15 avril 1902).

Si l'on place en $a'b'$ deux électrodes également impolarisables et qu'on les relie par un fil conducteur ayant dans son circuit un galvanomètre, on constate un courant de même sens que le courant ab. De même en $a''b''$. Ces courants $a'b'$ $a''b''$, sont dits courants électrotoniques. Le courant

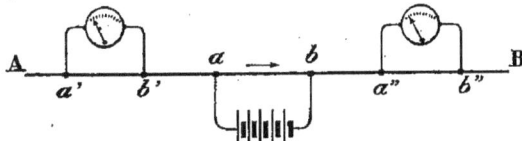

Fig. 48.

cathélectrotonique du segment en aval de la cathode $a''b''$ est plus fort que le courant anélectrotonique $a'b'$ du segment en amont de l'anode. Si l'on interrompt brusquement le courant d'excitation, les courants électrotoniques s'inversent un court moment, puis disparaissent.

278. — **Modification de l'excitabilité des nerfs en état d'électronus.** — Reprenons la figure 47, soit le nerf A B soumis à un courant continu dans son segment ab. Sous l'influence du passage du courant on remarque que les excitations de l'état variable qui seront étudiées plus loin sont moins fortes que normalement, à voltage égal, du côté de l'anode, et plus fortes du côté de la cathode. Autrement dit dans la région $a''b''$ du cathélectrotonus, une excitation plus faible que l'excitation minima normale est capable de produire un effet (sensitif ou moteur suivant le nerf) ; dans la région $a'b'$ il faut, au contraire, une excitation plus forte que l'excitation normale minima.

279. — **Nature de l'électrotonus.** — On voit donc que le courant continu est capable de modifier certaines propriétés des nerfs et de faire naître certaines manifestations.

Il suffit, pour l'étude des actions du courant continu sur
l'organisme, de constater ces faits ; quant à leur nature
même, elle est encore discutée. Les uns assimilant le nerf à
un conducteur tel qu'un fil de platine plongé dans une solution électrolytique (Hermann, Matteucci) croient pouvoir
rattacher les courants électrotoniques aux phénomènes
physiques purs et simples ; d'autres, partant d'expériences
semblables, mais faites dans d'autres conditions, les regardent comme inséparables des propriétés vitales du nerf (du
Bois-Reymond). Aussi y aura-t-il lieu de revenir sur cette
question en étudiant les phénomènes auto-électriques propres à la matière vivante.

280. — **Actions physiologiques du courant continu
sur les centres nerveux.** — Nous laissons de côté ici les
expériences dans lesquelles l'excitation a été portée directement sur la substance cérébrale, car alors c'est surtout
l'étude de la période d'état variable qui offre de l'intérêt à
cause des contractions produites dans les groupes musculaires correspondant à une zone corticale ou à une zone de
substance blanche donnée.

La galvanisation médiate se fait en appliquant de larges
électrodes sur le front, les régions temporales, la nuque.
Avec des électrodes bi-temporales, on obtient une sensation
de vertige, le sujet se croit entraîné vers la cathode, de
sorte qu'il se penche du côté anodique pour lutter contre
cet entraînement. Avec une anode frontale et une électrode
indifférente (nuque ou corps) le sujet éprouve une augmentation de lucidité intellectuelle, tandis qu'avec la cathode frontale, c'est plutôt une sensation de somnolence
(Cf. travaux de Leduc).

APPENDICE

**Phénomènes électriques propres à la matière vivante.
Electrogénèse animale.**

281. — Généralités. — De même que dans le monde
inorganique, nous voyons presque toutes les manifestations
de l'énergie moléculaire s'accompagner de phénomènes
électriques, de même dans les organismes vivants, le travail de la cellule entraîne une production d'électricité.

Cette production, très faible en général, peut atteindre
dans certains cas une valeur très appréciable. Chez quelques espèces animales, la fonction électrogène, utile à la vie
de relation, a pris un développement tout particulièrement
remarquable, comme on en voit un exemple frappant chez
les poissons électriques.

La production d'électricité par les muscles et les nerfs
soupçonnée mais inexactement interprétée par Galvani
(1786), niée par Volta, étudiée et affirmée beaucoup plus
tard par Matteucci, du Bois-Reymond, etc., entre aujour-
d'hui dans le domaine des connaissances exactes, grâce aux
progrès de la physique biologique. C'est, en effet, à la suite
des expériences de Lippmann sur les phénomènes électro-
capillaires que d'Arsonval put édifier sa théorie de l'élec-
trogénèse animale, la première vraiment physique, la
première qui ne soit pas une simple hypothèse.

Nous devons nous borner ici à étudier la production d'é-
lectricité par les muscles et les nerfs. Il y a lieu de considérer successivement ces organes au repos et en activité.

**282. — Phénomènes auto-électriques du muscle au
repos.**
I. Si l'on prend un fragment cylindrique de muscle,

c'est-à-dire un muscle cylindrique coupé par deux sections droites, on remarque :

1º Que tous les points de sa surface externe longitudinale sont électropositifs par rapport à tous les points de ses deux surfaces de section transversale ; et que par suite si l'on réunit (en se servant d'électrodes impolarisables), la surface longitudinale à la section transversale en quelque point que ce soit, un courant s'établit, dans le conducteur, de la première vers la deuxième.

2º Le potentiel électropositif de la surface externe longitudinale est d'autant plus élevé qu'on se rapproche du milieu du morceau de muscle (équateur du cylindre). Les points de la surface de section sont d'autant plus électronégatifs qu'on se rapproche du centre.

II. Si au lieu de prendre un fragment cylindrique limité par des sections droites, on prend un fragment cylindrique limité par des sections obliques, le maximum de potentiel positif se trouve dans la région de l'angle obtus, et la zone la plus électronégative est celle de l'angle aigu. Le muscle le plus parfaitement voisin de la forme rhomboïdale est le gastrocnémien de la grenouille ; l'insertion de ses fibres sur un tendon, dont la disposition est exactement celle d'une section oblique, fait que ce muscle est, de tous, celui qui se prête le mieux aux expériences d'électro-physiologie à cause de la grande différence de potentiel de ses angles aigus et obtus. Quelques points que l'on réunisse, on constate toujours un courant.

III. Ces différences de potentiel qui existent entre les différents points d'un muscle expliquent les contractions que l'on obtient en fermant le circuit de deux zones quelconques non équipotentielles, soit par un conducteur (Galvani), soit par un contact en masse avec un autre muscle, soit par immersion dans un liquide conducteur.

IV. La force électromotrice propre aux muscles, ou différence de potentiel entre les zones électronégatives et électropositives est de l'ordre du 1/100 de volt (0 v. 03 à 0 v.07 environ).

283. — Phénomènes auto-électriques du nerf au repos.

— Le nerf au repos présente à considérer les mêmes courants que le muscle, seulement ils sont plus faibles. En outre les différences de potentiel entre les différents points de la surface de section transversale sont difficiles à apprécier en raison de la petitesse du nerf comparé au muscle.

On peut donc dire pour le nerf comme pour le muscle qu'il existe : 1° Une différence de potentiel entre la surface longitudinale + et la section transversale — ; 2° que la hauteur de potentiel va croissant le long de la surface longitudinale d'un morceau de nerf au fur et à mesure qu'on se rapproche de la région médiane (équateur).

En outre il est un courant très important à considérer, c'est le courant qui s'établit entre les deux surfaces de section transversale lorsqu'on les réunit par un conducteur. C'est ce qu'on appelle le courant axial.

Le courant axial est *ascendant* dans les nerfs centrifuges. et *descendant* dans les nerfs centripètes (Cf. Mendelssohn). « La direction du courant axial du nerf est donc opposée au sens de sa fonction physiologique et il paraît d'autant plus intense que le nerf fonctionne davantage, tel celui du pneumogastrique par exemple dont les forces électro-motrices sont relativement considérables (Mendelssohn).

Les courants de repos existent aussi bien dans les nerfs sans myéline que dans les nerfs à myéline, mais ils sont beaucoup plus faibles chez les premiers.

284. — Phénomènes auto-électriques des muscles en action.

— Si l'on fait contracter un muscle pendant qu'un galvanomètre indique l'intensité de son courant de repos, on constate aussitôt que cette intensité diminue de près de

moitié. Il y a donc là comme une nouvelle force électromotrice contraire à la première, engendrée par le fonctionnement du muscle. Du Bois-Reymond appelle ce phénomène :
« variation négative du courant de repos » parce qu'il
la considère comme une simple diminution du courant de
repos, contrairement à Hermann qui voit là une force électromotrice nouvelle, un courant d'action.

La variation négative ou courant d'action se produit
avant le fait matériel de la contraction : ainsi lorsqu'on
excite un muscle, il se passe un certain temps (temps perdu) avant qu'il se contracte, c'est pendant ce temps que se
produit la variation négative.

La contraction physiologique du cœur (systole) est elle-
même précédée de la variation négative.

285. — **Phénomènes auto-électriques des nerfs en
action.** — Lorsqu'on excite un nerf, ses différents courants
de repos diminuent d'intensité, quel que soit d'ailleurs le
mode d'excitation électrique, mécanique, cérébrale, etc.

La loi est la même pour les fibres à myéline et pour les
fibres sans myéline. Dans ce dernier cas les variations sont
moins apparentes.

Le nerf peut subir la variation négative pendant 12 à
48 heures après la mort de l'animal ou l'ablation du nerf.

Lorsque le nerf est excité sur une partie de sa longueur
par un courant continu, on sait qu'il devient le siège d'autres courants propres appelés électrotonus. On peut regarder l'électrotonus avec certains physiologistes comme des
courants d'action propres lorsque le nerf est excité par un
courant électrique.

286. — **Manifestations extérieures des phénomènes
auto-électriques chez les êtres vivants.** — Les courants
de repos sont très difficiles à prouver dans le muscle non
préparé, c'est-à dire chez le sujet vivant, puisqu'il est pres-

que impossible de les dériver à travers la peau. Cependant
le professeur d'Arsonval y est arrivé à l'aide de ses électrodes impolarisables ; la blessure produite par l'une et l'autre
des deux électrodes ayant un effet égal, les différences de
potentiel observées correspondraient bien aux courants de
repos.

Les courants d'action du muscle, ou variation négative,
sont plus faciles à mettre en évidence. Voici une expérience
de du Bois Reymond qui est des plus convaincantes :

On plonge les doigts de chaque main dans une solution
de sulfate de zinc, chacune de ces solutions étant reliée à une
borne d'un galvanomètre ; l'aiguille étant au 0 lorsque les
deux bras sont inactifs, on fait contracter les muscles de
l'un d'eux par un violent effort volontaire. Aussitôt l'aiguille
dévie révélant un courant ascendant dans le bras contracté,
d'un voltage de l'ordre du 1/1000 de volt.

On a objecté à du Bois-Reymond que ce courant pourrait bien être dû à la sécrétion sudorale des téguments
dans le membre contracté (Becquerel-Hermann). Mais du
Bois-Reymond prouva par d'autres expériences que le courant dû à la sudation n'était pas ascendant. Les observations cliniques de Mendelssohn confirment l'opinion de
du Bois-Reymond. Chez les sujets atteints d'hyperhydrose
unilatérale d'origine nerveuse, on constate, les sujets étant
au repos, un courant dû à la sudation : si l'on fait contracter successivement chaque bras, on ne trouve guère de
différence dans l'intensité du courant de contraction qui,
par conséquent, est bien d'origine musculaire. Chez les sujets
atteints d'ichthyose n'ayant pas de sécrétion sudorale, on
constate la présence des courants de contraction. Enfin,
chez certains paralytiques à sécrétion sudorale exagérée,
Mendelssohn a vu que pendant l'effort volontaire fait pour
contracter les muscles du membre paralysé (effort qui provoque de la sudation, mais qui reste vain au point de vue

de le contraction réelle), l'aiguille du galvanomètre n'accuse nullement un courant ascendant, mais elle est agitée seulement de quelques oscillations vagues et faibles.

L'expérience de du Bois-Reymond est donc absolument probante. Il s'agit bien là d'un courant dû à la contraction musculaire. Ce courant résulte des variations négatives qui se passent dans le membre contracté.

Les courants dus à l'activité du muscle cardiaque peuvent aussi être révélés à travers les téguments et Waller croit pouvoir affirmer que le maximum de différence de potentiel dû à cette cause se trouve entre la partie droite et la partie gauche du corps (main droite et main gauche, etc.), entre la partie antérieure et la partie postérieure du thorax, entre la bouche et la main gauche ou le pied droit, etc.

Indépendamment de ces différences de potentiel spéciales toute la surface du corps présenterait un état électrique électro-positif. Cette tension électrique serait l'explication de certains phénomènes observés en particulier chez les jeunes filles névropathes et chez des sujets connus depuis longtemps sous le nom d'hommes torpilles. La tension peut aller jusqu'à la production d'étincelles (Cf. Mendelssohn).

Dans toutes les expériences entreprises à ce sujet, il faut, pour éviter les erreurs d'interprétation se rappeler que tout phénomène cellulaire est lié à la production d'un courant et en particulier l'activité glandulaire (glandes sudoripares de la peau). Les courants glandulaires sont très appréciables.

287. — **Nature des phénomènes auto-électriques.** — (Cf. Mendelssohn). Deux théories opposées ont essayé d'expliquer les différents phénomènes auto-électriques : 1° Celle de du Bois-Reymond qui admet que la molécule vivante est la source même des différences de potentiel et que les

courants de repos du muscle, du nerf, du tissu glandulaire, courants qui existent dans l'organisme intact, sont les manifestations immédiates de cette électrogenèse.

2° Celle d'Hermann qui place dans la lésion des organes causée par la préparation, par les coupes, la cause de l'électricité animale. Les courants de repos ne seraient que des productions artificielles dues à la lésion des organes. Tout point lésé, toute surface lésée serait électro-négative par rapport à la surface intacte.

Du Bois-Reymond regarde chaque élément musculaire ou nerveux comme une image réduite du muscle total ou du nerf total avec sa tension équatoriale externe électropositive et sa région axiale électronégative. La résultante des tensions élémentaires dans un organe serait précisément la tension électrique de repos de l'organe ; le courant d'action ou variation négative serait le résultat d'une perturbation de l'arrangement des éléments au moment de la contraction du muscle ou en général de la mise en activité de l'organe.

Au contraire Hermann fait de tous les phénomènes étudiés par du Bois-Reymond sous le nom de courant de repos, des courants d'altération de la matière organique, des courants dus à la lésion causée par la préparation. Tout point lésé est électro-négatif par rapport aux régions saines. Par contre la variation négative de travail serait bien un courant d'action, et tout point excité serait électro-négatif par rapport au reste de l'organe.

La controverse est loin d'être épuisée. Mais une nouvelle théorie fondée sur des faits nouveaux a pris jour depuis. C'est celle du professeur d'Arsonval.

288. — **Théorie de l'électro-genèse animale du professeur d'Arsonval.** — La théorie du professeur d'Arsonval repose sur l'étude des phénomènes électriques liés aux variations de la tension superficielle.

Rappelons en deux mots d'abord ce que c'est que la tension superficielle, ensuite ce que sont les phénomènes électriques qui en résultent.

I. Chaque molécule de matière exerce une action attractive sur les molécules voisines. Cette action attractive ne s'exerce qu'à une très petite distance, de telle sorte que cette molécule est entourée d'un « champ d'activité » très restreint, champ sphérique lorsqu'elle est uniformément environnée d'autres molécules semblables. Le rayon de cette sphère est appelé le rayon d'activité moléculaire. Les corps à l'état liquide sont caractérisés par ce fait que les molécules sont situées à une distance les unes des autres, inférieure au rayon d'activité, contrairement à ce qui existe dans les gaz.

Lors donc qu'on considère une molécule d'un liquide, son champ d'activité est sphérique, c'est-à-dire symétrique de tous les côtés, si la molécule est éloignée de la surface. Si au contraire cette molécule est voisine de la surface et en particulier si elle appartient à la dernière couche superficielle, le champ cesse d'être symétrique. Il est nul en haut où il n'y a pas de molécule sur laquelle puisse s'exercer la force attractive. Alors le champ ainsi déformé est tel que l'attraction intermoléculaire entre les molécules latéralement situées, est augmenté, si bien qu'il se forme à la surface liquide une couche de molécules liées entre elles par des liens plus puissants que ceux des molécules centrales, et formant comme une pellicule élastique enserrant la masse liquide. Cette force unissante qui rattache entre elles les molécules de la couche supérieure est appelée *tension superficielle*.

C'est à la tension superficielle que sont dus une foule de phénomènes tels que ceux-ci : des fils d'acier graissés quoique plus denses que l'eau restent à sa surface ; certains insectes, plus lourds aussi, marchent sur l'eau comme sur une surface solide ; si l'on trempe un anneau de fil dans de l'eau de savon, on obtient une mince lame liquide ; mieux encore, si l'on se sert d'un liquide composé de 300 grammes de sucre, 15 grammes de savon et 1 litre d'eau (Terquem), ou de 30 à 50 0/0 d'huile de ricin dans du collodion (Cf. Imbert, *Traité de physique biologique*).

La tension superficielle se mesure par la résistance à la rupture en milligrammes considérée sur un millimètre.

Une autre série de phénomènes très importants pour nous résulte des modifications de la tension superficielle au contact de deux liquides non miscibles ou au contact d'un solide et d'un liquide. La présence, le long de la surface libre, de molécules d'un autre liquide, tend à rétablir la symétrie du champ péri-moléculaire, c'est-à-dire à diminuer la tension superficielle. Supposons qu'on apporte une goutte d'un liquide A sur la surface libre d'un autre liquide B non miscible, de deux choses l'une, ou bien la tension superficielle du liquide A sera diminuée d'une fraction seulement de sa valeur par le fait du contact, la tension restante suffira pour empêcher la goutte de s'étaler ; ou bien la tension superficielle du liquide A sera annulée et même le champ périmoléculaire des molécules A sera déformé en sens inverse, de telle sorte que la force attractive unissant les molécules des couches superficielles sera inférieure à celle des molécules centrales, alors elles tendront à s'écarter au fur et à mesure qu'elles prendront contact avec B ; on verra la goutte s'étaler avec une rapidité d'autant plus grande que la « tension négative » sera plus accusée. De là l'étalement des gouttes d'huile à la surface de l'eau. Il en est de même au contact des solides. Lorsque le liquide ne mouille pas, c'est que sa tension superficielle n'est pas, du fait du contact, diminuée jusqu'à la valeur 0. Lorsqu'il mouille, c'est que cette tension passe à la valeur négative. De là les propriétés des tubes capillaires, l'ascension des

liquides qui mouillent ; la rétrogradation des liquides qui ne
mouillent pas ; la formation d'un ménisque concave dans
les tubes à grand diamètre à la surface des liquides qui
mouillent ; celle d'un ménisque convexe à la surface des liquides qui ne mouillent pas.

II. Tout changement dans la tension superficielle donne
lieu à des phénomènes électriques ainsi que l'a montré
Lippmann : Qu'on mette un globule de mercure dans de
l'eau acidulée, on constate que lorsque, mécaniquement, on
déforme le globule de manière à augmenter sa surface, le
globule devient positif par rapport au liquide ; il devient
au contraire négatif lorsque sa surface est diminuée. Ces
faits sont faciles à vérifier en mettant d'une part le liquide,
d'autre part le mercure (par un fil isolé du liquide), en
communication respectivement avec les deux bornes d'un
galvanomètre. Inversement la modification de l'état électrique change la tension superficielle.

Lippmann a même construit d'après ces données un
électromètre d'une sensibilité remarquable.

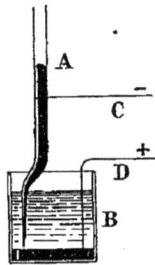

Fig. 49. — Electromètre de Lippmann.

Il se compose d'un tube de verre A terminé par une partie
effilée légèrement conique. Il plonge dans un vase B renfermant de l'eau acidulée et du mercure. Ce tube est rempli de
mercure. Le mercure s'arrête dans le tube effilé à une hau-

Guilleminot   16

teur qui est fonction de la tension superficielle au contact
du mercure et de l'eau acidulée. Si l'on met le mercure du
vase et le mercure du tube en relation avec une source d'é-
lectricité CD, la position du ménisque de séparation change
et les changements permettent d'apprécier des variations
de potentiel de l'ordre du $\dfrac{1}{10.000}$ de volt.

III. Ces faits ont conduit le professeur d'Arsonval a formuler sa théorie de l'électrogenèse animale qu'il a assise
sur tout un ensemble d'expériences personnelles dont la
plus frappante, pour le sujet qui nous occupe, est celle du
muscle artificiel.

M. d'Arsonval prend un tube en caoutchouc qu'il divise
en une série de compartiments au moyen de disques poreux sur la surface équatoriale desquels est fortement serré
le tube par un fil extérieur. Chaque compartiment est rempli par une couche de mercure surmontée d'une couche
d'eau acidulée.

Si on allonge brusquement le tube, il est facile de recueillir le courant produit. Les expériences faites, tant sur le
muscle artificiel que sur le muscle animal, ont ainsi permis
à l'auteur de formuler cette belle théorie qui rend compte
de l'oscillation négative du muscle se contractant, comme
aussi des courants de repos ; car la vie des substances organiques est essentiellement faite de mouvements même im-
perceptibles. L'auteur a mis en toute lumière par des expériences de transmission téléphonique au moyen du muscle,
comme au moyen du transmetteur à mercure, la réalité de
déformations infiniment petites des surfaces capables de
produire des modifications électriques.

On pourrait dès lors prévoir une autre conséquence: l'allongement passif du muscle naturel ou artificiel devait
amener une manifestation électrique contraire à celle de la

contraction active, c'est-à-dire une augmentation du courant de repos dans le muscle vivant.

Cette conséquence *a priori* s'est trouvée complètement justifiée par les faits, et rien des hypothèses antérieures ne pouvait ni la laisser soupçonner ni l'expliquer.

289. — **Rôle des ions dans l'électrogenèse organique** (Mendelssohn). — Il est un autre ordre de faits sur lesquels a particulièrement insisté Mendelssohn et qui expliquent certaines manifestations de l'électrogenèse animale : ce sont les effets électriques des mouvements des ions dans l'organisme.

La théorie des ions ayant été exposée plus haut (§ 243 ssq.), nous n'avons pas à insister ici sur la question du transport des masses électriques par les particules ionisées.

Il y a certainement là une source importante de phénomènes électriques dans l'organisme, et la notion de l'électrogenèse par les ions, rapprochée de celle de l'électrogenèse par les variations de la tension superficielle, permet de concevoir une explication rationnelle de la production de l'électricité animale dans ses différentes manifestations.

CHAPITRE II

ACTIONS PHYSIOLOGIQUES DES VARIATIONS DE COURANT

Etats variables d'ouverture et de fermeture. — Courants induits. — Extra-courants. — Courants alternatifs sinusoïdaux. — Courants ondulatoires.

I. — Généralités.

⁻290. — **Classifications des actions de l'état variable.** — Toute variation de courant a sur l'organisme deux effets principaux :

1º Une sensation qui se propage vers les centres nerveux par les nerfs sensitifs.

2º Une excitation motrice qui se manifeste en général par une contraction de l'élément musculaire, que l'excitation soit portée directement sur le muscle, ou sur le nerf aboutissant à ce muscle.

La *sensation* due aux variations de courant ne peut qu'être constatée, le phénomène intime de la perception sensitive n'étant pas connu ; ses lois seront étudiées sous le nom de lois des *secousses sensitives*.

Quant à *l'excitation motrice*, son étude nécessite quelques explications d'ordre mécanique préalable. Le muscle étant le révélateur de l'excitation électrique comme de l'excitation nerveuse centrale ou réflexe, comme des excitations physico-chimiques diverses, il est indispensable de connaître le mécanisme de sa contraction, et pour cela l'architecture de ses éléments.

291. — Constitution du muscle. — Mécanisme de sa contraction sous les divers excitants et en particulier sous l'action de l'état variable. — Généralités. — La contractilité n'est pas une propriété exclusive de la substance musculaire. D'une part il existe dans l'organisme, des cellules contractiles (leucocytes, cellules ciliées), répondant comme le muscle aux divers excitants ; d'autre part il existe des êtres mono ou polycellulaires chez lesquels la différenciation d'un tissu préposé à la contractilité n'est pas faite et qui répondent en bloc, si l'on peut ainsi dire, aux excitations, tels les amibes, les infusoires ciliés.

Il est tout à fait intéressant de voir combien est simple et rudimentaire l'élément musculaire primitif chez les animaux tels que l'hydre d'eau douce, où il commence à se différencier.

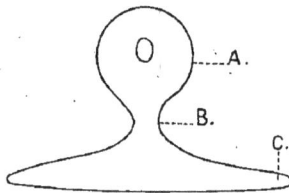

Fig. 50. — A. Cellule ectodermique. — B. Pédoncule. — C. Partie de la cellule affectée à la contractilité.

Une sorte d'expansion de la cellule ectodermique située plus profondément (mésoderme), et reliée à lui par une partie plus étroite (pédoncule) manifeste presqu'à elle seule la contractilité.

Le corps de la cellule avec le pédoncule (futur nerf) est un neurone rudimentaire ; la partie contractile, où apparaît bientôt un noyau, et qui prend une autonomie de plus en plus grande, est la future fibre musculaire.

Cette description de l'origine des tissus musculaires et nerveux est très schématique, mais elle est bien faite pour montrer d'un coup d'œil général la nature de ces deux éléments si complexes chez les êtres supérieurs : le neurone et la fibre contractile.

Nous devons, partant de là, étudier deux formes de fibres musculaires qui sont chez l'homme et les vertébrés supérieurs les dernières étapes des perfectionnements successifs du plasma contractile et qui toutes deux intéressent l'électrothérapeute ; l'une, c'est la *fibre striée*, caractérisée par la rapidité de la contraction : elle est l'élément constitutif des muscles de la vie de relation, de la vie animale, des muscles soumis à la volonté des centres nerveux. L'autre, c'est la *fibre lisse*, caractérisée par une lenteur de contraction qui rappelle celle du plasma primitif ; fibre par conséquent moins différenciée, moins élevée dans le degré d'évolution des organes.

Nous allons voir sommairement l'architecture du muscle strié et du muscle lisse, laissant à dessein de côté la musculature spéciale du cœur.

292. — Etude de l'architecture du muscle strié dans ses rapports avec la contraction électrique ou volontaire. — Les muscles volontaires sont essentiellement constitués par les fibres striées réunies par du tissu conjonctif où cheminent les vaisseaux et les nerfs. La fibre striée est donc l'élément contractile, l'unité musculaire. C'est une cellule fusiforme à plusieurs noyaux, mesurant en moyenne 4 à 5 centimètres de long et 40 à 50 μ de diamètre. Elle est entourée de

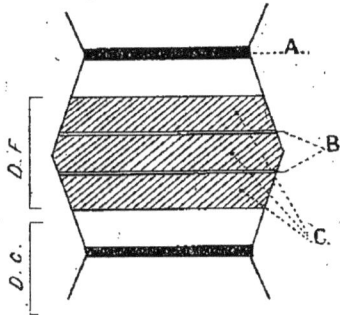

Fig. 51. — A. Disque mince, ou strie d'Amici. — B. Bande claire, unique ou double (strie de Hensen). — C. Disque épais divisé en 2 ou 3 parties par la strie ou les stries de Hensen. — D. C. Disque clair. — D. F. Disque foncé.

toute part par une enveloppe (myolemme ou sarcolemme), qui n'est que l'enveloppe de la cellule.

D'après les conclusions de la plupart des histologistes, la fibre musculaire est composée de fibrilles cylindriques allant d'un bout à l'autre de la fibre et mesurant de 1 à 3 μ de diamètre. Cette division de la fibre en fibrilles est la cause de la striation longitudinale de la fibre, qu'on voit à peu près aussi nettement sur certaines préparations que la striation transversale. La fibrille, étudiée au repos, est formée de disques clairs et de disques foncés superposés.

Le disque clair est coupé par une strie sombre (strie d'Amici). Le disque sombre est coupé par une ou deux stries claires (stries de Hensen). Les différentes parties claires sont probablement constituées par du liquide ou suc musculaire. Le disque d'Amici serait une membrane de soutien qui limite ce que Krause appelle une case musculaire. La partie vraiment active serait constituée par les segments sombres du disque épais (Engelmann, Ranvier, etc., *contrà* : Krause).

Carnoy et Van Gehuchten, au contraire de tous les précédents histologistes, regardent la fibre musculaire comme simplement constituée par un système de trabécules, les unes longitudinales, les autres transversales, qui forment un réseau dont les mailles sont remplies de suc musculaire (enchylème myosique). Le réseau serait l'élément contractile, le liquide restant passif.

Quant au mode de terminaison des conducteurs de l'excitation, c'est-à-dire des nerfs sur la fibre musculaire, voici ce que nous révèle l'histologie.

Sur chaque fibre musculaire, un filet nerveux à myéline issu des plexus terminaux dont les mailles enserrent les faisceaux de fibres, filet nerveux probablement unique pour chacune d'elles, vient se terminer par une formation spéciale qu'on appelle les plaques motrices de Rouget.

Cette plaque motrice est probablement située sous le myolemme (Ranvier, *Contrà* : Krause, Retzius).

La plaque se compose d'une substance granuleuse qui doit être une formation plasmique de la cellule musculaire. Dans cette substance granuleuse le filet nerveux, dépourvu de sa myéline, s'épanouit en une « arborisation terminale » dont chaque brin va se perdre sur les fibrilles élémentaires contractiles ; l'histologie ne peut révéler s'il y a continuité entre les deux tissus, quoique l'embryologie le laisse prévoir, le plasma de la partie motrice de la cellule étant primitivement en continuité avec le plasma du corps cellulaire.

293. — Etude du phénomène de la contraction. — Ces considérations montrent donc qu'un certain doute plane encore

sur la constitution même de l'élément musculaire strié, aussi le
phénomène de la contraction est-il loin d'être expliqué.

Certains auteurs font des segments clairs la partie vraiment
active dans le phénomène de contraction, les disques sombres
sont alors inertes. Cette hypothèse est généralement rejetée.
On regarde habituellement les éléments sombres comme l'agent
direct du phénomène, soit qu'à ce moment il y ait absorption
du liquide clair par les segments sombres (Engelmann), soit
qu'il y ait exode de liquide clair par expression hors des segments contractés en boule (Ranvier), soit qu'il y ait contraction
particulière des trabécules du réseau sombre dans la théorie
de Carnoy et Van Gehuchten.

Malgré ces incertitudes sur le mécanisme intime de la contraction, il ressort de cette étude que, dans les muscles striés,
l'évolution des cellules contractiles a eu pour effet de différencier, dans le plasma, des éléments plus spécialement contractiles
(probablement disques sombres, peut-être trabécules des réseaux
sombres dans l'hypothèse de Carnoy et de Van Gehuchten) ; ces
éléments sont en relation avec les conducteurs de l'influx
nerveux ; le reste du plasma cellulaire n'a plus qu'un rôle de
nutrition ou de remplissage [plasma granuleux des plaques de
Rouget, suc musculaire, segments clairs (hypothèse des disques)
enchylème myosique (hypothèse du réseau)].

294. — **Etude de l'architecture du muscle lisse.** — Le
muscle lisse est plus simple de structure. Il est constitué par
des fibres mesurant en moyenne 100 à 200 μ de long sur 4
à 6 μ de diamètre. Ces fibres ne présentent pas de stries transversales, mais elles sont fréquemment striées longitudinalement. Les stries longitudinales résultent de la structure fibrillaire du plasma. Les fibrilles sont réparties à la périphérie et
occupent toute la longueur de la fibre, le centre étant occupé
par du plasma qui n'a qu'un rôle passif ou un rôle de nutrition (sarcoplasma).

Dans les fibres lisses striées longitudinalement on voit donc
qu'il s'est opéré une différenciation du plasma en une partie
plus spécialement contractile, les fibrilles, et une partie passive,
le sarcoplasma. Les filets nerveux moteurs réduits au prolongement cellulifuge du neurone (cylindraxe) se termine dans
la région moyenne de la fibre, dans la « tache motrice » (Ranvier).

295. — **Explications fournies au phénomène de la contraction par les notions de la tension superficielle** (d'Arsonval, Imbert). — On a vu (§ 288) comment le professeur d'Arsonval explique par les modifications de la tension superficielle les manifestations électriques de l'organisme. De la même façon il explique le mécanisme de la contraction musculaire. Toute modification électrique tend à détruire l'équilibre mécanique résultant, pour les particules semi-liquides du muscle, de la combinaison des forces de tension superficielle et des autres forces sollicitant l'organe, puisque cette modification change la tension superficielle. Voici comment M. Imbert précise les phénomènes intimes de la contraction musculaire d'après cette théorie:

α) *Contraction des muscles lisses.* — Les fibrilles sont constituées, au point de vue électrique, par une substance semi-fluide baignant au milieu d'un plasma fluide. Leur forme d'équilibre est la sphère. Les changements de la tension superficielle ne pourraient changer leur forme si, au moment où ils s'effectuent, les fibrilles étaient à cet état sphérique d'équilibre ; mais si elles ont été préalablement déformées, l'influx nerveux agissant comme l'influx électrique tend à les ramener à leur forme sphérique.

β) *Contraction des muscles striés.* — L'explication de la contraction des muscles striés est appuyée sur les faits précédents et sur la remarque faite par Ranvier qu'il y a exsudat de liquide hors des segments sombres au moment de la contraction. Au moment de l'influx nerveux, les forces d'équilibre au contact des segments clairs et des sombres se trouvent modifiées, et ces segments changent de forme.

L'interprétation de MM. d'Arsonval et Imbert conduit à assimiler l'influx nerveux et l'influx électrique au point de vue de l'effet produit. Il serait prématuré de conclure à l'identification de ces deux forces.

Cependant il faut reconnattre que beaucoup de faits paraissent probants en ce sens ; il ne faut pas regarder comme irréductible l'objection basée sur la différence de vitesse de propagation de ces deux agents. Les travaux de M. d'Arsonval et ceux de M. Weiss sur la propagation des ondes électriques dans le nerf et le muscle ont mis en lumière certaines particularités de transmission qui permettent de rapprocher les deux phénomènes.

II. — Action des états variables de fermeture et d'ouverture du courant continu.

296. — Généralités. — Nous allons d'abord nous occuper des états variables de fermeture et d'ouverture du courant continu.

Rappelons ici la forme de ces deux périodes d'état variable par un graphique dans lequel les temps sont portés en abscisses et les intensités en ordonnées (fig. 52).

Fig. 52.

Il est bien entendu qu'il s'agit du cas où l'on n'emploie pas de résistance graduée pour faire passer progressivement le courant du 0 au max., soit qu'on applique brusquement l'électrode en circuit sur les téguments, soit qu'on ferme le circuit une fois l'électrode appliquée (ce qui est préférable) au moyen d'une clef de contact. Au moment même où le circuit est fermé, il a sa valeur ohmique effective. De même, à l'ouverture, la rupture du circuit est instantanée, soit par le jeu de la clef, soit par l'enlèvement brusque de l'électrode.

Pendant la période *ab* (fermeture), d'ailleurs très courte, le courant augmente rapidement pour prendre en *b'* sa valeur maxima. L'intensité est alors représentée par la valeur *bb'*. Pendant la période *cd* (ouverture) le courant décroît rapidement pour atteindre la valeur nulle en *d*. Nous ne connaissons pas exactement la durée de chacune de ces périodes *ab*, *cd*, pas plus que la forme des lignes *ab'*, *c'd*. Aussi, pratiquement, ne pouvons-nous qu'étudier les effets de fermeture et d'ouverture sans tenir compte de ces données et en prenant seulement en considération l'intensité maxima.

Cependant certaines relations entre l'excitation électrique et la réponse physiologique sont utiles à connaître, d'autant plus que plusieurs théories contradictoires sont en cours à ce sujet.

297. — **Relations générales entre l'excitation et la réponse musculaire.** — Du Bois-Reymond a formulé une loi simple qui a longtemps été considérée comme générale. D'après cette loi, l'excitation est une fonction de la vitesse avec laquelle varie la densité du courant.

Ainsi, si l'on appelle Δ la densité du courant et $d\Delta$ sa variation pendant un temps infiniment petit dt, on aura pour expression de l'excitation élémentaire correspondante : $= f\left(\dfrac{d\Delta}{dt}\right)$

Dès lors, plus la courbe de fermeture est inclinée sur l'axe des temps, par exemple à cause de la self du circuit dans les secousses de fermeture, ou à cause de l'emploi de rhéostat à résistance décroissante, plus l'excitation sera faible. C'est-à-dire que, pour provoquer la même excitation, il faudra une variation d'intensité d'autant plus grande que le temps mis à produire cette variation aura été plus grand. Nous supposons pour le moment ici, avec du Bois-

Reymond, que l'excitation totale est la sommation intégrale des excitations élémentaires ε.

Fick (1) s'était déjà inscrit en faux contre cette loi en mon-
trant qu'elle n'est plus vraie lorsque la courbe de fermeture
est très inclinée sur l'axe des temps ou bien lorsqu'elle est
presque normale à cet axe.

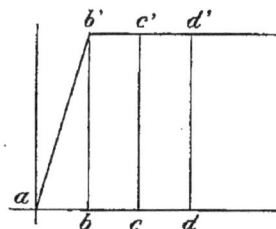

Fig. 53.

Dans ce dernier cas, en particulier, il avait montré que
si ab' est presque verticale (fig. 53), c'est-à-dire si le temps
ab est presque nul, la durée de passage du courant dans sa
phase continue $b'c'd'$ a une influence sur la grandeur de
l'excitation. Or, d'après la loi de du Bois-Reymond, la
courbe ab' seule devrait être à considérer. La période $b'c'$
$b'd'$ etc., pendant laquelle la densité Δ du courant ne
change pas et durant laquelle, par conséquent, ε, fonc-
tion de $\dfrac{d\Delta}{dt}$ est nul, devrait n'avoir aucune influence sur
la valeur de l'excitation.

M. Weiss a repris récemment cette question. Ses expériences infirment aussi la loi de du Bois-Reymond en ce
qui concerne les ondes de très courte durée (inférieure à
0"003). L'importance de ses travaux nécessite la description
de son dispositif expérimental.

(1) Fick, *Beiträge zur vergleichende Physiologie der irritabelen
substanzen*, 1863, Braunschweig. Cf. Weiss, *Arch. italiennes de Biologie de Mosso*, 1901, t. XXXV, fasc. III.

.298. — **Expériences de M. Weiss : 1ʳᵉ Loi.** — Voici
comment a procédé M. Weiss : les deux points A et B (fig. 54)
sont reliés à un distributeur de potentiel. L'emploi E qui
ici est un nerf de grenouille, est relié d'une part à B, d'autre
part à un point D qui, par l'intermédiaire d'un fil CD, com-
munique par CA avec A, les points A et B sont réunis par
un fil AB de résistance pratiquement nulle. On comprend
que lorsque les fils AB et CD sont en place, tout le courant
passe par AB en court circuit et rien par l'emploi ; si l'on
coupe AB, tout le courant passe par l'emploi, si l'on coupe
ensuite CD, plus rien ne passe. Le courant ne passe donc

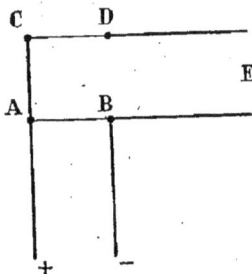

Fig. 54.

dans l'emploi que dans l'intervalle des ruptures AB et CD.
Cette rupture est produite dans les expériences de M. Weiss
par une carabine à acide carbonique liquide donnant une
vitesse toujours la même de 130 m. à la seconde, de
telle sorte que chaque centimètre d'écartement des fils AB
et CD correspondait à une durée de 0″,000077. La première
question qui se posait était de savoir au bout de combien
de temps après la rupture du 1ᵉʳ fil commençait la période
d'état permanent, c'est-à-dire au bout de combien de temps
le courant prenait sa valeur. En fermant le circuit sur un
galvanomètre de Thomson à self très élevée, M. Weiss constata en expérimentant avec divers écartements des fils que

la période d'état variable de fermeture est tout à fait négligeable, même avec cette self retardant l'établissement du courant.

Dès lorsque nous savons la période d'état variable négligeable, il est facile de concevoir que par la comparaison des effets physiologiques obtenus avec divers écartements des fils AB, CD (fig. 55), on puisse savoir l'influence de la durée à l'état permanent sur la réponse de l'organisme).

Cependant, ici, il est une difficulté qu'avait aussi énoncée Fick : on ne peut arrêter un état permanent, sans avoir une courbe d'ouverture immédiatement après la rupture

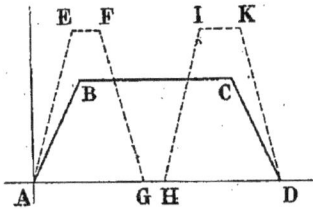

Fig. 55.

du 2ᵉ fil. Quelle va être, dès lors, l'influence de cette courbe d'état variable sur la précédente.

C'est pour élucider cette question que M. Weiss fit une autre série d'expériences, déterminant l'influence des ondes successives les unes sur les autres au point de vue de la réponse qu'elles provoquent.

Pour cela il imagina un dispositif où les connexions AB et CD de la fig. 54 sont quadruples ; grâce à l'introduction en circuit de plusieurs résistances convenablement disposées et graduées, il obtient deux ondes successives telles que AEFG, HIKD (fig. 55), au lieu d'une onde unique ABCD, et il peut produire ces deux ondes successives dans le même temps AD. Cette expérience est d'une haute portée. M. Weiss remarqua que toute lacune produite dans une onde ABCD diminue l'excitation, et que pour arriver à produire une secousse, pour arriver en un mot au seuil de l'excitation, il faut forcer l'intensité et avoir par exemple un plateau EF, IK, plus élevé que BC. Mais ce qu'il y a de plus remarquable, c'est que la quantité totale d'électricité nécessaire pour arriver au seuil de l'excitation, quantité représentée dans le 1er cas par l'aire ABCD, dans le 2e par les aires AEFG + HIKD, reste la même.

M. Weiss a donc pu poser cette loi : « Quand les excita-« tions électriques ont la même durée, il faut, pour arri-« ver au seuil de l'excitation, mettre en jeu la même quan-« tité d'électricité. »

299. — Expériences de M. Weiss : 2e Loi. — Si la durée de l'excitation électrique varie, la quantité d'électricité nécessaire pour arriver au seuil de l'excitation physiologique varie aussi, et M. Weiss a pu déterminer la loi de cette variation. En changeant l'écartement des fils de son dispositif expérimental de manière à modifier la durée totale des ondes uniques ou multiples, il remarqua que dans ces différents cas la quantité Q d'électricité nécessaire pour arriver au seuil de l'excitation physiologique est composée d'une quantité fixe a augmentée d'une quantité variable suivant le temps bt

$$Q = a + bt$$

(t étant la durée de la décharge).

Quant à la valeur des coefficients a et b, elle dépend des conditions de l'expérience. Le rapport $\dfrac{a}{b}$ varie suivant l'animal étudié.

De là l'énoncé de cette 2e loi : « Quand pour produire la « réponse minima, on porte une excitation électrique sur « un nerf ou un muscle, cette excitation doit mettre en « jeu une quantité d'électricité constante plus une quantité « proportionnelle à la durée de la décharge. »

Tout se passe, ajoute M. Weiss, « comme s'il fallait pour exciter un nerf une quantité constante d'électricité, mais qu'il faille en plus, pendant toute l'opération, combattre sans cesse un processus de retour à l'état premier, à l'aide d'une autre quantité d'électricité proportionnelle à la durée de l'action ».

Les coefficients a et b sont d'ailleurs faciles à déterminer en faisant deux expériences successives dans lesquelles on fait varier le temps d'excitation t, t'. On a :

$$Q = a + bt$$
$$Q' = a + bt'$$

égalités qui permettent d'obtenir a et b.

Les travaux de Weiss montrent donc, comme d'ailleurs aussi ceux de Dubois de Berne et de Hoorweg dont la formule diffère peu de celle-ci, que l'excitation n'est pas une fonction de la vitesse de variation du courant pour les courtes longueurs d'onde, mais que la durée de passage à l'état permanent est à considérer du moins pendant un temps :

$$t = \frac{a}{I - b}$$ (tiré de la formule Q (ou It) $= a + bt$) que l'expérience montre à peu près égal à la période latente. Cette dernière remarque laisserait croire, ajoute M. Weiss, que l'excitation n'a lieu que pendant la période latente, et qu'ensuite l'organe se trouve dans une sorte de phase réfractaire.

On voit toute l'importance de ces déductions tirées de l'étude de l'action des ondes successives de même sens. M. Weiss, par une série d'autres expériences, a déterminé l'action réciproque des ondes de sens contraire. Ses conclusions sont les suivantes : lorsqu'une onde produisant, isolée, le seuil de l'excitation, est précédée ou suivie d'une onde de sens contraire et moindre, cette onde de sens contraire diminue l'efficacité de la première, mais cet effet est indépendant de la valeur de l'onde supplémentaire qui par conséquent ne peut pas être considérée comme soustractive.

Il semble se produire seulement une perturbation au moment du renversement de courant.

Récemment M. et Mme Lapicque ont apporté un léger correctif à la formule de M. Weiss, qui devient :

$$Q = A + bt - \gamma V,$$

ce qui introduit une quantité variable avec la différence de potentiel aux électrodes V, sans changer d'ailleurs les conclusions générales des travaux de M. Weiss.

300. — **Effets moteurs de l'état variable sur les muscles striés en particulier.** — L'étude des secousses musculaires paraît assez complexe, si l'on ne prend soin d'éliminer certains phénomènes, tels que celui de la polarisation des tissus, qui viennent modifier les résultats.

Nous aurons surtout en vue les effets de l'état variable sur un nerf ou un muscle non polarisé et nous dirons accessoirement les changements apportés par la polarisation à ces effets.

Remarquons en outre ici que le muscle est excitable directement sans que l'excitation ait besoin de passer par le tronc nerveux moteur. Chez les animaux curarisés, alors que le nerf est inexcitable, le muscle se contracte directement sous les chocs induits. Après la mort, le muscle reste excitable alors que le nerf ne l'est plus. Enfin le phénomène de contraction idiomusculaire de Schiff est une autre preuve de l'auto-excitabilité du muscle. Quand on frappe un muscle par un choc localisé, on obtient une contraction localisée qui forme une sorte de bourrelet persistant de la substance musculaire.

Les avis sont partagés sur le rôle que jouent les filets nerveux terminaux dans l'excitation du muscle à son point d'élection, c'est-à-dire au point où le rameau nerveux aborde le muscle et le pénètre. M. Doumer, et avec lui un grand nombre d'électriciens, pensent que lorsqu'on excite électri-

quement un nerf à son point d'élection, la réaction musculaire est due à l'excitation du filet nerveux qui l'innerve,
les anomalies des réactions pathologiques pouvant être
expliquées par des anomalies de réactions des filets nerveux
terminaux. Contra : Huet.

301. — **Etude générale du mode suivant lequel le
muscle répond à l'excitation de l'état variable.** — Lorsqu'on excite le muscle ou le nerf moteur de ce muscle par
un changement de courant instantané, tel que celui produit par la fermeture ou la rupture brusques d'un circuit
excité par des piles, il se produit un mouvement contractif
rapide dans le muscle, appelé secousse musculaire. La
contraction volontaire, si rapide qu'elle soit, ne peut jamais
atteindre à cette brièveté.

Voici la figure classique représentant le graphique de la
secousse (fig. 56).

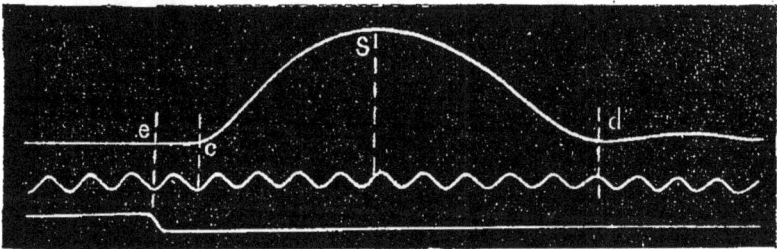

Fig. 56.

La ligne du bas indique le signal électrique *e* de l'excitation ; la ligne du milieu est le tracé du diapason chro-
nographe ; la ligne supérieure est le graphique de la secousse.

On voit que le muscle n'entre en contraction qu'un certain temps *ec* après l'excitation. L'oscillation du diapason
marquant un centième de seconde, on peut évaluer ici à
un centième de seconde la durée de la période séparant

l'excitation du début de la secousse. On l'appelle période d'*excitation latente* ou *temps perdu du muscle*.

On sait que c'est pendant la période d'excitation latente que se produit la variation négative du courant d'action (§ 284).

A cette période succède la *période d'énergie croissante* de la contraction dont la durée peut être évaluée à 0″05.

Elle est elle-même suivie de la *période d'énergie décroissante* un peu plus longue (0″055).

D'ailleurs ces chiffres n'ont rien d'absolu. La durée des secousses varie avec le froid, la chaleur, la fatigue musculaire.

La figure 57 empruntée à Marey montre la différence

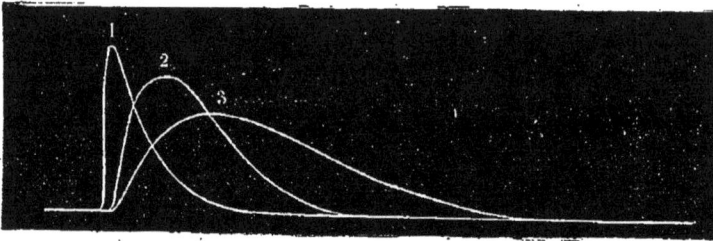

Fig. 57.

d'aspect des secousses lorsque le muscle est fatigué. Le graphique 1 est celui du muscle normal, les graphiques 2 et 3 représentent un muscle de plus en plus fatigué. On voit qu'à mesure que le muscle se fatigue, la contraction devient plus molle et plus tardive.

Il faut savoir aussi que plus le muscle a à vaincre une résistance mécanique considérable, c'est-à-dire plus l'inertie de la masse à mobiliser est grande, et plus la période d'excitation latente est grande, comme le temps de démarrage d'un train remorqué par une locomotive est d'autant plus grand que la masse des wagons est plus considérable.

302. — **Onde musculaire de contraction.** — Lorsqu'on

excite un muscle en un point, si ce point surtout est voisin
de son extrémité, on voit se former un nœud au point touché, nœud constitué par une zone de contraction qui se
propage vers l'autre extrémité, sous forme d'une ondulation
(Aëby, 1862).

La vitesse de propagation de cette onde a été évaluée par
Aëby et par Marey à 1 m. ou 2 m. par seconde.

Cette onde musculaire n'a d'ailleurs pas lieu lorsque le
muscle se contracte physiologiquement. La contraction se
fait alors en masse partout à la fois.

Il ne faut pas non plus assimiler au fait physiologique
de la contraction l'onde qu'on observe dans les fibres musculaires des insectes au moment de la mort ou après la
mort. Laulanié a montré qu'aux approches de la mort
l'onde musculaire peut coexister avec la contraction physiologique en masse (*C. R. Ac. Sc.*, 1885).

303. — **Lois des secousses motrices.** — L'ordre d'apparition des secousses de fermeture et d'ouverture varie
suivant le pôle actif, suivant que le muscle est polarisé ou
non. Voici la loi fondamentale qu'il faut retenir :

Une électrode indifférente étant appliquée sur une région
quelconque du corps, et l'électrode active étant appliquée
sur la zone d'excitation favorable du muscle ou du nerf
moteur, le circuit étant d'ailleurs muni d'un inverseur permettant de faire l'électrode active soit +, soit —, les secousses apparaissent dans l'ordre suivant à mesure qu'on élève
l'intensité du courant :

Secousse de fermeture quand l'électrode active est cathode . . . . CaFeS

Secousse de fermeture quand l'électrode active est
anode . . . . AnFeS

Secousse d'ouverture quand l'électrode active est
anode . . . . AnOS

Secousse d'ouverture quand l'électrode active est cathode . . . . CaOS

(Erb).

Ainsi prenons par exemple un courant de 0 mA 5, rien
ne se produira ni à la fermeture, ni à l'ouverture, quel que
soit le pôle actif.

Augmentons à 0.6, la CaFeS se produira, alors que nous
n'obtiendrons rien à la fermeture avec l'anode active, et
rien à l'ouverture, quel que soit le pôle actif.

Augmentons à 1m A, nous aurons une CaFeS forte, une
AnFeS qui pourra être très appréciable, et une AnOS
ébauchée.

Il faudra augmenter encore l'intensité pour voir apparaître enfin la CaOS, et alors la CaFeS sera très forte, l'AnFeS
et l'AnOS seront fortes.

304. — **Modifications apportées à la loi des secousses
par la polarisation.** — En général on peut dire que, sous
l'effet de la polarisation, les FeS (secousses à la fermeture)
diminuent. Les OS (secousses à l'ouverture) augmentent
d'intensité. Autrement dit les OS tendent à devenir plus
précoces, les FeS plus tardives dans l'ordre de leur apparition lorsqu'on augmente l'intensité du courant.

Les lois de Chauveau et de Boudet montrent en outre
que successivement, à mesure qu'on augmente l'intensité
du courant tout en polarisant les tissus, la CaFeS après
avoir été supérieure à la AnFeS lui devient égale, puis
inférieure, puis de nouveau égale, puis supérieure.

305. — **Effets sensitifs de l'état variable.** — Les effets
sensitifs suivent la loi générale des effets moteurs. Avec une
électrode de 12 centimètres carrés environ, Bordier a trouvé
les résultats moyens suivants :

$CaFe\sigma$ . . . . 0, mA 9

$AnFe\sigma$ 1,   1

$AnO\sigma$ 1,   2

$CaO\sigma$ 2,

résultats qui ne concordent pas tout à fait avec ceux de Erb qui place AnOσ avant AnFeσ.

306. — Effets moteurs produits par plusieurs périodes d'état variable successives. — Voyons d'abord le résultat de deux secousses successives.

Si la deuxième secousse arrive alors que le muscle est en période d'énergie croissante, la courbe de contraction est plus élevée mais unique, autrement dit, il n'y a qu'une secousse, mais plus forte que s'il y avait eu une seule excitation.

Si la deuxième secousse arrive alors que le muscle est en période d'énergie décroissante, la courbe descendante se relève, et dépasse le niveau de la première. Autrement dit, on voit nettement deux secousses à peine séparées, la deuxième plus forte que la première.

Si la deuxième secousse a lieu quand la première est terminée, ces deux secousses sont indépendantes, mais la deuxième est plus forte que la première quoique l'excitation soit égale.

Ce dernier phénomène ou phénomène de la « sommation » est très important. Si on soumet le muscle à une série d'excitations successives égales, les secousses produites sont de plus en plus fortes jusqu'à un maximum. C'est-à-dire que les effets s'ajoutent ; si bien qu'avec un courant incapable de faire contracter le muscle à la première fermeture, on arrive à produire des secousses après plusieurs excitations infructueuses.

Lorsqu'on soumet le muscle à une série d'excitations rapprochées de telle sorte qu'une secousse surprenne le muscle dans la période d'énergie croissante de la précédente, il reste en contraction permanente ; cette contraction quoique permanente est faite de secousses successives, on peut s'en rendre compte en auscultant le muscle qui rend

alors le bruit de roue ou bruit musculaire. Plus les secousses sont rapprochées, plus la contraction paraît permanente. Cependant on ne peut multiplier les secousses que
jusqu'à une certaine limite (1.100 à 1.200 par seconde),
le muscle ne répond plus à l'excitation quand il y a plus
de 10.000 interruptions ou inversions (V. Courant de haute
fréquence).

Lorsque la contraction paraît permanente, on dit que le
muscle est en état de tétanos. Chez les oiseaux il faut, pour
produire le tétanos, environ 100 excitations par seconde,
60 chez le cobaye ; 40 chez l'homme, 15 à 30 chez la grenouille, 3 pour la tortue (Richet).

Le muscle volontairement contracté est en état de tétanos physiologique, fait de secousses successives, avec le
bruit rotatoire indiquant 36 à 40 vibrations par seconde
(Helmholtz).

307.— **Action de l'état variable sur les muscles lisses.**
— Les muscles lisses présentent certaines particularités.
La lenteur des contractions fait que les chocs de l'état va-
riable doivent être beaucoup plus espacés pour produire le
tétanos. On remarque, en outre, que la AnFeS prime la
CaFeS.

Avec les courants galvaniques rythmés on obtient assez
facilement des contractions péristaltiques des organes di-
gestifs et des contractions des différents organes à fibres
lisses, tel que la vessie, la vésicule biliaire.

Il faut d'ailleurs remarquer que les muscles lisses se contractent aussi sous l'influence du courant continu indépendamment de toute période d'état variable.

Les phénomènes vaso-moteurs qui se produisent sous les
électrodes, quand on applique le courant continu ou les variations de courant, sont une manifestation de l'excitabilité
des fibres lisses des petits vaisseaux.

III. — Actions physiologiques du courant faradique.

308. — Généralités. — Les lois des secousses de l'état variable d'ouverture et de fermeture donnent la clef des différentes manifestations des courants alternatifs de toute nature. Nous allons voir les particularités spéciales à chacune des catégories.

Tout d'abord considérons le courant faradique. La forme des deux ondes induites est, on le sait, donnée par le graphique de la figure 58 dans laquelle les temps sont portés en abscisses, les intensités en ordonnées positives (B), quand le courant est de même sens que le courant primaire ; négatives (A), quand il est de sens contraire. L'onde induite

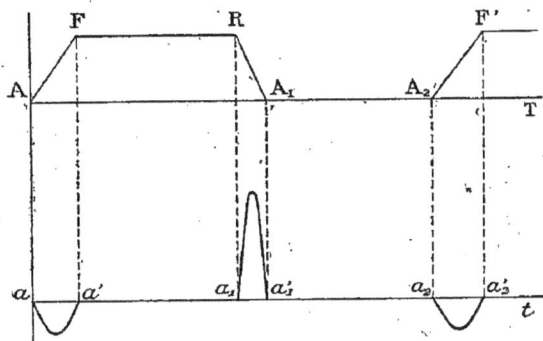

Fig. 58.

A est l'onde de fermeture ; elle est produite dans le secondaire au moment où l'on ferme le circuit primaire. L'onde induite B, beaucoup plus forte est l'onde d'ouverture ou rupture. Elle est produite dans le secondaire au moment où l'on rompt le circuit primaire.

La durée de chacune de ces ondes induites est égale à la durée d'état variable de fermeture et d'ouverture du primaire. C'est dire que l'onde de fermeture est plus longue et par conséquent plus étalée que l'onde d'ouverture, à

cause de la durée plus grande de l'état variable de fermeture, durée d'autant plus prolongée qu'il y a plus de self au
primaire.

309. — **Analyse des effets de l'onde induite d'ouverture.** — L'onde induite d'ouverture B est celle qui a le plus
d'effet physiologique. En effet la quantité d'électricité totale de chacune des ondes est la même (§ 102) ainsi qu'on
peut s'en rendre compte à l'aide d'un galvanomètre balistique, et comme d'ailleurs la théorie le fait prévoir, mais l'onde
d'ouverture gagne en potentiel ce qu'elle perd en durée.
Que l'on fasse rentrer les effets physiologiques de ces deux
ondes dans la formule de du Bois-Reymond, qui fait de
l'excitation élémentaire une fonction de la vitesse de variation de l'intensité $\dfrac{d\Delta}{dt}$ ou bien dans celle de M. Weiss :
$Q = a + bt$, on voit que pour que les deux ondes aient le
même effet il faudrait augmenter la quantité Q de l'onde
étalée, pour la rendre physiologiquement égale à l'onde
d'ouverture, ce qui ne peut avoir lieu puisque les deux ondes
sont égales en quantité.

L'onde induite B d'ouverture se compose d'une période
d'ascension durant laquelle le potentiel d'excitation augmente rapidement, puis d'une courte période durant laquelle il est stationnaire, et enfin d'une 3e période où il
diminue rapidement.

La période d'ascension analogue à la période d'état variable de fermeture du courant continu produit la contraction du muscle, la CaFeS ou l'AnFeS suivant le pôle
employé. La période de décroissance analogue à la période
d'état variable d'ouverture produirait, si elle était seule, une
CaOS ou une AnOS.

310. — **Analyse des effets de l'onde induite de fermeture.** — La hauteur de cette onde est plus faible, sa durée

plus considérable, double raison pour que son action physiologique s'efface devant celle de l'onde d'ouverture qui,
avec la même quantité totale d'électricité a une intensité
maxima beaucoup plus grande et une durée beaucoup plus
petite.

L'onde de fermeture a les mêmes effets (fusion des deux
secousses d'état variable ; ascension et descente),que l'onde
d'ouverture, mais beaucoup plus faibles.

L'onde de fermeture, dans la faradisation, s'efface donc
devant l'onde d'ouverture, de sorte qu'on pourra dire qu'on
fait de la faradisation positive lorsqu'on emploie l'onde de
rupture + (pôle + de la bobine) et de la faradisation négative lorsqu'on emploie l'onde de rupture — (pôle — de
la bobine).

**311. — Effets physiologiques de la faradisation, c'est-
à-dire effets produits par une succession de chocs induits.** — Nous devons à présent nous demander quels sont
les effets produits lorsqu'on soumet l'organisme à une succession de chocs induits. C'est la question qui intéresse
avant tout le médecin électricien, puisque la faradisation,
cette branche si importante de l'électrothérapie, consiste
dans l'application au corps humain d'une série d'ondes
induites.

Rappelons ce que nous avons dit (§ 306) sur les effets
d'une succession d'états variables :

1° Si les secousses surprennent le muscle en période d'é-
nergie croissante, ou au commencement de la période
d'énergie décroissante de la secousse précédente, il y a
tétanos ;

2° En vertu du phénomène de la sommation des effets,
une première excitation peut ne pas produire de contraction
et les excitations consécutives agir de plus en plus efficacement.

Lorsqu'on a tétanisé un muscle et qu'on continue assez longtemps à l'exciter, il finit par se relâcher. C'est le résultat de la fatigue musculaire.

Les résultats physiologiques de la faradisation ont été étudiés et formulés en particulier par Debédat (1). Ils se résument en ceci : la faradisation produit sur le muscle l'effet d'une gymnastique locale amenant le développement normal de ses éléments.

Debédat opérait avec le courant faradique rythmé, c'est-à-dire périodiquement suspendu pour éviter la fatigue tétanique. Au bout de 20 applications de 4 minutes sur les fémoraux postérieurs gauches de lapins, il put constater une prépondérance de poids du côté traité sur l'autre d'environ moitié en plus de la valeur primitive. L'examen histologique a prouvé que le développement porte bien sur le tissu musculaire actif et non sur les tissus interstitiels.

Par contre, le même expérimentateur a montré que la tétanisation, prolongée jusqu'à la fatigue, produisait juste l'opposé et amenait la diminution de poids du muscle, comme le fait aussi d'ailleurs la fatigue physiologique.

L'examen des éléments musculaires montre en ce cas l'atrophie de la fibre elle-même, qui peut subir parfois la dégénérescence granuleuse.

On voit par là toute l'importance qu'il y a à savoir manier le courant faradique. Autant on peut obtenir de beaux résultats avec un entraînement bien entendu, tel que le produit la faradisation rythmée, autant on peut nuire avec une excitation soutenue et la tétanisation allant jusqu'à la fatigue. De là, certains dispositifs, tels que celui de Bergonié, décrit au § 113.

312. — Phénomènes sensitifs provoqués par l'application des courants faradiques. — Sous l'électrode active

(1) *Arch. d'élect. médicale*, 1894, p. 69.

se produisent des sensations spéciales de picotement et chatouillement, sans parler de la sensation de chaleur due à la vaso-dilatation, et de la sensation de contraction musculaire.

Les sensations faradiques sont d'autant plus intenses que le fil induit est plus fin. Aussi pour produire de bonnes contractions musculaires sans faire souffrir, doit-on choisir un induit à gros fil.

IV. — Courants galvano-faradiques.

313. — Généralités sur l'action physiologique de ces courants. — Leur caractéristique d'excitation. — Les courants galvano-faradiques ou courants de Watteville sont obtenus par la combinaison de l'état permanent avec les chocs induits.

Le montage consiste, comme on l'a vu (§ 114) dans la partie technique, à mettre l'induit en série avec la pile, c'est-à-dire à mettre le pôle + de la pile (ou source galvanique quelconque) en relation avec le pôle — de l'induit, et le pôle + de l'induit avec le pôle — de la pile, le sujet étant mis dans le circuit ainsi formé soit en amont, soit en aval de l'induit.

Certains expérimentateurs ont employé le montage en opposition, pôle + de la pile en relation avec le pôle + de l'induit.

Lewandowski monte la pile et la bobine en quantité sur l'emploi, c'est-à-dire qu'il relie une électrode au pôle + de la bobine et au pôle + de la source galvanique et l'autre électrode aux pôles —. Mais il est évident qu'alors le générateur de courant galvanique se trouve monté en dérivation sur l'induit par rapport à l'emploi, et l'induit forme de même une dérivation au courant galvanique : il est difficile de définir exactement la courbe d'excitation en ce cas.

L'action physiologique de ces courants est plus difficile à analyser qu'on pourrait le croire au premier abord. Cela tient à plusieurs raisons : la valeur absolue de l'intensité des ondes faradiques est modifiée, les ondes de même sens que le sens du courant étant augmentées de l'intensité propre de ce courant, et les ondes de sens contraire étant diminuées. En second lieu, les phénomènes électrotoniques modifient l'excitabilité : l'anélectrotonus diminue l'excitabilité, le cathélectrotonus l'augmente. Enfin les effets ioniques du courant continu s'ajoutent aux effets du courant induit.

Les travaux de MM. Leduc (1), Bordier (2), Cluzet (3), ont jeté un nouveau jour sur la question. Nous nous bornerons à constater ici l'action physiologique du courant de Watteville.

314. — Action du courant de Watteville sur les muscles striés. — Si l'induit et le générateur galvanique sont en série, deux cas peuvent se présenter :

α) L'électrode active est l'anode (anode de l'induit et anode galvanique), alors la secousse qui se produit à chaque choc induit est plus forte que si le courant faradique agit seul (Leduc).

β L'électrode active est la cathode (cathode de l'induit et cathode galvanique), la secousse est également plus forte que si le courant faradique agit seul (*id.*).

Dans le 2ᵉ cas (β), on explique facilement l'augmentation de l'effet produit par l'augmentation de l'excitabilité du nerf due au cathélectrotonus. Dans le 1ᵉʳ cas (α), M. Le-

(1) *Arch. d'élect. médic.*, 1900.
(2) *Arch. d'élect. médic.*, 1902.
(3) *Arch. d'élect. médic.*, 1902.

duc considère qu'il y a cathélectrotonus dans la région péripolaire où se produit une cathode virtuelle par rapport à l'électrode anodique.

Les modifications dans la valeur absolue de l'intensité, peuvent aussi rendre compte (par l'augmentation de la grandeur de l'excitation?) d'une partie du phénomène, comme aussi de la diminution de l'excitabilité lorsque l'on monte l'induit et le générateur galvanique en opposition : ici, en effet, les secousses sont très atténuées par l'action du courant continu.

Retenons seulement que : quel que soit le pôle employé, dans le montage en série, les secousses sont plus fortes que lorsque le faradique agit seul.

Dans le montage en opposition elles sont diminuées.

315. — Action du courant de Watteville sur les muscles lisses. — Ce que nous avons dit du muscle strié s'applique au muscle lisse, sauf que le muscle lisse est plus sensible à la AnFeS qu'à la CaFeS (Laquerrière et Delherm, Bardier et Cluzet).

Mais ce qui fait le grand avantage du courant de Watteville ici, c'est que le faradique seul agit peu sur la fibre lisse, lorsqu'on emploie une bobine à gros fil ; il faut presque toujours avoir recours à la bobine à fil fin pour exciter les organes à fibres lisses. Au contraire, avec la galvano-faradisation, ainsi qu'il résulte des travaux de Cluzet et Bardier, la bobine à gros fil produit des contractions aussi fortes que la bobine à fil fin employée seule. Cette considération est très importante en électrothérapie en raison de la douleur causée par l'emploi de la bobine à fil fin.

316. — Action du courant de Watteville sur la sensibilité. — Les modifications apportées à la sensibilité faradique par la mise en circuit d'une source galvanique sont les mêmes que celles apportées aux secousses motrices. Il est facile de voir la sensation diminuer très rapidement lorsque, dans le montage en opposition, on augmente l'intensité de la source galvanique.

317. — Résultats physiologiques de l'emploi du courant de Watteville. — Le résultat le plus frappant du courant de Watteville est la rapidité avec laquelle il développe le muscle. Bordier, employant le courant galvano-faradique rythmé (c'est-à-dire interrompu périodiquement par un métronome ou un interrupteur périodique du genre de celui de M. Bergonié (§ 113), a constaté après deux mois de traitement (séance de 10 minutes, 3 fois par semaine), une énorme augmentation de volume des muscles du bras et de l'avant-bras. De là les heureux effets de ce courant dans le traitement des paralysies, des myopathies, des atonies d'organes à fibres lisses, etc.

V. — Action physiologique des courants sinusoïdaux.

318. — Caractères distinctifs des courants sinusoïdaux en physiologie. — Les courants sinusoïdaux dont la définition a été donnée (§ 115) et dont nous rappelons ici

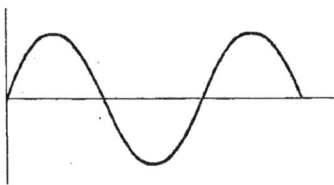

Fig. 59
Courant sinusoïdal.

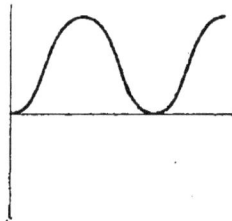

Fig. 60
Courant ondulatoire.

la forme (fig. 59 et 60) sont caractérisés physiquement par ce fait que l'accroissement et la décroissance de l'intensité se fait graduellement et non brusquement comme dans les formes précédentes de l'état variable.

Les effets moteurs sur les muscles striés sont très faibles lorsque la fréquence est peu considérable, c'est-à-dire quand les ondes sont très étalées. Ils vont en augmentant à mesure que la fréquence augmente, à intensité égale.

A côté de l'action de ces courants agissant en tant que courants d'état variable, il est une autre action qui les rapproche des courants continus. Ils sont capables de produire des effets électrolytiques appréciables.

L'étude physiologique des courants sinusoïdaux présente donc à considérer :

1º Leur action sur les muscles striés et sur les muscles lisses ;

2º Leur action électrolytique ;

3º Les résultats physiologiques de leur application prolongée à l'organisme.

319. — **Action des courants sinusoïdaux sur les muscles striés et sur les muscles lisses.** — La caractéristique d'excitation des courants sinusoïdaux est définie par deux facteurs : la fréquence et l'ordonnée maxima dont la mesure a été indiquée § 118.

Pour arriver au seuil de l'excitation avec un courant sinusoïdal d'intensité maxima donnée, il faut atteindre une certaine fréquence. Au-dessous de cette fréquence il n'y a pas de contraction. Si l'on augmente la fréquence, on augmente la réponse musculaire.

Cependant l'excitation motrice cesse de s'accroître lorsqu'on dépasse 1.000 à 2.000 alternances par seconde, puis elle diminue et cesse vers 10.000 ; c'est à ce moment que commencent des phénomènes nouveaux qui sont du domaine de la haute fréquence.

En se tenant dans les limites des basses fréquences, on

peut dire qu'on obtient les excitations motrices dans les
conditions optima avec des fréquences variant de 20 à 150
périodes. Déjà les fréquences de 20 par seconde suffisent
pour que les secousses fusionnées mettent le muscle en état
de tétanos, mais avec des intensités moindres, on arrive
plus facilement à ce résultat en augmentant la fréquence.

Les muscles lisses répondent tout particulièrement à
l'excitation sinusoïdale. De là une série d'applications thérapeutiques. Ils paraissent aussi avoir une action toute
spéciale sur les nerfs sensitifs. On verra dans la partie médicale qu'ils conviennent au traitement de certaines névralgies.

320. — **Transport des ions par les courants sinusoïdaux**. — On serait tenté de croire *a priori*, qu'à raison du
renversement rapide du sens du courant, il ne peut y avoir
aucun transport électrolytique, vu la lenteur du mouvement des ions. Il n'en est rien et une série d'expériences
physiques ou physiologiques ont démontré les actions électrolytiques de ces courants (Ayrton, Perry, Maneuvrier,
Chapuis, Labatut).

Ces expériences ont prouvé d'ailleurs qu'à intensité égale,
les actions ioniques étaient d'autant plus grandes que la
fréquence était plus faible. Labatut a montré la pénétration
de l'ion pilocarpine aux deux électrodes, ce qui permet de
supposer que dans l'intimité des tissus se font des échanges
ioniques comparables à ceux produits par le courant continu.
Ces phénomènes rendent compte dans une certaine mesure
de l'action physiologique générale des courants sinusoïdaux
bien établie par le professeur d'Arsonval.

321. — **Action physiologique générale des courants
sinusoïdaux**. — Lorsqu'on soumet le corps entier à l'action des courants sinusoïdaux, il se produit une accélération dans les échanges nutritifs. La capacité respiratoire

du sang est accrue ainsi que l'ont prouvé les expériences
de M. d'Arsonval : les globules sanguins absorbent 20 p. 100
d'oxygène de plus que normalement. L'examen des urines
prouve aussi la suractivité des échanges organiques. La
circulation est mécaniquement accélérée, ce qui pourrait
être en relation avec l'action spéciale du courant sinusoïdal
sur la fibre lisse.

322. — **Courant ondulatoire sinusoïdal.** — On peut
considérer, au point de vue physiologique, le courant ondulatoire comme la combinaison du courant sinusoïdal
avec le courant continu. C'est une combinaison analogue à
celle de Watteville pour le faradique et le continu V. fig. 60.
On transporte la courbe d'excitation parallèlement à elle-
même au-dessus de l'axe des x. La particularité la plus
saillante au point de vue physiologique, est l'action électrolytique du courant continu surajouté. Il faudrait y
joindre évidemment au point de vue des excitations de
l'état variable, les mêmes considérations que pour le courant de Watteville.

CHAPITRE III

ACTION PHYSIOLOGIQUE DES COURANTS DE HAUTE FRÉQUENCE

323. — **Généralités sur l'action physiologique des courants de haute fréquence.** — Rappelons tout d'abord que les courants de haute fréquence sont constitués par des oscillations isochrones et rapidement amorties comme l'indique le diagramme de la figure 22, que nous rappelons ici (fig. 61).

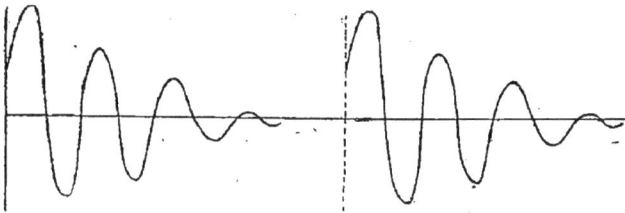

Fig. 61.

On peut les appliquer de différentes manières à l'organisme :

1° Directement, au moyen de deux électrodes prises en dérivation sur l'hélice du dispositif de d'Arsonval, ou en général, sur un circuit doué d'une certaine self, réunissant en court circuit les armatures externes des condensateurs.

2° On peut soumettre les sujets à une application générale par auto-conduction ou encore par le procédé du lit condensateur.

3° Enfin pour obtenir des effets surtout locaux, on peut se servir du rayonnement électrique, effluve, étincelle, sous leurs différentes formes.

Qu'on applique le courant directement, qu'on soumette le sujet à l'auto-conduction, ou même qu'on le soumette simplement au rayonnement électrique, tout son corps se trouve être (soit par action directe, soit par influence), le siège de différences de potentiels oscillants excessivement élevées. Eh bien ! dans tous ces cas le premier phénomène qui frappe le physiologiste, c'est que malgré la grande intensité et la très haute tension des courants qui traversent le corps, le système neuro-musculaire et le système neuro-sensitif ne répondent pas à leur excitation ; en un mot le muscle ne se contracte pas, et le sujet ne ressent rien.

Aussi formerons-nous un premier groupe de ces faits d'inexcitabilité.

Un second fait, c'est que, sous leur influence, les nerfs sensitifs subissent une action inhibitoire particulière, d'où anesthésie. A cette même catégorie se rattache le relâchement des fibres lisses de l'appareil vaso-moteur, d'où : congestion, sudation, modification de la tension artérielle.

Un troisième groupe de phénomènes comprendra les modifications physiologiques générales résultant d'une action prolongée : ce sera le groupe des actions sur la nutrition générale, sur la vie cellulaire, sur les fonctions de la cellule. A ce groupe se rattachent les actions sur les microbes, les toxines.

Nous réserverons une quatrième division pour l'étude de l'action locale de l'effluve ou de l'étincelle sur les téguments, au lieu même de l'application.

324. — 1° Le système neuro-musculaire et le système neuro-sensitif ne répondent pas à l'excitation des courants de haute fréquence. — Lorsqu'on soumet le corps

à l'application directe des courants de haute fréquence, ou
à l'auto-conduction, ou au rayonnement localisé sous forme
d'effluves par exemple, il est le siège de courants directs ou
induits d'une puissance qui peut atteindre une valeur considérable. On peut mettre en lumière ces courants par des
expériences frappantes devenues classiques depuis les com-
munications faites par le professeur d'Arsonval à plusieurs
sociétés savantes. On sait qu'en plaçant un ou plusieurs
sujets dans un circuit pris en dérivation sur les extrémités
de l'hélice de self du dispositif d'Arsonval, ces sujets sont
traversés par un courant capable d'allumer une lampe de
100 bougies 110 volts, intercalée dans le circuit par exemple
entre une main de l'un d'eux et une main de l'autre. On
sait aussi que lorsqu'un sujet est placé dans un champ
d'auto-conduction puissant il peut, en arrondissant les bras,
allumer une lampe dont il tient les pôles par l'intermédiaire de deux bains de solution saturée de chlorhydrate
d'ammoniaque légèrement alcaline, dans lesquels il plonge
les mains, grâce aux courants d'auto-conduction dont il est
le siège.

On sait enfin que lorsqu'une partie du corps est arrosée
d'effluves de haute fréquence, on peut tirer des étincelles de
tous les points des téguments, ce qui prouve que tout le
corps est soumis aux potentiels oscillants.

Or dans ces différents cas où la puissance des courants
qui traversent le corps est manifeste, il n'y a ni secousse
musculaire, ni secousse sensitive, si toutefois on met de côté
les secousses de basse fréquence dues à différentes causes et
notamment à de mauvaises conditions expérimentales (détonateur mal réglé comme distance explosible ; boules déformées ou mal polies ; étincelle insuffisamment soufflée ;
mauvais contact ou petite interruption dans les circuits ;
armatures du condensateur mal appliquées sur le diélectri-

que ; capacité ou self trop grandes ; mauvais fonctionnement de l'interrupteur (d'Arsonval).

Tel est le fait, il faut l'expliquer.

**325. — Pourquoi les systèmes neuro-musculaire et
neuro-sensitif ne répondent-ils pas aux courants de
haute fréquence.** — M. d'Arsonval a, dès le début, écarté
l'hypothèse qu'on a encore émise depuis, que ces courants
affectaient la surface du corps sans le pénétrer. Dans les
conducteurs métalliques en effet, à mesure que la fréquence
augmente, le courant tend à se localiser à leur surface.
Mais cette loi n'est vraie que pour les corps à conductibilité métallique. Au contraire, pour les corps à conductibilité électrolytique, le courant pénètre la masse même du
corps, d'autant plus que sa résistivité est plus élevée. Expérimentalement M. d'Arsonval a établi cette pénétration au
moyen d'un cylindre d'eau salée à 7 0/00.

En soumettant ce volume d'eau salée au passage d'un
courant de haute fréquence, il a constaté que l'intensité dans
les parties centrales et dans les parties périphériques ne
diffère pas sensiblement. Une expérience de Maragliano
confirme ces faits : on voit devenir incandescente une lampe
électrique placée dans la cavité thoracique d'un chien, les
pôles de cette lampe étant en relation avec deux petites
plaques métalliques appliquées des deux côtés opposés de la
plèvre pariétale (Cf. *Arch. élec. méd.*, 1901, 750).

D'ailleurs si cette hypothèse était vraie, il serait impossible d'expliquer les actions profondes qu'exercent les courants de haute fréquence sur les fonctions de nutrition en
particulier.

La deuxième explication qu'il en a donnée, explication
généralement acceptée aujourd'hui, est la suivante :

De même que le nerf optique ne répond qu'aux excitations dont la période est inférieure à 728 billions par seconde (violet) et supérieure à 497 billions (rouge), de même

que le nerf acoustique ne répond aussi qu'à des vibrations comprises entre 32 et 60.000 environ par seconde, de même les nerfs de la sensibilité générale et les nerfs moteurs ne répondent qu'à des excitations dont la période est inférieure à 10.000 environ par seconde. Ce serait donc simplement par suite d'un défaut d'adaptation à une période donnée que la réponse des systèmes neuro-moteur ou neuro-sensitif n'aurait pas lieu.

A mon avis les expériences de M. Weiss sur l'action physiologique des ondes de très courte durée aident beaucoup à la compréhension de ce phénomène à première vue paradoxal, et incompréhensible si l'on admettait la formule de du Bois-Reymond ; je vais insister sur ce point.

326. — **Analyse de ce phénomène d'inexcitabilité par l'application de la formule de Weiss.** — Les expériences de M. Weiss prouvent qu'une onde d'une certaine hauteur, ne provoque de contraction qu'à la condition d'avoir une certaine durée. Si, après la courbe ascendante de fermeture d'un courant continu, il y a un plateau d'une certaine durée, d'une durée telle qu'on arrive au seuil de l'excitation, on sera certain de tomber au-dessous du seuil de l'excitation si l'on diminue ce plateau ou si on l'accidente par des interruptions. Pour retrouver le seuil de l'excitation avec la nouvelle forme d'onde, il faudrait augmenter l'intensité. Supposons que l'accident en question ait été une chute à 0 puis une onde inverse, la perturbation survenue au moment du renversement aggravera encore la difficulté d'atteindre le seuil de l'excitation. On forcera encore l'intensité. En multipliant les accidents et les inversions, il arrivera un moment où la première onde considérée, si forte qu'elle soit, ne pourra plus atteindre le seuil de l'excitation, et chaque onde considérée se trouvera dans la même situation.

En prenant la formule de la quantité Q d'électricité nécessaire pour produire le seuil de l'excitation avec une onde

quelconque ABC dans un nerf dont les coefficients a et b
sont déterminés (§ 299), on a Q = aire ABC = (a + bt).
Si l'on diminue le temps t indéfiniment, c'est-à-dire si on
opère avec des ondes de plus en plus courtes, avec des
ondes de 1/1000 et 1/10.000 de seconde, évidemment, à
mesure que la durée de l'onde diminue, la quantité Q nécessaire pour l'excitation diminuera aussi, le terme bt devient de plus en plus petit, presque nul. Mais la quantité

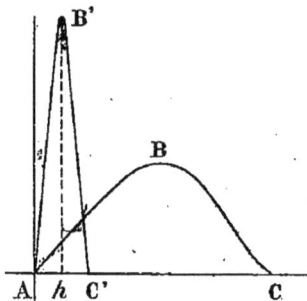

Fig. 62.

fixe, égale à a, reste toujours nécessaire, et cette quantité
demande, pour être obtenue, une hauteur de l'onde progressivement croissante au fur et à mesure que l'onde devient
plus rapide. A mesure que les branches AB' et B'C' de la
courbe se rapprocheront, la hauteur B'h de la courbe devra
s'élever pour que la quantité représentée par l'aire AB'C'
reste égale au moins à a, et l'on conçoit, par ce raisonnement encore, qu'il viendra un moment où, si élevé
que soit B', on ne pourra atteindre la quantité Q nécessaire
à provoquer la réponse.

Le résultat serait le même en appliquant la formule modifiée de M. et Mme Lapicque.

Donc, ni avec une onde isolée, ni avec une succession
d'ondes, chaque onde inverse affaiblissant l'effet de la pré-

cédente dans ces temps très courts, on ne peut atteindre le seuil de l'excitation en appliquant purement la formule de M. Weiss à l'étude des phénomènes de haute fréquence.

327. — 2° **Effets anesthésiques des courants de haute fréquence. — Action inhibitoire. — Action sur les fibres lisses du système vasculaire (d'Arsonval). — Dès** le début de ses travaux sur les courants de haute fréquence, M. d'Arsonval a fait remarquer l'action particulière des courants de haute fréquence sur le système neuro-musculaire, action désignée par Brown Sequard sous le nom d'inhibition. Sous les électrodes, les tissus deviennent rapidement moins excitables. Ainsi il faut augmenter l'intensité des secousses d'ouverture ou de fermeture d'un courant continu, de même que l'intensité du courant faradique, pour atteindre le seuil de l'excitation après une application des courants de haute fréquence sur une région. Cette diminution de l'excitabilité peut aller jusqu'à l'analgésie.

L'inhibition qui frappe le système vaso-moteur explique l'abaissement de la tension artérielle chez les animaux soumis à la haute fréquence. Ainsi si l'on place un manomètre à mercure dans la carotide d'un chien, on constate dès les premiers moments de l'électrisation, une diminution de pression de plusieurs centimètres de mercure. A la même cause se rattache le phénomène de la dilatation des vaisseaux de l'oreille chez le lapin en expérience, comme aussi la sudation généralisée chez les sujets soumis à l'auto-conduction.

Par contre l'étincelle provoque une contraction spasmodique du système musculaire lisse, d'où anémie des tissus et phénomène de la chair de poule. A cette anémie spasmodique correspond une augmentation de la pression artérielle, surtout manifeste si l'on arrose d'étincelles le rachis. Moutier a vu la pression artérielle s'élever de 4 à 8 centimètres, en arrosant d'étincelles la colonne vertébrale de haut en bas.

D'ailleurs les phénomènes de vaso-dilatation signalés tout à l'heure ne persistent pas. Ils sont suivis d'une vaso-constriction énergique avec relèvement de la tension artérielle qui persiste assez longtemps après l'expérience.

Lorsqu'on soumet un point du corps à l'effluvation il se produit de même, après la fin de l'expérience, une réaction en sens inverse suivie de plusieurs oscillations en dessus et en dessous de la valeur de la pression artérielle normale. (Oudin, expériences faites avec le sphygmo-manomètre de Laulanié.)

328. — 3° **Modifications physiologiques résultant de l'action prolongée des courants de haute fréquence.** — Les actions physiologiques générales résultant de l'application prolongée des courants de haute fréquence sont multiples. Elles peuvent se répartir ainsi :

α) Actions sur les échanges respiratoires.

β) Action sur la thermogénèse animale.

γ) Action sur la sécrétion urinaire.

δ) Actions sur la vie cellulaire individuelle, sur les microbes, leurs fonctions, les toxines.

Nous devons étudier successivement ces différents groupes qui montrent l'action profonde des courants de haute fréquence sur la nutrition et le fonctionnement des tissus et des cellules.

329. — α) **Action sur les échanges respiratoires.** — Cette action étudiée dès le début de ses travaux sur les hautes fréquences par M. d'Arsonval, se manifeste extérieurement par l'augmentation du nombre et de l'amplitude des mouvements respiratoires.

Le dosage des gaz expirés indique une augmentation d'acide carbonique. M. d'Arsonval a constaté que chez lui-même la quantité de CO_2 éliminé en une heure passait de 17 à 37 litres sous l'influence de l'auto-conduction.

On observe en même temps une diminution du poids du sujet en expérience beaucoup plus grand que la perte à l'état normal (30 gr. au lieu de 6 gr. en 16 heures pour un cobaye, 48 au lieu de 23 pour un lapin). M. d'Arsonval a remarqué en outre qu'après la fin de l'expérience l'animal reprenait du poids, ce qui prouve qu'il y a alors plus d'oxygène absorbé qu'il n'y a de CO_2 éliminé. Cette expérience doit être rapprochée de celle de M. Bouchard, qui a constaté une augmentation du poids du corps pendant la période où le corps n'ingérant rien semblerait à première vue devoir perdre plus qu'il n'assimile, comme aussi de celles de Regnauld et Reizet sur les animaux pendant le sommeil.

Ces résultats ont été contredits par Querton. Mais cet expérimentateur s'est servi d'un solénoïde de 72 spires, alors que celui de d'Arsonval n'en possède que quelques-unes, de telle sorte que la self énorme du dispositif de Querton a pu modifier considérablement les données de l'expérience. D'ailleurs les travaux de Querton (1), ont prouvé combien les moindres changements dans les conditions extérieures, renouvellement de l'air, température, heure du jour, etc., influaient sur les résultats.

M. d'Arsonval fait observer que « pour ses expériences Querton laissait les animaux dans une atmosphère confinée qui se saturait de plus en plus de CO_2, en raison du renouvellement insuffisant de l'air, et que, chez un animal placé dans ces conditions le taux des échanges nutritifs baissait notablement ; que par conséquent le fait d'avoir trouvé le même poids d'acide carbonique, au lieu d'une diminution, prouvait que la haute fréquence avait, dans une

(1) V. *Annales d'électrobiologie*, janvier-février 1900 et *Courants de haute fréquence de Dénoyès*, Montpellier, 1902.

certaine mesure, compensé les résultats dus aux défectuo-
sités de l'expérience » (Doumer et Oudin, *Ann. d'électrobiol.*,
sept.-oct. 1900).

Enfin, des expériences de Tripet (1) et de Guillaume (2),
il résulte que les courants de haute fréquence augmentent l'activité de réduction de l'oxyhémoglobine surtout
chez les malades à nutrition ralentie, tandis qu'ils la dimi-
nueraient chez les sujets à activité de réduction exagérée
(Cf. Dénoyès).

330. — β) **Action sur la thermogénèse animale.** — Des
expériences de d'Arsonval faites au moyen de l'anémo-ca-
lorimètre, il résulte que la quantité de chaleur dégagée par
le corps atteint presque le double de la valeur normale
sous l'influence des courants de haute fréquence développée
par auto-conduction.

Ces conclusions ont été confirmées par Bordier et Le-
comte ; Bonniot est arrivé aux mêmes résultats par l'emploi
du lit condensateur.

331. — γ) **Action sur la sécrétion urinaire.** — Les
courants de haute fréquence, d'après les expériences faites
sous la direction de M. d'Arsonval dans le service de
M. Charrin, augmentent l'élimination des matières extrac-
tives (urée en particulier) et la toxicité urinaire. Il y a en
même temps diminution du soufre neutre ou non complètement oxydé (Réale et de Renzi : expériences sur le dosage de l'acide oxyprotéique). Apostoli et Berlioz concluent
d'une série d'expériences cliniques que sous l'action de la
haute fréquence, le rapport de l'acide urique à l'urée tend à
se rapprocher de la normale 1/40, et que l'acide phosphorique et l'acide urique conservent sensiblement le même
rapport.

(1) *C. R. Ac. Sc.*, 25 juin 1900.
(2) *Annales d'électrobiol.*, mai-juin 1900.

Le traitement par le lit condensateur paraît donner des résultats plus rapides que le traitement par l'auto-conduction. Morton, opérant sur les rhumatisants chroniques, constate une augmentation du taux de l'urée et une diminution du taux de l'acide urique.

L'augmentation, chez les sujets normaux, de l'acide urique et de l'acide phosphorique qui conservent leur même rapport, explique d'après Réale et de Renzi l'action favorable des courants de haute fréquence chez les diabétiques. Cette augmentation simultanée indiquerait en effet l'action de ces courants sur la nucléine, source probable du sucre.

Dénoyès, Martre et Rouvière ont repris ces expériences et ont effectué trois séries de recherches :

α) Dosages chimiques.

β) Epreuves de toxicité.

γ) Détermination du point de congélation.

De ces expériences très importantes (*C.R. Ac. Sc.*, juillet 1901), dont la description se trouve consignée complètement dans le traité de Dénoyès, il résulte que :

1° Sous l'influence des courants de haute fréquence il y a augmentation du volume d'urine, de l'urée, de l'acide urique, de l'azote total, du rapport azoturique, des phosphates, des sulfates et des chlorures éliminés.

2° Il y a une augmentation du coefficient urotoxique et diminution du nombre de molécules élaborées moyennes nécessaires pour tuer un kilogramme d'animal (Cf. à ce sujet, Bouchard, « Troubles préalables de la nutrition », *Tr. de pathologie*, t. III). Cette dernière observation a une grande importance puisqu'elle montre que l'augmentation de la toxicité est due, en partie du moins, à une augmentation de la qualité toxique de la molécule, et non à une augmentation du nombre des molécules toxiques.

Ces conclusions ont été confirmées par une série d'autres travaux de Dénoyès, basés sur l'étude cryoscopique de l'u-

rine des sujets traités suivant la méthode de M. Bouchard.
Les modifications se maintiennent quelques jours.

332. — δ) **Action sur la vie cellulaire individuelle, sur
les microbes, leurs fonctions, les toxines, etc.** — Les
courants de haute fréquence ont une influence aussi sur la
vie cellulaire. Ils paraissent agir, par exemple, sur la ger-
mination des plantes, sur la vie des micro-organismes.

Les expériences relatives à leur action sur les microbes
et les toxines (d'Arsonval et Charrin, sur le B. pyocyani-
que et la toxine diphtérique ; Bonome, Viola et Casciani,
Dubois, sur la toxine streptococcique ; d'Arsonval et Phisalix,
sur le venin de cobra) convergent à peu près toutes malgré
de notables différences de résultats vers cette conclusion :
que certaines toxines paraissent atténuées par les courants
de haute fréquence surtout sous la forme auto-conduction,
la plus appropriée à agir sur les éléments infiniment petits
des préparations soumises à leur action (d'Arsonval).

L'action directe sur le corps cellulaire des microbes paraît plus douteuse. Ainsi des B. pyocyaniques conservent
leurs fonctions chromogène et pathogène après avoir été
soumis à la haute fréquence, alors que la coloration de la
culture pendant l'expérience, était altérée (d'Arsonval et
Charrin). Cependant dans certains cas, le bacille semble se
reproduire moins vite (expériences des mêmes auteurs).

Marmier a opposé aux conclusions des précédents expérimentateurs que l'élévation thermique pouvait à elle seule
expliquer les différents effets observés. Mais de nouvelles
expériences faites par d'Arsonval en se mettant à l'abri de
toute élévation de température ont donné des résultats
comparables à ceux déjà obtenus.

333. — **Effets physiologiques locaux des effluves,
étincelles.** — Si nous laissons de côté les effets généraux
résultant de l'effluvation localisée, effets qui sont les mêmes

(mais plus faibles) que ceux des autres procédés, nous avons peu de chose à dire de l'action de l'effluve et de l'étincelle sur les téguments sains. Une vaso-constriction énergique se produit à l'endroit où une étincelle ou bien une aigrette puissante frappe la peau. Si la durée de l'expérience se prolonge, on provoque des troubles se manifestant par l'apparition de phlyctènes, et le processus d'altération des téguments peut être parfois très intense et très profond. L'action de l'effluvation sur les tissus morbides constitue un chapitre important de l'électrothérapie.

L'effluve paraît sans action sur les toxines (Doumer et Oudin).

CHAPITRE IV

ACTION PHYSIOLOGIQUE
DE L'ELECTRICITÉ PRODUITE PAR LES
MACHINES ÉLECTROSTATIQUES

334. — **Généralités.** — On peut se représenter l'état d'un corps chargé à un potentiel donné comme le résultat d'un changement apporté à son équilibre dynamique moléculaire. Si la charge qui a été communiquée à ce corps une fois pour toutes ne se perd pas, autrement dit si le corps est parfaitement isolé, le changement est stable ; un équilibre nouveau s'est établi, qui persistera indéfiniment sans dépense d'énergie.

Ce bain statique idéal ne saurait être réalisé parce qu'il est impossible d'isoler complètement un corps, et que pour maintenir ce corps à un potentiel donné, il faut apporter de nouvelles charges au fur et à mesure que des charges se perdent.

On obtient bien ainsi un état d'équilibre puisque le potentiel est constant, mais c'est un équilibre *fait de mouvement*, nécessitant une dépense d'énergie, et non un *équilibre de repos.*

En un mot, quand on met en relation un corps avec une machine électrostatique, on soumet ce corps à un courant de haut potentiel. Il se produit là absolument le même phénomène que lorsqu'on fait passer un courant galvanique par un conducteur : si l'on considère une section de ce conducteur au moment où elle subit la perturbation de fermeture du circuit, instantanément elle tend à reprendre l'état neutre primitif en transmettant cette perturbation à la section voisine. Mais cette tendance au retour à l'état neutre est immédiatement combattue par une nouvelle perturbation élémentaire transmise comme la première, et le retour à l'état neutre de chaque élément du conducteur est ainsi empêché par la fusion d'une série ininterrompue de perturbations élémentaires sans cesse renouvelées à mesure qu'elles sont transmises.

On voit qu'il n'y a aucun rapport entre ces deux équilibres, et, au point de vue physiologique, il y aurait une différence fondamentale à établir entre l'étude du bain statique idéal, équilibre de repos d'un organisme porté une fois pour toutes à un potentiel donné, et l'étude de l'électrisation par courant constant, que ce soit un courant de basse tension comme le C. galvanique, ou que ce soit un courant de haut potentiel comme le courant produit par les machines électrostatiques.

En réalité le bain statique idéal n'existe pas pour nous et notre tâche se borne à constater tout simplement les effets physiologiques obtenus, lorsqu'on soumet un organisme aux diverses modalités des courants de haut potentiel débités par les machines électrostatiques. Ces modalités sont les suivantes : bain électrique, souffle, étincelles, aigrettes, frictions, chocs.

335. — **Classification des modes d'application de l'énergie fournie par les machines électro-statiques.** — Avec les machines bipolaires que nous employons actuellement, voici comment on peut synthétiser les différents effets utilisés en médecine. Fermons le circuit sur le sujet en mettant le corps en relation directement avec les deux pôles. Alors il sera traversé par un courant de très faible débit. L'énergie absorbée par le corps sera très minime, les

effets à peu près négligeables. Partons de là pour classer les modes d'emploi des machines électro-statiques.

α) Produisons une interruption dans le circuit, sur le trajet d'un conducteur. Si nous écartons un peu les deux extrémités de ce conducteur coupé, des étincelles éclateront entre ces deux pôles de la coupure, donnant lieu à des variations de potentiel dans tout le circuit au moment de la décharge : c'est à cette forme d'excitation que M. Tripier demande de consacrer le nom d'excitation médiate. Si l'on écarte encore les pôles de la coupure et qu'on les munisse de pointes, on a un écoulement continu d'électricité à travers un diélectrique de résistance élevée : l'air. On réalise ainsi un dispositif auquel M. Weill donne le nom de rhéostat, parce qu'il introduit dans un circuit, primitivement fermé sur des résistances négligeables, une résistance gazeuse très grande qui, en électrostatique, produit des effets comparables à ceux d'un fil de ferro-nickel mis dans le circuit d'une pile primitivement fermée en court circuit. Les maximum des différences de potentiel se trouvent aux deux pôles du rhéostat.

β) Au lieu de produire l'interruption sur le trajet d'un conducteur, produisons-la entre la surface des téguments et l'électrode d'un des conducteurs.

Lorsque cette électrode est peu éloignée, il se produit une série d'étincelles arrosant la peau. On peut tamiser cette étincelle en lui faisant traverser une ou plusieurs épaisseurs de drap, c'est alors la friction électrique.

Si cette électrode est éloignée davantage et terminée en pointe, on produit une aigrette, des effluves, un souffle dont la douche est une modalité.

La décharge disruptive ici se produit au contact des téguments, et comme c'est au niveau de cette décharge disruptive que se fait la chute du potentiel et que siège l'action capitale de la franklinisation, toute la catégorie β des effets électrostatiques constitue la « franklinisation immédiate ».

Le bain électrique n'est qu'une forme de franklinisation immédiate, l'électrode séparée du corps, reculée très loin, tout à fait supprimée, est mise ou non à la terre. Le sujet se décharge par toutes les aspérités des téguments dans l'air ambiant.

N.B. Dans tous ces cas on peut d'ailleurs varier les conditions expérimentales en mettant à la terre soit le sujet, soit l'électrode active. Quand l'opérateur, à la terre, tire des étincelles du sujet, l'ancienne terminologie disait qu'on faisait de l'exhaustion, si au contraire, le sujet est à la terre et reçoit des étincelles, c'est l'irroration.

L'excitation médiate, consistant avant tout dans la production de variations brusques de potentiel dans tout le circuit au moment où se produit l'étincelle à l'interrupteur du circuit, a surtout de l'intérêt en physiologie et en médecine par ses effets moteurs. Il est une autre modalité d'emploi des machines électrostatiques qui vient naturellement se placer à côté d'elle, c'est le courant de Morton (§ 177), à chaque étincelle se produit une variation brusque de potentiel dans tout le circuit, dont les effets moteurs sont surtout utilisés.

Nous allons voir maintenant les propriétés physiologiques de ces divers modes d'application.

336. — 1° **Bain électrostatique.** — Le sujet isolé est mis en communication avec un pôle de la machine, l'autre pôle est, en général, mis à la terre. L'électricité s'échappe par toute la surface des téguments, donnant la sensation d'un frôlement de gaze légère. Le corps est ainsi parcouru par un courant de haute tension à l'*état permanent*.

Les effets physiologiques du bain électrostatique d'ailleurs assez controversés sont les suivants:

α) Une augmentation de la fréquence du pouls qui peut se maintenir une huitaine de jours après la fin d'une série de séances (Truchot).

β) Une augmentation de la tension artérielle reconnue par presque tous les expérimentateurs malgré la contradiction apparente avec l'effet α.

γ) Une légère augmentation de la température centrale (Vigouroux), surtout d'après certains auteurs avec le bain positif (Damian), et persistant quelque temps après un traitement de plusieurs séances (Truchot). D'après ce dernier auteur il y aurait aussi une augmentation de la force musculaire, immédiatement après le bain.

δ) Une augmentation des combustions respiratoires (d'Arsonval) due en partie à la production d'ozone, l'oxygène ozonisé étant plus facilement fixé par les globules sanguins que l'oxygène de l'air (Cf. Bordier).

ε) La sécrétion urinaire est puissamment modifiée (Truchot). Le rapport de l'urée à l'azote total est, d'après cet auteur, très augmenté, ce qui prouve que l'oxydation est très activée, l'urée étant le terme final de l'oxydation des produits azotés. Cet effet s'inverse si l'on rapproche les séances ; ce qui a fait dire à Truchot que, dans ce cas, l'organisme brûlant trop vite brûle mal et donne des produits de la combustion incomplètement oxydés.

Les effets physiologiques du bain négatif en particulier sur la sécrétion urinaire ont été étudiés par Martre et Florence à la suite des travaux d'Yvon à ce sujet. Ils constatent une diminution des phosphates, de l'acide urique, du rapport du carbone total au carbone des matières albuminoïdes, ce qui correspond à une diminution de poids de la molécule élaborée moyenne. Le bain statique négatif agirait donc dans le même sens que les courants de haute fréquence, mais à un degré beaucoup plus faible.

ζ) Certains effets généraux sont à constater aussi : tels

que l'accélération des fonctions digestives, la tendance au sommeil.

337. — **Souffle électro-statique**. — **Douche, effluvation**. — Le souffle électrique, dû au courant de molécules gazeuses électrisées, produit localement une sensation de fraîcheur qui abaisse la température locale en facilitant l'évaporation cutanée d'une part, et d'autre part, par le contact des molécules gazeuses froides avec les téguments. Bordier a montré que le souffle négatif produit un abaissement plus grand que le positif et que cet abaissement, dans tous les cas, se prolonge après la fin de l'opération, ce qui prouve la profondeur de l'action.

La densité électro-statique est plus faible avec le souffle + qu'avec le souffle —. Une expérience de Bordier met parfaitement ce fait en lumière :

« Si l'on prend comme réactif du papier ioduré amidonné qui brunit sous l'action de l'ozone formé, on constate que dans les mêmes conditions le souffle négatif produit une teinte moins large mais plus foncée que le souffle positif. » Le même expérimentateur mesurant avec une sorte d'anémomètre l'intensité du vent a établi que le « vent négatif souffle plus fortement que le vent positif. »

L'angle de la pointe a aussi une grande importance. Des recherches de Bordier il résulte que la surface impressionnée est d'autant plus grande que l'angle de la pointe est plus grand. L'effet optimum est obtenu avec un angle de 90° ou un peu supérieur (Cf. Bordier, *Précis d'électrothérapie*).

Le souffle statique produit aussi un effet sédatif et calmant sur la douleur. Il paraît agir en outre comme stimulant de la vitalité des tissus. Il est probable qu'alors il y a action sur les nerfs trophiques. C'est probablement aussi en agissant sur l'élément nerveux qu'il produit, ainsi qu'on l'a plusieurs fois signalé, un effet favorable sur la voix des chanteurs (§ 518).

338. — **Etincelle électro-statique.** — **Friction électrique**. — Lorsqu'on fait éclater une étincelle entre l'excitateur et la peau, il se produit divers effets :

α) Des effets sur les nerfs de la sensibilité générale ou sur les nerfs sensoriels dans les régions appropriées.

β) Des effets sur les nerfs vaso-moteurs.

γ) Des effets moteurs.

δ) Des effets généraux.

339. — α) **Effets sensitifs ou sensoriels de l'étincelle.** — L'impression perçue est celle d'une piqûre si l'étincelle est petite et maigre, d'une piqûre et d'un choc si elle est plus forte. Au niveau des nerfs sensoriels tels que le N. optique, l'étincelle produit les effets des autres excitants de ces nerfs.

340. — β) **Effets vaso-moteurs de l'étincelle.** — Lorsqu'une région est soumise à une pluie d'étincelles, il y a d'abord vaso-constriction : d'où pâleur des téguments ; puis paralysie des vaso-moteurs, relâchement des petits vaisseaux, d'où élévation de la température locale avec rougeur de la peau.

Ces effets, comme le prouvent des expériences de Bordier où les causes d'erreur dues notamment à l'échauffement direct par l'étincelle étaient soigneusement évitées, sont plus accusées avec le pôle + qu'avec le pôle —.

Ils varient d'ailleurs d'intensité suivant les sujets et les états pathologiques ; chez les malades atteints de goitre exophtalmique ils atteignent un degré remarquable (dermographisme électrique) (Cf. Bordier, *Arch. d'élect. méd.*, 1898, p. 506 et *Précis d'électroth.*).

341. — γ) **Effets moteurs de l'étincelle.** — La sensation de choc profond qui accompagne l'étincelle est corrélative

d'une contraction musculaire. Si au lieu de faire éclater
l'étincelle entre l'excitateur et la peau (excitation immédiate), on la fait éclater à un autre point du circuit (excitation médiate), la sensation de piqûre qui accompagne
l'étincelle est supprimée, il ne reste que celle du choc, et
l'on est alors placé dans les meilleures conditions pour étudier les actions motrices. Les remarquables expériences de
Bordier à ce sujet, faites à l'aide du myographe de Marey,
montrent que la contraction de l'excitation médiate, lorsque
le pôle actif est le pôle positif, est moins brusque, moins
élevée que celle du pôle négatif, ce qui rapproche ces
actions de celles des périodes de fermeture du courant galvanique.

De ses expériences sur la contraction musculaire avec
des étincelles médiates de différentes longueurs, le même
auteur a pu tirer cette loi que « la grandeur de la contraction musculaire est directement proportionnelle au carré
de la longueur des étincelles ».

Si l'on excite le muscle par une étincelle immédiate
d'une longueur donnée en se servant comme excitateur
de sphères métalliques de diamètres progressivement crois-
sants, on peut voir que plus la sphère est grosse, plus la
secousse est forte. Les autres conditions de l'expérience
restant les mêmes, Bordier a constaté expérimentalement
la proportionnalité de la grandeur de la secousse au diamètre de l'excitateur.

Il a montré aussi par le même procédé l'influence de la
densité électrique sur la contraction musculaire. Il prend
un excitateur médiat dont la boule qui doit être appliquée
sur la peau est interchangeable, c'est-à-dire qu'on peut
employer une série de boules de différents diamètres. Plus
la boule est petite, plus la densité électrostatique est grande,
la surface de contact étant d'autant plus petite que la boule
est plus petite. Ses expériences ont prouvé le fait prévu

par la théorie que plus la densité est grande, plus la secousse est forte. On obtient donc des effets d'autant plus grands que l'on emploie des excitateurs plus petits ; le maximum est obtenu avec la pointe dans l'excitation médiate. Il serait plus grand encore, à égalité d'énergie, si l'on excitait immédiatement le sujet, la densité étant alors maxima en raison de la section excessivement petite de l'étincelle comparée même à celle de la pointe.

342. — δ) **Effets généraux et autres effets de l'étincelle. — Friction électrique.** — Les effets de l'étincelle sont plus profonds qu'on ne pourrait le supposer d'abord. Les effets moteurs prouvent en premier lieu que les variations de potentiel de cet état variable particulier affectent les couches sous-cutanées. Ces effets seront rendus plus manifestes encore par l'étude des phénomènes moteurs de la franklinisation hertzienne.

La friction électrique, qui n'est qu'un arrosage par une étincelle divisée, produit aussi des actions éloignées dont le résultat est un effet sédatif (Vigouroux).

Prolongée et localisée en un même endroit, la pluie d'étincelles amène la formation de phlyctènes.

343. — **Franklinisation hertzienne. — Courants de Morton.** — On peut faire une sorte de franklinisation immédiate avec le dispositif de Morton, en se servant d'un excitateur tenu à une petite distance de la peau. Les effets de l'étincelle sont alors comparables à ceux de l'étincelle de haute fréquence et de l'étincelle électrostatique. Il en est de même de ceux de l'effluve.

La véritable application des courants de Morton consiste à placer l'électrode active directement sur les téguments, le sujet étant à la terre ainsi que l'armature externe de l'autre condensateur (§ 177). Alors à chaque étincelle, le sujet est soumis à une variation brusque de potentiel suivie d'oscillations isochrones et rapidement amorties, caractéristique de la décharge de condensateurs dans certaines conditions (§ 123).

L'effet moteur des courants de Morton est remarquable par sa profondeur, sa puissance, son indolorité. Ils agissent énergiquement sur les muscles lisses, comme sur les muscles striés. On peut, avec des décharges répétées une cinquantaine de fois par seconde, produire la *tétanisation indolore des muscles*.

CHAPITRE V

ACTION PHYSIOLOGIQUE DES DIVERSES RADIATIONS. — LUMIÈRE. — CHALEUR. — RADIATIONS NOUVELLES.

344. — Généralités. — L'étude synthétique des différentes radiations ou ondulations transmises par l'éther devrait comprendre en réalité l'étude des radiations hertziennes, des rayons caloriques, infra-rouges, lumineux, ultra-violets, et de ces multiples rayonnements nouveaux qui, sous le nom de rayons X, rayons secondaires, rayons cathodiques, rayons des substances radio-actives, rayons N, viennent prendre place dans la gamme des longueurs d'onde, ou bien se révèlent comme des émissions de particules élémentaires de matière.

Cette étude synthétique n'est pas encore possible aujourd'hui.

En outre, pour l'embrasser tout entière, il faudrait sortir du cadre de cet ouvrage qui s'adresse avant tout au médecin électricien.

Toute la partie inférieure de la gamme des vibrations transversales de l'éther, constituant les ondulations hertziennes, se trouve étudiée dans le bloc des effets de la haute fréquence, nous n'en parlerons donc pas ici.

Dans le groupe des radiations caloriques nous devrons nous borner à une étude très limitée de la chaleur provenant de la transformation de l'énergie électrique, sans quoi ce serait la physiologie générale de la chaleur qu'il faudrait

écrire et aussi l'histoire des brûlures et des gelures, qui
constitue un chapitre spécial de tous les traités de patho
logie. Par contre, nous devrons dire un mot de la galvano-
caustique qui y trouve sa place naturelle.

Nous devrons aussi limiter l'étude physiologique de la
lumière dont le champ est si vaste, et nous restreindre aux
notions nécessaires à la compréhension de la méthode Finsen dont on verra l'emploi dans la partie thérapeutique.

Enfin des effets physiologiques des radiations nouvelles
nous aurons peu de chose à dire. Ils se résument actuellement presque dans un seul chapitre ; celui des radio-dermites, en y ajoutant quelques effets généraux.

Les travaux récents de M. Becquerel, de M. et Mme Curie, de MM. Blondlot, Charpentier, Meyer, Bichat, etc.,
nous laissent entrevoir de vastes horizons nouveaux, puisque l'activité vitale serait elle-même liée à la production
d'un certain ordre de ces rayonnements. Mais ces faits sont
trop récents pour prendre en ce moment la place qui leur
est réservée dans un chapitre général de physiologie.

Nous nous bornerons donc à étudier :

1° L'action de la chaleur radiante de source électrique et
la galvano-caustique ;

2° L'action de la lumière de source électrique ;

3° L'action des rayons X et des rayons émis par substances radio-actives sur l'organisme normal.

**345. — Action de la chaleur radiante de source élec-
trique sur l'organisme.** — Un certain degré de chaleur
moyen est indispensable à l'organisme. La physiologie générale enseigne par quels procédés de régulation les êtres
se maintiennent à une température constante malgré les
variations de la température extérieure.

Néanmoins ces variations de température extérieure produisent certains effets physiologiques et, par suite, sont
susceptibles d'applications thérapeutiques.

En raison des différences d'actions physiologiques et par suite curatives, on distingue trois modes différents d'application de la chaleur.

1° La chaleur humide (bain chaud, cataplasme, fomentation, bains d'air saturé de vapeur, etc.) dont nous ne nous occuperons pas ici. Disons seulement que le bain de vapeur devient dangereux au-dessus de 45° (vertiges, syncopes, congestions, hémorrhagies) à cause du défaut d'évaporation à la surface des téguments, ou dans les voies respiratoires si la tête y est comprise.

2° La chaleur sèche (son, sable chaud, termophore électrique de Cerruti, bain d'air chaud sec). Il faut savoir que si l'on peut élever la température d'un bain d'air sec plus que celle d'un bain humide, il est imprudent de dépasser 80° Le thermophore électrique est une étoffe légère incombustible dans laquelle circulent des fils résistants, isolés soigneusement. Le passage du courant échauffe le tissu qu'on peut appliquer directement sur la peau (ou bien avec l'intermédiaire d'une compresse mouillée pour obtenir le bain humide ou cataplasme).

Le bain d'air chaud sec, s'il n'y a pas ventilation, se transforme vite en bain de vapeur et le danger des températures élevées augmente avec le degré hygrométrique. En ventilant soigneusement, on peut monter jusqu'à 140 (Tallerman).

3° La troisième catégorie, celle qui nous intéresse surtout ici, comprend les applications de la chaleur radiante, qui est en même temps lumineuse.

Ce n'est plus ici le contact du milieu ambiant élevé à une température de 50 à 80° qui vient exciter les téguments, mais c'est le rayonnement provenant d'une source plus ou moins éloignée qui se transmet à travers l'air sans élever beaucoup sa température et qui vient frapper le corps placé sur le trajet des rayons. Un thermomètre placé dans un faisceau de chaleur radiante peut s'élever jusqu'à 240° sans que l'organisme qui reçoit ce faisceau soit incommodé. Le corps peut être soumis à un bain général de chaleur radiante portant le thermomètre à 205 sans aucun danger, pourvu que l'air soit renouvelé et que ce bain ne se transforme pas en un bain de chaleur de contact humide. Tonta, de Milan, a combiné un dispositif dans lequel la ventilation est méthodiquement pratiquée et l'état hygrométrique de l'air à chaque instant indiqué (1).

Quant aux effets de ces bains de chaleur électrique, ils ne diffèrent pas de ceux de la chaleur en général. La circulation superficielle est augmentée, les vaisseaux lymphatiques eux-mêmes sont dilatés (Kowolski). Il y a bien entendu en même temps abaissement de la pression artérielle avec augmentation de fréquence du pouls.

L'action sédative de la chaleur humide, sèche ou radiante est connue depuis que la médecine existe.

Il est utile de dire en terminant que l'on a un peu trop tendance à employer comme procédés curatifs des moyens qui, sous le couvert d'appareils luxueux n'ont rien apporté de nouveau à la médecine. On ne saurait trop mettre le praticien et le malade lui-même en garde contre ce mouvement qui peut porter à l'un et à l'autre le plus grand préjudice.

346. — **Galvano-caustique**. — Au point de vue des effets produits il n'y a pas de différence fondamentale entre l'action sur les tissus d'un métal chauffé par un brasier, comme les vieux cautères, par l'essence comme les thermocautères, ou par l'électricité comme les galvano-cautères. Seulement la commodité de ces derniers pour éviter le rayonnement en raison de leur faible masse, et pour travailler dans les régions profondes, fait que tout médecin,

(1) Congrès de Berne, 1902.

même s'il n'est pas électricien, a recours à ce procédé.

Le galvano-cautère et en particulier l'anse galvanique permettent de sectionner les tissus à blanc, c'est-à-dire sans hémorrhagie.

Cette hémostase est due d'une part à l'oblitération des petits vaisseaux par l'action desséchante de la chaleur, et, d'autre part, à son action coagulante sur le sang.

Pour produire l'hémostase, il ne faut pas que la température soit trop élevée. Aucun procédé de mesure ne vaut l'habitude qu'on a de se servir d'un même cautère ou d'une même anse dans les mêmes cas donnés. L'intensité nécessaire pour porter un cautère au rouge sombre ou au rouge vif varie suivant le milieu où se trouve le cautère. Un cautère qui rougit à blanc par 8ᴬ dans l'air peut exiger 20ᴬ pour sectionner rapidement du tissu musculaire par exemple ; alors qu'il ne demandera que 12 ampères dans d'autres cas. L'ampèremètre mis en circuit est néanmoins très utile, par exemple si l'on opère avec l'anse dans une région où l'on ne voit pas la partie libre du fil, l'ampèremètre nous dira si nous nous rapprochons trop de l'intensité provoquant la fusion dans l'air.

347. — **Action de la lumière de source électrique sur l'organisme. — Généralités. —** Nous devons, pour rester dans le cadre de cet ouvrage, nous borner à étudier les notions de physiologie des rayons lumineux qui intéressent spécialement le médecin électricien. Sans cela un volume ne suffirait pas pour réunir toutes les expériences faites sur l'influence de la lumière sur l'évolution des êtres. Il est certain que tout rayon lumineux, de quelque source qu'il soit, a la même vertu. Ce qui différencie les rayons lumineux les uns des autres, c'est uniquement leur longueur d'onde.

La gamme lumineuse, c'est-à-dire la gamme des rayons

impressionnant la rétine, commence à la longueur d'onde
698 μ et va jusqu'à 392 μ ; et l'œil les perçoit différemment
à mesure qu'on s'élève dans la progression des longueurs
d'onde.

Le tableau suivant montre quelles sont les sensations
lumineuses correspondant aux diverses longueurs d'onde.

Violet	392 μ	à	428
Indigo	434	à	449
Bleu	457	à	500
Vert	500	à	544
Jaune	562	à	583
Orangé	600	à	660
Rouge	663	à	698

En deçà de 392 μ c'est l'ultra-violet, au delà de 698 μ c'est
l'infra-rouge non perceptibles pour la rétine.

Quoique non perceptibles pour la rétine, ces radiations
en deçà et au delà ne font pas moins partie des conditions extérieures qui ont présidé à l'évolution des êtres sur
la terre, surtout celles de longueur d'onde supérieure à
698 μ (dans lesquelles prennent place les caloriques) ; au
delà des rayons ultra-violet, l'atmosphère laisse peu parve-
nir de radiations de longueur d'onde plus courtes.

Il faut bien se pénétrer de cela quand on veut comprendre l'action des lumières monochromatiques sur les êtres
qui ont évolué dans le champ d'irradiation solaire. On
pourra expérimenter de deux façons différentes : ou bien
soumettre pendant un temps donné un organisme à l'action d'un faisceau de rayons d'une certaine longueur
d'onde, beaucoup plus intense que les rayons du spectre
normal : on fera alors ce qu'en thérapeutique on appelle la
photothérapie positive. Ou bien priver pendant un temps
donné un organisme de certaines radiations ; c'est alors de
la *photothérapie négative*. C'est ce qu'ont fait la plupart

des expérimentateurs, hors de la sphère électro-médicale qui nous intéresse ici, pour étudier l'action du vert, du rouge, du bleu sur l'évolution des animaux et des plantes. Ils les ont fait vivre dans une lumière tamisée par des écrans opaques pour certaines longueurs d'onde.

Dans ce cas encore il faut toujours avoir présent à l'esprit que l'organisme en expérience n'est pas soustrait à toute la gamme des vibrations transversales de l'éther, mais seulement à certaines longueurs d'onde de la gamme lumineuse. Ainsi dans toutes ces expériences il est en général sous l'influence des radiations caloriques, car les écrans opaques pour tout ou partie de la gamme lumineuse sont le plus souvent diathermanes.

Certaines préparations telles qu'une solution d'alun sont diaphanes, mais athermanes. D'autres, telles que le sel gemme enfumé ou une solution d'iode dans le sulfure de carbone, sont diathermanes, mais opaques. Lors donc qu'on fait évoluer des organismes dans une lumière monochromatique, il faut bien avoir présent à l'esprit qu'on se propose surtout d'éliminer cette petite partie de la gamme des vibrations transversales de l'éther qui, en dessous ou en dessus de la couleur étudiée, impressionnent la rétine. Ceci dit, on s'étonnera moins des nombreuses contradictions qui existent entre les conclusions des divers expérimentateurs. On peut en effet facilement concevoir que la suppression des longueurs d'onde de 340 μ à 700 μ puisse ne pas produire les mêmes effets suivant que l'organisme se trouvera soumis à des radiations invisibles de longueurs d'onde supérieures plus ou moins intenses.

Une autre cause d'erreur, c'est qu'en général les écrans employés pour obtenir une lumière monochromatique laissent tamiser d'autres rayons lumineux, variables suivant la nature de l'écran. Enfin il faut savoir que dans les différentes expériences qui ont été faites, on n'a pas toujours assez tenu compte de la difficulté qu'il y a à comparer les intensités d'éclairement des lumières monochromatiques et de la lumière blanche.

Quoi qu'il en soit, nous indiquerons dans un premier paragraphe certains résultats de la photo-expérimentation négative sur les organismes, résultats utiles à connaître pour le photo-thérapeute.

Puis nous traiterons ensuite les résultats de la photo-expérimentation positive, qu'elle consiste en une exposition prolongée de l'organisme à une lumière mono ou polychromatique surajoutée et d'une intensité moyenne, ou bien en une exposition à des rayons très intenses comme on le fait avec la méthode de Finsen en électrothérapie.

348. — **Expériences de physiologie pouvant documenter la photothérapie négative.** — Malgré de nombreuses contradictions entre les conclusions des divers expérimentateurs, il est quelques résultats qui paraissent solidement établis.

Le bleu, le violet, en un mot les radiations de courte longueur d'onde paraissent nécessaires à l'évolution des œufs des larves. Elles semblent activer leur développement plus que la lumière blanche. Et par contre le vert, souvent le rouge semblent le retarder (expériences de Béclard sur les œufs de musca carnaria, 1858 ; Schnetzler, sur les œufs de grenouille, 1874 ; Yung qui classe ainsi l'action accélérante des radiations, violet, bleu, jaune, blanc, rouge, vert, classification qui diffère peu de celle de Béclard, sauf pour le rouge qu'il considère comme plus actif que le jaune et le blanc).

L'absence de tout rayon lumineux retarde l'évolution, diminue l'activité des échanges nutritifs d'après certains expérimentateurs. Ainsi le chien, la tourterelle, la poule exhalent moins de CO_2 dans l'obscurité, et ce serait dans le jaune qu'ils en exhaleraient le plus (Selmi et Piacentini) ; de même Pott (1875) trouve que le jaune et le vert activent l'élimination du CO_2, Fubini confirme les résultats de Selmi et Piacentini, pour les grenouilles même aveuglées (1877), quoiqu'alors la différence soit moins sensible, et en 1891, opérant sur les animaux hibernants (loirs, chauves-souris, etc.), il constate les mêmes phénomènes, ce qui prouve bien que la suractivité des échanges dans la lumière n'est pas due à la contraction musculaire de l'état de veille.

Les expériences entreprises récemment par Mme Rogovine au laboratoire de M. Richer sur l'évolution du ferment lactique tendent aussi à prouver que ce sont les rayons bleus, violets et ultra-violets qui activent le plus le développement de ce ferment, tandis que les rayons verts le retardent.

En résumé on peut dire que les rayons chimiques ont une action accélérante sur la vie élémentaire, c'est le résultat le plus constant des diverses expériences. Le vert agit dans le sens opposé, les radiations rouges paraissent en général agir comme le vert.

La suppression des rayons chimiques pourra dans certains cas trouver des applications en thérapeutique. Le traitement intensif par une lumière monochromatique composée de radiations chimiques pourra en trouver d'autres, et c'est dans la photo-expérimentation négative qu'on devra chercher les éléments d'explications de ces phénomènes.

349. — **Action de la photo-expérimentation positive sur les organismes et les tissus.** — Un élément cellulaire, un organisme, un tissu, dont l'évolution habituelle se fait dans le champ d'irradiation solaire peut être influencé non seulement par la privation de certaines radiations du spectre, mais aussi par l'exagération d'intensité du champ ou de tels ou tels rayons de ce champ. De même aussi un organisme évoluant dans un milieu soustrait partiellement ou

totalement à ce champ peut être incapable de s'adapter à
la vie dans un champ lumineux. C'est ce qui arrive en particulier pour les microbes. La photo-expérimentation positive prouve en général que la lumière a sur eux une action
délétère (Downes, Blunt, action de la lumière sur les bac-
téries et leurs spores, surtout nocive par les rayons chimiques ; id. d'Arsonval et Charrin (B. pyocyaniques) ; Arloing
(B. anthracis), etc.).

Si l'on remarque que les téguments sont perméables
aux rayons lumineux, comme on peut s'en rendre compte
en renouvelant l'expérience de Gebhard (impression d'une
plaque photographique à travers une main dont les inters-
tices interdigitaux et les bords ont été plâtrés), on comprendra quelles espérances ont pu donner à la thérapeutique l'action nocive de la lumière sur les microbes. Ces
espérances n'ont pas été déçues, puisque le lupus est aujourd'hui justiciable de la finsenthérapie (§ 482).

Il faut donc connaître en premier lieu l'action physiologique sur les téguments des grandes intensités lumineuses
telles qu'on les emploie en photothérapie. Nocive même à
faible dose dans certains cas (variole, rougeole, etc.), la lumière devait exercer une action considérable sur la peau
avec les puissants éclairements de la nouvelle méthode.

En effet, après une séance de photothérapie suivant le
procédé de Finsen sur une peau saine, la peau est rouge,
tuméfiée ; l'inflammation atteint son maximum 10 à 12
heures après la séance, quelquefois 24 heures. C'est d'ailleurs là un caractère commun à toutes les radiations chimiques de ne pas produire instantanément les phénomènes
réactionnels, au contraire des rayons caloriques. Et cette
particularité des rayons de courte longueur d'onde trouve sa
parfaite réalisation dans les radiodermites röntgéniques qui
se manifestent 5, 10, 15 jours après l'application. Dans le
cas qui nous occupe en ce moment les phénomènes inflam-

matoires disparaissent 4 à 8 jours après la séance, puis
sont suivis de desquamation et de pigmentation de la peau
qui s'effacent à la longue.

Il faut savoir en second lieu, que la part qui revient aux
rayons de diverses longueurs d'onde dans la production
de ces effets n'est pas la même. Ainsi dans l'irradiation
solaire, ce qui produit le coup de soleil ce ne sont pas les
rayons à grande longueur d'onde, les rayons caloriques,
mais bien les rayons chimiques, les rayons voisins du violet. Le coup de soleil des glaciers en est une preuve frappante (Bouchard).

A une époque où l'on ne parlait pas de photothérapie,
M. Bouchard a étudié l'action sur les téguments des différents faisceaux du spectre.

En exposant son bras pendant 30 secondes au foyer d'une
lentille placée sur les divers faisceaux du spectre décomposé par un prisme, il observa les phénomènes suivants :

Les rayons rouges ne produisent aucun effet.

Les rayons jaunes produisent une légère cuisson.

Les rayons verts un érythème léger.

Les rayons bleus de la cuisson et de l'érythème.

Les rayons violets une vraie phlyctène.

Sous l'action de ces lésions, sous l'action du coup de
soleil en particulier, la peau se vascularise et se pigmente.

La vascularisation n'est pas seulement un phénomène
passager comme cela a lieu sous l'action des rayons caloriques, c'est un phénomène durable qui peut persister plusieurs mois. En outre elle se pigmente, et la pigmentation
peut être regardée comme un mode de défense de l'organisme, contre les radiations chimiques. L'épiderme pig-
menté absorbant les radiations chimiques protège les tissus sous-jacents. On trouvera à l'article *Ephélides* (§ 491)
quelques considérations complémentaires sur les réactions
de la peau à l'irradiation solaire et sur le rôle de la pigmentation et de la vascularisation cutanée.

350. — **Action des rayons X et des rayons des corps radio-actifs sur l'organisme.** — En dehors de toute hypothèse sur la nature des rayons X et des rayons des corps radio-actifs et en éliminant toute action du champ électrique qui les accompagne, on constate qu'ils produisent divers effets sur l'organisme normal.

Les plus manifestes sont ceux sur les téguments connus de tous les opérateurs. Nous ne pouvons que renvoyer pour leur étude complète à l'article de M. Oudin dans le *Traité de Radiologie médicale* du professeur Bouchard et nous n'en dirons que quelques mots ici :

α) Une exposition prolongée à une source puissante de rayons X, surtout si l'ampoule est molle (rayons peu pénétrants), produit une altération particulière de la peau connue sous le nom de radiodermite aiguë. C'est le coup de soleil des rayons X, comparable au coup de soleil des puissantes lampes à arc électrique où agissent seulement les rayons chimiques. Ce qui le caractérise avant tout, c'est la lenteur de l'apparition et de l'évolution des lésions. Les brûlures thermiques sont instantanées ; les rayons chimiques provoquent des lésions progressives ; les rayons X des lésions très tardives. Les radio-dermites aiguës sont constituées par un érythème (24, 36 h. ou plus après l'exposition), qui après être resté plusieurs jours indolore, passe au rouge vif, violacé et au bout de 10 à 25 jours devient douloureux, se couvre de vésicules remplies de sérosité, puis de bulles et phlyctènes qui en crevant laissent à découvert un fond ulcéré. En même temps autour des lésions apparaît une pigmentation spéciale plus intense que celle des rayons chimiques et généralement les poils tombent dans ces régions. Cependant dans les régions voisines peu exposées, la papille pilaire au lieu d'être « sidérée » peut être seulement excitée, et les poils poussent plus forts et plus drus (Cf. art. Pelade, § 499). Cette période très douloureuse aboutit à la for-

mation d'une large ulcération superficielle suppurant, et
qui est suivie, si la réparation ne se fait pas alors, de la
période d'escarrification caractérisée par l'apparition d'îlots
jaunes au fond de la plaie. Il se produit alors des douleurs
tellement violentes que le sujet peut devenir cachectique.
L'escarre se détache avec une lenteur désespérante, quelquefois pour faire place à des escarres plus profondes. La
cicatrisation se fait lentement, et s'accompagne de la formation de tissu cicatriciel comparable à celui de toutes les
brûlures profondes. Cette évolution rapproche la radio-dermite aiguë des brûlures par les acides violents.

β) Des expositions répétées à une source moins puissante
ou plus éloignée, produisent des altérations des téguments
connus sous le nom de radiodermite chronique. La peau
est d'abord rouge violacée, le derme s'épaissit, devient
moins souple, l'épiderme hypertrophié se fendille ; on voit
souvent se produire des crevasses profondes et rebelles à
tout traitement. Les ongles sont altérés, les poils tombent
souvent. Les tissus profonds sont aussi atteints, les articulations sont épaissies. Il y a parfois ankylose.

γ) Des troubles généraux peuvent accompagner l'exposition prolongée ou souvent répétée aux rayons X : palpitations, cardialgie, vomissements, oppression, tremblements. Les rayons pénétrants (tube dur) ont une action sur
les organes profonds, notamment sur les centres nerveux
(paraplégie chez les cobayes ; cf. thèse de Mlle Ogus). Des
expériences de MM. Lépine et Boulud (*Soc. Méd. de Lyon*,
30 novembre 1903), il résulte que les cobayes exposés à des
séances prolongées de rayons X (1 heure environ) perdent
du poids en même temps qu'on constate une forte diminution du glycogène dans le foie. Cette accélération imprimée
à la destruction du glycogène est clairement prouvée par
une expérience de ces auteurs qui ont soumis *in vitro* une
moitié de foie à l'irradiation, l'autre servant de témoin, et

qui ont constaté une diminution plus rapide du glycogène dans la moitié traitée. Ce serait peut-être d'après ces auteurs l'explication du mode d'action des rayons X sur les tumeurs malignes riches en glycogène (Brault). Les rayons X favorisent aussi la glycolyse dans le sang défibriné. Sous leur action le pancréas présente un pouvoir réducteur beaucoup plus considérable (Lépine et Boulud).

Ces divers troubles dus aux rayons X, sont aussi produits par les radiations des corps radio-actifs, mais à un degré plus faible. Il serait téméraire de chercher à les expliquer aujourd'hui, cependant comme c'est la physique biologique qui tend de plus en plus à rendre compte des phénomènes physiologiques, il est utile de rappeler ici une expérience importante de Bordier : les rayons X tombant sur une membrane osmotique retardent l'osmose, et l'explication de ce phénomène doit se trouver dans la propriété des rayons X de décharger les corps électrisés, propriété qui apporte un trouble aux phénomènes électriques qui eux-mêmes sont liés au phénomène de l'osmose.

CHAPITRE VI

ACTIONS PHYSIOLOGIQUES DE L'OZONE

351. — Généralités. — L'action de l'ozone sur l'organisme est considérable. C'est un gaz qui mêlé à l'air dans une proportion supérieure à $\frac{8}{10}$ de mg par litre d'air est capable de provoquer les accidents les plus sérieux et même la mort par œdème aigu du poumon. A la dose de 0 mg 1 par litre, il constitue un puissant agent thérapeutique.

La question de dose, comme pour tout agent très actif ou tout médicament énergique, est donc de la plus haute importance ; malheureusement les procédés de dosage sont des procédés de laboratoire que nous ne pouvons appliquer couramment dans les cabinets d'électrothérapie. Néanmoins les expériences quantitatives faites par différents auteurs nous disent dans quelles conditions nous devons nous placer pour produire l'ozone à dose thérapeutique, et c'est déjà un grand point.

Les procédés de dosage reposent presque tous sur la propriété dont jouit l'ozone de décomposer l'iodure de potassium en libérant l'iode. On peut doser l'iode libéré au moyen de l'hyposulfite de soude en présence de l'amidon, ou bien ajouter à la solution de KI de l'acide arsénieux que l'iode transforme en acide arsénique, le dosage de l'acide arsénieux avant et après le passage donne la proportion d'iode libéré.

Une autre question se pose très importante aussi, c'est

celle de savoir si l'ozone n'est pas accompagné de produits nitreux. Un moyen rigoureux de s'en assurer, moyen employé par Bordier dans ses expériences que nous verrons tout à l'heure, c'est de faire barboter l'air ozonisé dans une solution de métaphénylène diamine ; lorsqu'il y a des produits nitreux mélangés à l'ozone le liquide prend une coloration brune. On peut aussi faire barboter cet air dans une solution de potasse examinée ensuite avec les réactifs des nitrates et nitrites, procédés de contrôle qu'a aussi utilisés Bordier.

Nous étudierons l'action de l'ozone sur le sang, sur les animaux supérieurs, sur les microbes.

352. — **Action de l'ozone sur le sang.** — L'hémoglobine au contact de l'air dans les alvéoles pulmonaires se transforme en oxyhémoglobine et l'oxyhémoglobine va porter l'oxygène aux tissus de l'organisme en repassant à l'état d'hémoglobine. D'après les expériences de Labbé, l'ozone augmente la proportion d'oxyhémoglobine du sang dans des proportions très appréciables·chez les sujets qui en présentent une quantité inférieure à la moyenne physiologique.

Le chiffre des globules rouges augmente proportionnellement à l'augmentation du taux de l'oxyhémoglobine chez les sujets soumis aux inhalations, tandis que les globules blancs sont en nombre décroissant (Cf. Labbé, A. F. A. S., Paris, 1900).

Bordier, opérant *in vitro* sur du sang défibriné tiré de la carotide d'un chien, a prouvé en outre que l'ozone ne transforme pas, ainsi qu'on l'a prétendu, l'oxyhémoglobine en un produit oxygéné plus stable et par conséquent moins propre aux fonctions physiologiques : la méthémoglobine. En effet, ayant fait barboter 132 litres d'air renfermant au total 83 milligrammes d'ozone dans ce sang, il a constaté

l'existence des deux bandes d'absorption de l'oxyhémoglobine alors que celle de la méthémoglobine dans le rouge
n'existait pas.

L'ozone augmente l'activité de réfluction de l'oxyhémoglobine dans le sang (Henocque). C'est-à-dire que chez les
animaux ozonisés l'oxyhémoglobine disparaît plus vite que
chez les animaux non ozonisés (expériences faites avec le
spectroscope à vision directe sur la surface unguéale du
pouce, le pouce étant lié).

Labbé et Lagrange ont constaté à la suite des séances
d'ozonisation une augmentation du nombre des pulsations
et une progression concomitante de la pression artérielle.

Enfin, comme il était naturel de le prévoir, le taux de
l'urée augmente dans l'urine (Peyrou).

Ces effets de l'ozone sur l'activité des échanges intra-organiques expliquent l'augmentation de poids et d'appétit
chez les sujets traités. Ainsi les expériences faites sur le
sang *in vitro* ou *in vivo* concordent à démontrer et à expliquer en même temps que l'ozone est un puissant modificateur de la nutrition et des combustions organiques.
Nous devons voir à présent quels sont les effets locaux et
généraux que ce gaz produit chez les sujets traités.

353. — **Action de l'ozone sur les animaux.** — Les expériences de Bordier ont montré que l'ozone à la dose de
0 mg. 8 par litre peut produire les accidents les plus graves
chez les cobayes, les oiseaux ou l'homme. Au bout de 10 minutes de séjour dans une cloche parcourue par un courant
d'air ozonisé à ce taux, un cobaye présente du larmoiement,
de l'agitation ; au bout de 20 minutes le nombre des mouvements respiratoires est passé de 116 à 160, l'animal se
frotte le nez avec les pattes comme pour débarrasser les
voies respiratoires d'un obstacle, il se couche et au bout
de 30 minutes la mort survient. Un oiseau placé dans les

mêmes conditions est mort en une heure cinq, après avoir présenté les mêmes symptômes.

Si l'on arrête l'expérience quand l'animal commence à présenter des symptômes alarmants, et qu'on renouvelle l'expérience le lendemain, l'animal survit quelque temps et meurt. Un cobaye de 235 grammes exposé 12 minutes un jour, 6 minutes le lendemain, est mort le surlendemain.

M. Bordier a pu doser la quantité d'ozone absorbée par l'animal en mesurant la quantité de ce gaz au sortir de la cloche où respire le cobaye, et d'autre part en mesurant cette quantité par une contre-expérience, lorsque la cloche est vide. Il a pu voir ainsi qu'un cobaye de 308 grammes ayant absorbé 14 mg. 4 d'ozone en 10 minutes par le passage de 35 litres d'air ozonisé à 0 mg. 88, meurt 1 h. 1/2 après l'expérience.

Dans tous ces cas les lésions constatées ont été les mêmes : les poumons sont volumineux, rose pâle, décolorés, les bronches sont remplies d'une sérosité spumeuse, cause de l'asphyxie, le sang des grosses artères est noir. Il s'agit donc là d'un œdème aigu du poumon suivi de mort par asphyxie.

Si l'on diminue le titre de l'ozone à 0 mg. 5 par litre d'air, ou bien que l'on réduise la durée des séances, on ne provoque pas la mort, les accidents sont à peine marqués, et dans les intervalles des séances l'augmentation de poids considérable des animaux prouve la puissance de cet agent lorsque la dose reste en deça du seuil de la toxicité. Les expériences de Bordier donnent comme maximum 0 mg. 5. Labbé estime qu'on ne doit pas dépasser 0 mg. 1.

On ne saurait donc être trop prudent lorsqu'on se propose d'employer l'ozone dans un but thérapeutique et l'on doit avant tout savoir comment fonctionnent les appareils employés dans le cas de rendement maximum.

En dehors de l'ozonothérapie, il est pour le médecin un autre danger : l'effluve de haute fréquence produit des quantités d'ozone relativement considérables. Pour peu que la pièce de traitement soit vaste, le taux est inférieur au taux dangereux, et le malade n'en est pas incommodé, parfois même il en tire grand profit. Mais le médecin qui passe ses journées dans cet atmosphère ordinairement mal ventilé, est exposé à des accidents bronchiques qui, dans certains cas, tels que celui de Bordier, peuvent présenter une grande acuité et une certaine gravité.

Aussi ne saurait-on trop recommander de veiller à l'aération de la pièce et de disposer les appareils de telle sorte que, pour les séances prolongées, l'opérateur puisse s'absenter, en utilisant par exemple les supports à pied de verre pour maintenir les excitateurs à effluves devant la région à effluver sans nécessiter sa présence.

354. — **Action de l'ozone sur les microbes. — Action antiseptique.** — On a cru tout d'abord pouvoir fonder de grandes espérances sur l'action bactéricide de l'ozone, puis des expériences contradictoires sont venues jeter un doute dans l'esprit. On peut dire qu'en général les cultures sont atténuées lorsqu'elles sont soumises à l'air ozonisé à plus de 0,5 0/00. A dose thérapeutique 0,1 0/00 les cultures conservent la même vitalité. D'après les expériences de Labbé, pour enrayer la putréfaction commencée d'une substance organique, un courant d'air chargé de 9 à 10 mg par litre ne suffit pas. Et il suffit à peine pour enrayer la prolifération d'une culture en voie de développement dans un bouillon où barbotte cet air. D'autre part, il faut savoir que l'air ozonisé à 2 mg par litre suffit pour stériliser presque complètement des eaux contaminées.

De ces faits, il résulte que ce serait une erreur de fonder quelque espérance en thérapeutique sur le pouvoir bactéri-

cide de l'air ozonisé. Les doses employées, c'est-à-dire les
doses non toxiques pour l'organisme seraient tout à fait
insuffisantes pour nuire à la prolifération bacillaire. Il faudra donc se borner en thérapeutique à agir sur le terrain
et non à viser directement le microbe.

APPENDICE

Quelques propriétés physiologiques de certains autres agents. — Aimants. — Applications mécaniques de l'énergie électrique.

355. — Ce que l'on sait de l'action physiologique d'un champ magnétique. — L'état moléculaire d'un corps plongé dans un champ magnétique est changé. Ce phénomène mis en lumière par les expériences de Faraday sur la rotation du plan de polarisation ont donné au professeur d'Arsonval l'idée de rechercher și ce changement moléculaire ne pourrait être décelé chimiquement. Il a reconnu en effet (*Soc. de Biologie*, 22 avril 1882) qu'un champ magnétique retarde la fermentation alcoolique et agit sur les premiers stades de développement des embryons (d'Arsonval, Dubois, Michaelis). Ces faits sont à retenir car en thérapeutique on se sert surtout des aimants pour agir sur certaines manifestations hystériques, et l'on est trop porté à croire que la seule action produite est due à la suggestion. La suggestion joue son rôle dans beaucoup de cas, mais ce serait s'exposer à de grandes erreurs que de nier une action réelle, physique, cachée souvent par l'action suggestive, et encore trop peu étudiée.

356. — Massothérapie, vibro ou sismothérapie — Mécanothérapie. — On peut employer l'énergie électrique pour produire mécaniquement le massage, la gymnastique passive des muscles et des articulations. Une forme assez particulière du massage mécanique est le mas-

sage vibratoire (sismothérapie, suivant le néologisme créé
par MM. Jayle et de Lacroix. Cf. thèse de Louis de Lacroix,
Paris, 1899, où l'historique de ce mode de traitement est
assez longuement exposé). Le massage vibratoire active localement la circulation et facilite la résorption des épanchements et extravasations, il produit une dilatation réflexe des vaisseaux persistant après la séance, et c'est aussi
un analgésique. Il provoque par voie réflexe l'augmentation de la sécrétion glandulaire. Il paraît avoir quelques
actions générales sur l'organisme. Chacun sait d'ailleurs
l'influence, dans certains états, d'un voyage en chemin de
fer, par exemple, qui n'est qu'un mode de trépidothérapie.

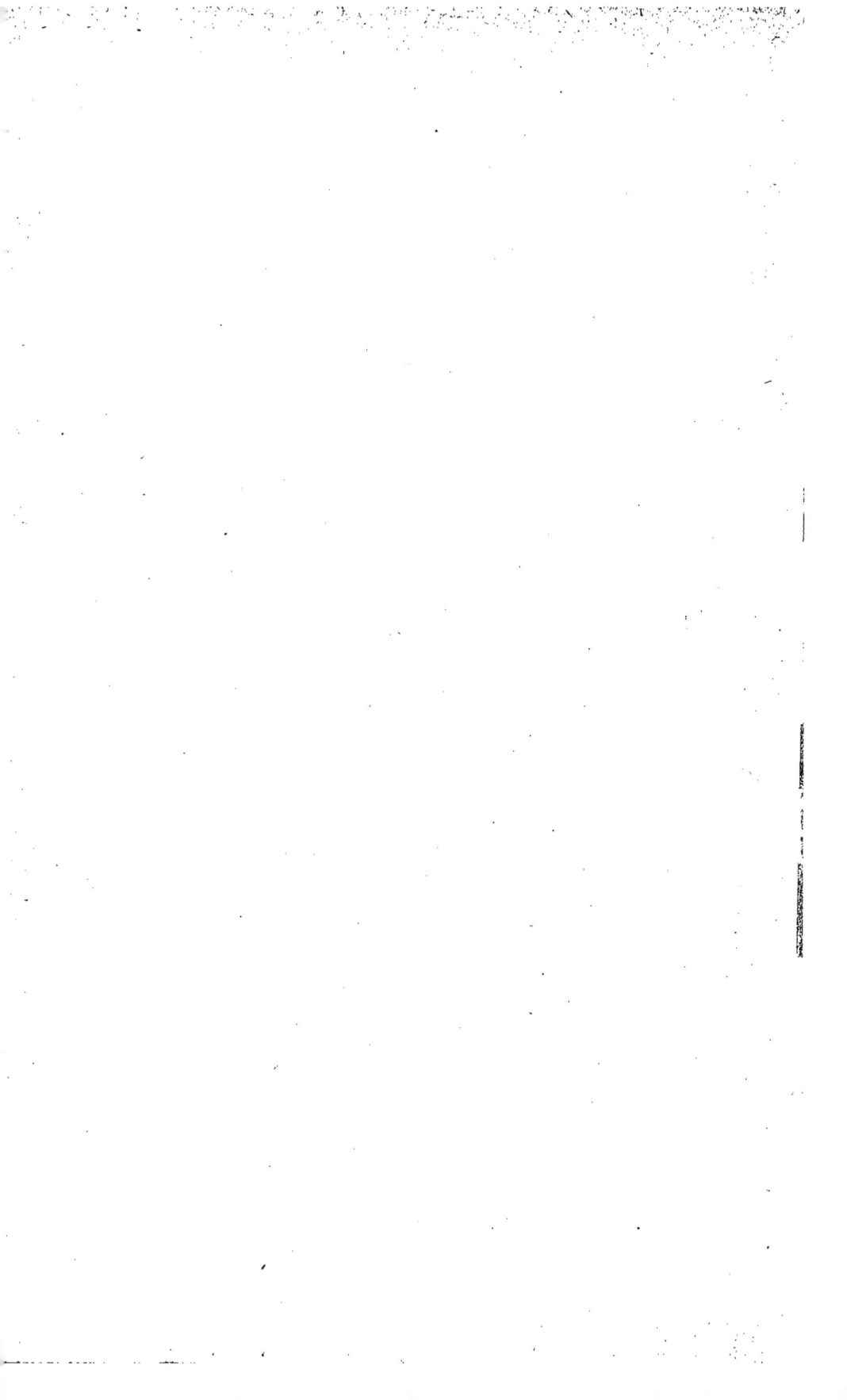

TROISIÈME PARTIE

PARTIE MÉDICALE

---

357. — **Division générale.** — Les applications de l'électricité sous ses différentes formes au diagnostic et au traitement des maladies se sont tellement étendues qu'il devient impossible de dissocier la partie électro ou radio-diagnostique de la partie thérapeutique comme on le fait ordinairement.

Un nombre de plus en plus grand de cas variés ont aujourd'hui leur chapitre de diagnostic du ressort du médecin électricien : il est logique pour chacun de ces cas, sous la rubrique de chacune des maladies ou de chacun des groupes de maladies, de traiter toutes les interventions possibles du médecin électricien, soit pour éclairer la nature du mal, soit pour le guérir.

Un chapitre général d'électro et radio-diagnostic serait des plus hétérogènes : il faudrait y grouper une série de faits sans lien entre eux, et par contre dissocier de l'étude de chaque maladie les notions qui ne sont pas exclusivement thérapeutiques, au grand détriment de la commodité et de la rapidité des recherches.

Nous placerons donc l'ancien chapitre d'électro-diagnos-

tic, réservé surtout à l'étude des réactions neuro-musculaires et sensitives anormales, comme une section spéciale
de l'étude électrologique des affections des systèmes neu-
romusculaires et sensitifs, et ensuite pour chaque maladie,
nous traiterons, toutes les fois qu'il y aura lieu, la question
électro ou radio-diagnostique en particulier.

CHAPITRE PREMIER

SYSTÈME NEURO-MUSCULAIRE ET NEURO-SENSITIF

I. — Généralités.

358. — Considérations générales sur les affections du système neuro-musculaire intéressant le médecin électricien. — Si l'on se reporte à ce que nous avons dit de la constitution générale du système neuro-musculaire et de la conception du neurone, on pourra grouper méthodiquement les affections de ces systèmes de la façon suivante :

α) Le muscle peut être seul atteint par une cause propre ou encore par une cause ayant son siège dans le système nerveux auquel il est lié, mais cette dernière cause ne se révélant par aucune lésion organique des nerfs ou des centres nerveux ; ce sont les myopathies sous leurs diverses formes.

β) Les nerfs périphériques, conducteurs allant des centres nerveux aux muscles ou aux organes de la sensibilité générale ou spéciale, peuvent être atteints à l'exclusion des centres : ce sont alors les névrites ou polynévrites, les névralgies, les paralysies périphériques.

γ) Les centres nerveux peuvent être frappés de deux façons différentes : ou bien ce sont les conducteurs des arcs cérébelleux ou cérébraux (substance blanche de la moelle en particulier) qui sont frappés : on se trouve en présence d'affections telles que l'ataxie locomotrice et les diverses leucomyélites. Ou bien ce sont les corps des neurones eux-

mêmes qui sont atteints (substance grise), et alors on voit
se produire les poliomyélites (lésion des cornes antérieures
de la moelle (πολιος gris), la paralysie labio-glosso-laryngée
(lésion des noyaux du bulbe faisant suite aux cornes antérieures) ou bien les ophtalmoplégies (lésion des noyaux de
la protubérance). D'ailleurs une même lésion peut intéresser à la fois les conducteurs et les corps cellulaires, que ces
lésions soient des scléroses, des inflammations aiguës, des
lésions traumatiques ou hémorrhagiques, etc.

δ) Enfin, dans un nombre très grand de cas variés, il n'y
a aucune lésion appréciable comme cela se voit dans les
psychoses, les névroses, etc.

L'électro-diagnostic trouve ses applications dans tous les
cas où, soit par lésion primitive, soit par lésion névritique,
soit par lésion des centres et en particulier des cornes antérieures de la moelle, la contractilité musculaire est anormale.

L'électrothérapeutique, elle, s'appliquera aux cas les plus
divers, tantôt étant le procédé curatif de choix, tantôt ne
pouvant compter que comme adjuvant, tantôt enfin n'étant
qu'un procédé d'exception auquel on aura recours quand
les divers autres traitements auront échoué. Dans la thérapeutique des maladies du système nerveux central plus que
partout ailleurs, on a pu mettre les heureux effets de l'électricité sur le compte de la suggestion ; il est vrai que chez
certains malades la suggestion peut avoir une grande part,
comme d'ailleurs elle a une grande part aussi dans l'action
bienfaisante de certaines médications de la médecine ordinaire dont les vertus curatives sont plus que discutables.
Les cas où la suggestion seule est en cause ne sauraient
trouver place dans le cadre de cet ouvrage. Il appartient
au médecin, suivant chaque cas particulier, d'apprécier s'il
fera œuvre utile en essayant alors un traitement non jus-
tifié par la physiologie et la thérapeutique expérimentales.

Ces considérations sont du cadre de la déontologie plus que du cadre d'un traité d'électricité médicale, il était utile d'en dire un mot pour les en exclure, en raison des appréciations parfois défavorables que les médecins peu versés dans les notions de physique biologique portent sur l'électrologie tout entière.

359. — **Division**. — En raison de l'importance de l'étude des réactions neuro-musculaires aux excitations de l'état variable, nous placerons en tête de ce chapitre l'étude de l'électro-diagnostic basé sur ces réactions. Dans cette même partie intéressant tout le chapitre des affections neuro-musculaires, à part les névroses centrales et quelques cas d'affections organiques qui ne retentissent pas vers la périphérie, nous placerons un paragraphe de technique, commun au diagnostic et au traitement : c'est la notion des points moteurs des nerfs et des muscles. — Ensuite nous passerons à l'étude de chaque cas particulier en suivant le plan tracé dans les considérations générales (§ 358).

Affections propres au muscle.

Affections propres aux nerfs (pouvant d'ailleurs retentir sur les muscles et y déterminer des lésions organiques).

Affections des centres (pouvant retentir sur les nerfs et les muscles).

Névroses et affections dont la cause organique est inconnue.

II. — **Questions d'électrodiagnostic et de technique intéressant la plupart des affections neuro-musculaires. — Réactions anormales. — Points moteurs.**

360. — **Généralités sur la recherche des réactions anormales.** — Quel que soit le dispositif employé comme appareillage on doit, lorsqu'on veut faire commodément un examen électrodiagnostique, disposer d'un tableau qui permette, sans avoir à détacher les fils conducteurs des bornes d'emploi, d'explorer alternativement les réactions faradiques et galvaniques. Les clefs et commutateurs varient suivant les constructeurs.

L'électrode indifférente est constituée par une plaque rectangulaire feutrée et recouverte de peau de chamois, ou par une couche d'ouate hydrophile enveloppée de gaze sur laquelle on applique une plaque ordinaire, ce qui permet de changer d'électrode pour chaque sujet. Elle doit mesurer de 100 à 200 centimètres carrés.

L'électrode exploratrice est un tampon de 2 à 3 centimètres de diamètre muni d'un manche interrupteur (celui de M. Bergonié est très pratique).

Appareillage spécial à l'exploration faradique des nerfs et des muscles :

α) Il est bon de pouvoir comparer la résistance faradique des points explorés à droite et à gauche ; en effet, aucun milliampèremètre ne donne ici la mesure du courant, et il pourrait se faire qu'une différence de résistance soit la cause d'une différence de réaction, les autres conditions de l'expérience restant les mêmes. On peut se servir, pour l'apprécier, du procédé indiqué par M. Bergonié (§ 263).

β) Notons en second lieu que l'exploration faradique exige que la bobine soit alimentée par une source variant peu du début à la fin de l'expérience, ce qui rend l'emploi des piles défectueux. L'emploi d'un accumulateur ou du secteur de ville est préférable. Le réglage peut se faire soit par le système à chariot, soit par un rhéostat placé dans le circuit secondaire.

Appareillage spécial à l'exploration galvanique des nerfs et des muscles :

α) Comme ici on compare les réactions à droite et à gauche au moyen du milliampèremètre, il n'y a pas à se préoccuper de la résistance. Mais on pourra, pendant l'examen, se faire une idée de cette résistance à droite et à gauche en remarquant la position de la manette du réducteur pour des intensités égales. De cette façon on verra s'il y a intérêt à explorer la résistance d'une façon plus précise.

β) Le milliampèremètre devra être très précis et marquer les dixièmes de milliampère de 0 à 25 milliampères.

γ) Le courant doit être gradué par un rhéostat ou mieux par un réducteur de potentiel mais jamais par un collecteur qui augmente trop brusquement le voltage quand on passe d'un plot à l'autre.

Le tableau doit porter un renverseur de courant.

361. — Mode opératoire pour la recherche des réactions nerveuses et musculaires. — Placer le sujet de préférence dans le décubitus, ou dans un fauteuil où il ait le dos bien appuyé. Lui recommander de ne pas se contracter et de rester dans la position du repos complet pour obtenir une détente générale des muscles.

Placer l'électrode indifférente bien imbibée d'eau tiède dans le dos, soit à la nuque (position de choix pour les membres supérieurs et la partie supérieure du corps), soit à la région lombaire. Veiller avec soin à ce que son axe soit bien sur la ligne médiane, pour l'exploration des points symétriques et qu'elle soit uniformément et fortement appliquée, soit par le poids du corps, soit par une bande élastique. Protéger les vêtements par un feutre, une serviette éponge ou du papier recouvrant l'électrode.

Se placer soi-même à proximité du tableau et du sujet. Nous recommandons beaucoup, pour la facilité de ces explorations, les tableaux mobiles (1).

---

(1) Je me sers d'un tableau en forme de pupitre à musique qu'on peut rouler tout autour du malade et qui occupe le minimum d'espace.

L'électrode exploratrice elle-même, imbibée d'eau tiède, est appliquée sur les points moteurs des nerfs ou des muscles à étudier, et on commence alors les manipulations de l'exploration qui consistent en ceci:

362. — Manipulations de l'exploration communes au nerf et au muscle. — Il y a un certain nombre de règles fixes qu'on aura tout avantage à suivre pour mener à bien une exploration :

1° On devra commencer par le courant faradique ; on évite ainsi de polariser les tissus dès le début, en outre on a tout de suite une donnée générale sur l'état du nerf ou du muscle, car si la contractilité faradique est normale, il y a toute chance pour que la contractilité galvanique le soit aussi ; enfin, on peut facilement, avec l'explorateur téléphonique comparer instantanément la résistance à droite et à gauche.

2° L'exploration faradique se fera en reliant l'électrode active au pôle — de l'induit. La comparaison de l'action du pôle + et du pôle — n'a pas de portée médicale définie.

3° Les manipulations propres au réglage dans l'exploration faradique consistent à faire glisser le chariot de l'induit progressivement de manière à recouvrir de plus en plus l'inducteur (appareil à chariot), ou à faire passer le rhéostat de la résistance maxima à une résistance progressivement décroissante (réglage par un rhéostat en série avec l'induit) jusqu'à ce que se produise le seuil de l'excitation.

On note la division millimétrique de la course du chariot ou la résistance ohmique du rhéostat au moment où apparaît la contraction.

L'exploration, s'il y a un côté sain et un côté malade, doit commencer par le côté sain. On y détermine exactement par tâtonnement, la situation du point moteur.

4° Dans certains cas, on verra qu'il arrive parfois que

ce mode opératoire ne suffit pas à nous fixer sur la contractilité d'un muscle, les muscles voisins se contractant
et cachant l'excitabilité du muscle exploré. On a alors recours à un procédé d'exception qui consiste à appliquer
deux tampons (électrodes différentes toutes deux aux deux
extrémités du muscle) (méthode de Duchenne).

5° On passera ensuite à la recherche de l'excitation galvanique. Il s'agit de déterminer d'abord si les secousses
musculaires, avec une intensité croissante, apparaissent
bien dans leur ordre physiologique.

CaFeS, AnFeS, AnOS, CaOS.

On place donc d'abord l'inverseur dans la position telle
que l'électrode différente soit négative et on augmente l'intensité progressivement en même temps qu'on agit sur
l'interrupteur du manche, en réduisant au minimum possible, 2 secondes environ, le temps de chaque passage pour
éviter la polarisation. De temps en temps on inverse pour
voir si la AnFeS n'apparaîtra pas avant la CaFeS.

On note la première secousse apparue et l'intensité correspondante, puis les autres ; par exemple on mettra : tronc
du facial, CaFeS — 2 mA

AnFeS — 3 mA 5.

AnOS — 4 mA 7.

CaOS — 5 mA 5.

En manœuvrant ainsi l'inverseur, en même temps qu'on
augmente l'intensité, on évite de faire 4 expériences successives en ramenant chaque fois le courant à 0.

6° Cas particulier au muscle. Recherche de la *réaction
longitudinale*. Si l'on ne peut provoquer l'excitation galvanique du muscle même avec un courant d'une quinzaine
de milliampères (courant maximum qu'on puisse employer
en général avec une électrode de 2 à 3 centimètres, si l'on
veut éviter la sensation douloureuse et quelquefois les brûlures), on a alors recours à l'essai de *la réaction longitudi-*

nale en plaçant le tampon actif sur le tendon inférieur du muscle et en procédant comme précédemment. On verra plus loin la signification de la réaction longitudinale ; qu'il nous suffise ici de dire que, lorsqu'un muscle ne répond pas à l'excitation de son point moteur, excitation qui, de l'avis de presque tous les physiologistes, est indirecte et a lieu par l'intermédiaire des filets nerveux, on a encore chance de produire la contraction en masse en excitant le tendon inférieur.

La recherche de la réaction longitudinale, encore appelée *réaction à distance*, est donc un complément de l'examen galvanique du muscle ; comme la méthode bipolaire de Duchenne, est un complément de l'exploration faradique.

363. — Points moteurs. — Nous donnons ici la topographie des points moteurs d'après les travaux d'Eichhorst et de Castex, en groupant dans chaque territoire tous les points moteurs à quelque tronc nerveux qu'ils appartiennent, mais en donnant à chaque groupe musculaire (c'est-à-dire à l'ensemble des muscles dépendant d'un même tronc nerveux) un signe particulier. A la seule inspection d'une figure on peut voir ainsi d'une part, comme dans les figures de Castex, tous les points moteurs qu'on doit rechercher ou éviter, d'autre part, comme dans les figures d'Eichhorst les points qu'on a à interroger lorsqu'on sait que tel tronc nerveux est atteint. En effet Eichhorst a publié en planches séparées les points moteurs propres à chaque tronc nerveux ; il en résulte une grande clarté, mais aussi un inconvénient : c'est qu'on ne voit pas toujours les rapports d'un point moteur donné par une planche, avec un point moteur donné par une planche voisine.

Nous nous sommes attaché aussi à garder autant que possible le relief des régions.

Les nerfs sont figurés, dans leurs zones accessibles, par des traits pointillés.

364. — **Innervation sensitive**. — Nous complétons ces tableaux en donnant la vue des territoires cutanés innervés

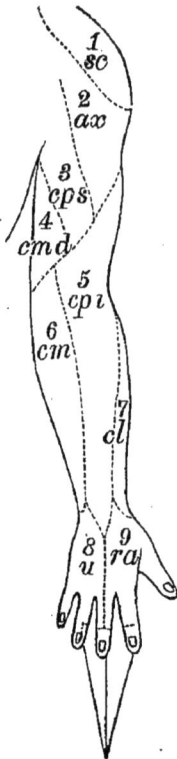

Fig. 63. — Face dorsale.   Fig. 64. — Face palmaire.

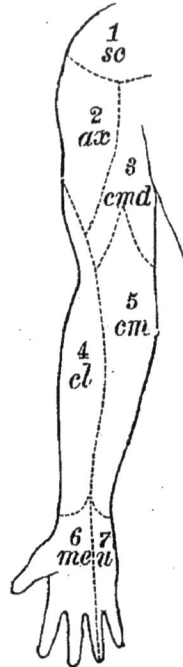

Nerfs cutanés du membre supérieur (d'après Eichhorst). — *sc*, branches anormales du plexus cervical superficiel. — *ax*, nerf circonflexe. — *cps*, branches cutanées post. et supér. du radial. — *emd*, accessoire du brachial cutané interne. — *cpi*, branches cutanées post. et supér. du radial. — *em*, brachial cutané interne. — *cl*, musculo-cutané. — *u*, nerf cubital. — *ra*, nerf radial. — *me*, nerf médian.

par les nerfs sensitifs des membres supérieurs et inférieurs (d'après Eichhorst et Henle).

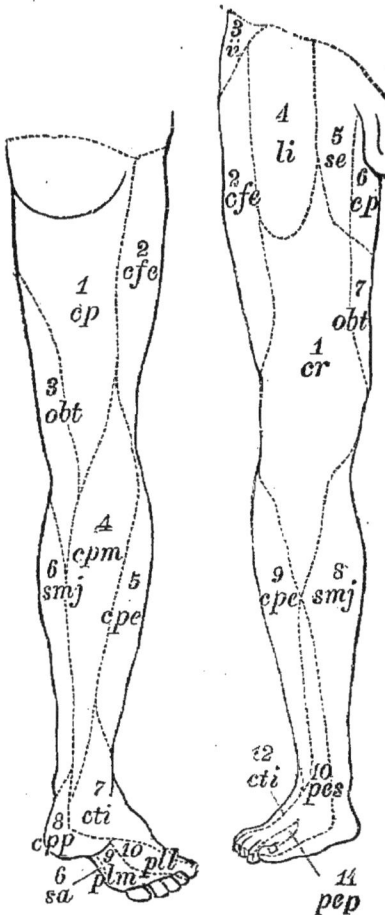

1. Nerf fessier inférieur ou petit sciatique. — 2. Rameau fessier de la branche inguino-cutanée. — 3. Nerf obturateur. — 4. Nerf saphène externe. — 5. Accessoire du saphène externe. — 6. Nerf saphène interne. — 7. Nerf musculo-cutané. — 8. Branche cutanée plantaire ou calcanéo-plantaire. — 9. Nerf plantaire interne. — 10. Nerf plantaire externe.

1. Nerf crural. — 2. Branche inguino-cutanée externe. — 3. Rameau fémoral de la branche inguino-cutanée interne. — 5. Rameau génital de la même branche inguino-cutanée interne. — 6. Nerf fessier inférieur ou petit sciatique. — 7. Nerf obturateur. — 8. Nerf saphène interne. — 9. Branche cutanée-péronière et accessoire du saphène externe. — 10. Nerf musculo-cutané. — 11. Nerf pédieux. — 12. Nerf saphène externe.

Fig. 65.   Fig. 66.

Distributions des nerfs cutanés dans le extrémités inférieures. D'après Henle.

365. — Réactions anormales. — Leur signification. — Nous avons vu jusqu'ici le mode opératoire pour rechercher les réactions électriques et les points d'élection propres à l'examen de chaque muscle et de chaque nerf. Nous devons voir à présent :

1° Comment répondent les nerfs et les muscles lorsqu'ils ne répondent pas normalement à l'excitation électrique ;

2° Ce que signifient pathologiquement les anomalies de réponse, et comment se groupent les diverses anomalies dans chaque cas morbide.

Cette étude portera donc d'abord sur les anomalies de contractilité faradique (§ 366), puis sur les anomalies de contractilité galvanique, qui sont constituées d'une part par la lenteur des contractions ou leur modification quantitative (§ 367), d'autre part, par l'inversion de la formule CaFeS > AnFeS > AnOS > CaOS, c'est-à-dire par l'anomalie dans l'ordre d'apparition des secousses (§ 368), et par le déplacement du point moteur, réaction longitudinale (§ 372).

Les groupements variés de ces anomalies constituent les syndromes électriques dont le plus important est le syndrome de dégénérescence, par abréviation : DR.

366. — **Anomalies de la contractilité faradique.** — Quelques auteurs ont attribué une certaine valeur à la comparaison du mode de contraction des nerfs et des muscles suivant qu'on relie l'électrode active au pôle + ou au pôle — de l'induit. Cette comparaison ne semble pas avoir une grande importance et ne paraît pas devoir donner de renseignements cliniques précis.

Deux anomalies sont surtout à considérer :

1° L'hyperexcitabilité faradique : elle se rencontre dans la plupart des cas où il y a exagération des réflexes tendineux et on la constate, par exemple, dans le tétanos, les paralysies cérébrales récentes, l'hémichorée, l'athéthose, les crampes professionnelles, où elle est associée d'ailleurs à l'hyperexcitabilité galvanique ;

2° L'hypoexcitabilité faradique : Elle s'accompagne ordinairement d'une fatigue rapide du muscle qui après plusieurs excitations faradiques rapprochées ne se contracte plus, à moins que l'on augmente l'intensité (réaction d'épuisement).

On constate cette anomalie par exemple dans les paralysies cérébrales anciennes, les paralysies hystériques anciennes, le tabes ancien, les myopathies primitives, où elle est associée à l'hypo-excitabilité galvanique. On la constate aussi dans les maladies caractérisées par le syndrome de dégénérescence où les réactions faradiques et galvaniques ne sont pas du tout connexes, les dernières pouvant être exagérées tandis que les premières sont nulles.

367. — **Anomalies quantitatives de la contractilité galvanique. — Lenteur des secousses.** — Les anomalies quantitatives de la contractilité galvanique ont une importance beaucoup moins grande que certains autres caractères, tels que la forme de la secousse (lenteur de la contraction) et l'ordre d'apparition des secousses (anomalies qualitatives qu'on verra au paragraphe suivant).

L'hyperexcitabilité galvanique se voit dans certains cas où les réflexes tendineux sont exagérés (il y a généralement alors hyperexcitabilité faradique et aussi dans d'autres cas où il n'y a pas hyperexcitabilité faradique, où la contractilité faradique peut même être abolie (syndrome de dégénérescence).

L'hypoexcitabilité galvanique, elle, se rencontre dans une série de cas où l'excitabilité faradique est aussi plus faible ou abolie. Elle est caractéristique des phases terminales de dégénérescence des nerfs et des muscles.

La lenteur des secousses a une importance considérable en électro-diagnostic : elle est caractérisée par ce fait que le *temps perdu*, habituellement inappréciable, devient très sensible, et les courbes d'ascension et de descente de la secousse sont lentes, traînantes.

368. — Anomalies dans l'ordre d'apparition des secousses. — Inversion totale ou partielle. — Réaction de Rich. — On sait que physiologiquement l'ordre d'apparition des secousses est caractérisé par la formule :

CaFeS > AnFeS > AnOS > CaOS, un assez grand intervalle séparant AnFeS de AnOS.

Cet ordre peut être altéré dans certains états pathologiques. Ces altérations sont ordinairement les suivantes :

α) La secousse de fermeture à l'anode apparaît avant la secousse de fermeture à la cathode :

AnFeS > CaFeS > AnOS > CaOS. C'est l'inversion partielle de la formule.

β) L'inversion totale a pour caractéristique :

AnFeS > CaFeS > CaOS > AnOS.

γ) Dans certains cas il y a simplement rapprochement de AnFeS et de AnOS qui apparaissent presque avec la même intensité et qui peuvent même s'inverser. C'est la réaction de Rich caractérisée par la formule :

$$CaFeS > AnFeS \gtrless AnOS > CaOS.$$

Telles sont, brièvement résumées, les anomalies qui, en électro-diagnostic, ont donné lieu à tant de controverses.

Les modifications quantitatives faradiques et galvaniques et les anomalies dans la forme de la secousse sont des phénomènes dont la constatation s'impose, et l'explication en est relativement facile. Au contraire, les phénomènes d'inversion sont parfois délicats à constater, l'interprétation en est des plus ardues. C'est si vrai que certains auteurs ont complètement nié la valeur de ce symptôme et en ont même contesté l'existence.

Des travaux récents, parmi lesquels ceux de Cluzet, ont montré la réalité et l'importance de ce phénomène. L'inversion partielle ou totale de la formule fait partie du cortège de la réaction de dégénérescence. Elle se présente sous différents aspects suivant le degré et le stade des lésions. Elle doit donc attirer toute l'attention du médecin électricien. Voici comment on doit l'interpréter :

369. — Interprétation du phénomène d'inversion de la formule d'excitation pour les nerfs ou pour les muscles. — Les muscles lisses à l'état normal, au lieu de présenter successivement, avec une intensité croissante du courant, les secousses de CaFe, AnFe, AnO, et CaO, se contractent d'abord par la AnFe ; en un mot ils présentent l'inversion de la formule. Cette inversion physiologique pour les muscles lisses est plus apparente que réelle. Avec Biedermann on l'attribue généralement à la formation d'une cathode virtuelle dans la région péripolaire à l'anode. Voici les raisons qui ont conduit ce physiologiste à formuler sa théorie. Il a constaté, en excitant les fibres circulaires lisses de l'intestin au moyen d'une petite électrode effilée, reliée au pôle négatif, qu'une petite élévation se produisait immédiatement sous cette cathode, tandis que la zone péripolaire formait une plaine de dépression où l'on ne pouvait voir aucune contraction. A l'anode, au contraire, une très petite zone polaire est inerte, tandis que la plaine péripolaire présente la formation d'un bourrelet de contraction très apparent, si apparent qu'il domine la scène et que seul il est appréciable à première vue.

Les travaux de Wiener, May, Cluzet, semblent bien établir que l'inversion de la formule pour les muscles striés, excités à leur point moteur ou dans certains cas le long du tronc nerveux dont ils dépendent, est aussi une inversion plus apparente que réelle. L'inversion pathologique serait due à ce fait que sous l'électrode active se trouve une zone hypoexcitable, par rapport à la zone péripolaire normalement excitable. Cette zone péripolaire joue le rôle d'une anode par rapport à la zone polaire cathodique, ou inversement elle constitue une cathode virtuelle quand la zone polaire est anodique.

Telle est dans ses grandes lignes la théorie qui tend à s'implanter aujourd'hui. Nous allons voir comment il faut la comprendre, soit qu'il s'agisse du nerf (§ 370), soit qu'il s'agisse du muscle (§ 371).

370. — **Explication de l'inversion observée sur les troncs nerveux** (Cf. CLUZET, *A. F. A. S.*, 1903). — L'inversion est rarement observée sur les troncs nerveux en clinique, parce que sa durée est éphémère au cours de la maladie (Cluzet).

Expérimentalement elle est assez facile à constater. Il suffit, après avoir sectionné un sciatique de grenouille, de placer une *électrode indifférente à l'extrémité du membre*, l'électrode active étant placée un peu en dessous de la section. L'inversion s'établit peu de temps après la section du nerf ; d'après Cluzet l'explication de ce phénomène est la suivante : « L'excitabilité, plus considérable au début près de la section, devient peu à peu égale, puis inférieure à celle des parties du nerf plus rapprochées du muscle ; Dans ces conditions, le courant ascendant, agissant comme sur un nerf frais, cesse de produire des secousses, soit par suppression de l'excitation elle-même sur une région hypo-excitable, soit par l'obstacle opposé par la région inférieure, anélectrotonisée, au transport de cette excitation jusqu'au muscle. Le courant descendant, au contraire, produit des secousses, non par l'excitation au point d'entrée du courant voisin de la section et où se trouve l'électrode active, mais par l'excitation aux points de la sortie du courant situés plus bas et qui sont hyperexcitables par rapport au premier. »

« En d'autres termes, si la CaFe ne produit plus de secousse pour des intensités faibles, cela tient à ce que la partie du nerf située plus bas que l'électrode active est plus

Guilleminot   22

excitable que la partie en contact avec cette électrode, la première partie s'anélectrotonisant alors suffisamment par le passage du courant pour arrêter l'excitation produite par la seconde, dans le cas où malgré l'hypoexcitabilité, cette excitation viendrait à se produire.

« Si la AnFe, au contraire, paraît donner une secousse, cela tient à ce qu'il se produit une excitation, non plus à l'anode appliquée sur une partie hypoexcitable, mais plus bas, sur une partie hyperexcitable où se fait, en réalité, une cathode virtuelle.

« Une preuve de l'exactitude de cette explication résulte de l'étude parallèle des modifications électrotoniques de l'excitabilité d'une part, et de l'inversion de la loi des secousses d'autre part ; par les différences d'excitabilité des diverses parties du nerf, on peut, en effet, expliquer toutes les anomalies qui se produisent, soit de la loi des actions polaires, soit de la loi de l'électrotonus. Il est à remarquer, en outre, que, dans le cas d'excitation médiate du nerf, *in situ*, l'inversion peut ne pas apparaître après la section, alors qu'elle apparaît au même moment si l'on excite le nerf directement.

« La différence d'excitabilité entre la partie voisine de la section et la partie inférieure du nerf n'est pas alors suffisante pour faire apparaître le renversement des actions polaires à l'excitation médiate.

« L'apparition de l'inversion exige, en effet, que la différence d'excitabilité soit assez grande pour compenser la différence de densité de courant créée dans l'excitation médiate par la diffusion du courant dans les tissus.

« Si, en clinique, on n'observe que rarement l'inversion de la formule des secousses à l'excitation du tronc nerveux, cela tient sans doute, soit à ce que l'examen n'est pas fait au moment propice, les différents degrés d'excitabilité des diverses parties du nerf disparaissant en général très rapidement, soit à ce que la position donnée aux électrodes n'est pas celle qui pourrait mettre en évidence la différence d'excitabilité nécessaire à l'apparition de l'inversion, soit enfin à ce que les différences de densité du courant compensent les différences d'excitabilité. »

371. — **Explication de l'inversion observée sur les muscles.** — Les travaux de Wiener tendent à prouver que l'explication de l'inversion observée sur le muscle dégénéré est la même que celle de l'inversion observée sur les troncs nerveux. En étudiant des muscles expérimentalement dégénérés (par dégénérescence wallérienne des nerfs correspondants) au moyen d'une électrode très fine impolarisable, appliquée sur le muscle, l'autre étant placée à distance, il constata que le point optimum d'excitation n'était pas, comme dans le muscle normal, le point d'entrée du filet nerveux, mais bien les deux extrémités du muscle. Donc quand on applique une cathode active au point moteur, on se trouve dans une région hypoexcitable par rapport aux zones périphériques. Dès lors, la question d'inversion de la formule se ramène à ceci : l'excitation cathodique polaire, produite par une cathode active dans la zone polaire hypoexcitable, où sont concentrées les lignes de flux, sera-t elle supérieure, égale ou inférieure à l'excitation cathodique péripolaire produite par une cathode virtuelle dans la zone péripolaire, zone normalement excitable, mais où les lignes du flux sont moins denses. Dans le premier cas il n'y aura pas inversion puisque ce sont les phénomènes polaires qui primeront la scène, d'où contraction par une cathode active. Dans le dernier cas, il y aura inversion, puisque ce sont les phénomènes péripolaires qui domineront, d'où contraction par une cathode virtuelle péripolaire alors que l'électrode d'excitation est une anode.

Les observations de May, qui a remarqué que le muscle dégénéré réagit absolument comme les muscles lisses dans

les expériences de Biedermann (§ 369), confirment cette
théorie, bien que son explication soit un peu différente.

Les recherches de Mlle Joteyko expliquent comment la
dégénérescence peut rapprocher le muscle strié du muscle
lisse. En effet, des travaux récents semblent établir que dans
chaque fibre musculaire il existe deux substances contractiles : les disques sombres d'une part et d'autre part le proto-
plasme non différencié ou sarcoplasme qui se contracte
lentement, au contraire de la substance des disques sombres. Or le muscle dégénéré présente une diminution de la
substance fibrillaire, tandis que le sarcoplasme se développe
considérablement. Le muscle acquiert donc de plus en plus,
à mesure qu'il dégénère, les caractères morphologiques du
muscle lisse, de là l'explication de l'abolition de la contractilité faradique, de la lenteur des secousses galvaniques
(Joteyko) et par suite aussi celle de l'inversion de la formule.

372.—**Réaction longitudinale ou déplacement du point
moteur.** — A mesure que la dégénérescence s'accentue,
le point d'élection pour exciter le muscle se déplace et gagne
l'extrémité excentrique par rapport au tronc sur lequel est
placée l'électrode indifférente.

Ce phénomène n'est pas sans relation avec l'inversion
de la formule. A mesure que l'hypoexcitabilité au point
d'élection s'accentue, l'excitation en bloc de la masse du
muscle prime l'excitation au point moteur ; le meilleur
moyen d'agir sur la masse entière du muscle est de le faire
traverser dans son ensemble par les lignes de flux. La réaction longitudinale est donc une réaction propre aux phases
avancées de dégénérescence.

373. — **Comment se rencontrent ces divers symptômes en clinique.** — Nous venons de voir une série de réactions anormales propres aux organes malades : hyper ou
hypoexcitabilité faradique ; hyper ou hypoexcitabilité gal-

vanique, inversion plus ou moins complète de la formule normale : CaFeS > AnFeS > AnOS > CaOS ; réaction longitudinale.

Nous savons déjà à peu près ce que signifient ces anomalies de réaction.

Il nous reste à savoir comment elles se groupent dans les principaux cas pathologiques.

Parmi ces groupements il en est de très simples.

Ainsi on trouvera l'excitabilité galvanique et faradique exagérée dans la plupart des maladies où les réflexes tendineux sont eux-mêmes exagérés, tétanos, paralysies hystériques, maladie de Little, etc., sans qu'on doive faire de cette connexité de phénomènes une règle absolue, puisque dans le tabes où les réflexes sont abolis, on constate fréquemment la même hyperexcitabilité ! De même on trouvera l'hypoexcitabilité galvanique et faradique dans les myopathies essentielles, les paralysies cérébrales anciennes, etc.

Un groupement de réactions déjà plus compliqué, appelé réaction myotonique (Erb) ou syndrome myotonique, se rencontre dans la maladie de Thomsen. Ce syndrome est constitué par l'excitabilité normale du nerf, l'hyperexcitabilité galvanique et faradique du muscle, et la tendance à l'inversion partielle de la formule AnFeS ≥ CaFeS. Les contractions musculaires sont paresseuses, toniques et prolongées, et persistent longtemps après l'excitation.

Mais de tous les groupements, le plus important, celui qui est capital en électro-diagnostic, c'est celui qu'on désigne sous le nom de réaction de dégénérescence ou syndrome de dégénérescence et par abréviation DR. Nous lui consacrerons un paragraphe spécial.

374. — Réaction de dégénérescence DR ou syndrome de dégénérescence. — La réaction ou syndrome de dégénérescence ou simplement la DR est constituée par un groupement d'anomalies de réactions électriques caractéristiques d'états morbides bien déterminés, et d'ailleurs variable suivant les phases de ces états morbides.

L'expression *syndrome* de dégénérescence est donc préférable à celle de *réaction* de dégénérescence, puisque la DR est un ensemble de réactions anormales. Quoi qu'il en soit, l'abréviation DR étant passée dans les mœurs, il n'y a aucun inconvénient à la conserver, tout en se rappelant qu'elle désigne non pas une réaction anormale en particulier, mais un ensemble de réactions, ou, si l'on veut, le mode réactionnel de l'organisme aux diverses formes de l'excitation électrique. Les Allemands l'appellent EaR (Entartungs réaction).

Voici comment se présente la DR dans les phases successives d'un processus de dégénérescence tel que celui de la dégénérescence wallérienne par exemple. On sait qu'on appelle dégénérescence wallérienne l'ensemble des phénomènes qui se passent dans un nerf et les muscles de son territoire après la section du tronc nerveux.

Après la section on constate les phénomènes suivants :

L'excitabilité galvanique et faradique du nerf augmente progressivement durant 3 jours, puis diminue, repasse par la normale vers le cinquième jour, continue de décroître du cinquième au dixième jour environ et disparaît.

L'excitabilité faradique du muscle diminue régulièrement pour disparaître vers la fin de la deuxième semaine.

L'excitabilité galvanique du muscle diminue durant la première semaine, puis se relève, dépasse la normale au cours de la deuxième semaine, et persiste seule, avec son caractère d'exagération, alors que toutes les autres réactions sont abolies. A ce moment on voit que la contraction musculaire est traînante. En même temps on constate de l'hyperexcitabilité mécanique. Bientôt on assiste, sur la fin de la deuxième semaine, au phénomène d'inversion de la formule. La AnFeS devient plus précoce que la CaFeS. Peu après la CaOS devient plus précoce que la AnOS ; l'inversion est complète.

Ce stade, durant lequel on constate par conséquent (avec l'abolition de toute excitabilité du nerf et de l'excitabilité faradique du muscle) l'hyperexcitabilité galvanique du muscle, et l'inversion complète de la formule, ce stade, dis-je, peut durer plusieurs semaines.

Puis l'excitabilité galvanique diminue elle-même, on ne peut plus obtenir la AnOS, puis la CaOS, puis la CaFeS. La AnFeS seule persiste. En même temps on peut obtenir facilement la réaction longitudinale avec une cathode appliquée sur le tendon excentrique et avec un courant qui n'a pas besoin d'être aussi intense que pour provoquer la AnFeS au point moteur.

Enfin, aux derniers stades, la AnFeS, puis plus tard la réaction longitudinale disparaissent toutes deux.

Le tableau ci-joint indique la marche de la DR suivant les stades.

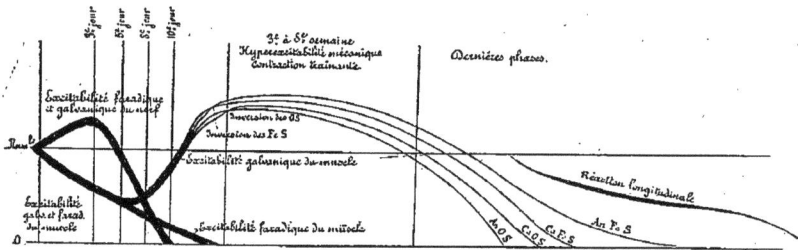

Fig. 67.

Il a l'avantage de montrer d'emblée, à une période donnée, de quoi est composé le syndrome. Ainsi au 3e jour on constate hyperexcitabilité galvanique et faradique pour le nerf, l'inverse pour le muscle : c'est la première phase de la DR.

Au 8e jour il y a hypoexcitabilité générale, surtout pour le faradique : c'est la deuxième phase.

Au 10e ou 12e jour, l'excitabilité du nerf est abolie, l'excitabilité faradique du muscle est presque abolie, son excitabilité galvanique est exagérée, la formule commence à s'inverser : c'est la troisième phase.

Puis arrive la phase de DR complète : le muscle seul réagit, et au courant galvanique seul, mais il réagit anormalement, l'inversion est complète, la secousse traînante.

Enfin arrive la phase finale, avec la réaction longitudinale, et l'hypoexcitabilité croissante au point moteur même pour la AnFeS qui disparaît.

375. — **Sens pathologique de la DR.** — La DR se rencontre dans les affections telles que les poliomyélites antérieures, la paralysie labio-glosso-laryngée, l'ophtalmoplégie, où les cellules des cornes antérieures ou des noyaux bulbo-protubérantiels sont atteintes, et dans les névrites et polynévrites où le conducteur nerveux paraît primitivement atteint. On verra quelles sont les particularités du syndrome dans l'étude de chaque cas spécial et en outre sa valeur pronostique, très variable suivant la maladie.

Au contraire on ne constate pas la DR dans les maladies cérébrales sans lésion des cornes antérieures ou des noyaux bulbo-protubérantiels, ni dans les myopathies essentielles.

III. — Etude de chaque maladie en particulier au point de vue du diagnostic et du traitement.

A. — MALADIES PROPRES AU MUSCLE.

Myopathies primitives. — Atrophies d'origine traumatique chirurgicale ou articulaire. — Myalgies. — Lombago, Rhumatisme musculaire.

376. — Myopathies primitives. — NOTIONS CLINIQUES.— Il y a deux types principaux de myopathies primitives, c'est-à-dire de myopathies non consécutives à une lésion apparente du système nerveux. Ce sont :

1º La paralysie pseudo-hypertrophique (type Duchenne), maladie de la première enfance, débutant par les membres inférieurs, caractérisée par une hypertrophie apparente des muscles dont la fibre, l'élément contractile, est en réalité atrophié, tandis que le tissu conjonctif interstitiel est hyperplasié, avec envahissement de tissu adipeux, ce qui donne à l'enfant un aspect de puissance musculaire qui contraste avec sa faiblesse progressive.

2º La myopathie atrophique progressive (type Landouzy-Dejerine), maladie surtout propre à la seconde enfance, débutant par la face où elle reste longtemps localisée, puis envahissant la ceinture scapulo-humérale, les bras, les jambes.

Quelquefois l'atrophie débute par les membres inférieurs (type Leyden-Möbius). Quant au type Charcot-Marie, il se rattache très probablement aux myopathies d'origine centrale.

ELECTRO-DIAGNOSTIC. — Ce qui caractérise avant tout les myopathies primitives, c'est l'absence de la DR (§ 374) sauf dans le type Charcot-Marie, mais ce type est très probablement, comme nous l'avons vu, d'origine centrale).

Il y a constamment diminution de l'excitabilité faradi-

que (réaction de Duchenne) et de l'excitabilité galvanique.
Quelquefois dans les cas avancés il y a inexcitabilité.

Au début on constate peu d'hypoexcitabilité, mais les
muscles présentent la réaction d'épuisement (§ 366).

ÉLECTRO-THÉRAPEUTIQUE. — Le rôle du médecin électricien
est ici de combattre l'atrophie de l'élément contractile par
l'exercice : il faut forcer le muscle à travailler méthodiquement. Le meilleur procédé est la galvano-faradisation
rythmée (§ 313 ssq.).

Le massage manuel est classique dans tous les cas d'a-
trophie musculaire : son efficacité est tout au moins douteuse ici. Ce qui active la nutrition du muscle, c'est la
contraction de la fibrille, or le massage n'a pas pour but,
ni pour effet de faire contracter la fibrille.

Procédé de choix. — La galvano-faradisation rythmée
consiste, comme on le sait, à exciter le muscle par un courant continu ayant dans son circuit une bobine faradique
en tension et un rythmeur (métronome, ou rythmeur Bergonié). Ce dernier rythmeur fait périodiquement et graduellement passer le courant par un maximum et une valeur
nulle, de manière qu'on se rapproche autant que possible
de la contraction physiologique (§ 113).

Toutes les fois qu'un muscle présente la réaction d'épuisement, comme c'est le cas ici, il faut éviter la fatigue résultant d'un tétanos soutenu. C'est pourquoi la période de
repos laissée par le rythmeur entre chaque contraction est
indispensable.

Mode opératoire. — Mettre la grande électrode indifférente
dans le dos (nuque ou lombes). La relier au pôle + de la
source. L'électrode active, tampon de 4 à 5 centimètres de
diamètre est relié au pôle — (qui est le pôle négatif de la
bobine et le pôle négatif de la source galvanique).

Séances tous les jours ou tous les deux jours. Durée 2
minutes environ sur chaque point moteur. Intensité gal-

vanique et faradique graduée par tâtonnement de manière à arriver à une contraction appréciable. On doit choisir une bobine faradique à gros fil (qui donne plus de quantité et moins de tension). Interruptions lentes.

Autres procédés. — Si l'on est impuissant à obtenir la contraction avec le courant galvano-faradique on emploiera les périodes variables d'ouverture et de fermeture du courant continu (Métronome ou appareils interrupteurs divers). Un procédé excellent recommandé par Bordier est l'emploi des alternatives voltiennes (renverseur monté sur l'axe d'un moteur à 40 tours par seconde : le courant galvanique employé passe par ce renverseur et est ensuite employé à l'aide du métronome comme un courant ordinaire).

Si l'on ne possède aucun de ces appareils on pourra avoir recours, pour les cas où la contractilité faradique est conservée, au courant faradique simple, qu'on aura soin d'appliquer rythmiquement, c'est-à-dire qu'on le fera passer juste le temps nécessaire pour donner une contraction soutenue, mais pas assez pour produire la fatigue. On recommence une série de fois après un court repos.

Certains auteurs conseillent l'emploi du courant continu (pédiluve ou manuluve — et grande électrode dorsale + ; 15 à 20 mA ; durée 10 minutes. — Pour la face : 5 à 8 mA) (Castex). D'autres conseillent le bain hydro-électrique à courant sinusoïdal, séances 3 fois par semaine, 10 à 20 minutes (Larat).

Résultats : On ne fait que retarder l'atrophie.

377. — **Atrophies musculaires d'origine traumatique, chirurgicale ou articulaire.** — Notions cliniques. — Les contusions, luxations, fractures peuvent produire l'atrophie musculaire, le nerf est parfois intéressé.

Les affections articulaires peuvent produire aussi une atrophie de certains muscles (deltoïde dans les affections

de l'épaule, triceps brachial, dans celles du coude, triceps
fémoral dans celles du genou, jambier antérieur dans celles
de la tibio-tarsienne) que certains auteurs (Vulpian) attribuent à une action réflexe sur les centres trophiques médullaires.

ELECTRO-DIAGNOSTIC. — On rencontre constamment l'hypoexcitabilité galvanique et faradique, jamais la DR, à
moins que le nerf soit concurremment atteint. Le degré
d'hypoexcitabilité fixe sur la durée du traitement. 15 *jours*
suffiront pour les cas bénins où il y a seulement un peu
d'hypoexcitabilité faradique, lorsque, bien entendu, la
cause a disparu, et que l'atrophie est à la période d'état.

Pour les cas de grande hypoexcitabilité il faudra *plusieurs mois* de traitement.

Lorsqu'il s'agit d'une atrophie de cause articulaire, on
complétera le diagnostic par l'examen radiologique de
l'articulation.

ELECTRO-THÉRAPEUTIQUE. — Le traitement est le même
pour toutes ces affections et consiste dans la faradisation
ou mieux la galvano-faradisation rythmée des muscles
atteints. En outre, dans les atrophies d'origine articulaire,
on devra faire de la galvanisation.

Mode opératoire. — Galvano-faradisation et faradisation :
même mode opératoire que pour les myopathies primitives
(§ 376). La durée pourra être d'emblée plus longue, 2 à 5
minutes, sur chaque muscle. — Galvanisation : grande
anode à la nuque ou à la région lombaire. Grande cathode
de 50 à 150 cm² sur l'extrémité excentrique des muscles
malades. Courant de 8 à 12 mA tous les jours ou tous les
deux jours pendant 5 à 10 minutes.

On peut faire en même temps de la gymnastique mécanique du muscle, en évitant, quand il y a lieu, de nuire à
l'articulation.

Résultats : presque toujours satisfaisants après une durée de 15 jours à 3 mois, qui peut être en partie prévue par l'électro-diagnostic et l'étiologie.

378. Cas particulier. — Parésie du long péronier latéral. — Pied plat. — Pied creux. — La parésie du long péronier latéral mérite une mention spéciale, parce qu'elle est la cause habituelle du pied plat douloureux (Duchenne, de Boulogne).

Lorsque le pied plat reconnaît bien cette origine, on traite les péroniers par la galvano-faradisation rythmée ou la simple faradisation rythmée (mode opératoire du paragraphe 376).

On aura intérêt à y adjoindre la galvanisation : grande anode indifférente lombaire; grande cathode ou pédiluve—, en bas ; courant de 8 à 12 mA, durée 6 minutes, tous les deux jours. Repos du membre.

Même traitement pour le pied creux : le muscle intéressé est ici le triceps sural (creux talus), et les fléchisseurs des orteils (creux en griffe).

379. Myalgies. — Lombago. — Torticolis. — Pleurodynie. — Rhumatisme musculaire en général. — Notions cliniques. — Les myalgies sont des douleurs rhumatismales musculaires. Nous avons surtout à nous occuper du lombago et du torticolis ; c'est-à-dire des myalgies localisées aux muscles de la région lombaire ou de la région cervicale (Trapèze, sterno-cléido-mastoïdien).

Electro-diagnostic. — En général la question électro-diagnostique ne se pose pas. Elle peut cependant avoir de l'intérêt dans les formes atrophiques (type scapulaire atrophique par exemple), où elle permet d'apprécier le degré des lésions (par myosite et névrite).

Electro-thérapeutique. — En général le traitement des myalgies quelles qu'elles soient consiste à galvaniser les régions malades, surtout au début. Le transport d'ions médicamenteux joue déjà un rôle important dans la thérapeutique locale de cette affection. La faradisation et surtout la galvano-faradisation seront employées soit contre la myalgie elle-même, soit surtout pour combattre les atrophies consécutives. La voltaïsation sinusoïdale, la franklinisation, la haute fréquence ont été aussi très recommandées. Voici la conduite à tenir dans chaque cas particulier.

Lombago : 1° Appliquer le courant continu avec une grande anode (1), de 100 cm² sur la région douloureuse et une grande cathode indifférente de 400 à 500 cm² sur l'abdomen.

Intensité : 60 à 100 mA. — Durée des séances : 20 à 30 minutes. — Séances tous les jours ou tous les deux jours.

Dans les cas où l'on croit pouvoir espérer un bon résultat de la médicamentation salicylée, l'électrode différente de 100 cm², sera trempée dans une solution de salicylate de soude à 1 p. 100 et sera reliée au pôle négatif. Si la médicamentation iodurée paraît préférable, on trempera la cathode différente dans une solution d'iodure de potassium à 1 p. 100. Le reste du mode opératoire sera le même.

2° Dans les cas aigus où l'on a la chance de pouvoir traiter dès le début : étincelles statiques sur la région douloureuse ; durée 10 à 15 minutes ; séances tous les jours. On doit arriver à la guérison en quelques séances. Sinon appliquer le courant continu. Les étincelles statiques peuvent être remplacées par les étincelles de haute fréquence.

3° Si l'on échoue, on aura recours si possible à la voltaïsation sinusoïdale appliquée dans un bain hydrique à 36°. On appliquera une électrode sur la région lombaire, et plusieurs autres, couplées ensemble et reliées à l'autre pôle,

---

(1) On doit employer l'anode comme électrode active parce qu'elle diminue l'excitabilité du nerf.

sont suspendues à la baignoire (dont les parois sont en matière isolante). Le patient doit ressentir une tétanisation de tous les muscles.

4° Lorsqu'il y a atrophie des muscles consécutive à la crise aiguë de lombago, on emploie la galvano-faradisation rythmée ou la faradisation simple rythmée comme dans les cas d'atrophie musculaire (§ 377).

Torticolis. — Le traitement sera le même. On placera l'anode active soit sur le trapèze, soit sur le sterno-cléido-mastoïdien suivant les cas. L'électrode devant être plus petite, en raison de la forme de la région, on se bornera en général à employer un courant continu de 15 à 20 mA. La galvanisation labile, pratiquée avec le rouleau positif sur la région douloureuse donne d'excellents résultats (15 à 20 mA). Comme dans le lombago, on aura recours au besoin aux étincelles de haute fréquence (électrode condensatrice : le traitement est plus supportable qu'avec le pinceau ou le balai), et au courant faradique ou galvano-faradique.

B. — Maladies des nerfs.

Névrites. — Polynévrites. — Paralysies d'origine périphérique. — Névralgies.

380. **Polynévrites.** — Notions cliniques. — Les névrites en général sont dues à une altération destructive des prolongements cylindraxiles cellulifuges ou cellulipètes des nerfs et de leur gaîne de myéline. Les lésions se localisent surtout dans les nerfs les plus petits. Elles sont causées par les agents toxiques ou infectieux, par le froid. Les principaux types sont la polynévrite saturnine, la polynévrite alcoolique, la polynévrite diphtérique.

La polynévrite saturnine, qui se manifeste par une paralysie rapide et progressive suivie d'atrophie musculaire, présente beaucoup d'analogie avec la poliomyélite. La polynévrite alcoolique, qui se manifeste par de l'incoordination des

mouvements et des troubles oculaires, présente beaucoup
d'analogie avec le tabes. Il est donc très important de préciser le diagnostic.

ELECTRO-DIAGNOSTIC. — Les névrites en général sont caractérisées par la DR plus ou moins complète ; très précoce
et complète dans la polynévrite saturnine, elle est incomplète dans la polynévrite alcoolique ; elle fait défaut dans
la polynévrite diphtérique, mais cette dernière est tellement
spéciale qu'on doit lui réserver une place à part. Voici les
caractères propres à chacun de ces groupes.

Polynévrite saturnine. — Cette polynévrite surtout motrice et peu sensitive s'accompagne d'atrophie musculaire
précoce avec DR précoce et complète. On constate la DR en
interrogeant des groupes de muscles différents suivant les
cas. Dans le type anti-brachial ce sont les extenseurs des
doigts, les radiaux qui sont frappés. Le long supinateur
ne l'est pas, contrairement à ce qui a lieu dans la paralysie
radiale. L'anconé est aussi épargné. Dans le type brachial,
c'est le deltoïde, le biceps, le brachial antérieur, le long
supinateur. Dans le type inférieur, ce sont les extenseurs
des orteils, les péroniers, le jambier antérieur.

Polynévrite alcoolique. — La polynévrite alcoolique est
mixte, elle est sensitive même avant d'être motrice. La DR
s'y observe plus tardive et moins complète. On la rencontre surtout dans le groupe des extenseurs : extenseurs communs des orteils, extenseur propre du gros orteil, péroniers,
jambier antérieur, muscles du pied. On peut aussi voir
cette polynévrite frapper les membres supérieurs et alors
on constate la DR partielle principalement sur le groupe
des extenseurs.

Polynévrite diphtérique. — Dans la polynévrite diphtérique, qui porte surtout sur le voile du palais et le pharynx
et plus rarement sur les membres et le diaphragme, il est à
remarquer que l'on ne trouve jamais la DR ; mais seule-

ment l'hypo-excitabilité. D'ailleurs on sait que l'on n'est pas absolument fixé sur la nature de ces accidents post-diphtériques qui paraissent intéresser tantôt plus spéciale-ment les muscles, tantôt les nerfs, tantôt les cellules des cornes antérieures et souvent ne laissent voir aux autopsies aucune trace de lésion.

L'exploration électrique a non seulement une valeur diagnostique importante, mais elle est aussi un élément ca-pital de pronostic. En général on peut dire que le pronos-tic est grave si l'on trouve la DR complète avec la réaction longitudinale. La DR partielle, si la maladie est à la période d'état, doit bien faire augurer de la terminaison. On verra au contraire que dans les névrites *a frigore* par exemple, la DR complète peut s'observer sans que le pronostic soit grave.

ÉLECTRO-THÉRAPEUTIQUE. — *Principes communs à toutes les polynévrites*. — Ne traiter que quand la cause a cessé d'agir. Le traitement le plus actif consiste dans l'emploi du courant continu. Grande électrode indifférente sur la région des racines du nerf ou le plus près possible de cette région; grande électrode (1) active sur les régions périphéri-

---

(1) *Choix de l'électrode active en général*. — Voici quelles règles doivent guider le choix de l'électrode active dans le traitement des affections du système nerveux.

Le pôle — est résolutif pour les inflammations chroniques et en par-ticulier pour les névrites. Il entrave le processus cicatriciel et l'évo-lution scléreuse, ce qui sera important pour l'électrothérapie céré-brale et médullaire. En outre il augmente l'excitabilité du nerf (ca-thelectrotonus) et par conséquent tend à s'opposer au symptôme paralysie.

Le pôle + au contraire diminue l'excitabilité du nerf. Il est cal-mant et dépressif (Leduc).

Or il y a, dans les manifestations des maladies qui vont nous oc-cuper, deux grands symptômes opposés : la paralysie, la douleur. Toutes les fois qu'il faudra combattre la paralysie et l'inflammation, on emploiera la cathode. Toutes les fois qu'il faudra combattre la douleur, l'anode.

Guilleminot   23

ques. Puis traiter les atrophies par la faradisation, ou mieux par la galvano-faradisation rythmée.

S'il y a réaction de dégénérescence et inversion de la formule, on remplace la faradisation par l'emploi du courant galvanique rythmiquement interrompu par le métronome réglé à un choc à la seconde environ (pôle + actif aux points moteurs).

La voltaïsation sinusoïdale a donné de bons résultats à plusieurs expérimentateurs (Régnier, Bordier).

Mode opératoire particulier à chaque cas. — Polynévrite saturnine. — 1° Galvaniser les nerfs atteints. Dans le type antibrachial, cathode de 30 à 40 cm² recouvrant toute la face dorsale de la main. Dans le type brachial, cathode appliquée sur la face antérieure et inférieure du bras, 100 cm² environ. Dans le type inférieur, cathode appliquée sur la face dorsale du pied, du cou-de pied, et antéro-externe du bas de la jambe, 100 cm² environ. On choisit ici la cathode comme électrode active parce que la polynévrite saturnine est surtout motrice et non sensitive (Cf. note, p. 353). L'électrode indifférente +, de 200 cm² au *moins*, est appliquée sur la nuque dans les deux premiers cas, sur la région lombaire dans le dernier. Séances de 10 à 15 minutes pour chaque membre tous les jours, puis tous les deux jours. Intensité 10 mA avec les cathodes de 20 cm² et 15, 20, 30 mA si la région permet d'employer des cathodes plus grandes.

2° Galvano-faradiser les muscles atrophiés. Suivant la loi générale appliquer l'électrode active (reliée au pôle négatif du système source galvanique et bobine) sur le point moteur de chaque muscle atrophié. Si l'appareil dont on se sert n'a pas de rythmeur interrompant périodiquement le courant, faire ces interruptions à la main pour ne pas fatiguer les muscles par une contraction trop soutenue et prolongée, ce qui produirait l'effet contraire au résultat cherché. Séances tous les jours ou tous les deux jours.

Si le muscle ne réagit pas au courant galvano-faradique, employer le courant galvanique interrompu par le métronome battant la seconde. Comme ici il y a inversion de la formule et que la AnFeS apparaît avant la CaFeS, il y a intérêt à relier l'électrode active au pôle + de la source. Si l'on échoue encore avec ce moyen après avoir augmenté l'intensité jusqu'à la limite de tolérance sensitive, on excitera le muscle en appliquant l'électrode dans la région de son extrémité excentrique (réaction longitudinale) et on la reliera au pôle — de la source. On peut employer pour ce traitement du muscle une électrode assez grande pour recouvrir les points moteurs de plusieurs muscles formant un groupe malade. On les fait ainsi se contracter synergiquement.

3° On a signalé l'effet utile de la forme statique (étincelles médiates, excitateur de Bergonié), et de la haute fréquence (étincelles immédiates). Le traitement est toujours long (plusieurs mois).

Polynévrite alcoolique : 1° galvanisation : anode (si les douleurs sont vives), cathode (si les troubles paralytiques dominent la scène) de 60 à 100 cm² appliquée sur la région dorsale du pied, du cou-de-pied et sur la région antéro-externe de la jambe. Électrode indifférente, 200 cm² *au moins*, sur la région lombaire. Quand les extenseurs des bras sont pris, même technique que pour la névrite saturnine même type.

Durée et nombre des séances comme pour la névrite saturnine.

2° Galvano-faradisation rythmée : comme pour la névrite saturnine.

3° On pourra aussi essayer des étincelles médiates statiques et des étincelles de haute fréquence.

Le traitement est long, il faut compter sur un minimum de six semaines à deux mois, souvent beaucoup plus.

Polynévrite diphtérique. — Le meilleur traitement consiste dans l'emploi de la faradisation (Duchenne, Erb). En raison de l'inconstance des lésions névritiques, la galvanisation est moins utile et d'ailleurs elle est plus difficile à appliquer. La paralysie du voile du palais semble très améliorée par une faradisation générale ne portant pas spécialement sur les organes atteints.

Larat conseille de préférence le courant sinusoïdal.

Voici le mode opératoire convenant à la faradisation. Appliquer une des électrodes (anode faradique) de 100 cm² environ sur la nuque ; l'autre électrode sera constituée par un manuluve ou un pédiluve relié au pôle négatif de la bobine. Durée : 1/4 d'heure. Intensité limitée par la sensation douloureuse. Séances tous les jours ou tous les deux jours. La durée totale du traitement est variable suivant les cas. Il faut compter sur un mois environ dans les cas ordinaires bénins.

On pourra faradiser le nerf phrénique (électrode active sur le bord externe du sterno-mastoïdien juste au-dessus de la clavicule (Rockwell) pour éviter la paralysie du diaphragme. Cf aussi § 386 pour le voile du palais.

381. — **Névrites isolées.** — Notions cliniques. — Les névrites intéressant un tronc nerveux isolé reconnaissent ordinairement comme cause : un traumatisme (piqûre, coupure, contusion, fracture, etc.), une tumeur, un refroidissement, ou une maladie générale qui ne donne pas toujours lieu à une polynévrite.

Les névrites sont accompagnées de troubles moteurs (paralysies) ou sensitifs (anesthésie ou hyperesthésie), suivant le nerf atteint ou la gravité de la lésion.

Electro-diagnostic. — Même remarque que pour les polynévrites. Le degré de la DR n'est pas, d'une façon absolue, en rapport avec la gravité du pronostic. Ainsi une névrite traumatique peut présenter la DR complète et se guérir rapidement. La notion de la cause, en un mot, doit entrer en ligne de compte à côté des résultats de l'électrodiagnostic pour établir le pronostic de l'affection.

Electro-thérapeutique. — Toute névrite isolée comporte les deux indications signalées au début de l'étude des polynévrites : traiter le nerf par la galvanisation ; traiter le muscle par la faradisation ou la galvano-faradisation rythmée, ou les périodes d'état variable, en se rappelant qu'on doit toujours éviter pour le muscle une excitation prolongée, fatigante ; de là l'utilité du rythmeur (§ 376).

Nous prendrons ici à titre d'exemple la *névrite isolée du nerf sciatique* :

1° *Galvanisation* du nerf : appliquer une grande cathode indifférente de 200 cm² *au moins* sur la région lombaire. L'anode sera constituée par un pédiluve ou une grande électrode d'ouate enveloppée de gaze appliquée autour de la région malléolaire et inféro-postérieure de la jambe. Intensité 10 à 30 mA. Durée 10 à 15 minutes. Séances tous les jours ou tous les deux jours.

2° *Faradisation* ou mieux *galvano-faradisation* des muscles atteints. Appliquer la cathode active sur chaque point moteur, faire contracter rythmiquement chaque muscle au moyen du rythmeur, ou, si le tableau n'en possède pas, par des interruptions systématiques du courant produites périodiquement par l'opérateur (Cf. § 380). Traitement de la polynévrite saturnine). Séances tous les jours ou tous les deux jours.

Si les muscles ne réagissent pas au courant faradique ou galvano-faradique, employer le courant galvanique interrompu par le métronome (anode active s'il y a inversion de la formule). On peut traiter à la fois tout un groupe de muscles.

Autres procédés : Dénoyès et Bordier conseillent l'emploi des courants de haute fréquence en application directe avec une plaque métallique (plomb ou étain) sur la région lombaire, et une autre sur le bas de la jambe, en dessous du mollet. Les électrodes sont reliées aux extrémités de l'hélice de self du professeur d'Arsonval. Durée 10 minutes. Séances tous les deux jours.

Toutes les fois qu'au cours du traitement d'une névrite on voit des phénomènes de contracture se produire, il faut immédiatement cesser l'emploi de l'état variable.

382. — **Zona.** — Le zona pourra être traité dans certains cas de longue durée par la galvanisation. On placera une grande anode rachidienne au niveau de la racine des nerfs intéressés et une ou plusieurs cathodes dans les intervalles de peau saine de la région malade. I = 5 à 15 mA. Durée : 10 minutes tous les jours ou tous les deux jours.

383. — **Paralysies périphériques en général.** — Les paralysies d'origine périphérique sont souvent dues à des névrites. On devrait, si l'on voulait s'en tenir à la classification pathogénique que nous avons adoptée, étudier à l'occasion de chaque névrite en particulier le symptôme paralysie. Cependant comme il y a des paralysies d'origine périphérique qui ne sont pas nécessairement fonction d'un processus névritique, nous réunissons dans les paragraphes suivants les paralysies d'origine périphérique qui, par leur fréquence, intéressent le plus le médecin électricien. Pour chacune d'elles nous pourrons ainsi, quand il y aura lieu, rappeler les causes centrales ou générales capables de produire le même symptôme et éviter les erreurs de diagnostic et les fautes de traitement.

384. — **Paralysie faciale.** — Notions cliniques. — Quand

un sujet se présente à nous avec un côté de la face paralysé nous devons, avant de traiter, nous poser plusieurs questions. Tout d'abord nous aurons soin de ne pas prendre pour une paralysie d'un côté la contracture du côté opposé, contracture qui donne au côté sain, par contraste, un aspect flasque, paralytique.

En second lieu, nous nous demanderons quelle est la cause de cette paralysie. La paralysie faciale peut-être :

α) *D'origine périphérique* (*a frigore* surtout chez les rhumatisants, traumatique, résultant de compression par le forceps chez les nouveau-nés, ou par une tumeur parotidienne, syphilitique). Il y a souvent alors névrite légère ou grave et l'on devra avant de lire ce paragraphe se reporter au § 381 qui traite des névrites isolées en général.

β) *D'origine intra-temporale* (fracture, otite, périostose syphilitique, carie tuberculeuse du rocher, *a frigore*) ; il y a alors des troubles de l'ouïe et du goût (amertume) et diminution de la sécrétion salivaire.

γ) *D'origine bulbo-protubérantielle*, si la lésion siège en dessous du point d'entrecroisement des fibres du facial et au-dessus du point d'entrecroisement des faisceaux pyramidaux, on a une hémiplégie alterne, c'est-à-dire directe pour la face, croisée pour les membres. Nous rentrons ici dans l'hémiplégie d'origine centrale qui se traitera selon les règles énoncées pour cette forme.

δ) Enfin il reste une 4ᵉ catégorie, ce sont les *paralysies faciales d'origine cérébrale* étudiées à l'occasion de l'hémorrhagie et du ramollissement cérébral, et dont nous n'aurons pas non plus à parler ici. Il faut seulement se rappeler que dans ce cas l'orbiculaire des paupières est en général respecté, ce qui s'expliquerait probablement par des anastomoses commissurales entre les noyaux droit et gauche des nerfs moteurs correspondants.

ELECTRO-DIAGNOSTIC. — D'après ces notions cliniques et

d'après l'étude qui a été faite antérieurement des réactions
électriques dans les lésions nerveuses, médullaires, centrales, il suffira de rappeler ici que :

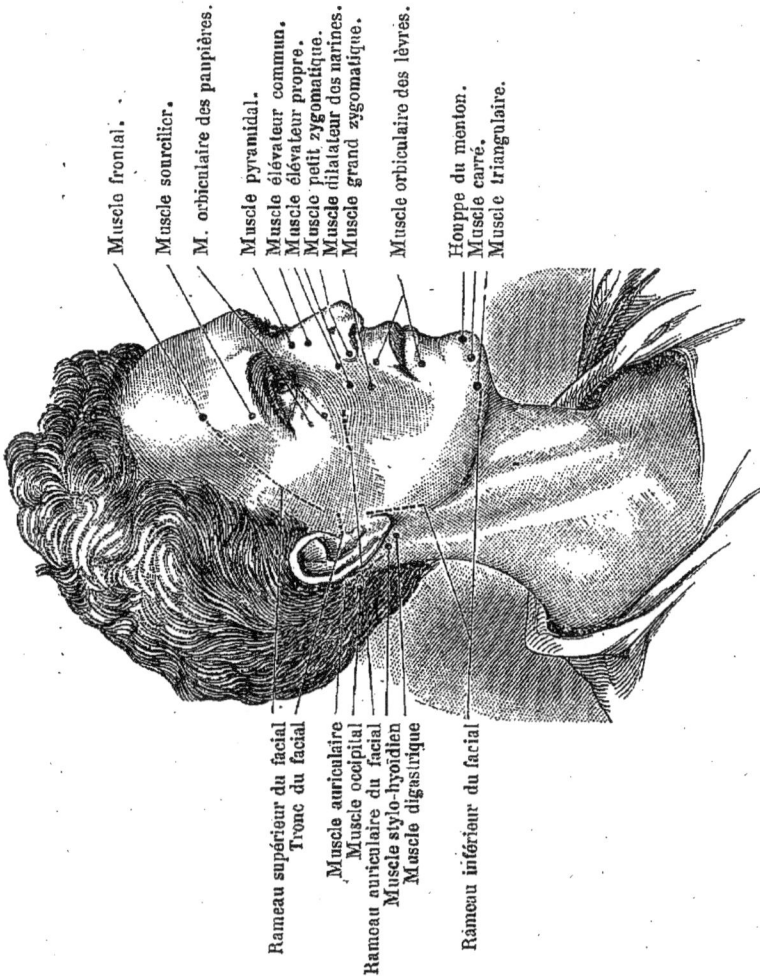

Fig. 68. — Points moteurs des principaux muscles de la face commandés par le nerf facial (Eichhorst).

1° Dans les *paralysies faciales d'origine centrale* on observe seulement une modification quantitative de l'excita-

bilité galvanique et faradique en plus ou moins suivant la phase et le degré de l'affection ;

· 2° Dans les *paralysies d'origine névritique* on peut observer au contraire la DR du 6e au 10e jour après le début de la paralysie.

Quand du 6e au 10e jour on ne constate pas la DR, la guérison surviendra rapidement (2 ou 3 semaines). Quand, à cette même période, l'excitabilité faradique diminue, tandis que l'excitabilité galvanique augmente sans DR, la guérison surviendra de la 6e à la 12e semaine. Enfin s'il y a DR, suivant son degré, la paralysie guérira en 3, 6, 8 mois ou ne guérira jamais complètement.(DR complète).

ÉLECTRO-THÉRAPEUTIQUE. — Lorsque la paralysie est d'origine centrale, le traitement se fera suivant les règles indiquées pour l'hémiplégie (§ 411 et 412).

Lorsqu'elle est d'origine périphérique, on devra d'une part traiter le nerf plus ou moins atteint de névrite et d'autre part traiter les muscles. On sait que le traitement du nerf se fait par l'emploi du courant continu. Grande anode indifférente de 200 cm² sur la nuque, cathode active recouvrant la moitié de la face comme dans la névralgie faciale (appuyer fortement sur le tronc du facial la partie de l'électrode appliquée en dessous de l'oreille), I = 10 à 15 mA. Durée 10 minutes ; séances tous les deux jours (ou tous les jours au commencement du traitement). Au bout d'une dizaine de jours on commencera à galvano-faradiser les muscles en appliquant une petite électrode de 3 à 5 cm² sur chaque point moteur. On se servira pour appliquer ces courants du rythmeur, èt ici plus que jamais, il faudra éviter la fatigue musculaire en faisant des séances courtes et très prudentes.

Si la contracture se produit, il faudra cesser le courant faradique. Il y aura intérêt à continuer l'application du courant galvanique avec de faibles intensités.

385. — **Paralysie de la branche motrice du trijumeau.**
— Assez rare, cette paralysie est grave parce que ses causes
habituelles sont des lésions intra-crâniennes, tumeurs, gommes, etc. Elle se manifeste par l'abolition des mouvements
de la mastication, la mâchoire se dévie du côté paralysé
(paralysie des ptérygoïdiens). Elle peut être suivie de con-

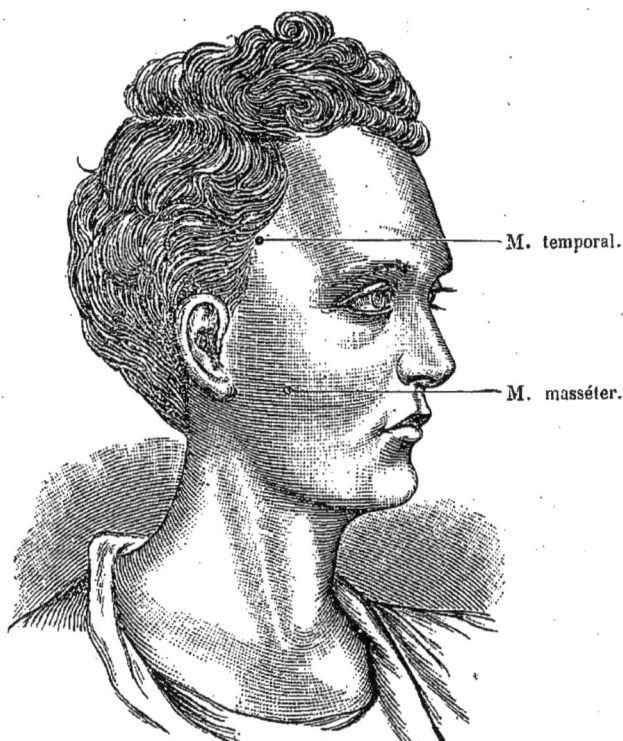

Fig. 69. — Points moteurs des muscles temporal et masséter.

tracture. Eichhorst conseille dans les cas de paralysie par
lésions intra-crâniennes, ce qui est le plus fréquent, de faire
de la galvanisation bilatérale du crâne et de faradiser le
masséter et le temporal, seuls accessibles. On pourra d'ailleurs galvaniser le nerf avec une cathode active suivant la
technique de la paralysie faciale.

386. — **Paralysie du spinal.** — **Paralysie de la branche externe.** — **Paralysie du voile du palais.** — Le spinal a deux branches, l'une externe destinée au sterno-cléido-mastoïdien et au trapèze, l'autre interne destinée au voile du palais.

La paralysie de la branche externe, caractérisée par l'im-

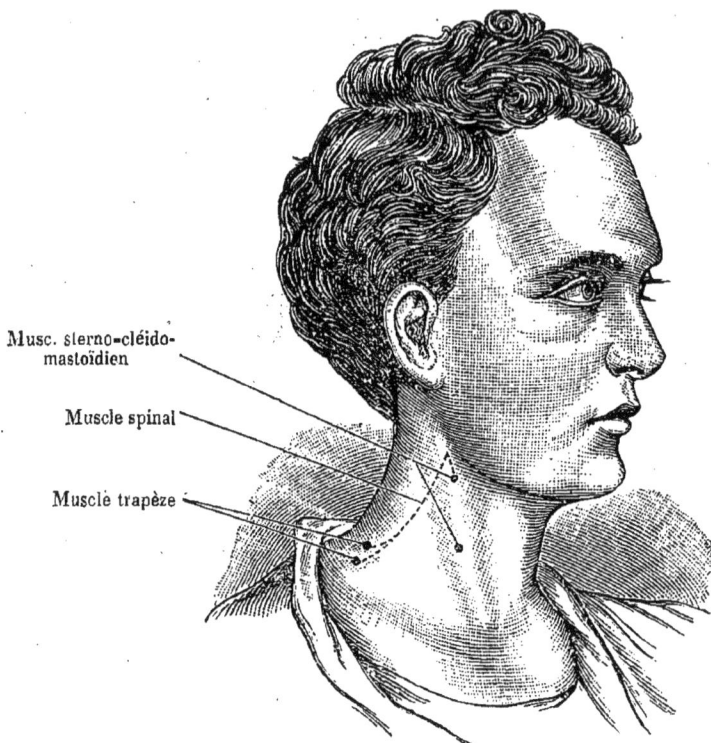

Musc. sterno-cléido-
mastoïdien

Muscle spinal

Muscle trapèze

Fig. 70. — Points moteurs du muscle sterno-cléido-mastoïdien,
du muscle trapèze ainsi que du tronc du nerf spinal.

potence du sterno-cléido-mastoïdien et du trapèze, est due habituellement aux refroidissements, traumatismes, tumeurs et abcès du cou ou affections de la colonne cervicale. Le traitement consistera dans la galvanisation du nerf, en appliquant une anode derrière le cou et une cathode sur la région antéro-latérale du côté malade, puis dans la faradi-sation des muscles intéressés (fig. 70).

Eichhorst conseille ici, comme dans le cas précédent, la galvanisation du crâne, quand il y a lésion-centrale.

La paralysie de la branche interne, ou paralysie du voile du palais, nécessite une technique un peu spéciale.

Tout d'abord on traitera directement l'organe au moyen de l'électrode courbe conseillée par Bordier, en doublant son extrémité d'ouate mouillée recouverte de gaze. L'élec-trode indifférente est placée à la nuque. On commencera par une séance de quelques minutes de courant galvanique, pôle négatif sur le voile, et on terminera par une ou deux minutes d'excitation faradique ou galvano-faradique en interrompant les applications autant de fois qu'il est né-cessaire. On pourra aussi arriver à un résultat en excitant la branche externe du spinal (branche du sterno-cléido-mastoïdien et du trapèze) : l'excitation se transmet à la branche interne, et bien souvent c'est tout ce qu'on peut faire en raison de l'âge ou de la pusillanimité du sujet.

387. — **Paralysie radiale**. — NOTIONS CLINIQUES. — Les causes ordinaires de la paralysie radiale sont le froid, la compression, les traumatismes. C'est une paralysie mixte qui se manifeste par de l'anesthésie (non constante) et de la paralysie motrice intéressant le triceps brachial, les su-pinateurs (long et court), le 1er et le 2e radial externe, l'ex-tenseur commun des doigts, l'extenseur propre du petit doigt, le cubital postérieur, l'anconé, le long abducteur du pouce, le long et court extenseur du pouce, l'extenseur propre de l'index (fig. 71).

Les territoires sensitifs correspondant aux filets du radial sont représentés dans les figures 63 et 64.

On reconnaîtra facilement cette paralysie en plaçant le bras horizontalement, la main se fléchit en demi-pronation et l'extension des doigts et de la main est impossible.

ELECTRO-DIAGNOSTIC. — L'électro-diagnostic donne à peu près les mêmes résultats que dans la paralysie faciale, mais la DR est rare ; ainsi dans le type par compression, notamment dans la paralysie survenue pendant le sommeil, on n'observe que de légères modifications quantitatives et

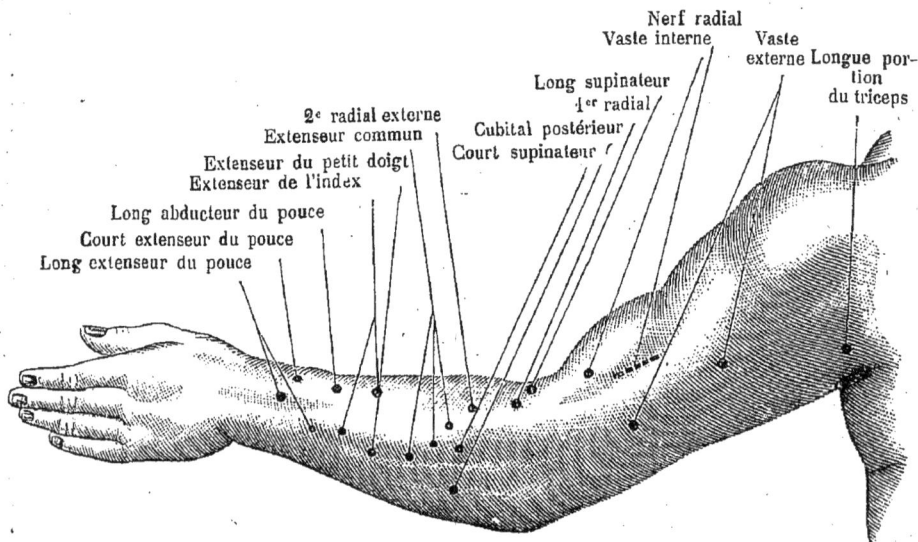

Fig. 71. — Points moteurs du nerf radial.

la guérison est rapide ; d'ailleurs, dans cette forme, il faut se rappeler que, la compression portant généralement sur le point où le nerf contourne l'humérus, le triceps brachial est indemne, le filet moteur de ce muscle se détachant plus haut. Il faut se rappeler aussi que, dans la paralysie radiale périphérique, le muscle long supinateur est intéressé, tandis qu'il ne l'est pas dans la paralysie saturnine des extenseurs. Pour voir cette différence, placer l'avant-bras dans une position intermédiaire à la pronation et à la supination et dire au malade de fléchir énergiquement l'avant-bras pendant qu'on s'oppose au mouvement ; le long supinateur, s'il n'est pas paralysé, forme un relief très apparent.

ÉLECTRO-THÉRAPEUTIQUE. — On commencera par galvaniser le nerf. Anode indifférente de 200 cm² au moins sur la nuque, cathode formée soit par un manuluve, soit par une électrode souple de 100 cm² appliquée sur la région postéro-externe de l'avant-bras et du poignet. Courant de 20 à 40 mA. Durée 10 minutes. Séances tous les jours ou tous les deux jours. Ensuite on galvano-faradisera les muscles à leur point moteur en se servant du rythmeur, quelques minutes seulement.

388. — **Paralysie du nerf médian.** — Cette paralysie assez

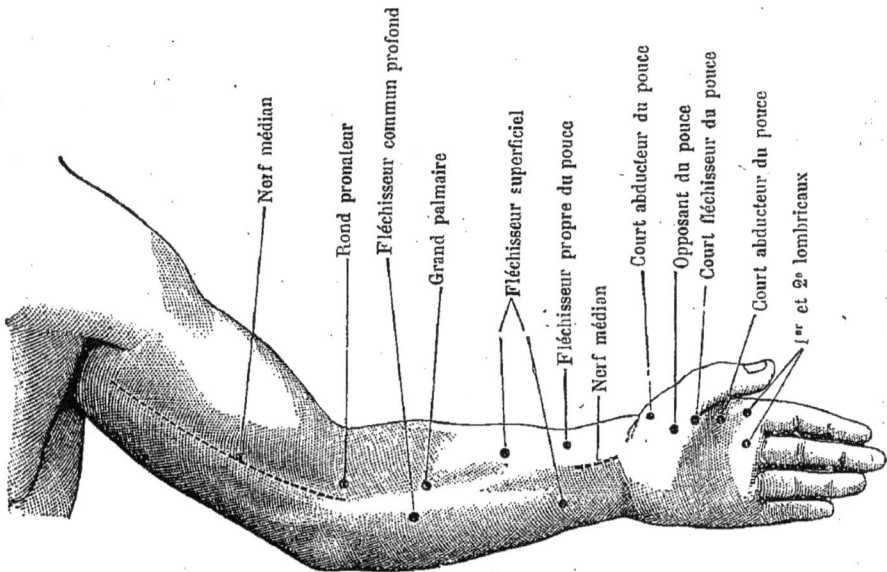

Fig. 72.— Points moteurs du nerf médian.

rare résulte ordinairement de luxation, de compression par

cal exubérant, ou de traumatisme. Son aspect clinique varie suivant la hauteur de la lésion sur le tronc nerveux.

La figure 72 montre les muscles intéressés en même temps qu'elle indique les points moteurs utiles à connaître pour le traitement.

Ce traitement sera le même que celui de la paralysie radiale. Galvanisation du nerf et galvano-faradisation des muscles en leurs points moteurs, suivant la technique indiquée au § 387.

389. — **Paralysie du cubital.** — Nous en dirons autant de

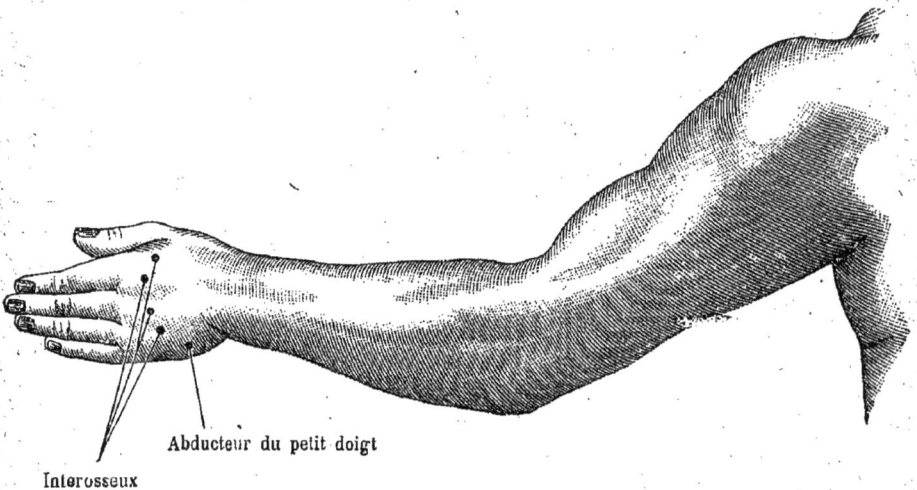

Fig. 73. — Points moteurs du nerf cubital (face dorsale).

la paralysie du cubital, ordinairement d'origine traumatique et intéressant surtout les muscles de l'éminence hypothénar, les muscles interosseux et les 3e et 4e lombricaux. Dans les formes graves avec troubles trophiques prononcés, la main prend un aspect spécial (main en griffe). Le traitement est le même que celui de la paralysie radiale. Les

figures 73 et 74 indiquent les points moteurs des muscles
à galvano-faradiser.

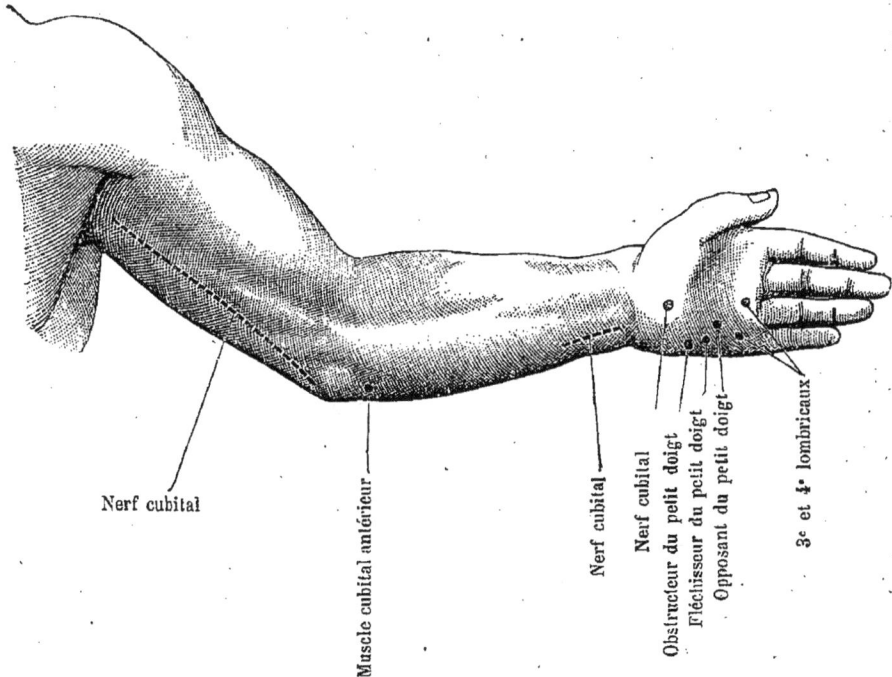

Fig. 74. — Points moteurs du nerf cubital (face palmaire).

390. — **Paralysies associées des nerfs du bras**. — Il est
toute une série de paralysies intéressant plusieurs territoires nerveux à la fois, nous n'en citerons que deux variétés
parce qu'elles sont fréquentes ; l'une d'elles consécutive aux
traumatismes de l'épaule, contusion, luxation ou fracture, se
manifeste surtout par l'atrophie du deltoïde ; l'autre est la
paralysie du plexus d'Erb, elle est limitée en général au
deltoïde, au biceps brachial, au brachial antérieur et au
long supinateur. Dans ces différents cas, très variables d'aspect, suivant la lésion causale et suivant le degré de névrite
et d'atrophie musculaire, il faudra toujours combiner les

deux traitements galvanique et galvano-faradique rythmé, en suivant le mode opératoire de la paralysie radiale (Cf. pl. V et VI pour la *recherche des points* moteurs). D'ailleurs on se reportera aussi pour les atrophies musculaires de cette cause au § 377.

391. — **Paralysie du diaphragme.** — La paralysie du diaphragme qu'on peut observer au cours des pleurésies ou des péritonites et aussi dans les névrites du phrénique, telles que la névrite diphtérique et quelquefois la névrite saturnine, peut être totale ou partielle. Elle est en général paroxystique, c'est-à-dire que la dyspnée s'observe surtout à l'occasion des respirations forcées ou du moindre effort.

Radio-diagnostic. — L'examen radioscopique des sujets présentant de la paralysie du diaphragme sera des plus précieux pour le diagnostic et pour l'étude de la marche de l'affection. En effet le diaphragme, au lieu de s'abaisser pendant l'inspiration, s'élève au contraire légèrement sous l'appel du vide thoracique lorsque la paralysie est complète. On peut donc dire que l'incursion diaphragmatique normale est de plus en plus faible avec les progrès de la maladie et qu'elle devient inverse dans la paralysie confirmée et complète.

L'examen de l'incursion diaphragmatique se fera de la façon suivante : on place le malade en plan frontal devant le châssis porte-ampoule disposé comme pour l'ortho-diagraphie du cœur (Cf. § 426), l'écran étant placé parallèlement au plan d'examen frontal, c'est-à-dire au plan du châssis (fig. 76), on amène le rayon normal au niveau du milieu de la moitié droite du diaphragme et on l'abaisse jusqu'à la limite inférieure de l'incursion diaphragmatique, le sujet respirant normalement, on marque au crayon Faber sur le verre de l'écran, par un trait horizontal, la hauteur de cette ligne ; on marque de même la limite supérieure de l'incursion en déplaçant en haut le rayon normal. Puis on mar-

que en pointillé les limites d'incursion correspondant aux
respirations forcées. On opère de même pour le côté gauche. Le décalque est fait sur une feuille orthodiagraphique
(§ 426); on a eu soin de repérer le point médian du bord
supérieur de la fourchette sternale. — L'examen des mouvements du diaphragme par ce procédé que j'ai indiqué au
Congrès de Paris 1900 et dont j'ai posé le principe en
1899 (1) en décrivant mon support à ampoule mobile, bien
avant que l'orthodiagraphie ait conquis droit de cité en clinique médicale, cet examen pourra, je le crois, rendre de
grands services non seulement dans les paralysies vraies du
diaphragme, mais dans une foule de cas où le fonctionnement de ce muscle est intéressé soit par voie réflexe, soit
par névrose, soit pour d'autres causes. L'emploi des ortho-
diagraphes à bras de levier articulés tels qu'on les construit
depuis 1901 en Allemagne pour la mesure de l'aire du cœur
ne sont pas très pratiques pour cet examen, parce qu'ils ne
donnent pas aussi bien la vue d'ensemble de l'image thoracique.

Electro-thérapeutique. — On traitera d'abord le nerf
phrénique par le courant continu : on peut soit placer une
petite cathode sur le tronc du phrénique entre les deux
faisceaux du sterno-cléido-mastoïdien et une grande anode
sur la nuque, soit une petite anode sur le phrénique et
une grande cathode sur l'épigastre et l'hypochondre, 5 à
10 mA. On terminera par l'excitation d'état variable ou
l'emploi du courant faradique : la contraction du diaphragme
s'accompagne de pénétration bruyante de l'air dans les
voies respiratoires.

392. — **Paralysie du nerf crural.** — Ce sont surtout
les muscles psoas-iliaque, couturier et triceps qui sont intéressés, et fréquemment ils s'atrophient secondairement.
L'électro-diagnostic et le traitement sont les mêmes que

(1) *Arch. d'Electr, méd.*, mai 1899.

ceux de la paralysie radiale prise comme type. Il faut seulement savoir que le nerf crural n'est accessible qu'immédiatement au-dessous du ligament de Poupart (Voir pour les points moteurs les planches VII et VIII).

393. — **Paralysie du nerf sciatique**. — Notions cliniques. — Paralysie assez fréquente, la paralysie sciatique résulte des traumatismes, de la compression, de la névrite vraie, du froid, etc. Voici les caractères propres à chaque forme suivant la partie du nerf intéressée.

Lorsque la cause de la paralysie intéresse le nerf près de son origine, il peut se faire que les premières collatérales soient atteintes, d'où l'impotence des muscles obturateur interne, jumeaux, carré crural, demi-tendineux, demi-membraneux. L'adduction de la cuisse est à peu près impossible, de même que la flexion de la jambe sur la cuisse.

Au contraire, lorsque la paralysie porte sur le sciatique poplité externe, l'une des branches terminales du nerf, ce sont les muscles suivants qui sont le plus intéressés, le tibial antérieur (extension et adduction du pied), le long extenseur commun des orteils et le long extenseur propre du gros orteil, le péronier antérieur, les long et court péroniers latéraux, le court extenseur commun des orteils et le court extenseur propre du gros orteil. On voit d'après cela que le pied se place en varus équin (abaissement de la pointe et du bord externe).

Si la paralysie porte sur le sciatique poplité interne seul, ce sont les muscles suivants qui sont surtout frappés : les jumeaux, le soléaire, le plantaire grêle, le poplité, le jambier postérieur, les fléchisseurs des orteils. Aussi le pied se place-t-il en talus valgus, ayant son extrémité relevée ainsi que son bord externe.

L'électro-diagnostic se fera suivant les règles exposées à l'occasion de la paralysie faciale et radiale.

Le traitement consistera aussi dans l'application du cou-

rant continu selon les mêmes règles avec pédiluve ou électrode active inférieure négative et anode indifférente sur la
région lombaire, puis dans l'excitation de chaque muscle à
son point d'élection par le courant galvano-faradique rythmé
ou les états variables.

394. — Autres paralysies. — Telles sont les paralysies
d'origine périphérique les plus couramment rencontrées, il
en est d'autres qui intéressent plus spécialement des organes ayant une fonction déterminée, par exemple, la paralysie des récurrents, celle des sphincters, de la vessie, nous
les étudierons à l'occasion du traitement des maladies de
ces organes. Ainsi l'étude des maladies du larynx, de la
gorge et du nez qui fait, au point de vue pratique, un tout
bien défini, comportera (à part la paralysie du voile du
palais, qui se rattache à celle du spinal en général) les
notions relatives à toutes les affections de ces organes.

Cf., pour la paralysie des récurrents, le § 516 ; pour celle,
de la vessie, le § 473 ; etc.

395. — Névralgies. — Notions cliniques. — La névralgie
peut apparaître aussi comme un symptôme des névrites.
Elle existe souvent sans qu'il y ait de névrite et sa pathogénie est alors en général très obscure. Elle est consécutive
à des traumatismes, au refroidissement, ou bien dépend,
de causes générales : rhumatisme, goutte, diabète, syphilis,
maladies infectieuses telles que le paludisme, les intoxica-
tions, les névroses. Souvent l'étiologie reste inconnue, et
dans ces cas on peut la rattacher à la diathèse arthritique,
dont elle serait l'unique manifestation.

Il n'y a pas de question d'électro-diagnostic propre au
symptôme névralgie. Quand il y a atrophie musculaire,
cette atrophie reconnaît en général une cause organique
(névrite surtout), qui est aussi cause de la névralgie. C'est
à cette cause organique que se rattache la question d'électro-diagnostic.

Electro-thérapeutique. — *Principes généraux.* — Suivant que la cause de la névralgie est générale ou locale, le traitement varie. S'il y a une cause générale, il faut d'ailleurs s'adresser à la thérapeutique ordinaire pour combattre cette cause, en même temps qu'on applique le traitement électrique. Dans la névralgie de cause purement locale, la galvanisation, et en second lieu la faradisation, la révulsion électrique, donnent les meilleurs résultats. La faradisation générale, la statique, le bain hydro-électrique, la haute fréquence sont employés avec succès dans les névralgies de cause générale ; d'ailleurs pour chaque névralgie en particulier la marche à suivre sera indiquée. Ici nous ne donnons que les principes généraux :

1° *Courant continu.* — Le courant continu, qui est l'agent curatif de choix dans la plupart des cas, doit être appliqué avec de grandes électrodes permettant d'atteindre de grandes intensités.

On emploie généralement des intensités telles que la densité soit de $0^{mA}1$ à 1^{mA} par cm².

On rencontre parfois de l'intolérance chez certains sujets pour 0 mA, 05 par cm². Bergonié, Bordier, Guilloz, Vernay (de Vienne) et avec eux la plupart des praticiens emploient des intensités élevées, de telle sorte que la densité se rapproche de 1 mA par cm² ; Guilloz va jusqu'à 3 mA, même pour la face. L'intensité n'est limitée que par la douleur et les risques d'altérer les téguments.

Il faut veiller ici, plus que jamais, à l'état des électrodes. On a tout intérêt à faire pour chaque malade une électrode d'ouate entourée de gaze, appropriée à la région. Cette électrode sera très épaisse. On est à peu près sûr ainsi que la densité du courant est la même partout, ce qui n'arriverait pas avec une électrode à feutre mince inégalement appliquée en tous ses points ou inégalement oxydée.

Leuilleux emploie des électrodes d'amiante.

Le choix du métal est aussi très important. L'étain s'oxyde vite avec les grandes intensités utiles au traitement des névralgies ; l'aluminium et le cuivre platiné donnent d'excellents résultats (Bordier). On choisit en général le pôle + comme pôle actif. Ce pôle diminue l'excitabilité des nerfs sensitifs et moteurs (Eulenburg, Erb, de Watteville, Waller, Leduc ; chez la grenouille : Pflüger), mais cette action n'est pas durable. D'autres auteurs emploient le pôle négatif comme pôle actif et obtiennent de bons résultats. On peut dire que le choix du pôle n'est pas absolument exclusif, mais nous conseillons vivement d'accepter comme principe la règle exposée (note p. 353), et par conséquent d'employer ici le pôle positif.

La durée des séances doit être longue. Le procédé de traitement par les courtes séances de faible intensité est de plus en plus abandonné. On fera tous les jours, ou tous les deux jours, une séance de 1/2 heure, 1 heure, 1 heure 1/4 suivant les cas. Quelquefois il faudra deux séances par jour (Vernay). Le courant galvanique donne surtout d'excellents résultats dans les névralgies essentielles et dans les névralgies rhumatismales. Il est beaucoup moins efficace dans les névralgies relevant d'une cause générale.

A côté de ce traitement des névralgies par le courant continu se place le traitement par l'ionisation médicamenteuse des tissus, traitement qui n'est encore qu'à ses débuts mais qui offre un vaste champ d'étude (Cf. Leduc).

2° *Applications électriques ayant pour but d'exciter ou de faire révulsion. — Faradisation.* — Rockwell conseille d'utiliser d'emblée le courant faradique quand la pression sur le nerf calme la douleur, et au contraire le courant galvanique, précédemment étudié, quand la pression l'exaspère.

Suivant le procédé de Duchenne, on peut pratiquer la faradisation au moyen du pinceau métallique relié au pôle négatif de la bobine d'induction, l'électrode indifférente étant placée dans une région quelconque. Il faut que la peau soit sèche; Duchenne la frictionnait avec une poudre absorbante (amidon ou lycopode); on peut aussi la vaseliner.

L'expérience a montré à divers opérateurs et notamment à Duchenne l'importance de cette précaution. En voici la raison : quand un circuit est composé de segments hétérogènes, de résistances très différentes, les plus grandes différences de potentiel se trouvent entre les points séparés par les plus grandes résistances. Si la partie du circuit comprenant le fil d'arrivée, l'électrode indifférente humide, et le corps, d'une part, et, d'autre part, la partie du circuit comprenant l'autre fil et le pinceau, ont à elles deux une résistance négligeable par rapport à l'énorme obstacle apporté au passage du courant par l'épiderme desséché, au niveau des extrémités très ténues du pinceau métallique, il est évident que l'énergie dépensée (fonction de la différence de potentiel dans un même circuit) se trouvera concentrée tout entière aux points de contact du pinceau et de la peau. La densité du courant sera là maxima à cause de l'exiguïté de la zone de contact, l'extrémité des poils métalliques du pinceau concentrant l'énergie électrique sur des surfaces excessivement réduites. Il ne faut donc pas s'étonner de la puissance de ce procédé comparé aux autres procédés de révulsion (pointes de feu, vésicatoire, etc.). L'effet est parfois remarquable, le sujet étant tout à fait soulagé au bout de quelques minutes d'application.

On peut aussi employer le procédé de la main électrique; le courant faradique, amené au bras de l'expérimentateur, est transmis au sujet par l'intermédiaire de sa main passée sur les régions douloureuses. Ce procédé est bien inférieur au précédent, mais convient aux sujets pusillanimes.

Courants de Morton. — Statique. — Haute fréquence. — Les courants de Morton ont donné de bons résultats à l'auteur de la méthode, en les appliquant au moyen d'une électrode métallique. Weill a obtenu aussi de bons effets de ces courants, il met l'armature externe + au sol et l'armature externe — en relation avec l'excitateur par l'intermédiaire de son rhéostat (§ 335).

L'excitateur est placé à 1 ou 2 cm. de la peau sur le trajet du nerf. Bishop (Washington) recommande ce procédé même dans les cas de névrite.

La friction statique agit comme révulsif énergique.

Les courants de haute fréquence appliqués soit avec une électrode condensatrice, soit avec un pinceau métallique, soit avec un tampon de charbon promené sur la peau, agissent de même façon. Ils m'ont aussi souvent donné d'excellents résultats. Ce résultat paraît cependant moins durable que ceux obtenus à l'aide du courant continu, mais l'atténuation de la douleur est plus rapide.

Lorsqu'on emploie l'étincelle statique ou l'étincelle de haute fréquence, on dessèche la peau comme il a été dit pour l'application de la révulsion faradique. — Ce n'est pas indispensable quand on se sert de la haute fréquence.

396. — **Névralgie faciale en particulier (Névralgie du trijumeau).** — NOTIONS CLINIQUES. — *Points de Valleix.* — On sait que le trijumeau, en sortant du ganglion de Gasser, se divise en trois branches (ophtalmique, maxillaire supérieur, maxillaire inférieur). Dans la névralgie faciale, on rencontre des points particulièrement douloureux correspondant aux points d'émergence des nerfs sortant des trous osseux, ou sortant d'un muscle pour entrer dans la peau, ou à certaines zones des téguments où ils s'épanouissent. Ainsi :

1° Dans la névralgie de l'OPHTALMIQUE, on trouve le point *palpébral*, point d'émergence du lacrymal (1re branche de l'ophtalmique) à la partie externe de la paupière supé-

rieure ; le point *sus-orbitaire*, point d'émergence du frontal
(2ᵉ branche de l'ophtalmique), au niveau du trou sus-orbitaire ; le point *nasal*, point d'émergence de la branche
externe du nasal (3ᵉ branche de l'ophtalmique), au niveau
de l'angle interne de l'œil ; le point *naso-lobaire* correspondant à l'épanouissement du filet lobaire de la branche
interne du même nerf nasal dans le lobule du nez.

2° Dans la névralgie du nerf MAXILLAIRE SUPÉRIEUR on
trouve le point *sous-orbitaire* (trou sous-orbitaire), le point
malaire (épanouissement du temporo-malaire dans la joue) ;
les points *dentaires*.

3° Dans la névralgie du MAXILLAIRE INFÉRIEUR : le point
auriculo-temporal, point où le nerf auriculo-temporal, après
avoir contourné le col du condyle, se divise pour se répartir
au pavillon de l'oreille et à la tempe ; le point mentonnier
où le nerf dentaire émerge, les points *dentaires*, et le point
lingual (nerf lingual). Cf. pl. II.

On peut distinguer une forme légère de névralgie faciale
souvent localisée à quelques filets de l'ophtalmique et une
forme grave, rebelle, s'accompagnant parfois de mouvements spasmodiques (tics douloureux). Cette forme grave,
névralgie épileptiforme de Trousseau, affecte souvent les
branches maxillaire supérieure et maxillaire inférieure.

ELECTRO-THÉRAPEUTIQUE. — Il ne faut pas négliger, lorsque
la névralgie se rattache à une cause générale telle que le
paludisme, ce qui est très fréquent, la syphilis, le diabète,
l'hystérie, de traiter en même temps cette cause générale,
sans quoi ce serait courir à un échec certain.

Le traitement électrique de choix pour la névralgie faciale
est le courant continu. Bien après lui viennent accessoirement les différentes formes de courants que nous avons
examinées dans l'étude générale des névralgies (§ 395).

Mode opératoire.— Grande cathode indifférente de 300 à

500 cm² à la nuque. Grande anode active recouvrant la moitié de la face avec une échancrure pour l'œil et la bouche (fig. 75).

Guilloz prend comme électrode active un tampon de 3 cm. de diamètre, il l'applique sur chaque point douloureux, suivant en cela les méthodes anciennes, avec cette différence qu'il atteint des densités considérablement plus élevées. Ce mode opératoire est assurément plus rationnel pour atteindre chaque nerf malade, mais, d'autre part, il faut savoir que le tissu nerveux, en raison de sa grande

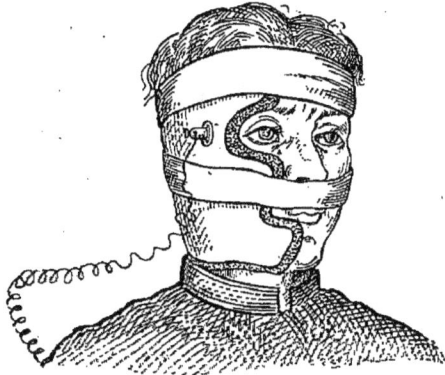

Fig. 75.

conductibilité, concentre les lignes de flux dans l'espace interpolaire alors même que la zone d'application est étendue, et cela a lieu ici plus que partout ailleurs à cause de la présence des os du crâne. Les trous du crâne, suivant la judicieuse remarque de Bordier, constituent pour le courant des orifices de moindre résistance qui resserrent, sur le trajet nerveux, l'écheveau des lignes de flux.

On devra avec un soin particulier veiller à la bonne application de l'électrode. L'intensité sera de 50 à 80 mA.

Durée des séances : 3/4 d'heure à 1 heure ; séances tous les jours, puis tous les deux jours lorsque les crises paroxystiques ont à peu près cessé. Il faut continuer le traitement avec des intensités un peu moins élevées après que toute douleur a disparu.

Résultats : même dans la forme grave, le tic douloureux, le succès du traitement par les courants de haute intensité et de longue durée, place l'électricité au premier rang des moyens thérapeutiques employés contre la névralgie faciale. L'électricité agit ici non seulement comme calmant, mais comme agent curatif. Il peut y avoir des échecs évidemment, mais quelle médication n'en compte pas ? D'ailleurs, en cas d'échec, il faut toujours songer à une cause générale méconnue, persistant durant le traitement, et s'opposant à ses effets. Ce n'est qu'en cas d'échec définitif qu'on aura recours aux autres modes d'électrisation (§ 395) qui ont une efficacité bien moins certaine.

397. — **Névralgie sciatique en particulier.** — NOTIONS CLINIQUES. — Le nerf sciatique sort du bassin par la grande échancrure sciatique : il repose là sur l'épine sciatique où on peut le comprimer à travers le fessier (point fessier), puis il chemine à mi-distance du bord postérieur du grand trochanter et de l'ischion (point trochantérien). On trouve un troisième point (point poplité) à l'endroit où, dans le creux poplité, il se divise en poplité interne et poplité externe, et un point plantaire.

La névralgie sciatique, souvent due à la névrite, peut alors s'accompagner d'atrophie musculaire. Elle peut causer de la scoliose croisée, si le corps est incliné du côté opposé, homologue, ce qui est rare, s'il est incliné du même côté. Ceci a une importance pour le médecin électricien, car si la scoliose est croisée, c'est qu'il y a simplement *contraction* instinctive des muscles du côté sain, ce qui porte le poids

du corps sur le côté sain ; s'il y a scoliose homologue, c'est
qu'il y a *contracture* des muscles du côté malade.

Comme la névralgie faciale, la sciatique peut être due à
une cause banale, refroidissement, etc., et cette forme, bé-
nigne en général, guérira facilement. Ou bien elle est due à
des lésions névritiques, médullaires, rachidiennes ou à des
causes générales : goutte, syphilis, diabète, blennorrhagie,
tuberculose. Il est certain qu'on perdrait un temps précieux
si l'on traitait seulement par l'électricité une sciatique causée par la compression d'une tumeur de voisinage, ou si
l'on omettait de traiter en même temps la syphilis dans les
cas de sciatique syphilitique.

ELECTRO-DIAGNOSTIC. — L'électro-diagnostic peut se poser
fréquemment dans la sciatique atrophique, mais alors il
y a généralement névrite ; on se reportera aux §§ 380, 381.

ELECTRO-THÉRAPEUTIQUE. — On placera en première ligne
la galvanisation : grande cathode indifférente de 200 à
500 cm² sur la région lombaire ou sous le siège (le malade
s'asseoit dessus), anode de 150 à 200 cm² sur le mollet ou
le cou-de-pied, ou pédiluve. Intensité 40 à 80 mA. Durée des
séances 1/2 h. à 1 h. tous les jours puis tous les deux jours.

En seconde ligne se placent les procédés révulsifs énu-
mérés au § 395. Pour la faradisation on pourra faire
mettre les pieds sur la plaque indifférente et promener le
pinceau sur le trajet du nerf ; ce procédé remplace avanta-
geusement les pulvérisations de chlorure de méthyle. Les
séances sont faites tous les deux jours (Plicque).

Les atrophies musculaires se traiteront comme il est dit
(§ 377), surtout par le courant galvano-faradique ; les contractures, par le courant galvanique.

398. — **Névralgies cervico-occipitales, cervico-brachiales, intercostales.** — Les mêmes règles seront suivies
pour les diverses autres névralgies. Le courant continu

sera presque toujours l'agent thérapeutique de choix. Les procédés révulsifs viendront ensuite.

Dans les névralgies cervico-occipitales, cervico-brachiales intercostales, l'anode active, d'une surface de 50 à 200 cm² suivant la région,se placera sur la zone la plus douloureuse, la cathode indifférente de 200 à 500 cm² se placera à la nuque ou sur la région lombaire. Ainsi dans le cas de névralgie cervico-occipitale, l'anode active recouvrira la nuque et la partie latérale malade, la cathode indifférente sera placée sur la région lombaire. Intensité 40 à 80 mA, séances de 1/2 heure à 1 heure. tous les jours ou tous les deux jours. Le résultat est presque toujours, dans tous ces cas, très rapidement favorable.

399. — **Névralgie de l'ovaire, du testicule.** — La névralgie de l'ovaire, surtout fréquente chez les femmes nerveuses, est constituée par des crises paroxystiques au cours desquelles la malade est obligée de se courber en avant, de se comprimer l'hypochondre. La douleur s'irradie vers les reins. Elle tend fréquemment à la chronicité.

Cette névralgie du sympathique ovarien guérit rapidement, dans la plupart des cas, par l'application du courant continu. Anode active de 60 à 100 cm ² sur la région ovarienne douloureuse. Grande cathode indifférente de 200 à 500 cm² dans le dos à la région lombaire. Intensité = 40 à 80 mA. Durée : 1 heure. Séances tous les jours où tous les deux jours.

La névralgie du testicule se traite de même façon en mettant une anode ouatée sur la région testiculaire, la cathode étant placée comme précédemment sur la région lombaire. Intensité = 20 à 30 mA. Durée, 1/2 heure au plus. Séances tous les jours ou tous les deux jours.

400. — **Méralgie paresthésique.** — Le nerf fémorocutané est le principal intéressé. La région antéro-externe

de la cuisse est le siège d'engourdissement suivi de fourmillement. La peau est violacée, chaude et insensible.
Dans beaucoup de cas il semble qu'il y ait névrite.

La galvanisation peut être employée avec anode de 100 à
200 cm² sur la région douloureuse ; cathode indifférente de
200 à 500 cm ² sur la région lombaire.

Intensité 20 à 60 mA. Durée, 1/4 d'heure à 3/4 d'heure·
Séances tous les deux jours.

Cependant Bordier, qui a eu l'occasion de traiter trois cas
de méralgie paresthésique, conclut à l'emploi des courants de
haute fréquence, au moyen d'un excitateur composé de
quelques lames de clinquant reliées à un résonateur, de
manière à produire de petites étincelles ; 2 à 3· séances par
semaine.

401. — Migraine. — Notions cliniques. — Manifestation de la diathèse arthritique et souvent fonction de l'état
dyspeptique et dysménorrhéique, la migraine est « un état
« douloureux crânien unilatéral ou bilatéral, ressenti dans
« la zone des branches supérieures du trijumeau ou de
« l'occipital, avec participation des nerfs ciliaires, avec par-
« ticipation fréquente des nerfs optiques et acoustiques,
« avec participation très fréquente du pneumogastrique,
« le tout compliqué d'encéphalopathie, et accompagné
« accessoirement de spasme ou de paralysie du sympathi-
« que cervical » (Bouchard). C'est dire que si nous plaçons
cette maladie à la suite des névralgies, c'est parce que,
pour nous, électriciens, elle présentera avec les névralgies
quelques analogies de traitement ; c'est aussi parce que les
névralgies dites idiopathiques sont souvent, comme la migraine, de nature rhumatismale ou arthritique et que cela
établit un lien entre ces deux groupes d'affections ; mais il
faudra s'attendre à voir à côté de ces analogies de profondes différences, dont la plus grande est que le courant con-

tinu, l'agent curatif par excellence des névralgies, n'est applicable que dans un petit nombre de cas.

ELECTRO-DIAGNOSTIC. — On a signalé une augmentation de la résistance de la tête, une inégalité de résistance à droite et à gauche. Ces particularités, s'il est constant qu'elles soient bien établies, n'offrent qu'un intérêt secondaire.

ELECTRO-THÉRAPEUTIQUE. — 1° Le traitement de choix de la migraine idiopathique consiste dans l'emploi de l'électricité statique. Placer le malade sur le tabouret à pieds de verre. Le mettre en relation avec le pôle positif de la machine qui, d'ailleurs, doit être très puissante. L'autre pôle est mis à la terre. On dirige une pointe sur les points les plus douloureux et on place l'araignée de Truchot sur la tête. La pointe et l'araignée sont mises à la terre. Durée, 20 à 30 minutes tous les jours ou tous les deux jours.

2° Un autre traitement consiste à employer le courant galvanique ; l'électrode active négative (Müller) appliquée dans la région du ganglion sympathique cervical supérieur, au niveau du bord antérieur du sterno-mastoïdien, l'anode indifférente est fixée à la nuque. Dans les cas où la migraine s'accompagne de pâleur du visage, de dilatation pupillaire, Müller fait tous les jours une séance de 3 minutes avec une intensité de 2 mA. Dans les cas où il y a rougeur du visage, contracture pupillaire, il fait les séances de 30 à 40 secondes avec 1 mA. Nous donnons ces chiffres conformément au mode opératoire de Müller, mais seulement à titre d'indication.

La faradisation de l'estomac a donné de bons résultats à Larat dans la migraine dyspeptique.

C. — Maladies de la moelle.

Myélites chroniques. — Scléroses. — Myélites aiguës.

402. — Généralités sur les maladies de la moelle du ressort du médecin électricien. — L'électricité médicale trouve des applications dans les maladies de la moelle qui ont un retentissement sur le système moteur périphérique : le traitement du muscle paralysé ou atteint par des troubles fonctionnels quelconques est du ressort de l'électrothérapie. A côté de cela l'électricité constitue parfois un adjuvant utile pour le traitement de la cause elle-même.

Les maladies qui nous intéressent le plus ici sont :

Parmi les lésions médullaires chroniques : le tabes, affection à localisation médullo-cérébrale que l'on ne doit guère espérer guérir, mais dont on peut améliorer certains symptômes.

La maladie de Friedreich, affection à localisation médullo-cérébelleuse, dont on peut aussi améliorer certains symptômes.

Les maladies dans lesquelles une lésion chronique des cellules des cornes antérieures de la moelle détermine une atrophie musculaire, et parmi elles le type bien connu : l'atrophie musculaire progressive d'Aran-Duchenne.

La syringomyélie (σύριγξ, canal), dont les symptômes atrophiques musculaires ou anesthésiques cutanés peuvent être traités par l'électricité.

La malade de Little, dans laquelle l'électricité peut, quelquefois, être utile, en aidant la gymnastique rationnelle à l'éducation de certains mouvements.

Parmi les lésions médullaires aiguës, toutes les poliomyélites intéressant les centres trophiques des muscles (cornes antérieures) sont du ressort de l'électricité médicale ; les deux types les plus communs sont : la poliomyélite aiguë de l'enfance ; la poliomyélite aiguë antérieure de l'adulte.

Cette énumération n'est pas exclusive. On sait combien sont peu nettement délimités les cadres nosologiques en pathologie médullaire. En dehors des maladies que nous venons de citer, il en est (telles que les scléroses en plaques, les scléroses systématisées combinées, etc.), qui revêtent des aspects cliniques variés, et dans lesquelles l'électricité pourra trouver son application.

Nous dirons seulement quelques mots des types que nous avons choisis pour guider le médecin électricien dans la conduite qu'il aura à tenir suivant les symptômes observés et suivant la nature de l'affection causale.

403. — **Tabes dorsal ou ataxie locomotrice progressive.** — Notions cliniques. — On a trop tendance à regarder le tabes comme une maladie contre laquelle toute thérapeutique, et en particulier la thérapeutique électrique, est impuissante. Le tabes n'est pas toujours fatal. En outre, il faut savoir que si l'on ne peut agir sur le tissu sclérosé, il est une phase de la maladie où les lésions semblent porter seulement sur les capillaires, et même lorsque le tissu conjonctif ou lamineux a envahi les cordons postérieurs, les cylindraxes persistent longtemps encore indemnes (Bouchard) ; l'électricité peut être alors un agent des plus efficaces (Onimus). Même quand la maladie suit son cours fatal, il est des processus successifs, des envahissements secondaires, des névrites consécutives qui peuvent être enrayées par un traitement bien dirigé. Il ne faut donc pas considérer le tabétique comme un malade auquel l'électrothérapeute n'apporte que l'espoir passager, et vite déçu, d'un soulagement. A toutes les phases, mais surtout au début, son intervention peut être utile.

Nous devons renvoyer aux traités de pathologie pour l'étude de cette maladie dont la nature et les modalités si

Guilleminot 25

variées doivent être parfaitement connues, si l'on veut appliquer rationnellement le traitement approprié. Nous devons seulement insister ici sur quelques faits qui ont un intérêt spécial pour l'électrothérapeute.

Il faut savoir d'abord qu'à la première période du tabes, la lésion fondamentale porte sur le prolongement médullaire des racines postérieures des nerfs rachidiens, prolongements qui, avec les fibres commissurales unissant les étages successifs des cornes postérieures de la moelle, constituent le cordon de Burdach. En dehors de cette sclérose, d'ailleurs plus particulièrement localisée à la région lombaire, on trouve accessoirement des lésions du cordon de Goll composé de fibres commissurales ; et plus haut dans le névraxe, sous le plancher du 4° ventricule, faisant suite à la sclérose du faisceau de Burdach, des lésions intéressant les noyaux sensitifs des nerfs mixtes, la racine ascendante du trijumeau, les noyaux des corps restiformes, etc. C'est aux lésions médullaires primitives qu'il faut rattacher les douleurs fulgurantes des membres inférieurs en particulier dans la première période, l'abolition des réflexes, etc., et c'est pour cela que le courant continu peut donner de bons résultats parce que la douleur résulte d'un processus irritatif au niveau des racines postérieures, dans leur trajet médullaire, rappelant le processus initial de la névrite. Un fait très important aussi pour le médecin électricien est que certains symptômes de la première période du tabes se rattachent à de véritables phénomènes névritiques : par exemple les douleurs viscérales, les paralysies passagères qui au début frappent le globe de l'œil dans la sphère des 3°, 4° et 6° paires, suivant l'opinion de Déjerine (il n'est pas question ici des paralysies définitives, véritable ophtalmoplégie externe complète des périodes plus avancées, dues, elles, à des lésions des noyaux bulbo-protubérantiels) ; de même l'ictus laryngé et le spasme de la glotte, dus à la névrite des nerfs laryngés et pneumogastriques. L'atrophie du nerf optique, aboutissant à la cécité, est aussi une névrite. Un autre fait important est que certaines manifestations précoces du tabes sont sous la dépendance du processus envahissant les filets radiculaires médullaires du grand sympathique, cela explique les bons résultats qu'a pu donner, dans certains cas seulement, la galvanisation du grand sympathique au cou (Onimus).

Il faut savoir enfin que, dans la première période, les cornes antérieures de la moelle et le système neuro-moteur ne sont pas intéressés et que les muscles conservent leur force intégrale ; ils sont même dans un état d'activité constant, d'hyperactivité, qu'Onimus définit par le mot de « contracturie ». Il suffit pour s'en rendre compte de voir comment le tabétique exécute un mouvement ; il l'exécute en déployant beaucoup plus d'énergie qu'il ne le faut, mais il l'exécute sans mesure, sans coordination. Ce serait donc un contre-sens absolu, une faute thérapeutique grave, si l'on cherchait à fortifier par l'excitation le système musculaire, sous prétexte, par exemple, que le malade ne peut rester debout. Plus tard, quand les cornes antérieures elles-mêmes seront atteintes, quand il y aura véritable atrophie musculaire, notamment à la période cachectique, on pourra s'autoriser le luxe, mais combien inutile ! de faradiser les muscles atrophiés, mais alors seulement, et en toute connaissance de cause.

ELECTRO ET RADIO-DIAGNOSTIC. — L'électro-diagnostic a peu d'intérêt dans le tabes. Ce n'est que lorsque les cellules des cornes antérieures sont atteintes, et que le système neuro-moteur est secondairement frappé, qu'on constate la DR dans les territoires intéressés.

Le radio-diagnostic renseigne sur l'état du système osseux et articulaire. Dans certains cas, il y a raréfaction et disparition du tissu osseux des extrémités osseuses en même temps que se forment des ostéophytes envahissant les régions articulaires et péri-articulaires. La destruction osseuse peut aussi gagner la diaphyse. A l'examen radiologique, on constate surtout des ombres articulaires anormales, dues aux néoformations osseuses.

ÉLECTRO-THÉRAPEUTIQUE. — A côté de statistiques très heureuses, comme celles de Lewandowski, on trouve des bilans très décevants. A côté d'auteurs convaincus de l'efficacité du traitement, comme Onimus, on en trouve beaucoup de sceptiques.

Ce que nous avons dit dans les notions cliniques explique ces contradictions.

L'électricité ne peut guérir que certaines lésions du début et les symptômes qui s'y rattachent, ou bien des lésions secondaires commençantes telles que les névrites dans certains cas particuliers qu'on ne peut toujours préciser, parce que l'anatomie pathologique de chaque manifestation morbide n'est pas parfaitement connue.

Le traitement électrique du tabes est avant tout la galvanisation de la moelle épinière. Onimus, après avoir essayé la galvanisation des membres, un réophore étant appliqué sur le dos, a renoncé à ce procédé, pour localiser l'action du courant sur la moelle.

Il attachait une grande importance au sens du courant, mais la plupart des auteurs se servent indifféremment du courant ascendant ou du courant descendant (Tessier, de Lyon).

Voici, en principe, la conduite à tenir dans le tabes, à mon avis. Au début, lorsqu'il y a des douleurs fulgurantes dans les membres inférieurs : appliquer une grande anode indifférente de 300 à 400 cm² à la nuque, placer sur chaque jambe (sous la cuisse ou sur le mollet) une grande cathode de 100 à 150 cm², la cathode droite et la cathode gauche réunies ensemble. Faire passer un courant de 10 à 40 mA pendant 10 minutes.

Puis on galvanisera la moelle pendant 5 à 10 minutes en mettant la cathode sur la région sacrée : même intensité. On terminera par une galvanisation du ganglion sympathique cervical, la cathode active, de 10 cm² environ, étant appliquée *sur le bord du sterno-mastoïdien*, l'intensité n'excédant pas 10 mA pendant 5 minutes. Suivant que le tabes sera plus spécialement un tabes supérieur ou inférieur on insistera plus ou moins sur telle ou telle partie. Ce qui m'a déterminé, malgré le conseil d'Onimus, à galvaniser les membres inférieurs en même temps que la moelle, c'est que, dans deux cas traités d'abord sans succès par la galvanisation médullaire seule, j'ai obtenu une amélioration appréciable en plaçant les cathodes sous les cuisses.

Lorsqu'il y a des douleurs viscérales ou précordiales, on mettra une grande cathode sur la région des plexus ; l'anode indifférente restant placée à la nuque.

D'ailleurs, dans un traitement aussi long que l'est celui du tabes, on pourra modifier, par tâtonnements successifs, le mode opératoire.

A la période d'atrophie musculaire, on galvano-faradisera les muscles atteints comme dans les myopathies Mais je place de préférence l'anode indifférente à la racine des membres plutôt que sur les régions de la nuque ou des lombes. Nous avons dit plus haut ce qu'il faut penser de ce traitement de la période ultime.

404. — **Maladie de Friedreich.** — On sait que cette maladie, apanage du jeune âge, présente des analogies avec le tabes, tant par son anatomie pathologique (sclérose des cordons de Goll et de Burdach), que par certains de ses symptômes (incoordination de la marche). Elle en diffère parce que, plus haut, ce sont les faisceaux cérébelleux qui sont

atteints : la démarche lourde, irrégulière, n'est pas la démarche tabétique. On n'a que rarement à s'occuper des douleurs. Ce sont surtout les tremblements, les mouvements choréiformes, les troubles de la parole et de la musculature des yeux qui dominent la scène. Les atrophies musculaires sont rares.

Le traitement rationnel consiste dans l'emploi du courant continu appliqué comme dans l'ataxie locomotrice (§ 403).

405. — **Atrophie musculaire progressive** (Type Aran-Duchenne). — Notions cliniques. — Cette maladie est le type des atrophies musculaires d'origine médullaire. Elle est due à une lésion des cellules des cornes antérieures.

Toutes les fois que les cellules des cornes antérieures sont atteintes il faut s'attendre à voir de l'atrophie musculaire dans le territoire correspondant. Ainsi dans les myélites diffuses, les scléroses en plaques, dès que les cornes antérieures sont lésées, l'atrophie apparaît. La maladie d'Aran-Duchenne est une entité morbide bien définie, qui pourra servir de type clinique à l'électro-thérapeute, pour le traitement de toutes les affections où l'atrophie musculaire est d'origine médullaire.

On sait que la maladie d'Aran-Duchenne débute par l'atrophie du court abducteur du pouce, puis envahit successivement la main, le bras, le tronc et, au bout de 5 ans, 10 ans, frappe les muscles de la respiration, de la déglutition, etc.

Il y a un autre type bien défini d'atrophie, débutant par les muscles de l'épaule et due aussi à une lésion des cornes antérieures (type scapulo-huméral de Vulpian). Lorsque les lésions des cornes antérieures se propagent plus haut et atteignent les noyaux bulbo-protubérantiels, on peut voir secondairement se développer de la paralysie glosso-labio-laryngée et de l'ophtalmoplégie externe ; mais on ne voit jamais les muscles de la face se prendre : lorsqu'on se trouve en présence d'un cas d'atrophie progressive des muscles de la face, c'est à une myopathie primitive qu'il faut penser, la myopathie atrophique progressive du type Landouzy-Dejerine. L'électro-diagnostic viendra au besoin lever les derniers doutes.

ELECTRO-DIAGNOSTIC. — La réaction de dégénérescence est caractéristique, nous l'avons vu, de toutes les affections où la myopathie est sous la dépendance d'une lésion nerveuse ou médullaire, comme les névrites, les myélites aiguës, les scléroses médullaires. On ne l'observe pas dans les myopathies primitives, ni dans les myopathies d'origine cérébrale sans participation médullaire.

Si donc on hésite sur la nature de la myopathie dans un cas présentant les caractères cliniques de l'atrophie musculaire progressive du type Aran-Duchenne, ou du type scapulo-huméral de Vulpian ou d'un type différent dans lequel, par suite de scléroses diffuses ou de lésions secondaires, on peut supposer les cornes antérieures atteintes, il y aura lieu de rechercher la DR dans les territoires intéressés. La DR est d'ailleurs précoce. Elle précède l'atrophie prononcée. Elle est toujours accompagnée, ici plus que partout ailleurs, d'une lenteur très marquée de la secousse musculaire. Il faut noter en outre, que dans les myopathies d'origine médullaire, la résistance est augmentée, contrairement à ce qui arrive dans les myopathies primitives.

ELECTRO-THÉRAPEUTIQUE. — Quoiqu'il ne faille pas beaucoup compter sur l'efficacité curative du traitement, l'électricité constitue ici un adjuvant utile, soit pour traiter la lésion médullaire, soit pour s'opposer à l'atrophie par la gymnastique musculaire.

On galvanisera la moelle, comme dans le tabes, par un courant ascendant appliqué avec de larges électrodes, l'une à la nuque, l'autre sur la région sacrée : $I = 10$ à 40 mA.

Durée 10 minutes, séances tous les deux jours. On aura intérêt à galvaniser aussi les nerfs en plaçant une grande anode à la main et une grande cathode sur le rachis dans la région dorsale supérieure : I = 10 à 40 mA. Durée 10 minutes. Il ne faut pas négliger l'atrophie musculaire, mais, comme dans le tabes, nous évitons d'exciter la moelle par des secousses d'état variable. Il s'agit seulement ici de faire de la gymnastique musculaire, aussi nous plaçons une grande électrode indifférente sur le bras ou l'avant-bras et nous galvano-faradisons les muscles à leur point moteur ou au point tendineux inférieur (point de la réaction longitudinale). Si le muscle ne répond pas à l'excitation on a recours au métronome. On peut se servir aussi du pinceau métallique.

406. — **Syringomyélie**. — Notions cliniques. — Affection due soit à un gliome de la région postérieure de la moelle aboutissant à la formation d'une cavité, soit à une myélite périépendymaire, soit à une malformation de la moelle (Charcot), la syringomyélie est très variable dans son aspect clinique, mais elle est caractérisée avant tout par des zones d'anesthésie, surtout de thermo-anesthésie et d'anesthésie à la douleur, alors que les sensations tactiles sont conservées ; elle est caractérisée en second lieu par des troubles de la motilité analogues à ceux de l'atrophie musculaire progressive, mais ayant diverses localisations suivant le siège de la lésion.

Electro-diagnostic et radio-diagnostic. — La question d'électro-diagnostic ne se pose que pour explorer les muscles qui commencent à subir l'atrophie. La constatation de la DR peut être parfois utile, quoique le diagnostic de la syringomyélie soit difficile à poser si les troubles caractéristiques de la sensibilité n'existent pas.

Les rayons X renseigneront sur l'état du système osseux

et articulaire. On voit dans certains cas se produire une destruction progressive des extrémités osseuses avec disparition de l'articulation : épaule, coude, etc.

Electro-thérapeutique. — La conduite à tenir sera la même que dans l'atrophie musculaire progressive. Bordier conseille d'employer, pour la galvanisation de la moelle, de 60 à 100 mA.

407. — Maladie de Little. — La maladie de Little dont la cause est le plus souvent un arrêt de développement des faisceaux pyramidaux et dont l'aspect clinique est celui d'une pseudo-paralysie spasmodique sans atrophie musculaire, se caractérise, à l'exploration électrique des muscles, par l'intégrité des réactions et quelquefois l'exagération tétanique de la contractilité. Le traitement électrique ne peut avoir d'autre but que d'aider la gymnastique rationnelle des groupes musculaires, par l'excitation faradique de ces muscles.

408. — Myélites diffuses aiguës. — Myélites aiguës systématisées. — Poliomyélite aiguë de l'enfance. — Poliomyélite antérieure aiguë de l'adulte. — Notions cliniques. — Les myélites aiguës peuvent être diffuses ou systématisées.

Nous ne nous arrêterons pas aux myélites aiguës diffuses dont quelques-unes seulement rentrent dans le domaine de l'électro-thérapie : celles qui, n'ayant pas une marche fatale, laissent après elles des paraplégies, des paralysies, des atrophies musculaires, dont le traitement sera variable suivant les cas.

Les myélites aiguës systématisées nous offrent deux types particulièrement intéressants. C'est la poliomyélite aiguë de l'enfance ou paralysie spinale infantile, et la poliomyélite aiguë de l'adulte, toutes deux caractérisées par une lésion aiguë des cornes antérieures de la moelle.

La poliomyélite aiguë de l'enfance est fréquente. Le médecin électricien sera souvent appelé à donner son avis sur l'opportunité du traitement ; aussi nous servira-t-elle de type pour l'étude thérapeutique de tout ce groupe d'affections.

On sait que c'est une maladie du premier âge (1 an à 3 ans). — Après une période fébrile souvent très éphémère, accompagnée quelquefois de contracture, on voit survenir de la paralysie qui frappe d'emblée tous les muscles qui devront être atteints, et qui regresse ensuite pour se localiser au bout de 4 à 6 mois à certains muscles tels que l'extenseur commun des orteils, les péroniers latéraux, le jambier antérieur, le triceps, ou, en haut, le deltoïde. Puis les muscles paralysés s'atrophient, de là les attitudes vicieuses auxquelles participe aussi le système osseux, et dont la plus accentuée est celle du cul-de-jatte.

La poliomyélite aiguë de l'adulte, bien que constituant une entité morbide moins définie, présente à peu près le même aspect clinique.

Electro-diagnostic. — Dans les poliomyélites antérieures aiguës, la question électro-diagnostique s'impose, parce que l'exploration électrique des muscles seule peut éclairer le pronostic de l'affection d'une façon certaine. Il faut seulement attendre le 15ᵉ jour après l'accident aigu pour faire l'exploration, car les résultats sont peu certains si on la pratique avant ce délai.

Lorsqu'on examine un muscle paralysé, il se peut que l'on constate seulement un affaiblissement de l'excitabilité faradique sans inversion de la formule galvanique, qui présente tout au plus un rapprochement de la CaFeS et de la AnFeS ; en ce cas, on peut affirmer la curabilité du muscle atteint, à bref délai : 3 à 5 semaines environ.

Il se peut que l'on constate une abolition complète de l'excitabilité faradique avec inversion partielle de la formule

AnFeS > CaFeS, et lenteur des secousses ; le pronostic,
en ce cas, est plus grave, mais on peut cependant espérer
un bon résultat surtout avec un traitement électrique bien
dirigé. La guérison surviendra en 3 à 6 mois. Si le muscle
présente la DR complète ou seulement la réaction longitudinale, l'atrophie est fatale.

Il faut aussi noter que, dans les paralysies spinales aiguës,
il y a une grande augmentation de la résistance, mais cette
résistance se modifie rapidement par le passage du courant.
Il faut rapprocher ce fait de l'abaissement de la température du membre malade, non pas que la température elle-
même, pas plus que l'état d'hyperémie des téguments puissent faire varier directement dans des proportions considérables la résistance des téguments, comme le prouvent
les expériences de Leduc; mais parce que dans une peau
devenue progressivement chaude et hyperémiée sous l'action
du courant les phénomènes ioniques s'accomplissent avec
une activité croissante.

Enfin le radio-diagnostic pourra aussi être utile ici ; les
os subissant des actions trophiques, ils sont plus petits, les
extrémités articulaires sont plus arrondies dans la forme
infantile.

ELECTRO-THÉRAPEUTIQUE. — Le traitement électrique est
très utile dans la paralysie spinale, ainsi qu'on a pu maintes
fois le constater au cours de paralysies spinales aiguës infantiles à l'état épidémique. Les petits malades traités
fournissent un contingent de cas guéris ou très améliorés
toujours de beaucoup supérieur à ceux qu'on abandonne à
eux-mêmes.

Une règle commune à toutes les myélites aiguës, c'est de
ne commencer le traitement qu'après la période fébrile ;
mais il est inutile d'attendre plusieurs semaines pour appliquer la galvanisation continue.

On commencera donc, aussitôt la paralysie constatée, à

traiter, et le traitement du début sera la galvanisation continue. On appliquera une grande cathode de 100 à 200 cm²
sur la région médullaire intéressée et une anode de 40 à
100 cm² suivant la région sur les groupes musculaires atteints (Larat emploie un courant descendant de 8 à 12 mA).
Intensité 10 à 25 mA. Durée 10 minutes. Séances tous les
jours ou tous les deux jours.

Au bout de 2 à 3 semaines après la fin de la période py-
rétique, on adjoindra à ce traitement l'excitation des muscles atteints. Quand le muscle réagit au courant faradique
le courant de choix sera le galvano-faradique rhythmé. Sinon
on aura recours au courant continu interrompu à l'aide du
métronome. L'électrode active sera placée au point moteur
du muscle, ou, si l'on se trouve en présence du déplacement du point moteur (réaction longitudinale de Remak-
Doumer), sur le point tendineux ; cette électrode sera reliée
au pôle le plus actif. Je place habituellement l'électrode indifférente à la racine du membre plutôt que sur la moelle
pour cette partie du traitement où le but est seulement
d'exciter la fibre musculaire. Les séances seront courtes, surtout au début. Il faut éviter de fatiguer le muscle. On ne
devra pas exciter plus de 3 à 5 minutes chaque groupe
musculaire.

Au bout de peu de temps on constate une amélioration
fonctionnelle très appréciable. En outre on voit la température du membre se relever et se rapprocher de la normale. La durée du traitement est variable suivant les cas,
comme on l'a vu dans l'étude électro-diagnostique. Elle
peut être de plusieurs années dans les cas graves. On espace les séances, la seconde année on ne fait que deux séances par semaine avec périodes de repos.

Les règles sont les mêmes pour la poliomyélite antérieure
aiguë de l'adulte.

D. — Maladies du bulbe, de la protubérance
ET DU CERVELET.

409. — Généralités sur les maladies du bulbe et de la protubérance du ressort du médecin électricien. — Nous n'aurons pas à nous arrêter beaucoup à ce groupe d'affections. Souvent les syndromes bulbo-protubérantiels ne sont dus qu'à une propagation des myélites ou des scléroses systématisées de la moelle. Les deux maladies autonomes les plus fréquentes sont la paralysie glosso-labio-laryngée et l'ophtalmoplégie nucléaire dues à des lésions chroniques des noyaux bulbo-protubérantiels faisant suite aux cornes antérieures de la moelle.

Peut-être, dans quelques cas particuliers, le médecin électricien pourra-t-il intervenir. Jusqu'à présent les statistiques ne nous permettent pas de conclure à un résultat efficace du traitement. Il faut seulement savoir que ces affections chroniques, analogues à l'atrophie musculaire progressive, appartiennent à ce groupe d'affections où l'électricité peut être appelée à jouer son rôle, mais où elle est, jusqu'à présent, restée à la phase d'essai.

Nous ne dirons rien non plus des affections cérébelleuses.

E. — Maladies de l'encéphale.

410. — Généralités sur les maladies de l'encéphale du ressort du médecin électricien. — Parmi les maladies qui peuvent frapper l'encéphale : congestion, hémorrhagie, ramollissement, inflammation, tumeurs, il n'en est pas jusqu'à présent, sauf l'hémorrhagie, qui puisse tirer profit de l'action locale de l'électricité. L'électricité ne s'adresse donc qu'aux symptômes et non à la lésion : et comme les symptômes de ces diverses lésions se retrouvent à peu près tous dans l'hémorrhagie ou dans le ramollissement, nous ne parlerons que de ces deux maladies, qui d'ailleurs sont les plus fréquentes.

411. — Hémorrhagie cérébrale. — Hémiplégie. — NOTIONS CLINIQUES. — L'hémorrhagie cérébrale est due presque toujours à la rupture d'anévrismes *miliaires* (Bouchard), dont l'existence est liée à une cause héréditaire et qui sont souvent sous la dépendance de certains états pathologiques tels que l'alcoolisme, la goutte, le diabète, le Brightisme, la syphilis. L'athérome ne joue donc qu'un rôle secondaire dans sa genèse, l'anévrisme résultant de lésions de périartérite avec atrophie de la musculeuse des petits vaisseaux, tandis que les lésions athéromateuses sont endartéritiques. Suivant le siège de l'hémorrhagie l'aspect clinique de la maladie est varié. L'inondation ventriculaire produit l'*apoplexie*, qui peut résulter aussi d'une sorte d'ictus réflexe.

Comme phénomène immédiat, on observe aussi parfois de la *contracture* musculaire. Cette contracture précoce, bien différente de la contracture secondaire par sclérose, n'est justiciable d'aucun traitement et disparaît d'elle-même. A côté de l'apoplexie, symptôme pas très fréquent, et de la contracture précoce, symptôme assez rare, prend place, au premier rang des phénomènes du début, l'*hémiplégie* ou paralysie de la moitié du corps, qui constitue la manifestation constante, habituelle de l'hémorrhagie cérébrale, et pour laquelle le médecin électricien aura à intervenir. L'hémiplégie est toujours du côté opposé à la lésion cérébrale. Quant c'est le côté gauche qui est paralysé, c'est l'hémisphère cérébral droit qui est atteint, et inversement. Si l'on constate une hémiplégie alterne (face paralysée d'un côté, membres de l'autre), c'est qu'il s'agit d'une lésion bulbo-protubérantielle. Ces notions sont utiles à rappeler au médecin électricien, qui aura à traiter le siège de la lésion en même temps que la paralysie. Enfin, il est utile de rappeler aussi que l'orbiculaire des paupières est habituellement respecté dans les paralysies hémifaciales d'origine hémorrhagique, tandis qu'il ne l'est pas dans les paralysies périphériques du nerf facial.

L'hémianesthésie est rare dans l'hémorrhagie et ne nécessitera aucune intervention en général.

Tels sont les symptômes précoces de l'hémorrhagie cérébrale. Il est des symptômes secondaires d'une importance capitale pour le médecin électricien, je veux parler des contractures. On accuse souvent le traitement électrique de l'hémiplégie de provoquer une contracture incurable ; aussi n'est-ce pas superflu de rappeler la genèse de ces contractures et nous devrons toujours avoir présente à l'esprit la possibilité de leur apparition pour ne pas risquer de la favoriser par un traitement mal dirigé. Au début, les parois du foyer hémorrhagique sont constituées par la substance cérébrale normale déchirée et refoulée, mais plus tard elles se sclérosent. Or, il suffit que la sclérose intéresse, en un point quelconque de son trajet, le faisceau pyramidal pour qu'il se produise une sclérose descendante de ce faisceau : c'est là la cause immédiate de la contracture. Que le médecin électricien qui soigne une hémiplégie signale donc toujours à la famille la possibilité d'une contracture, et qu'il sache la dépister même avant qu'elle soit apparente en interrogeant les réflexes. Toutes les fois que, deux ou trois semaines après l'ictus, on constate de l'exagération des réflexes, c'est que la contracture est imminente, et on ne tardera pas à la constater aux fléchisseurs du membre supérieur qui sont en général les premiers atteints. Qu'on n'oublie pas, lorsque la face est contracturée, que le côté opposé paraît flasque, et qu'un examen superficiel pourrait faire croire en raison de la déviation des traits vers le côté malade à une paralysie du côté opposé. — Les muscles contracturés sont fréquemment le siège de mouvements choréiformes ou de tremblements provoqués seulement à l'occasion des mouvements volontaires.

La sclérose peut ne pas s'arrêter là. Les cellules des cornes antérieures de la moelle peuvent être atteintes. Alors, surviennent, comme dans l'atrophie musculaire progressive des atrophies qui, ici, sont réparties irrégulièrement sur tel ou tel groupe de muscles, atrophies souvent difficiles à voir en raison de l'impotence du membre et de l'adiposité des tissus.

ELECTRO-DIAGNOSTIC. — La question électro-diagnostique n'a que peu d'importance. Il faut seulement savoir que l'on observe presque toujours au début une exagération de l'excitabilité galvanique et faradique, et surtout de l'excitabilité faradique. Cette hyperexcitabilité qui persiste longtemps et qu'on trouve très souvent en particulier vers la 2e ou la 3e semaine n'a pas, au point de vue des contractures secondaires, le sens de l'exagération des réflexes constatée à cette même période, exagération qui, on le sait, peut faire prévoir presqu'à coup sûr la sclérose secondaire du faisceau pyramidal.

A une période très avancée, il y a hypoexcitabilité galvanique et faradique, alors même qu'il n'y a pas atrophie musculaire.

ELECTRO-THÉRAPEUTIQUE. — α) Ne commencer le traitement qu'un mois après l'ictus. Duchenne attendait 6 mois.

β) Si à ce moment on constate de la contracture, ne jamais intervenir par le courant faradique ou les excitations d'état variable.

γ) Si au contraire on constate une paralysie flasque, intervenir simultanément de deux façons : en galvanisant le cerveau directement ; en excitant localement les muscles atteints.

1º *Galvanisation du cerveau.* — On a cru longtemps à

tort que les lignes de flux ne pénétraient pas la boîte crânienne.

Les expériences de Erb (patte galvanoscopique appliquée sur la substance cérébrale à travers un orifice de trépanation pendant la galvanisation), de Burckhardt, de V. Ziemssen, de Leduc, prouvent la pénétration du courant ; et d'ailleurs, suivant la remarque de Leduc, qui a exécuté de nombreuses expériences à ce sujet, la résistance de la boîte crânienne, imprégnée de ses liquides organiques, est bien moins grande qu'on ne pourrait le croire. On connaît aussi les sensations de vertige éprouvées pendant la galvanisation cérébrale ; au moment de la fermeture, en particulier dans la galvanisation bilatérale, le sujet ou l'animal se penche ou tombe toujours du côté de l'anode. Zimmern et Batelli ont expérimentalement produit l'épilepsie par l'électrisation cérébrale. Schnyder a montré qu'un courant de 5 mA circulant du front à la nuque ou inversement augmente la résistance à la fatigue.

Cela posé, le courant électrique peut-il provoquer directement la résorption du caillot ? C'est peu probable, à moins d'employer des intensités qui auraient de grandes chances de faire plus de mal que de bien aux malades (Dignat). La galvanisation cérébrale doit-elle donc être regardée comme inutile ? Non, car la vitalité des cellules nerveuses peut être augmentée sous son action, l'activité des échanges nutritifs sous l'influence des phénomènes ioniques est accrue ici ; ces actions aident au travail de réparation. Enfin, à côté de ces raisons théoriques, il y a les résultats de l'expérience qu'il ne faut pas oublier, et la plupart des auteurs s'accordent à constater, quoique la constatation soit difficile, les statistiques ne pouvant être faites, que la galvanisation cérébrale a une influence heureuse sur l'évolution des phénomènes postérieurs à l'ictus.

Guilleminot   26

Mode opératoire. — Cathode (1) indifférente 100 à 200 cm² sur la nuque. Anode de 50 à 100 cm² sur l'hémisphère lesé. Intensité, 5 à 10 mA. Durée, 5 à 10 minutes. Etablir et rompre le courant très progressivement, très lentement. Séances tous les deux jours.

2º *Electrisation des muscles atteints*. — Le traitement périphérique des membres hémiplégiés s'adresse :

α) A la raideur articulaire causée par l'immobilité (gymnastique passive).

β) A l'atrophie musculaire et à la mauvaise circulation des membres, d'où l'œdème et la teinte violacée. Ici il faut distinguer deux cas : s'il n'y a aucune trace de contracture, on devra d'une part exciter le muscle par les courants faradiques, galvano-faradiques, ou les états variables d'ouverture et de fermeture, et d'autre part favoriser la circulation et la résorption des œdèmes par la galvanisation. — S'il y a menace de contracture, il faudra tout au plus se borner à employer le courant continu. — Reprenons ces deux cas :

La galvanisation se fait suivant le mode opératoire habituel : appliquer une grande électrode de 200 à 300 cm² sur la nuque ou sur la région lombaire, l'autre électrode sera constituée par un pédiluve, un manuluve, ou une plaque de 50 à 150 cm² environ appliquée sur la face ou l'extrémité des membres. Le sens du courant n'a qu'une valeur secondaire, on relie habituellement l'électrode indifférente au pôle +. Intensité : 10 à 20 mA. Durée, 5 à 8 minutes pour chaque membre.

C'est toujours par ce mode de traitement qu'on doit commencer lorsque, 3 à 5 semaines après l'ictus, on se décide à traiter. C'est à lui seul qu'on aura recours s'il y a menace

---

(1) Se rappeler ici que l'anode est calmante et dépressive ; la cathode, résolutive pour les processus inflammatoires, et excitante.

de contracture. Si au contraire il n'y a pas menace de contracture, si la paralysie reste flasque, on ajoutera à ce traitement la faradisation des muscles atteints. C'est le second cas à considérer.

La faradisation rythmée, ou mieux la galvano-faradisation rythmée des muscles chez les hémiplégiques se fait aussi suivant les lois générales. On appliquera l'électrode indifférente, reliée au pôle positif du générateur, sur la nuque ou la région lombaire ; la cathode active formée par un tampon de 3 à 5 cm. de diamètre est appliquée sur les points moteurs. Il ne faut pas exciter plus de 2 à 4 minutes chaque membre. On pourra remplacer ce mode d'excitation par l'emploi du rouleau faradique promené 2 à 3 minutes sur chaque membre.

Si les muscles sont inexcitables au courant faradique, on emploiera le courant galvanique interrompu par le métronome.

Si, à un moment quelconque du traitement, apparaissent quelques signes de contracture, supprimer immédiatement toute excitation pour ne continuer à faire que la galvanisation.

Les résultats du traitement doivent être obtenus au bout d'un mois à six semaines, en faisant une séance tous les deux jours. — On échoue souvent.

412. — Ramollissement cérébral. — Hémiplégie par ramollissement. — NOTIONS CLINIQUES. — Le ramollissement cérébral consécutif à divers processus morbides tels que la thrombose, l'embolie, l'athérome etc., résulte de la nécrobiose d'un territoire où la circulation ne se fait plus. Il entraîne à sa suite des scléroses descendantes secondaires, comme l'hémorrhagie. Le ramollissement peut se manifester brusquement par un cortège symptomatique analogue à celui de l'hémorrhagie, c'est-à-dire l'apoplexie, l'hémiplégie (embolie, quelquefois thrombose) ; ou bien il se manifeste progressivement (athérome, artérite obliterante syphilitique). On sait que l'aphasie est une des manifestations fréquentes de cette affection.

ÉLECTRO-DIAGNOSTIC ET ÉLECTRO-THÉRAPEUTIQUE. — L'électricité n'intervient que d'une façon bien accessoire dans le traitement de l'hémiplégie par ramollissement. L'électro-diagnostic n'a que peu d'intérêt pour renseigner sur l'état des muscles atteints.

Le traitement local du cerveau est inutile. Il n'y a que le traitement local des muscles qui peut être efficace.

Les règles sont les mêmes que pour l'hémiplégie par hémorrhagie.

F. — NÉVROSES.

Chorée. — Crampes professionnelles. — Myoclonies. — Hystérie. — Neurasthénie. — Maladie de Parkinson. — Somnambulisme. — Goître exophtalmique.

413. — Chorée ou danse de St-Guy. — NOTIONS CLINIQUES. — L'aspect clinique de la maladie est très variable et l'intervention pourra être différente suivant les cas ; on sait qu'à côté de la chorée typique, surtout fréquente chez les petites filles, il y a des cas où elle paraît être seulement un épiphénomène d'un état rhumatismal, où l'endocardite est fréquente, et dont le pronostic peut être sérieux ; il y a d'autres cas où l'hystérie semble en être la cause essentielle et unique ; il ne faut pas s'étonner alors de constater de l'anesthésie ou de l'hyperesthésie, il y en a d'autres où les muscles au lieu d'être agités de secousses involontaires sont dans le relâchement complet, en état de paralysie flasque, ce sont les chorées molles ; il faut savoir enfin qu'il y a des chorées particulièrement graves, mortelles même, qui sont l'apanage de l'adolescence et qui s'accompagnent toujours de troubles psychiques sérieux.

Avant d'appliquer le traitement électrique et de prévoir sa durée approximatixe, il faudra donc penser à ces considérations et, lorsqu'on soupçonne que l'hystérie est franchement en cause, faire des réserves pour l'évolution de l'affection, qui pourra guérir beaucoup plus vite ou beaucoup plus lentement qu'on ne le suppose ; il ne faudra pas non plus confondre avec la chorée vraie l'hémichorée symptomatique d'une lésion centrale, ni la chorée rythmique hystérique (chorée à mouvements cadencés), ni enfin la chorée électrique.

ELECTRO-DIAGNOSTIC. — Les réactions de la chorée sont normales, et cela a son importance dans les cas où l'on peut hésiter entre la chorée et l'hémichorée, cette dernière affection étant caractérisée par de l'hyperexcitabilité galvanique et faradique. On ne constate jamais la DR dans la chorée molle.

ELECTRO-THÉRAPEUTIQUE. — La forme préférable est ici la forme statique. En cas d'échec on pourra avoir recours au courant galvanique, qui a donné de bons résultats, en particulier à A. Weill. Dans la chorée molle on emploiera la galvano-faradisation rythmée.

Mode opératoire. — Forme statique. Placer le malade dans le bain statique pendant 1/4 d'heure à 20 minutes (§§ 176 et 336). Terminer par une douche statique de 5 minutes. Séances tous les deux jours.

Le résultat est souvent rapide. Habituellement il faut compter sur 15 ou 20 séances.

Courant galvanique : A. Weill place une cathode de 100 cm² sur la nuque et les pieds dans un pédiluve +. Intensité = 20 à 30 mA. Durée, 20 minutes. Séances trois fois par semaine.

Dans la chorée molle on électrise chaque groupe musculaire par un courant galvano-faradique rythmé. Anode indifférente sur la nuque, cathode de 3 à 5 cm. de diamètre sur les points moteurs, ou rouleau faradique.

414. — Myoclonies. — Tics. — On réunit sous le nom de myoclonies différents états morbides caractérisés par des mouvements convulsifs cloniques dont le plus bénin est le tic vulgaire et le clignement involontaire des paupières, et qui comprend la chorée électrique, la maladie des tics, etc.

On peut employer comme traitement la franklinisation, même mode opératoire que pour la chorée.

Les tics de la face se traiteront de préférence par le courant continu : grande cathode de 100 à 200 cm² à la nuque, anode de dimension et forme variables suivant la région. Intensité variable suivant la superficie de l'électrode active OmA,1 à 1mA par cm² d'anode suivant la tolérance du sujet. Durée, 1/4 d'heure. Séances tous les deux jours.

415. — Crampes professionnelles. — Le meilleur traitement des crampes professionnelles (crampes des écrivains, des télégraphistes, des violonistes), paraît être le bain statique. Durée 15 minutes. Séances tous les jours ou tous les deux jours.

On pourra aussi avoir recours au courant continu l'anode étant appliquée sur les muscles atteints, la cathode à la nuque. On emploie en général de faibles intensités et la durée des séances n'est que de quelques minutes. Ces règles ne sont pas absolues. On a aussi recours à la galvanisation cérébrale qui a paru donner quelques résultats (électrodes de chaque côté de la tête).

Le traitement électrique est le seul qui convienne à ces affections, mais son résultat n'en est pas moins incertain.

416. — Hystérie. — NOTIONS CLINIQUES. — Etat morbide se manifestant par une série de symptômes des plus variés, l'hystérie doit être envisagée comme justiciable d'un traitement général et d'un traitement symptomatique.

Le traitement général s'adressera, si je puis ainsi dire, au tempérament hystérique, qui se révèle parfois longtemps à l'avance, chez les petites filles en particulier, par certains phénomènes isolés, tels que les suffocations, les palpitations, les caprices d'appétit ou de caractère, etc., et qu'il ne faut pas perdre de vue dans l'hystérie confirmée quelle que soit sa forme : hystérie convulsive épileptiforme avec ses grandes attaques, hystérie convulsive ordinaire, hystérie non convulsive avec son cortège symptomatique si varié, ses paralysies, ses contractures, ses anesthésies, ses troubles trophiques, etc.

Le traitement symptomatique s'adressera aux manifestations de l'hystérie, manifestations dont quelques-unes doivent être bien connues du médecin électricien, car il aura le plus souvent à intervenir dans un diagnostic parfois difficile. Parmi ces manifestations, ce sont les paralysies, les contractures et les troubles trophiques qu'il importe le plus de considérer.

Les paralysies hystériques, l'hémiplégie en particulier, peuvent dans certains cas en imposer pour des paralysies organiques, on les voit rarement intéresser la face.

Quelquefois certains muscles d'un côté de la face présentent un léger degré de contracture ; plus que jamais dans ces cas il faut éviter de diagnostiquer alors une paralysie du côté opposé, erreur qu'on est porté à faire en raison de l'aspect particulier de la figure et de l'apparente flaccidité du côté sain. Ces paralysies sont peut-être dues à une augmentation de la résistance des conducteurs nerveux à l'influx nerveux aux extrémités des neurones contigus (Lépine). Les contractures hystériques, si l'on n'a pas assisté à leur début presque toujours brusque, au contraire des contractures organiques, ou si l'on n'a pas essayé de les réduire sous le chloroforme, peuvent donner lieu à des erreurs d'interprétation. Dans certains cas douteux le transfert de ces contractures d'un côté à l'autre fixe le diagnostic.

Les troubles trophiques surtout sont d'un diagnostic extrêmement difficile. Sans parler de l'œdème spécial des hystériques (œdème bleu) ou de phénomènes tels que le sein douloureux, qui peuvent en imposer pour d'autres lésions, il faut surtout noter que l'hystérie peut donner lieu à des atrophies musculaires. Ces atrophies sont parfois vite guéries par un traitement électrique approprié ; et si le diagnostic de leur cause n'avait pas été soigneusement établi par avance, on serait tenté de porter à l'actif des succès électro-thérapeutiques dans les affections médullaires, des cas qui ne relèvent absolument que de l'hystérie. Cliniquement, ces atrophies diffèrent des atrophies myélopathiques en ce qu'elles n'atteignent jamais le degré de ces dernières et qu'elles s'accompagnent rarement de secousses fibrillaires ; on verra tout à l'heure que l'électro-diagnostic donne des renseignements autrement précis sur leur nature.

Electro-diagnostic. — La résistance électrique est augmentée dans l'hystérie, surtout dans l'hystérie avec aliénation mentale (Vigouroux, Charcot, d'Arman, etc.). Cette particularité n'a que peu d'utilité diagnostique, elle ne permet pas de différencier la grande hystérie de l'épilepsie, car dans l'épilepsie on observe la même augmentation de résistance surtout manifeste aussi quand il y a aliénation mentale.

Les paralysies hystériques ont ceci de particulier qu'elles n'entraînent jamais la DR.

Les contractures et les zones d'anesthésie se déplacent fréquemment sous l'action de l'aimant. Ces phénomènes de transfert sont un précieux élément de diagnostic.

Le courant continu produit d'ailleurs généralement le même transfert qu'on peut aussi obtenir par l'application de plaques métalliques, phénomènes inconstants et inexpliqués, qu'il suffit d'énumérer pour que le praticien puisse au besoin en tirer profit dans les cas douteux.

Les atrophies sont caractérisées par ce fait que l'excitabilité galvanique et faradique est diminuée en raison de l'atrophie, mais il n'y a jamais réaction de dégénérescence, à part quelques cas tout à fait spéciaux où l'on peut se demander s'il n'y a pas de lésions médullaires surajoutées à l'hystérie.

ELECTRO-THÉRAPEUTIQUE. — 1° Le *traitement général* de l'hystérie, qu'il s'agisse de candidats à l'hystérie ou d'hystériques à un degré quelconque de la maladie, consiste à soumettre les sujets au bain statique. La durée de chaque séance sera élevée progressivement de 5 minutes à 20 minutes et les séances seront quotidiennes. Suivant les cas et suivant les sujets, l'action est variable. La suggestion, surtout si le médecin sait imposer au malade sa conviction et sa confiance, joue certainement un rôle dans la cure, comme aussi elle à son rôle dans la thérapeutique ordinaire de l'hystérie. Mais à côté de cette heureuse action morale curative, il y a aussi une action physique rationnelle, dont le résultat se manifeste à l'insu du malade, dans beaucoup de cas du moins. — Le bain statique agit sur la sensibilité et la motilité. Si la théorie qui place la cause de l'hystérie dans une anomalie de connexion des neurones est vraie, la statistique agit comme si, sous l'influence des hauts potentiels, les connexions normales tendaient à se rétablir. Il agit aussi sur le sommeil et c'est d'une utilité capitale pour le traitement général. Sous son influence les fonctions digestives se régularisent.

Si l'on doit faire suivre un traitement hydrothérapique sérieux aux malades, il vaut mieux (Castex) le faire alterner avec l'électrisation pour éviter la fatigue.

Lorsque la statique échoue comme traitement général, on aura peu à compter sur la haute fréquence ou sur les autres modes d'électrisation.

2° Le *traitement symptomatique* variera naturellement

suivant les cas. — Les anesthésies étendues se traiteront par le bain statique, on dirigera une pointe sur les zones anesthésiées. Quelquefois le retour à l'état normal est très rapide, mais habituellement il ne se maintient pas long-temps après les premières séances, il faut pour obtenir une guérison définitive un traitement assez long. Quelquefois, il s'opère un transfert du côté opposé au bout de quelques minutes. Si l'on échoue on emploiera le pinceau faradique négatif avec de faibles intensités. On pourra aussi avoir recours à la friction rapide et légère ou à la haute fréquence appliquée avec l'électrode à manchon de verre.

Les paralysies, et en particulier l'hémiplégie, se traiteront comme l'anesthésie, d'ailleurs il est fréquent de voir la paralysie hystérique être comme une fonction de l'anesthésie coexistante et disparaître avec elle. Le pinceau faradique négatif donne en général d'excellents résultats. Il faut en même temps faire la rééducation des mouvements et rapprendre au sujet à faire des mouvements simples d'abord de plus en plus compliqués.

Dès lors que le malade prend confiance, la cause est à moitié gagnée.

Les contractures hystériques, à l'encontre des contractures organiques, se traitent avec succès par l'excitation directe des groupes musculaires atteints, faradisation, frictions électriques, étincelles statiques ou de haute fréquence. Laquerrière et Delherm emploient avec succès la faradisation énergique des muscles antagonistes. Le courant continu appliqué durant une heure avec de très faibles intensités donne aussi de bons résultats. Il en est de même de l'effluvation statique, de l'action de l'aimant.

Les hyperesthésies cutanées, comme celles des zones hystérogènes, la boule hystérique, et les différentes algies se traiteront par la galvanisation positive avec de faibles intensités.

Les vomissements incoercibles de l'hystérie seront parfois heureusement combattus par la galvanisation du pneumogastrique (Decroly).

La variété des traitements, le nombre des succès et des échecs qu'on obtient avec chacun d'eux prouvent que l'on ne saurait préciser de règles fixes pour la cure de l'hystérie. Selon les sujets et les cas on décidera de la conduite à tenir.

417. — Neurasthénie. — NOTIONS CLINIQUES. — Névrose nettement caractérisée parmi les états névropathiques dont beaucoup restent inclassés, la maladie de Béard est justiciable du traitement électrique. Seulement nous nous exposerons à des mécomptes si nous acceptons de traiter comme neurasthéniques tous les malades qui nous sont adressés sous cette épithète dont le sens est des plus vagues pour le public et, il faut le dire, pour beaucoup de médecins. Forcé de mettre un nom à beaucoup d'états nerveux indéfinis, on prend volontiers l'habitude, pour la satisfaction des malades et de leur entourage, de qualifier de neurasthénie des états morbides différents de la maladie de Béard, et nous voyons fréquemment venir à nous ces prétendus neurasthéniques, que leurs médecins, lassés d'eux, ont envoyés successivement à la douche, à la mer, à la montagne, aux eaux et enfin, en désespoir de cause, au médecin électricien. Le vrai neurasthénique présente, plus ou moins, de l'asthénie cérébrale (tristesse, fatigue intellectuelle, etc.), de l'asthénie musculaire, de l'insomnie, de la dyspepsie, des algies diverses, céphalée, rachialgie, du vertige, des troubles nervo-cardiaques, des troubles génitaux (impuissance ou hyperexcitabilité), généralement sa pression artérielle est inférieure à la normale ; il y a cependant une forme de neurasthénie où elle est supérieure à la normale et alors le traitement en est différent. Il serait d'ailleurs préférable de faire rentrer cette forme dans le groupe des pseudo-neurasthénies ; il y a aussi une neurasthénie héréditaire

contre laquelle tout traitement reste habituellement inefficace.

Nous ne parlerons pas de l'électro-diagnostic relatif à la
neurasthénie, la diminution de la résistance électrique,
qu'on a signalée, ne paraît pas constante.

Electro-thérapeutique. — Le traitement varie suivant
le symptôme qui prédomine. Le premier traitement à
instituer est l'emploi du bain statique dont l'intensité et
la durée seront progressivement élevées suivant la susceptibilité ou la pusillanimité du sujet. L'insomnie provoquée
par le traitement est le critérium qui permet de juger si
l'on dépasse la dose utile. On pourra commencer par 5 minutes et monter jusqu'à 45 minutes.

On emploie en général le bain négatif, mais s'il y a insomnie on donnera la préférence au bain positif, le sujet
étant mis en relation avec le pôle + de la machine. Le
traitement statique est contre-indiqué chez la femme neurasthénique s'il y a ménorrhagie.

A côté de ce traitement général, il faut noter que certains
auteurs, considérant la neurasthénie comme le résultat d'un
trouble du grand sympathique, conseillent, suivant le mode
opératoire établi par Betton Massey, de galvaniser le plexus
solaire et les filets sympathiques qui en dérivent. On place
une grande anode de 250 cm² sur l'abdomen, et une grande
cathode, de 250 cm² aussi, sur la région lombaire. Intensité
= 50 à 250 mA. Durée, 1/4 d'heure. Séances tous les deux
jours environ.

Dans les cas où l'hypotension prédomine, s'il n'y a pas
trop de tendance à l'insomnie, j'ai obtenu de très bons
résultats de l'emploi des courants de haute fréquence. Je
place le malade assis entre deux spirales de haute fréquence montées de manière à produire l'effluvation bipolaire, c'est-à-dire enroulées en sens contraire et couplées
de manière que l'excitation soit inverse dans l'une et dans

l'autre (§ 138) ; il a le dos tourné vers l'une d'elles et est en relation avec cette spirale par une électrode métallique appliquée sur la nuque. L'autre spirale placée devant lui est munie d'une pointe multiple dirigée à l'aide du bras mobile sur la région abdominale assez loin pour éviter les étincelles. Albert Weill a obtenu aussi d'excellents résultats de ce mode d'électrisation qu'il a antérieurement employé avec des résonateurs différents. On fera une séance de 10 minutes à 1/4 d'heure tous les deux jours environ.

Larat, dans certains cas où le bain statique avait échoué, a employé avec succès le bain hydro-électrique à courants sinusoïdaux. Il donne un jour le bain statique et un jour le bain hydro-électrique, alternativement. La durée du bain est de 20 à 25 minutes et son intensité est portée jusqu'à la légère tétanisation des muscles.

Tels sont les procédés de traitement général. Voyons maintenant le mode de traitement particulier à chacun des symptômes.

La *céphalée* et l'asthénie cérébrale se traiteront par la douche statique donnée avec l'araignée de Truchot ou avec les excitateurs non métalliques. Dans certains cas le courant continu paraît donner de meilleurs résultats : on applique une anode de 100 cm² à la nuque et une cathode de 50 cm² sur le front. Intensité = 20 mA. — Durée 10 minutes (Castex). Quand il y a des douleurs névralgiformes, l'emploi de l'anode active est préférable. J'ai obtenu dans d'autres cas, où l'asthénie cérébrale paraissait surtout dominer, d'excellents résultats de l'emploi de la douche de haute fréquence. On peut pour cela se servir de la coupe à effluves, fixée à une spirale suspendue, ou à une spirale supportée sur son pied et munie de son bras flexible, ou enfin de la coupe suspendue comme l'araignée de Truchot et reliée à un résonateur quelconque. Lorsqu'on traite un neurasthénique par le procédé général que j'ai indiqué ci-dessus (effluvation bipolaire au niveau du plexus solaire), on terminera la séance, s'il y a céphalée et asthénie cérébrale, en remplaçant la pointe abdominale par l'électrode métallique appliquée sur l'abdomen, et la coupe à effluves sera montée sur la spirale dorsale avec le bras mobile, pour être placée au-dessus de la tête du sujet.

La rachialgie se traitera par la galvanisation continue positive comme le lombago ou par la révulsion (électrode à manchon de verre reliée à un résonateur de haute fréquence, ou électrode nue, pinceau ou boule, suivant la tolérance du sujet). Le pinceau faradique peut aussi donner de bons résultats.

L'hypotension peut être améliorée rapidement par les étincelles ou l'effluve de haute fréquence sur le rachis et aussi par les étincelles frankliniennes ou la simple friction. Les séances seront courtes. Il suffit de passer l'excitateur trois ou quatre fois sur le rachis pour avoir une élévation très appréciable au sphygmo-manomètre (Moutier). La durée et l'intensité des séances est limitée par la tendance à l'insomnie, parfois réveillée par ce traitement.

A côté de l'hypotension il faut faire ici mention du traitement symptomatique proposé contre l'hypertension (Moutier) : l'auto-conduction abaisse la tension artérielle.

La tachycardie sera combattue par la galvanisation du pneumogastrique : grande cathode sur l'épigastre, anode de 20 cm² au moins sur la carotide gauche. Intensité $= 8$ mA. Durée 10 minutes.

Contre l'impuissance sexuelle on fera la galvanisation négative de la région inguinale et du périnée avec une électrode de 20 cm² promenée de place en place. Intensité $= 2$ mA à 10 mA ; durée, 10 à 15 minutes. Séances tous les deux jours. S'il y a excitabilité, le même traitement conviendra avec anode active.

A côté de ces traitements on voit des neurasthéniques

rapidement améliorés par l'emploi du tabouret vibrant (vibrothérapie) comme ils le sont par les voyages en chemin de fer, et, il faut le dire, par toutes les choses nouvelles, par toute impression violente.

C'est peut-être de cette façon aussi qu'il faut comprendre les résultats rapides obtenus par Hirt au moyen de la galvano-faradisation intense des membres inférieurs.

418. — Goitre exophtalmique (Maladie de Graves ou de Basedow. — NOTIONS CLINIQUES. — Le goitre exophtalmique est l'une des maladies pour lesquelles tout le monde s'accorde à peu près à reconnaître que le traitement électrique est le traitement de choix. On sait le peu de succès des traitements médicaux, puisqu'on a été jusqu'à essayer des interventions chirurgicales en sectionnant le sympathique cervical ou en enlevant la glande thyroïde, essais qui ont coûté la vie plus d'une fois à des sujets dans toute la force de l'âge. En présence du danger de ces interventions hasardeuses, et de l'inefficacité habituelle du traitement médicamenteux, c'est l'électricité judicieusement appliquée qui reste la médication rationnelle du goitre exophtalmique, les résultats acquis par la galvanisation du corps thyroïde permettent même de se faire une opinion plus précise sur la pathogénie encore incomplètement définie de cette affection.

Le goitre exophtalmique paraît dû à un trouble de sécrétion interne de la glande thyroïde, trouble d'ordre tout à fait particulier qui ne correspond pas du tout à l'athyroïdie. ce qui explique les échecs de la médication thyroïdienne constatée par beaucoup d'auteurs et notamment par Dreyfus-Brisac et Béclère. Ce trouble secrétoire retentit sur les centres bulbaires (paralysie nucléaire du pneumogastrique, paralysie des centres vaso-moteurs, etc.) et sur le système sympathique, sans lésions matérielles apparentes.

En somme, c'est une névrose bulbaire dont la cause première paraît être un trouble de sécrétion interne de la glande thyroïde et qui se manifeste par les symptômes suivants : *Tachycardie* sous la dépendance des troubles du pneumogastrique, sans arythmie, mais quelquefois avec hypertrophie due à la suractivité de l'organe, ou à des insuffisances valvulaires par dilatation. — *Dyspnée*, due à la même cause. — *Exophtalmie* accompagnée parfois de paralysie de la musculature externe (ophtalmoplégie). — *Hypertrophie* du corps thyroïde. — *Tremblement*, quelquefois *mouvements choréiformes. Paralysies*, telles que la paraplégie, paraplégie tout à fait spéciale qui ne s'accompagne pas de troubles vésicaux ni viscéraux, au contraire des paralysies d'origine médullaire, et pour laquelle la question électro-diagnostique pourra se poser. Troubles nerveux et psychiques, élévation de la température périphérique, aménorrhée, impuissance, etc.

Il ne faut pas oublier lorsqu'on entreprend de traiter un basedowien que la maladie peut être grave, fatale dans 20 p. 100 des cas, et qu'au cours de son évolution peuvent survenir des accidents mortels à l'occasion d'un paroxysme, d'une hémorrhagie, etc. Il est bon que la famille du patient soit prévenue, on a toujours tellement tendance à rejeter sur le traitement des accidents qui ne sont que les résultats des états morbides eux-mêmes.

ÉLECTRO-DIAGNOSTIC. — α) *Résistance électrique.* — Elle est très diminuée chez les basedowiens, ce qui est vraisemblablement dû aux troubles vasomoteurs et à la transpiration. On peut chez un sujet sain abaisser considérablement la résistance, presque à l'égal de ce qu'elle est chez les basedowiens, en le plaçant dans un bain de vapeurs chaudes.

β) Dans les cas où il y a hypertrophie cardiaque, la mensuration du cœur par l'orthodiagraphie donnera de précieux renseignements sur la marche de l'affection (V. § 426).

γ) Dans les cas de paraplégie il pourra être utile d'explorer les muscles. L'absence de DR écarte l'hypothèse d'affection médullaire.

ELECTRO-THÉRAPEUTIQUE. — Nous avons dit que l'électrothérapie était la méthode de choix pour le traitement du goître exophtalmique. Rockwell, Vigouroux, Deléage, Bordier, Larat, Sollier, Régnier, etc., ont publié des observations ou des statistiques qui ne laissent aucun doute sur l'efficacité du traitement, admise d'ailleurs par des médecins qui, d'une façon générale, ne considèrent l'électricité que comme un moyen thérapeutique d'exception. Il faut bien savoir aussi que, parmi les praticiens qui échouent dans le traitement électrique du goître exophtalmique, il en est beaucoup qui sont peu familiarisés avec l'électrothérapie et qui n'ont pour tout arsenal qu'une petite boîte faradique et une batterie galvanique de 18 ou 24 éléments munie de cet affreux instrument de mesure qu'on appelle un galvanomètre médical et dont l'aiguille, en oscillations perpétuelles, indique à peine que « le courant passe », avec, pour tout rhéophore, deux petits tampons de 4 à 5 cm² de surface qu'ils appliquent, sans conviction, de chaque côté du cou.

De l'avis du professeur Joffroy, lorsqu'on emploie de fortes intensités galvaniques, lorsqu'on opère suivant une technique rationnelle, on compte une proportion de succès qui laisse loin derrière elle celle des autres procédés thérapeutiques.

Voici comment il faudra opérer :

α) Le traitement de choix sera la galvanisation. — Appliquer une cathode (1) de 60 à 100 cm² sur le goître et sur toute la région cervicale environnante ; une large anode de 200 cm² au moins sur la nuque. Bien veiller à

_____

(1) À cause du ramollissement causé par l'emploi du pôle négatif.

Guilleminot   27

la parfaite application de l'électrode active. Je fais cette électrode avec de l'ouate hydrophile renfermée entre deux feuilles de gaze et j'applique par dessus une électrode ordinaire concave. — Intensité 30 à 40 mA. — Durée, 15 minutes. — Séances tous les jours ou tous les deux jours.

β) En plus de ce traitement fondamental, on faradisera l'orbiculaire des paupières, dont le point moteur se trouve à l'angle externe de l'œil, au moyen d'une petite électrode olivaire (Vigouroux) en laissant l'électrode indifférente à la nuque. — Durée, 1 minute. — On faradisera aussi la branche supérieure du facial, dont le point moteur se trouve un peu plus en dehors que le précédent, et le ganglion sympathique cervical en plaçant l'électrode en dedans de l'angle de la mâchoire inférieure, entre l'os hyoïde et le sterno-mastoïdien, on sent nettement les battements de la carotide, d'ailleurs exagérés chez les basedowiens, pour peu qu'on fasse incliner la tête du côté traité et qu'on déprime les téguments avec l'électrode. Pour chacune de ces applications la durée sera de 1 minute à droite et à gauche environ. — Enfin on faradisera la région précordiale en plaçant l'étrode active (de préférence l'anode) dans le troisième espace intercostal, à deux centimètres environ du bord gauche du sternum ; durée deux à trois minutes.

Vigouroux a obtenu de bons effets de la faradisation même du goître, à l'exclusion de la galvanisation.

La durée du traitement de la maladie de Basedow est de 3 mois environ. Le résultat est en général très heureux. Le goître diminue dès le début ; le tremblement et la tachycardie cèdent ensuite. L'exophtalmie disparaît la dernière.

Suivant que le goître exophtalmique est plus ou moins associé avec d'autres névroses, ce qui est fréquent, on emploiera en outre le traitement approprié.

419.— **Maladie de Parkinson.** — La paralysie agitante,

ou maladie de Parkinson, n'est justiciable jusqu'à présent d'aucune thérapeutique. J'ai cependant vu, dans un cas, le tremblement diminuer d'une façon appréciable sous l'influence de la galvanisation. On pourra donc, concurremment avec un traitement médical approprié, faire tous les deux jours une séance de courant continu. Manuluve positif, cathode à la nuque, $I = 20$ mA environ. — Séances de 1/4 d'heure à 1/2 heure.

420. — **Somnambulisme.** — Le traitement le plus favorable sera le bain statique, suivi d'une douche statique. Bordier cite un cas dont le résultat est des plus encourageants.

421. — **Autres troubles nerveux.** — Il est d'autres troubles nerveux, tels que le hoquet, les vomissements incoercibles, les aphonies nerveuses, l'œsophagisme, le vaginisme, les bourdonnements nerveux d'oreilles, etc., qui constituent de véritables cas morbides, pour lesquels l'électricité peut être d'un grand secours. Nous ne faisons que les signaler ici, renvoyant pour leur étude à d'autres chapitres où ils se trouveront mieux à leur place suivant les organes ou les régions qu'ils affectent :

V. pour le hoquet, § 529 ;

Les vomissements nerveux, § 532 ;

Les aphonies nerveuses, § 517 ;

L'œsophagisme, § 530 ;

Le vaginisme, § 457 ;

Les bourdonnements nerveux, etc., § 520.

G. — QUELQUES TROUBLES TROPHIQUES
D'ORIGINE NERVEUSE.

422. — **Maladie de Raynaud (Asphyxie locale des extrémités.** — **Gangrène sénile).** — Parmi les nombreux troubles trophiques d'origine nerveuse, la plupart se trouvent classés naturellement avec les organes ou tissus qu'ils

intéressent, tels que la sclérodermie (§ 492), les affections de
la peau, etc. Nous ne parlerons ici que de la maladie de
Raynaud et du mal perforant plantaire et palmaire.

La maladie de Raynaud, résultat d'un spasme vasculaire
local, ayant quelque rapport avec les engelures, au point de
vue pathogénique, se traite localement par la galvanisation.

Raynaud employait un courant de 7 à 8 mA (durée,
10 minutes) avec l'anode indifférente à la nuque et un
manuluve négatif.

Peter, et à son exemple Bordier, ont utilisé le courant
ascendant (15 à 30 mA).

Chez les hystériques et les neurasthéniques, on emploiera en outre l'effluve statique (Plicque).

423. — **Mal perforant plantaire.** — Siégeant au gros
orteil ou sous le pied, cette affection, qu'elle ait pour cause
une lésion centrale ou médullaire (ataxie), ou bien périphérique (lésion du sciatique), n'a aucune tendance naturelle à
la guérison.

L'électricité constitue ici un procédé curatif radical.

Le traitement consiste à faradiser le nerf tibial postérieur (Crocq, Hann) ; on fera tous les deux jours une séance
de 10 minutes en appliquant un tampon sur le nerf tibial
postérieur derrière la malléole interne, et un autre, relié au
pôle négatif, au niveau de l'ulcération, du côté de l'extrémité du pied.

H. — LES ANESTHÉSIES.

424. — **Traitement électrique des anesthésies en général.** — Le symptôme anesthésie est un symptôme commun à une foule d'affections des nerfs ou des centres, et
aux névroses. Comme le traitement électrique du symptôme
en lui-même varie peu, nous pouvons l'indiquer d'une
façon générale :

Tout d'abord on se rappellera que dans certains cas il peut y avoir intérêt à poser la question d'électro-diagnostic galvanique et faradique ; l'exploration se fera comme celle de l'excitabilité motrice. Bordier a déterminé la topographie de la sensibilité normale de la peau à l'aide du courant galvanique.

Le meilleur traitement de l'anesthésie est celui préconisé par Duchenne de Boulogne. On emploie pour cela le pinceau faradique relié au pôle négatif d'un induit à fil fin. L'application peut se faire suivant trois méthodes, ainsi que l'a indiqué cet auteur :

1° La faradisation transcurrente : le pinceau est simplement promené sur les régions intéressées ;

2° La fustigation électrique : la peau est frappée avec l'extrémité du pinceau ;

3° Le moxa électrique : le pinceau est laissé en place pendant quelques instants, ce procédé est très douloureux.

Dans certains cas on peut obtenir aussi de bons résultats du pinceau galvanique (le pinceau est relié au pôle négatif), mais on a toujours à craindre les escarres.

Le procédé du pinceau est de beaucoup supérieur à celui des tampons. On sait toutefois que les anesthésies hystériques se guérissent par les applications galvaniques faites avec de larges électrodes, ou par les plaques métalliques simples (§ 416).

CHAPITRE II

SYSTÈMES CARDIO-VASCULAIRE
ET LYMPHATIQUE

425. — **Affections du cœur, des gros vaisseaux de la base et des organes voisins.** — Nous allons voir comment la radioscopie peut aider au diagnostic des affections de cette région.

Je supposerai pour ce qui va suivre que l'on est muni d'un châssis porte-ampoule avec tube de Crookes mobile, tel que celui de la figure 40, p. 166. Beaucoup de praticiens ont adopté ce système, que j'ai présenté au congrès de Boulogne en 1899 ; M. Béclère a puissamment contribué, par les nombreuses applications cliniques qu'il en a faites, à en répandre l'usage. Il y a lui-même apporté un très utile perfectionnement en lui ajoutant un diaphragme-iris. Aussi je crois pouvoir conseiller l'emploi de ce dispositif comme vraiment clinique. Voici ses avantages pour l'étude du cœur, des gros vaisseaux de la base et du médiastin.

Le sujet est placé verticalement devant le châssis porte-ampoule, en plan frontal, c'est-à-dire le plan transversal (ou frontal) de son corps étant parallèle au plan du châssis ; l'écran est tenu ou supporté à peu près parallèlement à ce même plan. Si alors, à l'aide des cordons de tirage placés à la portée de la main, on promène le tube de haut en bas, de droite à gauche et inversement dans le plan du châssis, on irradiera le sujet sous toutes les incidences possibles, et à chaque position correspondra un aspect différent de la silhouette.

Tout examen commencera par l'étude du médiastin irradié symétriquement, c'est-à-dire que l'on placera le tube juste derrière le rachis ou le sternum, ce qui signifie en radioscopie de précision qu'on amènera le rayon normal (révélé par l'ombre de l'index croisé placé devant l'ampoule), dans le plan médian antéro-postérieur ou sterno-rachidien. Alors l'ombre du rachis et l'ombre du sternum se superposent. Débordant l'ombre droite sterno-rachidienne, on voit l'oreillette droite dont les battements sont perceptibles et l'ombre droite des gros vaisseaux de la base. Débordant l'ombre gauche, on voit le cœur dans sa portion ventriculaire. Si l'on abaisse le tube de Crookes au niveau de la limite inférieure, on voit nettement chez certains sujets un espace clair en dessous de cet organe pendant les grandes inspirations.

En portant le tube de Crookes à droite et à gauche du rachis, ou, ce qui revient au même, en faisant pivoter le sujet sur lui-même, on a la vue oblique de la région et l'on fait saillir l'ombre médiosternale à droite ou à gauche de l'ombre du sternum ou du rachis. Il faut s'habituer à voir l'aspect exact du médiastin normal examiné de ces différents points de vue, soit quand l'incidence est antérieure (vue postérieure), soit quand l'incidence est postérieure (vue antérieure).

On jugera ainsi approximativement de la surface de l'ombre cardiaque, du volume de l'aorte ; on verra si sa première portion est animée de battements ; on verra aussi si le cœur et le médiastin en général ne sont pas déplacés.

L'examen latéral (le sujet étant placé en plan sagittal) a beaucoup moins d'utilité. L'image est floue.

Voici les résultats cliniques de l'examen radioscopique du médiastin : les épanchements péricardiques se révèlent par deux signes principaux : l'augmentation de l'ombre cardiaque, d'ailleurs plus globulaire et présentant souvent la forme en brioche (encoche de Sibson) et l'absence de battements ou leur diminution.

Les déplacements en masse de l'ombre cardiaque constituent un symptôme de diverses affections (pleurésies, ascites, tumeurs, etc. Bouchard, Bergonié et Carrière).

Les battements normaux de la crosse aortique, observés à l'aide de l'examen oblique antérieur droit (Béclère), sont augmentés dans les maladies où il y a aussi exagération des battements périphériques, chlorose, goître exophtalmique, etc. Ils le sont aussi dans l'insuffisance aortique (Bouchard), et même dans le rétrécissement (Béclère). Ils le sont enfin et surtout dans l'anévrisme de la crosse.

L'anévrisme du tronc brachio-céphalique est très perceptible dans l'angle sterno-claviculaire droit (1).

L'appréciation des changements du volume du cœur constitue un chapitre des plus importants du radio-diagnostic des affections du système vasculaire. Nous lui consacrerons le § 426.

Electro-thérapeutique. — Les affections cardiaques ont peu bénéficié jusqu'ici du traitement électrique. Cependant Larat a obtenu de bons effets du bain électrique à courant sinusoïdal dans les états hyposystoliques sans myocardite ni artério-sclérose. Sous son influence la compensation se rétablit, l'angoisse diminue, la diurèse augmente. Les contractions musculaires générales augmentent en effet l'activité circulatoire.

Hornung de Marbach rapporte 56 observations de cas traités par les bains à courants sinusoïdaux avec un succès plus ou moins complet.

(Pour les anévrismes de l'aorte, Cf. § 427.)

(1) Voir pour plus de détails l'article de Béclère dans le *Traité de Radiologie médicale* de Bouchard.

426. — **Hypertrophie du cœur, augmentation de l'aire cardio-péricardique. — Orthodiagraphie.** — La mesure de l'aire cardiaque peut se faire par la radiographie ou la radioscopie du cœur, telle qu'elle est obtenue avec un tube fixe, c'est-à-dire au moyen d'une projection conique. Une simple règle de trois permet de passer approximativement de l'aire apparente à l'aire réelle. Un procédé ingénieux imaginé par MM. Variot et Chicotot permet d'obtenir facilement l'aire réelle.

Mais cette méthode introduit forcément une cause d'erreur. Pour qu'elle soit rigoureuse, il faudrait que la distance du centre d'émission des rayons aux points de tangence avec le cœur, et la distance à l'écran soit parfaitement déterminée et rigoureusement comparable d'un sujet à l'autre, ce qui n'a pas lieu surtout dans les cas pathologiques, il faut savoir d'autre part que les points tangents (c'est-à-dire les points où la surface conique d'enveloppement formant le contour de la silhouette touche l'organe) n'appartiennent pas à un même plan frontal et varient suivant la distance de l'ampoule, suivant le volume de l'organe, suivant sa position, son inclinaison.

Aussi est-il de beaucoup préférable de mesurer directement l'aire du cœur projeté orthogonalement comme si l'organe était irradié par un faisceau parallèle.

Je crois que les premiers orthodiographes ont été construits à peu près en même temps d'une part en Allemagne par le professeur Moritz, d'autre part en France au laboratoire du professeur Bouchard, où nous avons employé mon orthodiagraphe vertical. Depuis lors on a construit en Allemagne un appareil spécial dans lequel le tube de Crookes, solidaire du style inscripteur, se meut en arrière du sujet, à l'extrémité de leviers articulés, le style suivant ses mouvements ou restant sur le trajet du rayon perpendiculaire au plan d'examen. Un plan fixe portant une feuille

de papier, et parallèle à ce plan d'examen, permet de conserver le graphique. On place le sujet comme je viens de
le dire devant le tube ; on amène le rayon normal révélé
par un anneau opaque et par le style inscripteur tangen-
tiellement à la masse cardiaque et on fait tout le tour
du cœur avec ce rayon, tout en inscrivant le chemin parcouru. Cet appareil dérivé du procédé du professeur Moritz
(1900) peut s'employer dans la position horizontale ou verticale. Dans cette dernière position, qui est la position vraiment clinique d'examen, il a le défaut de ne pas assurer
suffisamment le parallélisme du plan frontal du sujet avec
le plan d'évolution du tube. Il présente aussi l'inconvénient,
étant muni d'un petit écran mobile, de ne pas assez donner
la vue d'ensemble du sujet si utile à l'étude de la région ;
puis il constitue un gros matériel, n'ayant d'autres applications que la mesure du cœur.

C'est pour ces raisons que nous nous en sommes tenus,
au laboratoire du professeur Bouchard, à mon système d'or-
thodiographe, qui consiste tout simplement dans l'adjonction d'un support d'écran au châssis à ampoule mobile servant pour les examens cliniques.

La figure 76 représente ce dispositif. L'écran est monté
dans un cadre formant porte et soutenu par deux tiges en
fer parallèles au châssis, tiges qu'on enlève à volonté.

Voici le manuel opératoire : on place le sujet devant le
châssis. Ses bras sont soutenus sur deux appuis latéraux.
L'indicateur de rayon normal est mis devant l'ampoule.
L'écran fluorescent est placé à la hauteur convenable. A
l'aide des cordons de tirage on amène le rayon normal
tangent à la masse cardiaque ; et à l'aide d'un crayon faber
on dessine sur le verre de l'écran quelques centimètres du
contour à ce niveau, de part et d'autre du point normal.
On amène ensuite le rayon normal en un autre point voisin et on recommence. Avec 6 ou 8 positions on a tout le
contour orthogonal. On marque le milieu de la fourchette

sternale projeté normalement, les limites latérales du thorax projetées de même ; et il suffit alors de prendre le décalque du tracé sur une feuille centimétrique en papier transparent.

L'aire se détermine soit géométriquement à l'aide de la

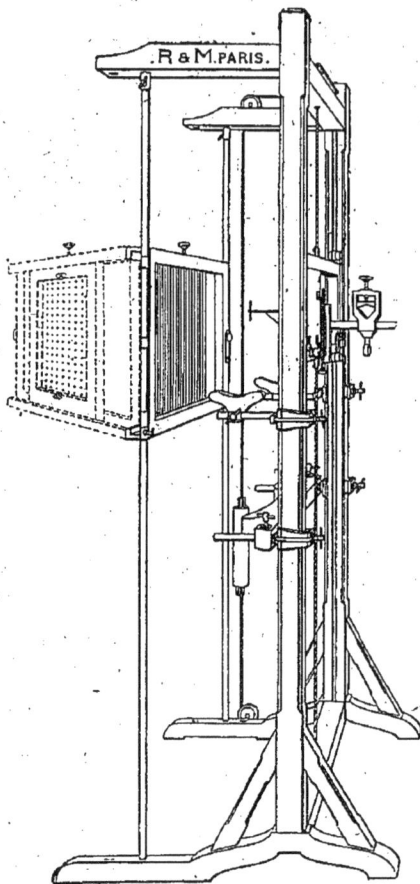

Fig. 76.

feuille centimétrique, soit au moyen du planimètre d'Amsler, instrument dont je recommande beaucoup l'usage.

D'après mes observations, le volume du cœur est à peu près égal à son aire multipliée par la moitié du diamètre

transverse ; le calcul du volume est d'ailleurs superflu, puisqu'il suffit de comparer les surfaces.

Le tableau suivant indique les chiffres moyens trouvés
par MM. Bouchard et Balthazard. Ils ont déterminé l'aire
cardiaque S chez une série de sujets normaux ou malades,
et ont établi les rapports des chiffres trouvés à la taille des
sujets H, à la surface de section frontale du thorax T (déterminée par le produit de sa largeur au niveau de la
pointe multipliée par la distance de la fourchette sternale
au diaphragme), au poids du corps P et au poids de l'albumine fixe A_n

	S	$\dfrac{S}{H}$	$\dfrac{S}{T}$	$\dfrac{S}{P}$	$\dfrac{S}{An}$
Hommes . .	89,5	5,34	0,199	1,53	9.84
Femmes . .	76	4,92	0,213	1,48	9,49

NB. Le rapport $\dfrac{S}{A_n}$ est le plus important à connaître. Pour
déterminer avec une approximation suffisante le poids de l'albumine fixe, voici d'après les règles établies par M. Bouchard
comment on peut procéder :

1° Mesurer avec la toise la taille du sujet ;

2° Déterminer le poids normal moyen correspondant à cette
taille d'après la table dressée par M. Bouchard. Les limites de
cet ouvrage ne me permettent pas de la reproduire ici, mais
voici un moyen rapide d'arriver à peu près à cette détermination, je l'ai tiré de l'étude de la table de M. Bouchard :

Multiplier la taille en décimètres par le chiffre 8 et retran-
cher du nombre obtenu le nombre constant 66. Ce procédé est
suffisamment exact pour les tailles de 1 m. 40 jusqu'à 1 m. 80
ou 1 m. 82. Au-dessus on retranchera 67 jusqu'à 1 m. 86 ; puis
68 pour les plus hautes tailles. — Exemple : soit un sujet de
1 m. 55, son poids normal sera 15,5 × 8 — 66 = 58 kilog.
(on trouve 58,6 dans les tables de Bouchard). Un sujet de
1 m. 70 pèsera 17 × 8 — 66 = 70 kilog. (on trouve 70 k. 6
dans les tables). Un sujet de 1 m. 40 pèsera 46 kilog. (on trouve
45,8 dans les tables), etc.

3° Etablir les corrections relatives à l'âge et à la complexion.

Pour cela on multipliera le poids normal moyen correspondant
à la taille par les coefficients d'âge et de complexion, chiffres
déterminés par M. Bouchard, et qui compensent les erreurs dues
à l'âge d'une part et à la robustesse du squelette d'autre part.

COEFFICIENTS D'AGE		COEFFICIENTS DE COMPLEXION	
		(On apprécie à l'œil le degré de complexion.)	
13 ans	0,694		
15 »	0,743	Très forte	1,12
17 »	0,796	Forte	1,08
19 »	0,849	Un peu forte	1,04
21 »	0,888	Moyenne	1,
23 »	0,923	Un peu grêle	0,96
25 »	0,953	Grêle	0,93
27 »	0,974	Très grêle	0,90
29 »	0,992	(Bouchard.)	

4o Pour avoir le poids de l'albumine fixe chez le sujet
dont la taille, l'âge et la complexion sont déterminés, et dont le
poids normal a été déduit de là, comme il vient d'être dit, on se
rappellera que l'albumine fixe représente les 148/1000 en
moyenne de ce poids normal. Mais, ici encore, il faut tenir compte
du degré de la musculature, qu'on appréciera à l'œil :

Pour une musculature *très forte* la fraction sera 0,1581.

—	forte	—	0,1552.
—	un peu forte	—	0,1505.
—	moyenne	—	0,148.
—	faible	—	0,1457.
—	très faible	—	0,1431.

Avant d'aller plus loin, prenons un exemple : soit un homme
de 32 ans, de complexion un peu forte, mesurant 1 m. 70, nous
aurons :

Poids normal = 17 × 8 — 66 = 70 kilog.

Correction de complexion = 70 × 1,04 = 72 k. 8

Pas de correction d'âge.

Supposons que sa musculature soit aussi un peu forte, nous
aurons pour poids de l'albumine fixe, en admettant toujours
qu'il soit normalement constitué :

72,8 × 0,1505 = 10 k. 95.

5° Nous avons obtenu ainsi le poids de l'albumine fixe qu'aurait le sujet s'il était normal. Mais est-il normal ? La balance va nous le dire. Si son poids est supérieur au poids trouvé (70 k. dans l'exemple ci-dessus), le surplus sera dû à la graisse, le poids de l'albumine fixe sera toujours 10 k. 95. Si le poids est inférieur, on se rappellera qu'un amaigrissement de 1 kilog. correspond à une perte de 0 k. 140 d'albumine fixe. On diminuera donc du poids de l'albumine fixe 10,95, le produit de 0 k. 140 par le déficit de poids. Si le sujet pesait 63 kilog. on déduirait 0,140 × 7 = 0,980 soit :

$$10{,}950 - 0{,}980 = 9{,}970.$$

Résultats : Chez les enfants le cœur est proportionnellement plus développé.

Dans les cardiopathies le rapport S/A$_n$ est augmenté.

Chez les tuberculeux récents ou les candidats à la tuberculose il est diminué. Chez les anciens tuberculeux il est augmenté par suite de la dilatation cardiaque.

427. — **Anévrismes.** — On a vu (§ 425) l'utilité des rayons X pour le diagnostic des anévrismes des gros vaisseaux. La thérapeutique de cette affection a aussi bénéficié de l'emploi de l'énergie électrique. Il faut dire toutefois que le traitement électrique n'est qu'un palliatif, et ce n'est qu'exceptionnellement qu'on arrive à une guérison définitive ; aussi doit-on laisser à la chirurgie tous ses droits lorsque l'anévrisme est opérable.

Par contre, quand l'anévrisme n'est pas opérable et que de plus il est accessible à la galvanoponcture, comme cela a lieu par exemple dans les anévrismes de l'aorte, on peut intervenir électriquement.

La seule intervention électrique possible dans la thérapeutique des anévrismes est la galvanoponcture positive dont l'utilité a été établie par Pravaz et Guérard (1831), Pétrequin (1845, artère temporale), Ciniselli (aorte), et la technique définitivement formulée par Dujardin-Beaumetz en 1877.

MODE OPÉRATOIRE DE LA GALVANO-PONCTURE POSITIVE DANS LE TRAITEMENT DES ANÉVRISMES. — Une aiguille en fer ou en platine recouverte de gomme laque jusqu'aux environs de la pointe (à 1/2 centimètre ou 1 centimètre) est enfoncée dans la poche anévrismale de 1, 2 ou 3 centimètres. Elle est reliée au pôle positif de la source galvanique, une cathode indifférente de 150 à 200 cm² étant placée en une région quelconque.

Un courant de 30 mA environ est établi pendant 30, 45 ou 60 minutes. Les séances sont répétées tous les dix ou quinze jours.

Telle est la technique du traitement brièvement exposée. Mais pour une intervention aussi grave que celle de la galvanoponcture, il convient de revenir sur chaque point de cette technique. Une faute opératoire pouvant avoir des conséquences fatales :

1° La *galvanoponcture* doit être *positive*. Nous ne saurions trop recommander de bien vérifier la polarité des électrodes avant d'opérer. On n'est jamais assez sûr que les signes + et — des boîtes galvaniques ou des bornes de tableaux correspondent bien aux pôles positif et négatif de la source ; un ouvrier peut avoir commis une erreur au cours d'une réparation récente, un inverseur peut avoir été placé par mégarde dans la position renversée, autant d'incidents qui, en électrothérapie courante, n'ont aucun résultat fâcheux, mais qui, ici, peuvent causer la mort par hémorrhagie. Que l'on ait donc toujours avec soi un papier révélateur de pôle, ou que l'on exécute avec deux éprouvettes pleines d'eau, renversées sur un verre d'eau, l'expérience du voltamètre, l'hydrogène se dégagera abondamment au pôle négatif tandis que le fil relié au pôle positif s'oxydera.

Voici la raison de cette règle capitale : le caillot positif, caillot du chlore, est dur, adhérent aux parois du vaisseau et à l'aiguille, avec, tout autour, des caillots s'étendant assez loin du point d'application ; lorsqu'on retire l'aiguille il n'y a pas d'hémorrhagie. Le caillot négatif au contraire, caillot de la soude et des bases, est mou, bulleux, les parois vasculaires peuvent être altérées au niveau de la piqûre quoique l'aiguille soit isolée ; au moment où l'on retire l'aiguille, il se produit une hémorrhagie.

2° *Choix de l'aiguille.* — Dujardin-Beaumetz conseille l'emploi des aiguilles en fer, parce que le chlore du NaCl transporté vers l'électrode positive forme, avec le métal de l'électrode, du FeCl^3 dont les propriétés hémostatiques s'ajoutent à celle du pôle positif lui-même. Larat préfère le platine parce que l'aiguille une fois attaquée devient rugueuse et qu'on risque de blesser la paroi du vaisseau en la retirant. L'aiguille doit avoir environ 6 cm. 1/2 de long sur 0 mm. 6 de diamètre.

3° L'aiguille doit être soigneusement isolée à la gomme laque sur toute sa longueur, sauf au voisinage de sa pointe. Elle doit présenter seulement 1/2 centimètre à 1 cm. de métal nu. On doit veiller à cet isolement de l'aiguille autant qu'à la polarité des électrodes pour éviter de provoquer l'escarrification des parois du vaisseau, d'où hémorrhagie consécutive.

4° *Mise en place de l'aiguille.* — Elle est enfoncée à l'aide de l'enfonce-aiguille de Dujardin-Beaumetz, ou de manches porte-aiguilles variant suivant les constructeurs. On s'assure de sa bonne position en observant si sa partie libre est bien animée de battements rythmiques.

5° L'*intensité* sera d'environ 30 mA. ; quelques opérateurs vont jusqu'à 50 mA. Mais on voit souvent, au-dessus de 30 mA, apparaître une douleur angoissante qu'il est inutile de provoquer. On peut employer plusieurs aiguilles reliées en quantité au pôle +.

Résultats de l'opération. — Durant 24 heures environ après la séance, il se produit une réaction (gonflement, sensibilité) ; au bout de 3, 5, 8 séances, les battements deviennent moins apparents, la paroi du vaisseau semble s'épaissir. Quant à l'explication de cette réaction, elle n'est pas parfaitement établie. Il est certain que la coagulation de la fibrine entre en ligne de compte, mais, comme le fait remarquer Larat, on ne saurait interpréter ce qui se passe dans un vaisseau, où le sang circule continuellement, comme ce qui a lieu *in vitro*, quand on travaille sur une masse de sang immobile. Il est probable, suivant l'opinion de ce même auteur, que l'électrolyse agit sur la paroi interne du sac où elle détermine une « endartérite curative par le dépôt de couches successives de fibrine ». Les anévrismes les plus favorables au point de vue de la galvano-poncture sont ceux qui affectent la paroi accessible d'un vaisseau comme l'anévrisme de l'aorte faisant saillie sous la peau.

428. — **Angiomes**. — **Nœvi vasculaires**. — Les angiomes peuvent être divisés au point de vue électro-thérapeutique en deux grandes classes : les angiomes plans ou légèrement saillants (angiomes simples), où il y a tout au plus multiplication des petits vaisseaux sans dilatation ; et les angiomes graves ou lacunaires.

Il n'y a entre eux qu'une différence de degré, c'est pourquoi on trouve tant de divisions et de définitions différentes dans les ouvrages spéciaux. On peut ranger dans la première catégorie ce que l'on trouve décrit sous les noms de nævi materni, nœvi vasculaires, de taches de feu, taches de vin (envies), télangiectasie de Hébra ; et dans la seconde les nævi tubéreux, les angiomes proéminents ou caverneux, les tumeurs vasculaires, érectiles, les anévrismes spongieux, les télangiectasies veineuses de Schuh.

En général les angiomes se traitent par l'électrolyse bipolaire suivant le mode opératoire conseillé par M. Bergonié. On enfonce obliquement dans la tumeur deux aiguilles maintenues parallèlement par un manche spécial (porte-aiguille de Bergonié). Les aiguilles, qui ont 0 mm. 5 à 0 mm. 8 de diamètre, sont recouvertes de vernis à la gomme laque. On les décape dans les environs de la pointe. Elles peuvent prendre un écartement de 2 à 12 millimètres.

L'intensité variera de 20 à 40 mA (40 mA pour les angiomes graves (Bergonié). Durée 3 à 5 minutes.

Cette technique est commune aux angiomes simples et aux angiomes graves ou lacunaires dans lesquels il y a de véritables lacs sanguins analogues à ceux des tissus érectiles. Toutefois dans ces derniers cas, il faudra veiller à ne pas escarrifier les parois, et à éloigner autant que possible d'elles la partie dénudée de l'aiguille négative. Mais il n'y a pas lieu ici de faire exclusivement de l'électrolyse monopolaire positive comme dans les anévrismes. Il faut seulement surveiller les téguments aux points d'implantation ; s'ils changent de couleur, c'est qu'il y a un défaut d'isolement des aiguilles, il faut immédiatement interrompre et piquer plus loin avec une autre aiguille. On recommencera environ tous les quinze jours.

L'électrolyse donne surtout de bons résultats dans les angiomes graves, ou les angiomes simples saillants et très vasculaires. Mais dans les simples taches, il n'y a pas toujours avantage à remplacer le tissu rouge par du tissu de cicatrice. Cependant en employant des courants faibles, de 5 à 10 mA, la méthode bipolaire, prudemment appliquée (15'' à 30'' pour chaque implantation), peut donner d'excellents résultats.

Bergonié a employé récemment contre ces taches angiomateuses un traitement bien plus facile : c'est l'application de l'aigrette de haute fréquence mêlée de petites étincelles, au moyen de l'électrode nue reliée à un résonateur. Le tissu violacé blanchit aussitôt, « il se fait une réaction inflammatoire plus ou moins intense et une guérison sous-cutanée avec épiderme plus ou moins décoloré ». La durée et l'intensité des séances varient suivant les sujets. M. Guilloz a aussi obtenu de bons résultats de ce traitement dans la couperose ou acné rosacée. J'ai vu moi-même un cas d'acné rosacée très rebelle céder à ce traitement, mais il y a eu récidive depuis.

L'angiokératome, dilatation des vaisseaux sans néoformation vasculaire se traite aussi par l'électrolyse.

429. — Varices. — Ulcères variqueux. — Phlébites. — L'emploi du bain hydro-électrique à courants sinusoïdaux a donné de bons résultats à Larat dans le traitement des varices, probablement en excitant la circulation veineuse par la contraction musculaire généralisée imprimée au corps tout entier.

Quand il y a ulcération le traitement de choix est l'effluvation statique ou de haute fréquence, cette dernière est beaucoup plus efficace pour amener la rapide cicatrisation.

Effluvation statique. — Placer le malade sur le tabouret à pieds de verre relié au pôle —. Mettre la pointe à effluves, supportée sur son pied et reliée au pôle + en regard de la région ulcérée assez loin pour qu'il ne se produise aucune étincelle. Durée 10 à 15 minutes. Séances tous les deux jours.

Effluvation de haute fréquence. — Régler le résonateur pour obtenir de longs effluves. Le malade non isolé est assis. L'électrode à effluves, isolée sur son pied, est reliée par le fil souple au résonateur. Durée 10 à 15 minutes. Séances tous les deux jours.

Plusieurs explications peuvent être invoquées pour expliquer la rapidité d'action de cette thérapeutique, surtout de l'effluvation de haute fréquence : l'ozonisation, l'action de l'électricité sur les nerfs trophiques, ou des rayons ultraviolets de l'effluve sur la nutrition des tissus.

Boudet de Pâris a obtenu de bons résultats de la galvanisation.

Les hémorroïdes sont aussi rapidement améliorées ou guéries par une application locale de courants de haute fréquence, comme on le verra (§ 541).

Contre la phlébite M. A. Cleaves préconise la galvanisation labile négative du trajet veineux, 8 à 20 mA, puis l'emploi du courant sinusoïdal.

430. — **Œdèmes éléphantiasiques.** — On obtient de bons résultats de la galvanisation négative, une grande cathode active enveloppant la jambe, une électrode indifférente étant placée dans le dos, A. Weill, employant ce mode opératoire avec une intensité moyenne de 50 mA, a vu un cas amélioré rapidement.

431. — **Lymphangiomes.** — Les lymphangiomes et la macroglossie, qui n'en est qu'une variété localisée à la langue, se traitent comme les angiomes, par l'électrolyse bipolaire (procédé de Bergonié) au moyen de deux aiguilles de platine iridié montées dans le manche spécial de Bergonié. Cf. § 428. L'intensité sera de 20 à 40 mA, sauf pour la langue où l'on ne peut guère dépasser 10 mA.

432. — **Adénites chroniques. — Adénopathies.** — La galvanisation donne fréquemment de très bons résultats en faisant résorber la tumeur. Dans les adénites tuberculeuses on a peu de chances de succès. Si l'on constate quelque tendance au ramollissement, il vaut mieux s'abstenir. D'ailleurs au commencement de tout traitement d'adénite, où le ramollissement est à craindre, il faut avertir l'intéressé que la suppuration peut survenir malgré le traitement, et qu'elle ne sera pas un effet de ce traitement.

Mode opératoire : Appliquer une cathode de grandeur appropriée au volume de la tumeur, et une anode indifférente de 150 à 200 cm² sur la nuque ou dans le dos. On réglera l'intensité de manière à avoir une {densité sous la cathode de 0 mA 5 environ par cm² ; par exemple 10 mA pour une cathode de 20 cm². — Durée de la séance 15 minutes. Séances tous les deux ou trois jours.

CHAPITRE III

SYSTÈMES OSSEUX ET ARTICULAIRE

433. — Affections des systèmes osseux et articulaire en général. — Ces affections intéressent le médecin électricien soit au point de vue du radiodiagnostic, soit au point de vue de l'électrothérapie.

Quoique la thérapeutique électrique soit ici assez limitée, il ne faut pas oublier que nous avons souvent à intervenir dans certaines affections localisées sur les systèmes osseux et articulaire, l'hydarthrose, etc. et aussi dans les suites de traumatismes, de luxations, de fractures, où les systèmes nerveux et musculaires ont été secondairement intéressés (§ 377).

Mais c'est l'exploration radiologique, en un mot le radiodiagnostic, qui tient la plus large place dans ce chapitre. Il rend les plus grands services pour l'étude des luxations et des fractures, des malformations, des maladies inflammatoires ou des troubles de nutrition, etc.

D'autre part, le radio-diagnostic des affections osseuses et articulaires constitue le chapitre le plus important de la radiologie des membres. Aussi est-ce dans ce chapitre que doivent trouver place les principes généraux de l'examen des membres. Ces principes ont d'autant plus d'importance que les fractures et luxations exigent une attention toute particulière de la part du médecin électricien, en raison des difficultés cliniques qu'on rencontre souvent et aussi parce que nous avons parfois à faire des constatations médico-légales qui ne doivent être entachées d'aucune faute opératoire.

Nous donnerons donc ici les principes de l'examen radiologique d'une région quelconque et en particulier des membres, principes qui permettront de définir exactement comment on a opéré et de se replacer dans les mêmes conditions pour avoir une épreuve comparative au bout d'un certain temps ou une épreuve de contrôle.

434. — Radio-diagnostic des fractures et luxations. — Définition des épreuves radiographiques en général. —

Voici comment on peut arriver à définir dans tous les cas par une méthode générale le mode opératoire suivant lequel on a opéré.

1° On définit la position du sujet. Si l'on suppose par la pensée un sujet placé entre le tube de Crookes, mis sur la face sternale, et l'écran appliqué sur le dos, l'image obtenue pourra être considérée comme la superposition des images *non déformées* d'une série de tranches successives opérées dans le corps suivant un plan frontal (ou transverse). L'image de chacune de ces tranches sera seulement agrandie et non déformée, si elles sont parallèles à l'écran, et l'image totale sera l'image aussi véritable que possible, si le tube de Crookes éclaire le centre de ces tranches perpendiculairement à leur surface. Lorsque nous voyons ainsi un sujet, de telle sorte que ses tranches frontales ne sont pas déformées, nous disons que la radiographie est prise en plan frontal, ou que le plan d'examen est le plan frontal, ou que le sujet est en position frontale.

En général deux positions sont à rechercher pour l'examen d'une partie quelconque du corps, la position frontale et la position sagittale qui lui est perpendiculaire. Dans l'examen des fractures et des luxations, on a souvent besoin de positions intermédiaires qu'on définira en les rapprochant de ces deux positions types.

2° On définit la position du tube de Crookes, c'est-à-dire l'incidence. Les rayons pourront tomber sur la face antérieure ou postérieure dans la position frontale, sur la face droite ou gauche dans la position sagittale. On dira, pour chacun de ces cas, que l'incidence est antérieure, postérieure, droite ou gauche. On dit aussi : vue postérieure, antérieure, gauche ou droite, ce qui signifie qu'on regarde le corps du côté opposé (face d'émergence). C'est là un premier élément de définition. On doit en second lieu définir quelle est la direction des rayons frappant un point quelconque du corps ou du plan de projection. En radioscopie, on ne peut parler que de *point sur le corps* ; en radiographie, c'est avant tout le *point sur la plaque* qui est utile. Le rayon choisi pour la définition sera en général le rayon tombant perpendiculairement sur le plan d'examen et sur le plan de projection (rayon normal).

En *radioscopie* il est déterminé par l'indicateur d'incidence (§ 215) placé devant le tube sur la normale au plan du châssis porte-tube passant par le sommet du cône d'émission. Si nous voulons indiquer comment nous avons vu une fracture de côte par exemple, nous dirons que le malade a été placé en plan frontal ou sagittal ou autrement devant le plan du châssis porte-tube, et que le rayon normal a été amené sur un point des téguments que nous définirons. En *radiographie* nous aurons eu soin de mettre un index sur le trajet du rayon normal pour que le cliché en conserve la trace, en même temps que nous définirons le point du corps qui était irradié normalement. Beaucoup d'auteurs se contentent du point sur la plaque, et alors on a tout avantage à se servir du dispositif de M. Bertin Sans qui inscrit automatiquement 2 lignes sur le cliché en dehors de l'image utile, lignes dont les prolongements marquent à leurs points de rencontre le point d'incidence normale.

Je renvoie au *Traité de radiologie* du professeur Bouchard pour l'étude complète de cette question et pour la description des différents modes opératoires. Je crois seulement utile de rappeler ici comment on peut définir un point sur les téguments lorsque les repères anatomiques font défaut. Cette définition est souvent des plus difficiles; aussi j'ai proposé, au Congrès de Boulogne de 1899, un procédé général que j'emploie couramment depuis, lorsque je délivre une radiographie, et qui est bien accepté des médecins.

Il consiste à exprimer en centimètres la distance du point incident à un axe longitudinal qui est : pour le *bras* : l'axe brachial antérieur (défini par l'articulation acromio-claviculaire, le milieu du pli du coude et du poignet) ; pour la *jambe* : l'axe crural antérieur (défini par l'épine iliaque antéro-supérieure, le milieu du bord inférieur de la rotule, le milieu du pli du coude-pied), etc., et je donne en outre la distance du point de l'axe où l'on vient d'effectuer cette mesure, à l'origine de cet axe, de sorte que le point, en quelque lieu qu'il soit, se trouve défini par son abscisse (longueur de la ligne abaissée perpendiculairement du point sur l'axe) et son ordonnée (distance du pied de cette perpendiculaire au point d'origine de l'axe, l'origine de l'axe étant soit l'articulation acromio-claviculaire (bras), soit le milieu du pli du coude (avant-bras), soit l'épine iliaque (cuisse), etc. Pour le thorax, l'axe médio-sternal a son origine au milieu du bord supérieur de la fourchette.

Qu'il s'agisse de radioscopie ou de radiographie, une formule abrégée me permet, grâce à cette méthode, de préciser avec la plus grande exactitude les conditions dans lesquelles je me suis placé.

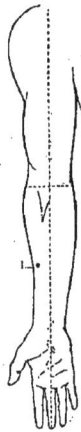

Fig. 77.

Par exemple pour un avant-bras examiné en position frontale avec incidence antérieure fig. 77, le rayon normal tombant sur le point I, on mesurera la normale abaissée de I sur l'axe (3 cm. par exemple) et la distance de son pied au pli du coude (6 cm. par exemple), et il suffira d'écrire :

Avant-bras droit. — Position frontale.
Incidence antérieure.
Point incident normal sur la peau :
    { ordonnée — 6 cm.
    { abscisse gauche — 3 cm.

J'ai l'habitude d'inscrire au-dessous de ces distances absolues, d'une part la longueur de l'axe du segment de membre considéré, et d'autre part la circonférence du membre en ce point ; de même pour le thorax ; on a ainsi du même coup une idée de la grosseur de la région, notion très utile dans certains cas.

Enfin, en troisième lieu, on notera la distance du centre de l'anticathode à la plaque.

On voit avec quelle facilité on peut, par un procédé des plus simples, en opérant avec méthode, arriver à la précision, et quand on a ainsi opéré, on peut affirmer que tout opérateur qui se placera dans les conditions énoncées par la légende du cliché obtiendra les mêmes résultats, rien n'étant laissé au hasard.

Cas particuliers.— Il est des cas où le plan d'examen de choix ne peut être placé parallèlement à la plaque (présence d'un appareil plâtré, affections de la hanche, etc. ; on indiquera alors la position autant qu'il sera possible de le faire.

Il est d'autres cas où l'irradiation devra être oblique. Alors le rayon normal tombe parfois loin de la région intéressante, hors du champ de la plaque. On pourrait à la rigueur définir encore le lieu d'incidence normale, mais il est bien plus simple de définir le point où tombe le rayon oblique éclairant à peu près le centre de la région intéressante.

Tout le problème se ramène à savoir définir l'obliquité d'un rayon avec autant de précision que l'est le rayon normal.

J'ai dit, au § 215, que cette opération était des plus faciles grâce à l'emploi des indicateurs d'incidence et du radiogoniomètre. Je crois utile de rappeler ici en quelques mots le mode opératoire particulier à cette définition.

Moyen pratique de déterminer le rayon normal ou un rayon oblique quelconque en vue du radio-diagnostic des affections chirurgicales des os et articulations en particulier. — Quelque soit le lit avec lequel on opère, on lui adjoindra un support d'ampoule muni d'un indicateur d'incidence pouvant prendre toutes les positions utiles dans le champ d'éclairement, par exemple celui que MM. Radiguet et Massiot ont construit sur mes indications (1). La position de la croix sera des plus faciles à déterminer. Veut-on employer le rayon normal, il suffit de placer sur le plan de projection une planchette munie d'un

---

(1) *Arch. d'Elect. méd.*, février 1902.

petit écran fluorescent et portant un style perpendiculaire (appareil de Virgilio Machado),ou bien mon radiogoniomètre dont les deux aiguilles sont au 0, puis d'amener l'ampoule de manière que le centre de l'écran soit irradié normalement ou que l'ombre du style soit ponctiforme ; on modifie alors la position de l'indicateur jusqu'à ce que son centre se projette au centre de l'écran.

Veut-on employer un rayon oblique, par exemple un rayon incliné de 20° à droite et 20° vers la tête du sujet, on placera le radiogoniomètre sur le plan d'appui de la région intéres-

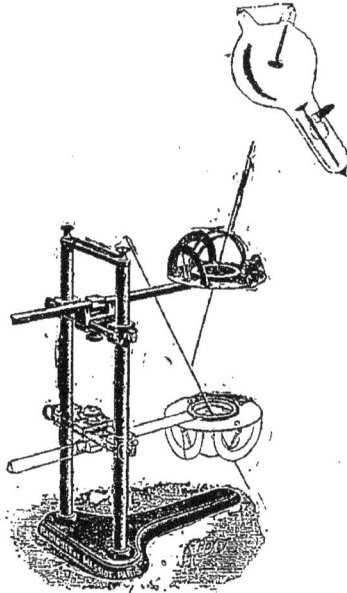

Fig. 78. — Radiogoniomètre

sante, son axe longitudinal parallèle à l'axe de la région; on donnera 20° d'inclinaison droite au goniomètre transverse, 20° d'inclinaison céphalique au goniomètre longitudinal et on opérera ensuite comme ci-dessus.

La définition d'un rayon expérimentalement choisi se fait par le procédé inverse. Le socle du radiogoniomètre étant orienté comme ci-dessus, on modifie la position des arcs goniométriques jusqu'à ce que leur centre de croisement tombe au

milieu du petit écran de platino-cyanure et il suffit alors de
lire les angles et de les noter.

**435. — Radio-diagnostic des fractures et luxations.
— Résultats cliniques.** — L'examen radioscopique suffit
souvent à éclairer le diagnostic. Lorsque les signes cliniques semblent révéler une fracture et que l'on ne voit rien
sur l'écran, il faut faire la radiographie. Il sera toujours
prudent de procéder ainsi quand la fracture a son siège près
d'une articulation. Un examen attentif est nécessaire si l'on
veut éviter de laisser passer, sans la voir, soit une fracture
juxta-articulaire, soit une luxation surajoutée.

Au cours de l'examen radioscopique, qui doit être pratiqué avec un tube mobile en tous sens, on doit autant que
possible chercher à irradier l'os de telle façon qu'un faisceau
de rayons traverse de part en part la fracture, qui apparaît
alors nettement, à cause du contraste des parties claires où
l'os fait défaut (trait de fracture) et des parties sombres que
constituent les extrémités osseuses.

Les rayons X permettent de suivre l'évolution du cal,
transparent d'abord aux rayons X (cal fibreux), puis déjà
apparent vers la fin de la deuxième semaine. Le cal prend son
aspect définitif vers la fin du deuxième mois (1). Il faut noter
qu'à la suite des traumatismes même légers, il y a fréquemment décalcification de l'os, se manifestant par une plus
grande transparence aux rayons X, ainsi que l'a fait remarquer le professeur Imbert.

436. — Périostite. — La périostite se caractérise par
un renflement fusiforme plus clair que le tissu osseux.

437. — Ostéomyélite. — L'ostéomyélite n'est pas décela-
ble, au début, par les rayons X. Il peut y avoir déjà du pus

(1) Cf. pour l'étude de l'évolution du cal : CORNIL et COUDRAY, *C. R.
Ac. des Sc.*, 20 juillet 1903.

sans que le radio-diagnostic puisse rien révéler sur l'opportunité d'une intervention, d'autant plus utile cependant qu'elle est plus précoce. On constate nettement plus tard des taches claires correspondant aux destructions du tissu osseux ; le radio-diagnostic sera très utile à la période de formation des séquestres. On pourra en déterminer la position exacte.

438. — **Tuberculose osseuse.** — La tuberculose osseuse (tumeurs blanches) est apparente à l'examen radiologique parce que le tissu osseux altéré est plus transparent que le tissu sain. Il faut toutefois savoir que l'on peut méconnaître une lésion tuberculeuse déjà avancée : on cite des cas où des masses caséeuses du volume d'une noisette n'étaient pas différenciables du tissu voisin.

L'os, dans le voisinage de la tumeur blanche, même avant qu'elle soit apparente, est plus transparent, suivant l'observation de plusieurs auteurs, ce qui tient à la décalcification qui précède l'invasion tuberculeuse. Cette décalcification n'est d'ailleurs pas pathognomonique de la tuberculose osseuse, elle se rencontre aussi dans les arthrites streptococciques et gonococciques (Wertheim Salomonson). On doit la rapprocher de la décalcification signalée par Imbert (§ 435).

ELECTRO-THÉRAPEUTIQUE. — Ce n'est qu'après la fin de la période inflammatoire qu'on pourra peut-être espérer tirer quelque profit de l'emploi du courant continu. Les atrophies musculaires pourront être prudemment combattues par le courant galvano-faradique. On doit s'abstenir d'intervenir dans les premières périodes.

439. — **Syphilis des os.** — Les gommes syphilitiques des os apparaissent sous forme de taches claires.

Presque toujours on remarque en même temps sur la

diaphyse des os longs des néoformations périostiques qui
donnent à l'os syphilitique un aspect particulier.

440. — Arthrites.— RADIO-DIAGNOSTIC.— Les arthrites se
manifestent surtout, à l'examen radiologique, par le flou
de l'ensemble de l'articulation. Le flou varie suivant la
nature de l'épanchement ou l'état congestif des synoviales.

L'aspect de l'interligne varie aussi. Tardivement sa disparition est un signe de l'altération des cartilages articulaires qui peuvent faire complètement défaut. L'examen
radiologique révèle aussi l'état des extrémités osseuses, ce
qui est très important.

ELECTRO-THÉRAPEUTIQUE. — Les arthrites ont en partie bénéficié du traitement électrique, quoique l'on ne puisse
encore ériger en méthode générale, le mode opératoire préconisé par différents auteurs. L'arthrite blennorrhagique a
été combattue avec succès par des applications biquotidiennes de 1 heure au début, 1/4 d'heure ensuite, de courant
continu : 40 à 60 mA (Delherm), ou par des applications
de haute fréquence (Dénoyès).

Dans certaines formes d'arthrites aiguës, l'ionisation par
la lithine (bain positif à 2 p. 100 de chlorure de lithium alca-
linisé avec de la lithine caustique au $\dfrac{1}{2.000}$, Bordier) donne
de bons résultats. Elle doit être employée dans les formes
subaiguës ou chroniques toutes les fois que l'on se propose
de transformer l'urate de soude peu soluble $\left(\dfrac{1}{19.000}\right)$ en
urate de lithium beaucoup plus soluble $\left(\dfrac{1}{116}\right)$.

Selon le conseil d'Apostoli, Berlioz, Laquerrière, Dénoyès,
on doit s'abstenir de toute application de haute fréquence
dans les arthrites aiguës pyrétiques, rhumatismales.

Les travaux de M. le professeur Bouchard sur l'action

des injections de salicylate de soude faites au niveau des localisations du rhumatisme ont donné l'idée à beaucoup d'expérimentateurs, et notamment à MM. Bergonié et Roques, de faire pénétrer l'ion salicylique au niveau des articulations malades par le courant électrique (1). J'ai eu souvent l'occasion de recourir à ce mode de traitement et je n'ai eu qu'à m'en louer.

Le mode opératoire le meilleur pour pratiquer l'ionisation consiste, s'il s'agit d'une extrémité (main ou pied), à mettre cette extrémité dans un bain tiède renfermant l'électrolyte et relié soit au pôle positif, s'il s'agit de faire pénétrer les ions descendants (lithine), soit au pôle négatif, s'il s'agit de faire pénétrer les ions ascendants (acides, salicylion). S'il s'agit d'une articulation telle que le genou, l'épaule, etc., on la recouvrira d'une large électrode d'ouate trempée dans le bain actif, modérément exprimée et bien appuyée sur les téguments qu'on aura préalablement savonnés et passés à l'alcool.

Le courant sera variable suivant la tolérance du malade et suivant l'ion employé. Les densités de $0^{mA}2$ à $0^{mA}7$ et même 1^{mA} par cm^2 d'électrode sont généralement bien supportées. De sorte qu'on n'aura aucune difficulté, avec une électrode de 200 cm^2, à faire passer 40 à 120 mA. La durée variera de 1/4 d'heure à 3/4 d'heure ou 1 heure suivant l'intensité (Cf. § 247 ssq. et 267). — Les séances seront faites tous les deux jours.

441. — **Ankyloses.** — Les ankyloses, si fréquentes à la suite des arthrites ou des immobilisations chirurgicales, sont en général très améliorées par le courant continu. On assiste parfois à des guérisons surprenantes. Walker Gwyer, de New-York, et Leduc de Nantes ont publié des résultats très encourageants : appliquer de chaque côté de l'articu-

(1) Cf. FOCKENBERGHE. Thèse de Bordeaux, décembre, 1903.

lation malade de larges électrodes imprégnées de solution
de AzH⁴Cl ou de NaCl. Faire passer un courant de 20 à
150 mA suivant la tolérance et la surface des électrodes,
pendant 10 à 30 minutes. Le pôle négatif sera toujours
placé le plus près possible de l'endroit à traiter particulièrement.

L'exploration radiologique aura d'ailleurs été faite au
préalable pour juger de l'état des surfaces articulaires.

La radiothérapie est peut-être appelée à rendre des services dans cette affection. Il serait prématuré de l'affirmer.

442. — Synovites tendineuses chroniques simples. —
La galvanisation négative est très efficace contre cette affection (Bordier). On appliquera une cathode active propor-
tionnée à la région avec une intensité telle que la densité
soit de 0mA 5 à 0mA 7 par cm².

443. — Hydarthrose. — Même traitement que pour les
synovites tendineuses. On applique une grande électrode
négative sur la région malade. La résorption du liquide
est ainsi très activée. On pourra dans des cas où la galvanisation échoue avoir recours à la haute fréquence en application directe : une lame d'étain, recouvrant l'articulation
et appliquée directement sur la peau, est reliée à une extrémité de l'hélice de self ; l'autre électrode, reliée à l'autre
extrémité, est appliquée en un point quelconque. Durée
10 minutes. Séances tous les deux jours.

444. — Corps mobiles articulaires. — Radio-diagnostic. — Je ne parlerai des corps mobiles articulaires que
pour mettre en garde contre deux erreurs : l'une c'est de
méconnaître la présence d'un corps mobile, quoique pas
exclusivement cartilagineux, d'un corps mobile osseux,
parce que l'on n'a pas pu se placer dans des conditions telles que son ombre ne soit pas confondue avec la masse des

os voisins et qu'elle soit projetée dans un espace clair de l'image ; en effet le corps mobile osseux, toujours plus clair que le tissu des os voisins, est en général tout à fait invisible à travers l'ombre de ces os.

La deuxième, c'est de croire à un corps mobile quand, en réalité, il ne s'agit que de concrétions osseuses ou d'os sésamoïdes développés dans les tendons ou les ligaments.

445. — **Troubles de nutrition des os, tumeurs, malformations, etc.— Nodosités de Bouchard, d'Héberden. etc.** — Les rayons X ont apporté un nouvel élément d'étude à une série d'affections que nous ne ferons que signaler ; telles que la maladie de Paget, l'acromégalie, le rachitisme, le crétinisme, les lésions osseuses myxœdémateuses, l'ostéomalacie, les tumeurs osseuses, les déformations dues à des troubles gastriques (dilatation d'estomac) ou nodosités de Bouchard, constituées par une saillie des tubercules osseux de l'articulation des premières avec les deuxièmes phalanges, les nodosités d'Héberden, les ostéo-arthropathies hypertrophiantes pneumiques de Marie, les arthropathies nerveuses du tabes, de la syringomyélie, les infiltrations goutteuses des épiphyses plus transparentes que l'os normal à cause de la perméabilité plus grande de l'urate de soude, etc.

Cette énumération, forcément incomplète, montre combien est vaste le champ d'exploration clinique du système osseux et du système articulaire dans une foule d'affections ou d'états morbides où ils sont intéressés.

446. — **Scolioses. — Rachitisme.** — Notions cliniques. — Les scolioses sont le plus ordinairement la conséquence d'une évolution rachitique des os, comme le genu valgum, le pied plat, les courbures rachitiques des os de la jambe, etc. Les scolioses qu'on appelle *habituelles* (scolioses par habitudes vicieuses), celles que nous avons le plus souvent

à traiter et qui surviennent à l'adolescence, surtout chez les jeunes filles, sont regardées par beaucoup d'auteurs, notamment par Kirmisson, comme une conséquence ordinaire du rachitisme. Quelle que soit la part que prenne la mauvaise évolution osseuse dans la genèse des scolioses, il n'en est pas moins vrai que le rôle du système musculaire est considérable, et que l'on en éviterait ou que l'on en guérirait beaucoup si l'on pouvait immédiatement donner aux muscles antagonistes de la déviation la force et la tonicité nécessaires.

ELECTRO-DIAGNOSTIC ET RADIO-DIAGNOSTIC. — Le rôle que joue le système musculaire dans les affections orthopédiques en général est très important et il est utile de pratiquer l'examen électrique des muscles avant de traiter. Bergonié conseille comme de rigueur, toutes les fois qu'on nous amène un scoliotique, d'explorer tout d'abord l'état des muscles du dos, de la paroi thoracique, de la nuque (1). Si l'excitabilité faradique est complètement perdue, le traitement électrique aura peu de chances de succès.

L'exploration par les rayons X tient aussi une place importante ici. On apprécie d'autant mieux une scoliose que les muscles sont plus relâchés : le décubitus dorsal des radiographies est particulièrement favorable à cette mesure, au contraire de la station debout habituelle aux examens cliniques. Dans certains cas, il sera utile de remplir d'ouate les régions concaves, qui n'appuient pas sur la plaque, pour assurer la stabilité.

La radiographie permet d'apprécier l'état des os (soudure des vertèbres, néoformations osseuses), les déviations et les torsions du rachis, ces dernières se manifestant par un déplacement, à droite ou à gauche de la ligne épineuse, par rapport à l'axe médian du corps des vertèbres. Toutes les

(1) BERGONIÉ, *Arch. d'élect. méd.*, 15 janvier 1902.

fois qu'il y a scoliose on aura d'ailleurs intérêt à examiner à l'aide des rayons X l'état du système osseux en général. Les os longs rachitiques sont ordinairement plus grêles au milieu de la diaphyse, tandis que les extrémités sont élargies.

ELECTRO-THÉRAPEUTIQUE. — La technique du traitement des scolioses a été formulée d'une façon précise par M. Bergonié. Ayant en main une bonne source de courant faradique rythmiquement interrompu, on la relie à de grandes électrodes de 100 cm² en étain, recouvertes de plusieurs couches de gaze hydrophile, ou en général à des électrodes du genre de celles qu'on emploie pour la galvanisation, de forme rectangulaire. C'est sur la question du point d'application surtout que nous devons insister. M. Bergonié compare à juste raison, la colonne vertébrale à un arc ; si l'on fait contracter les muscles des gouttières vertébrales du côté concave, on tend la corde de l'arc et on augmente l'incurvation. C'est donc le côté convexe qui doit être traité. Il faut surtout s'attacher à faire contracter les muscles de la masse commune en cherchant par tâtonnements le meilleur effet produit et sans trop s'attacher aux points moteurs. En plaçant les électrodes parallèlement l'une à l'autre et normalement au rachis, de part et d'autre de la convexité, on arrive vite à la position de choix.

Il y a tout avantage, avec le courant faradique rythmé, à faire des séances longues, car le muscle ne se fatigue pas. On peut aller jusqu'à une heure. Mais il faut pour cela que le sujet soit confortablement installé, les électrodes fixées avec des bandes de caoutchouc, et que l'on ait réussi, s'il s'agit d'un enfant, à vaincre complètement sa frayeur. On fera une séance tous les deux jours, tous les jours ou même deux fois par jour suivant les cas.

Contre-indications du traitement faradique : Ostéite, arthrite rachidienne.

On a aussi conseillé comme traitement général du rachitisme le courant sinusoïdal en bain hydro-électrique (Sagretti, Gautier et Larat, Springer), 3 bains par semaine, de 20 minutes chacun. — Intensité = 20 mA (Larat). Enfin la galvanisation du rachis est préconisée par quelques auteurs (A. Weill, etc.).

CHAPITRE IV

AFFECTIONS GYNÉCOLOGIQUES ET OBSTÉTRICALES

447. — **Métrites.** — Notions cliniques. — Nous divise-rons les métrites en métrites aiguës et métrites chroniques. Cette division est un peu surannée et artificielle, mais elle a sa raison d'être ici parce que d'une façon générale les métrites aiguës sont celles qui contre-indiquent le traite-ment électrique (1), tandis que les métrites chroniques ou tendant à la chronicité sont en partie justiciables d'une intervention. Les notions cliniques que nous allons rappe-ler auront pour but de spécifier les métrites qu'on doit traiter, et celles qu'on ne doit pas traiter.

Quand nous disons que les métrites aiguës excluent toute intervention, il faut s'entendre : la métrite aiguë, franche-ment infectieuse, gonococcique ou streptococcique, accom-pagnée d'une forte réaction de l'organisme, contre-indique l'électrisation qui ne pourrait être que néfaste ; mais il n'y a pas de limites nettes entre la métrite infectieuse et la congestion utérine, qu'on a eu trop de tendance à regarder comme de nature purement microbienne. C'est ainsi que les congestions utérines, souvent accompagnées de ménor-rhagies ou de métrorrhagies chez les jeunes filles, conges-

---

(1) Les courants de haute fréquence, d'après les observations de Doumer, en application intra-utérine, conviendraient parfaitement au traitement de la métrite aiguë, qui dès lors entrerait dans le cadre des maladies que nous pouvons traiter.

tions parfois liées à une atrésie du col ou à un vice de conformation de l'organe, occasionnées par les refroidissements, les fatigues, les sports, l'afflux menstruel, les excitations de toute nature, ont été qualifiées de métrites aiguës; et la constatation, relativement assez fréquente, du gonocoque dans la métrite virginale n'était pas faite pour jeter le discrédit sur cette manière de voir. C'est ainsi que les hémorrhagies de la ménopause ont été, elles aussi, rattachées à la métrite, alors qu'en réalité l'élément infectieux est ici tout à fait au second plan et que les poussées les plus aiguës s'accompagnent à peine de réaction fébrile. Nous en dirons autant de la métrite hémorrhagique du post partum, due à un arrêt d'involution utérine (subinvolution). Dans tous ces cas où la cause infectieuse est effacée, l'intervention électrique pourra être des plus utiles. Nous ne nous occuperons pas spécialement de ces cas de pseudo-métrites, parce que le symptôme dominant, celui qui nécessite un traitement spécial, est l'hémorrhagie ; l'étude en sera faite dans un des paragraphes suivants (§ 449).

Nous dirons donc, pour conclure, que la métrite aiguë vraie, infectieuse, avec réaction fébrile, douleur plus ou moins vive, accompagnée fréquemment de retentissement péritonéal, doit être diagnostiquée dans le seul but d'exclure le traitement électrique ; mais que les pseudo-métrites congestives et certaines métrites vraies, où l'élément congestif prime l'élément infectieux et où le symptôme hémorrhagie domine la scène, sont justiciables de l'électrothérapie, comme on le verra au paragraphe 449.

La métrite chronique est le plus souvent consécutive à des poussées aiguës. Elle est d'abord localisée à la muqueuse (endométrite), qui s'épaissit, présente des granulations, des végétations souvent très vascularisées (d'où la forme endométrite chronique hémorrhagique), parfois pédiculisées (polypes muqueux), des érosions, des ulcérations,

des glandes kystiques (au niveau du col : œufs de Naboth) ;
puis elle envahit le parenchyme, il y a hypertrophie du
tissu conjonctif interstitiel (métrite chronique hypertrophique).

Quel que soit le symptôme clinique qui domine, douleur,
leucorrhée, dysménorrhée, dysménorrhée membraneuse,
hémorrhagie, l'électricité trouve son application dans le
traitement de la métrite chronique.

Cependant il est une contre-indication formelle au traitement électrique : c'est le mauvais état des annexes, qui
souvent n'est pas révélé par l'examen clinique, mais que
l'électro-diagnostic établit d'une façon précise. C'est ce que
nous allons voir à présent.

ELECTRO-DIAGNOSTIC. — Le but de l'électro-diagnostic est
de nous fixer sur l'état des annexes. Une électrode indifférente étant placée sur le ventre et l'hystéromètre de platine
étant introduit dans l'utérus et relié à l'autre pôle d'une
source de courant continu, on interroge l'organe en faisant
passer un courant de 50 mA. S'il y a intolérance, c'est que
les annexes sont suspectes, il en est de même s'il y a réaction inflammatoire après la séance. Si au contraire on
peut monter à 100, 150 mA sans provoquer de grandes
douleurs ni de réaction inflammatoire, c'est que les annexes
sont en bon état et le traitement électrique sera possible.

Si l'intolérance s'accentue de séance en séance, c'est qu'il
y a une lésion annexielle contre-indiquant le traitement.
Si, au contraire, l'intolérance relative du début s'atténue,
c'est qu'il s'agissait d'une hystérique ou encore qu'il y
avait une lésion annexielle en voie de régression (Apostoli).

Il est des cas où le courant faradique, lui aussi, peut servir à l'électro-diagnostic. C'est quand il y a douleur ovarienne dont la nature ne peut être fixée. S'il s'agit d'une
douleur ovarienne hystérique, elle cède très rapidement en
général à la faradisation.

ELECTRO-THÉRAPEUTIQUE. — Lorsqu'il n'y a pas de contre-indication, on appliquera donc le traitement électrique qui ici sera la galvanisation intra-utérine.

Elle se pratique de deux façons :

1° Au moyen d'un hystéromètre électrique + inattaquable par les produits polaires : platine, charbon ;

2° Au moyen d'électrodes attaquables (dites solubles) +.

Dans les deux cas, la cathode indifférente est constituée par une grande plaque abdominale de 200 cm² au moins.

La malade est placée dans la position gynécologique. Le spéculum est introduit. Le col est nettoyé avec un tampon trempé dans l'eau bouillie, procédé d'asepsie plus efficace que les grandes injections préalables ou qui tout au moins doit les compléter, étant donné que l'hystéromètre ne touchera rien autre chose que les lèvres de l'orifice du col et qu'il importe seulement de ne pas refouler dans la cavité utérine les produits de la flore vaginale et vulvaire.

1° *Electrodes inattaquables*. — L'introduction des électrodes de charbon d'Apostoli est plus difficile que celle de l'hystéromètre de platine. Il faut procéder par torsion dans le même sens jusqu'à ce qu'on arrive au fond de l'utérus. Ces électrodes s'appliquent mieux contre toute l'étendue des parois internes de l'organe. Bergonié a fait construire une électrode de platine, formée de deux branches en forme de cuillers à convexité externe pouvant s'écarter pour s'appliquer exactement sur les faces opposées de l'endomètre. Si l'on emploie l'hystéromètre de platine on aura soin de le tourner en avant, en arrière, à droite, puis à gauche pour être sûr de prendre contact successivement avec toutes les parois internes.

On élève progressivement l'intensité de 0 à 50, 100, et même 150 mA. On laisse alors le courant agir pendant 5 minutes (électrode de charbon) ou 8 minutes (hystéromètre de platine, 2 minutes pour chaque position). Je ne dé-

passe ordinairement pas 80 mA et Zimmern conseille aussi
de se tenir entre 50, et 70 ou 80 mA, dans la métrite hémorrhagique en particulier. Les raisons qu'il en donne dans ce
cas sont les suivantes : ce n'est pas tant la destruction de la
muqueuse qu'on vise, que d'une part l'action coagulante
des produits polaires, et d'autre part une certaine excitation
produite sur le muscle utérin ; quelques auteurs ont été jusqu'à affirmer que dans le curettage chirurgical ce n'était pas
tant l'ablation de la muqueuse qui était l'agent curatif que
la puissante excitation portée sur les tissus sous-muqueux.

L'un des grands reproches adressés au *curettage électrique* est que l'on ne peut « limiter l'action destructive.
Rien n'indique à quel moment la muqueuse est détruite,
à quel moment la cautérisation va aborder les couches
musculaires superficielles : on s'exposera donc à agir trop,
c'est-à-dire à substituer à la muqueuse un tissu de cicatrice, ou trop peu, c'est-à-dire à voir la métrite récidiver »
(Delbet). Retenons de ceci que l'action destructive joue certainement [son rôle dans le traitement de la métrite, mais
qu'à côté de cela il y a d'autres actions et notamment l'excitation du muscle utérin tout spécialement sensible au
courant continu. L'expérience est là pour montrer l'efficacité du procédé, et je crois qu'on peut conseiller aussi
bien pour la métrite non hémorrhagique que pour la métrite hémorrhagique de ne pas dépasser, sauf dans certains
cas rebelles et déjà traités, une intensité de 80 mA. Il faut
d'ailleurs tenir compte de la surface active de l'électrode.
Avec une grosse électrode de charbon on pourra monter
plus haut qu'avec l'hystéromètre de platine.

2° *Electrodes solubles*. — Comme électrodes solubles on
emploie généralement le cuivre rouge (Gautier, Cleaves,
Gœlet) ou l'argent (Boisseau du Rocher, Stouffs). Leuilleux
recommande le cadmium ; Popyalkowski, le zinc ; Debédat,
l'aluminium.

Cette électrode étant reliée au pôle positif, il se forme au contact du chlore fourni par le NaCl des liquides organiques : un oxychlorure de Cu, d'Ag, etc., dans l'épaisseur même de la muqueuse. Intensité = 40 à 60 mA. — Durée = 15 à 20 minutes.

On imprimera de temps en temps de petits mouvements à l'électrode pour éviter qu'elle adhère aux parois.

Ce procédé convient surtout aux métrites blennorrhagiques.

Après la séance, qu'elle soit faite avec l'électrode de platine ou charbon, ou avec l'électrode soluble, on appliquera sur le col un tampon d'ouate ou de gaze antiseptique trempée dans de la glycérine anglaise salolée. La malade doit rester une heure ou deux allongée et garder le repos absolu le reste de la journée.

On fera une ou deux séances par semaine. Après chaque séance il y a écoulement séro-sanguinolent, puis séreux. La malade retire le tampon le lendemain et prend des injections antiseptiques.

Lorsque, dans la métrite, il y a prédominance des phénomènes douloureux, on devra commencer par faradiser l'utérus. Pour cela, on se sert de l'électrode bipolaire d'Apostoli. C'est un hystéromètre en matière isolante présentant à son extrémité une bague métallique reliée à une borne du manche, et à une petite distance de cette extrémité, une seconde bague métallique reliée à une autre borne. Chacune de ces bornes étant mise en communication avec le secondaire, les lignes de force se répartissent surtout dans les zones de la muqueuse contiguës aux deux bagues et interposées entre elles.

Si la métrite est liée à l'atrésie du col ou à une malformation de l'organe, il faudra, bien entendu, s'attaquer avant tout à la cause.

448. — **Fibromes utérins.** — Notions cliniques. — On sait que les fibromes ou fibromyomes peuvent être développés soit dans l'épaisseur du tissu utérin (fibromes interstitiels), soit en saillie sous le péritoine et pouvant alors être pédiculés (fibromes sous-péritonéaux), soit en saillie sous la muqueuse et pouvant aussi alors être pédiculés (fibromes sous-muqueux et polypes fibreux).

Les fibromes interstitiels et sous-muqueux causent fréquemment de l'inflammation de la muqueuse (métrite symptomatique), ou des hémorrhagies.

Il faut, avant de poser le diagnostic de fibrome, penser à plusieurs causes d'erreur : la grossesse, parfois dissimulée, souvent ignorée de la malade ; le kyste de l'ovaire et les tumeurs kystiques utérines ; les tumeurs cancéreuses. L'intervention dans le premier cas est une de ces fautes lourdes qu'on ne pardonne pas au médecin électricien, moins encore qu'au chirurgien. Dans le second cas elle est inutile. Dans le troisième elle est néfaste.

Le diagnostic du fibrome devra être complété par celui de l'état des annexes qui, on le sait (§ 447), peut contre-indiquer le traitement des métrites et aussi des fibromes.

Electro-thérapeutique. — Le traitement électrique consiste :

1° à combattre le symptôme hémorrhagie par la galvanisation positive ;

2° le symptôme douleur par la faradisation (courant de tension, fil fin) et par la galvanisation positive ;

3° à entraver l'évolution de la tumeur elle-même, ou provoquer sa diminution, par la galvanisation, soit positive si l'on doit traiter la tendance à l'hémorrhagie, soit négative s'il s'agit d'un fibrome très volumineux.

Galvanisation utéro-abdominale ou utéro-sacrée. — La galvanisation se pratiquera suivant le mode opératoire employé pour les métrites, sauf que l'on aura tout avantage ici

à employer l'hystéromètre de platine plutôt que les électrodes de charbon, plus difficiles à introduire, et dont la plus
grande utilité est de prendre contact avec tous les points de
la muqueuse, grâce à leur volume, quand c'est la muqueuse
qui est à traiter. Je ne vois aucune raison, sauf dans certains cas de déplacement de l'axe du canal, à rejeter l'emploi du spéculum pour le traitement des fibromes. Le
nettoyage du col est plus facile, et il sera plus facile aussi
de suivre avec les yeux l'entrée de l'hystéromètre,ne serait-ce
que pour juger de la profondeur à laquelle on l'introduit.
Si l'on trouve que l'écartement des cuillers fixe trop le
col et gêne l'introduction de l'hystéromètre en raison
du coude que la tumeur peut faire dans le canal utérin, il
suffit de desserrer la vis de l'instrument pour laisser au col
toute sa mobilité et l'introduction se fait alors d'elle-même.
On pourra d'ailleurs donner à la pointe de l'hystéromètre
la courbure propre à chaque cas, ce n'est qu'aux premiers
examens qu'on rencontre parfois quelque difficulté.

L'électrode indifférente est placée sur le ventre ou à la
région sacrée, suivant que le fibrome occupe la paroi antérieure ou la paroi postérieure.

Le pôle actif sera le pôle +, comme nous l'avons dit, sauf
dans les cas de fibromes très volumineux non hémorrhagiques et peu ou pas douloureux, fibromes qu'on veut avant
tout réduire, et contre lesquels on emploiera le pôle —.

L'intensité sera maintenue entre 40 et 80 mA, lorsqu'on
se propose de lutter surtout contre le symptôme hémorrhagie. Si ce symptôme ne domine pas la scène, on pourra
monter à 100, 150 mA ; quelques auteurs vont jusqu'à 200
et 300 mA. Durée = 5 à 6 minutes.

Séances tous les deux, quatre ou sept jours, suivant la
réaction. Quelquefois tous les jours (hémorrhagies).

D'ailleurs ces chiffres seront modifiés suivant les cas particuliers. Certaines femmes ne supportant pas plus de 40 mA.

quoiqu'elles n'aient pas de lésions annexielles, on devra prolonger la durée de la séance en conséquence.

Lorsqu'on a fait la galvanisation positive intense, il arrive parfois que l'hystéromètre adhère aux parois. Il suffit alors de renverser le courant après l'avoir amené lentement à zéro, de manière à faire passer quelques secondes un courant inverse de 10 mA. Le pôle — ramollit la surface adhérente des escarres positives et le décollement s'opère facilement. Le traitement sera interrompu pendant les règles, mais on pourra le reprendre dès le 4e jour s'il n'y a pas ménorrhagie prolongée.

La galvanisation négative, employée, comme nous l'avons dit, dans le but de réduire les fibromes volumineux, ne devra pas dépasser 150 mA, à cause de la tendance du pôle — à provoquer des hémorrhagies.

Galvanisation vagino-abdominale. — Telle est la technique courante du traitement des fibromes. Il est des cas où l'on ne pourra introduire l'hystéromètre, s'il y a grosses déformations du canal. alors, plutôt que de faire la galvanisation intra-cervicale, on mettra un tampon + dans le cul-de-sac postérieur et la plaque négative indifférente sur l'abdomen.

M. A. Cleaves a imaginé un procédé de galvanisation vagino-abdominale : au moyen d'une canule spéciale, elle tient le vagin plein d'eau et y amène un pôle de la source.

C'est à la galvanisation vagino-abdominale qu'on devra avoir recours quand il y a hyperesthésie utérine ou inflammation légère des annexes.

Faradisation. — On emploiera la faradisation surtout contre les fibromes doulóureux. On devra choisir alors le courant de tension (bobine à fil fin) et on fera, suivant les cas, la faradisation intra-utérine avec l'électrode bipolaire d'Apostoli, utéro-abdominale, utéro-sacrée ou vagino-abdominale.

Contre-indications. — Le traitement électrique des

fibromes est contre-indiqué s'il y a inflammation annexielle
(comme pour les métrites) ou maladies aiguës des organes
voisins, néphrites aiguës, etc. L'hémophilie est aussi une
condition très défavorable, comme souvent l'hystérie. On
devra s'abstenir de traiter si l'on suspecte l'évolution cancé-
reuse de la tumeur. Les fibromes pédiculés, sous-péritonéaux
ne seront traités que s'il y a indication en raison des symptômes douloureux; on emploiera alors de préférence la galvanisation abdomino-sacrée. Les polypes fibreux ne seront
pas traités.

449. — **Hémorrhagies utérines.** — Notions cliniques.
— Le symptôme hémorrhagie est commun à beaucoup
d'affections utérines. Il relève avant tout des fibromes et des
métrites. Trop imbu des idées microbiennes on a eu tendance
à rattacher à la métrite toutes les hémorrhagies qui n'a-
vaient pas pour cause une tumeur ou un trauma, la métrite
aurait été l'intermédiaire indispensable entre les causes
générales ou locales quelles qu'elles soient et le symptôme
hémorrhagie.

Aujourd'hui, le rôle du microbe est remis à sa véritable
place, et nous ne pouvons plus, dans le chapitre des métrites, faire rentrer toutes les hémorrhagies non attribuables
aux tumeurs ou au trauma : il est nécessaire de faire de ce
symptôme une étude d'ensemble comme nous avons dû
faire une étude d'ensemble du symptôme paralysie, dans
les affections nerveuses, parce que c'est généralement le
symptôme hémorrhagie, comme le symptôme paralysie,
qui amène à nous beaucoup de malades.

Avec Zimmern (Th. de Paris, 1901), nous reconnaîtrons
à l'hémorrhagie les causes suivantes :

Les *causes à distance* : troubles circulatoires, lésions mi-
trales dont elles peuvent être un signe précurseur ; lésions
hépatiques, rénales, etc. ; état infectieux général, grippe,

paludisme, tuberculose, sans qu'il soit nécessaire que l'agent infectieux pullule dans la muqueuse de l'utérus ; affection générale, chlorose, neurasthénie, etc.

La *congestion sans métrite* : pseudo-métrite des vierges, de la ménopause, pseudo-métrite reconnaissant pour cause une déviation ou une malformation utérine ; il faut aussi rattacher à ce groupe certaines hémorrhagies du post partum dues à un arrêt d'involution sans infection, sans métrite septique.

Les *tumeurs cancéreuses* qui provoquent souvent au début de la métrite subaiguë, d'où les hémorrhagies franches prémonitoires, bientôt suivies des hémorrhagies typiques du cancer, écoulement séro-sanguinolent et séreux, et, aux dernières phases, des hémorrhagies d'ulcération.

Les *fibromes*, étudiés plus haut.

Les *métrites vraies*, étudiées aussi.

Les *inflammations et affections annexielles*, qui causent plus souvent des ménorrhagies que des métrorrhagies.

Electro-diagnostic. — Quand une malade se présente avec le symptôme hémorrhagie utérine, il faut donc commencer par établir le diagnostic de la cause d'après ce que nous venons de dire. On devra compléter ce diagnostic, dans les cas où il n'est pas absolument certain que les annexes soient indemnes, par l'électro-diagnostic exposé au paragraphe 447. Alors seulement, quand le diagnostic sera certain et les contre-indications écartées, on devra se prononcer sur l'opportunité ou la non-opportunité du traitement.

Il ne sera pas superflu ici de rappeler certains conseils pratiques dont les débutants en électrothérapie pourront tirer profit.

Lorsqu'on nous amène une petite fille perdant du sang par le vagin, on doit penser, à part quelques cas de traumatisme rares, à une menstruation précoce et se garder de tout examen gynécologique et de toute intervention électrothérapeutique.

S'il s'agit d'une jeune fille, avant de procéder à aucune exploration locale, ne pas oublier que très souvent la ménorrhagie est le premier signe d'une lésion mitrale. Penser aux causes générales : chlorose, etc. ; puis aux congestions accidentelles. On sera souvent bien plus utile en refusant l'intervention et même l'exploration immédiate, car avec un traitement approprié tout pourra rentrer dans l'ordre au bout de quelques mois.

Il faudra penser à la métrite gonococcique, qui n'est pas exceptionnelle même chez les vierges, les causes d'infections étant des plus variées, et comme alors notre intervention est des plus efficaces, en établir le diagnostic précis.

Chez les jeunes femmes, il faudra toujours penser à la possibilité d'un avortement embryonnaire, quelquefois ignoré, quelquefois dissimulé, et ne pas risquer, en traitant, de laisser le mal s'aggraver s'il y a rétention de membranes, alors qu'un curettage chirurgical s'impose.

Il faudra surtout éviter de traiter un utérus gravide : on peut avoir établi un diagnostic précis, avoir conclu à l'opportunité du traitement mûrement réfléchie, et avoir omis de penser à un début de grossesse surajoutée et à laquelle on ne songe même pas, étant donné la persistance des règles ou des ménorrhagies. L'expectation sera toujours utile dans les cas douteux.

A peine est-il utile de recommander la prudence, surtout lorsqu'une malade, déjà électrisée il y a trois mois, six mois, nous revient pour « continuer son traitement ».

A l'approche de la ménopause, il faudra toujours aussi penser, d'une part, à une grossesse tardive, d'autre part, à un cancer en évolution qui, comme on va le voir, contre-indiquerait le traitement.

Enfin il est une autre erreur sur laquelle insiste Zimmern, erreur non plus de diagnostic, mais de traitement : c'est celle qui consiste, en présence de ménorrhagies, ou métrorrhagies bénignes, de nature neurasthénique, à perdre de vue le symptôme pour traiter électriquement l'état général. Que l'on soumette au traitement statique ces malades, les hémorrhagies augmenteront fatalement, la statique et la haute fréquence ayant une action toute spéciale sur la congestion cataméniale.

ELECTRO-THÉRAPEUTIQUE. — Le traitement électrique est *contre-indiqué* :

1º Dans les hémorrhagies de la ménopause de cause cardiaque, hépatique, ou chez les obèses, les pléthoriques. Ces hémorrhagies sont salutaires ;

2º Dans les hémorrhagies du post-partum, quand il y a rétention des membranes ;

3º Dans les métrites franches aiguës ;

4º Dans le cancer ;

5º Quand il y a inflammation des annexes ;

6º Il est inférieur au curettage dans les vieilles endométrites fongueuses, polypeuses. Le polype peut même être regardé comme une contre-indication.

La *galvanisation* est indiquée dans les cas suivants :

1º Dans les métrites hémorrhagiques, en se reportant à ce qui est dit au § 447 ;

2º Dans les fibromes hémorrhagipares, en se reportant à ce qui est dit au § 448 ;

3º Dans les hémorrhagies du post-partum dues à la subinvolution utérine sans métrite septique, sans rétention. Nous insisterons tout à l'heure sur ce cas. On emploie aussi la faradisation ;

4º Dans les hémorrhagies congestives de cause locale où elle marche de pair avec la faradisation. Nous insisterons tout à l'heure aussi sur ce cas.

La *faradisation* trouve ses indications toutes les fois qu'il faut exciter les contractions du muscle utérin ou relever sa tonicité :

Guilleminot   30

Hémorrhagie du post-partum par subinvolution ;

Hémorrhagie par congestion virginale ;

Hémorrhagie de la ménopause lorsqu'il n'y a ni métrite vraie, ni tumeur ;

Hémorrhagies des pseudo-métrites et métrites subaiguës où l'infection est au second plan.

L'étude que nous avons à faire ici du symptôme hémorrhagie se résume à ces seuls cas où il n'y a ni métrite vraie, ni tumeur, ces affections étant traitées aux paragraphes 447, 448, 450, et où l'on peut agir sur le muscle utérin soit par le courant galvanique, soit par le courant faradique.

Technique et choix du courant. — Les avis sont assez partagés sur le choix du courant galvanique ou faradique qui tous deux réveillent la tonicité musculaire ; il n'y a aucun inconvénient à combiner les deux formes. Dans certains cas on peut, avec Zimmern, accorder la préférence au courant faradique, c'est par exemple dans les cinq premiers jours du post-partum, lorsqu'il faut réveiller les contractions physiologiques ; tandis que le courant galvanique sera le traitement de choix quand il s'agit de traiter à la fois la muqueuse et la musculature (hémorrhagies des congestions pseudo-métritiques anciennes, etc.).

Le traitement faradique consistera à faire passer le courant de la bobine à gros fil, dont le trembleur est réglé pour 30 à 50 interruptions seulement par minute, soit de la région sus-pubienne à la région sacrée (une plaque sus-pubienne, une plaque sur la région sacrée) ; soit de l'une de ces deux régions à l'intérieur de l'utérus (hystéromètre électrique dans la cavité utérine) ; soit de la région sus-pubienne au cul-de-sac postérieur du vagin (plaque sus-pubienne et tampon placé dans le cul-de-sac) ; soit enfin en se servant de l'hystéromètre bipolaire d'Apostoli. Les séances seront courtes (5 à 10 minutes) et rapprochées, tous les jours ou tous les deux jours. On peut substituer au courant faradique le courant sinusoïdal ou le courant ondulatoire. Le courant galvanique interrompu périodiquement par le métronome donne des résultats comparables. Le galvano-faradique positif peut aussi être employé.

Le traitement galvanique se fera par l'emploi de l'hystéromètre électrique de platine ou de charbon relié au pôle + de la source, la cathode indifférente étant placée sur le ventre ou sur la région sacrée. On peut aussi placer un tampon + dans le cul-de-sac postérieur et placer la cathode indifférente sur le ventre.

L'emploi des électrodes solubles ne paraît pas devoir être conseillé ici ; l'agent actif de l'hémostase étant l'acide, il ne semble pas qu'il y ait avantage à en absorber une partie pour la génération d'oxychlorures métalliques. Il trouve seulement son application dans le cas des hémorrhagies métritiques ou pseudo-métritiques où Gautier, Cleaves, Boisseau du Rocher, etc., ont obtenu de bons résultats (Cf. § 447).

Voici, pour terminer, les indications particulières à chaque cas :

Dans l'hémorrhagie par congestion virginale on commencera par essayer la faradisation lombo-sus-pubienne 3 à 7 séances par semaine. Si l'on échoue, on se résignera à faire la galvanisation vagino-abdominale (cul-de-sac postérieur+), ou hystéro-abdominale. Intensité = 30 à 80 mA. Durée, 10 minutes à 1/4 d'heure. Séances tous les deux à cinq jours suivant l'intensité de la réaction. On fera suivre chaque séance de quelques chocs d'état variable ou d'une séance de faradisation.

Les règles sont les mêmes pour les hémorrhagies de la ménopause, sauf que d'emblée on commencera par la méthode utéro ou vagino-abdominale.

Les hémorrhagies du post-partum dues à la subinvolution, qu'il y ait ou non pseudo-métrite concomitante, ne cèdent qu'exceptionnellement au curettage chirurgical, tandis que l'électricité en a assez facilement raison, à cause de son action sur le muscle utérin. La faradisation est spécialement indiquée dans les cinq jours qui suivent l'accouchement (Zimmern). Tripier allait jusqu'à faire systématiquement la faradisation sacro-sus-pubienne chez toutes ses accouchées pour activer la marche de l'involution et les laissait se lever le 6ᵉ jour ! — Apostoli appliquait le courant faradique à l'aide de son électrode bipolaire. Doléris recommande soit la méthode bipolaire, soit la méthode vagino-abdominale employée aussi par Zimmern.

Après ces cinq premiers jours du post-partum le courant continu sera employé de préférence (électrode de platine + intra-utérine. Intensité, 30 à 40 mA, durée, 5 à 20 minutes. Séances tous les deux, trois, quatre jours suivant la réaction). La rapidité des résultats est remarquable. Au bout de quelques séances tout rentre parfois dans l'ordre.

450. — **Cancer de l'utérus.** — Nous renvoyons pour cette étude au paragraphe 559, traitant du cancer en général. Signalons seulement pour la radiothérapie du cancer du col un tube spécial du Dʳ Oudin qui présente un prolongement en face de l'anti-cathode avec double paroi renfermant un liquide isolant dans leur intervalle et muni d'un revêtement métallique opaque sauf à son extrémité ; ce prolongement est introduit dans le vagin ; et un autre tube de E. W. Caldwell dans lequel le courant cathodique frappe non plus une surface métallique, mais la paroi même de l'ampoule de verre (*Arch. d'Elect. Méd.*, 1903, p. 184). Le localiseur Belot-Gaiffe convient aussi particulièrement à cet usage. Les tubes de Bouchacourt ont également ment ici leur utilité.

451. — **Atrésie du canal utérin.** — La dilatation du

canal utérin se fait par l'électrolyse suivant une technique analogue à celle des rétrécissements de l'urètre. On se sert pour cela de l'hystéromètre électrique de platine recouvert de son manchon isolant jusque vers son extrémité et relié au pôle négatif, la plaque indifférente étant placée sur le ventre. Je me suis bien trouvé dans certains cas de l'emploi des olives de Newmann montées sur un hystéromètre isolé jusqu'à l'olive. Intensité, 30 à 60 mA.

Durée 5 à 10 minutes. Séances répétées à 8 jours d'intervalle.

452. — **Déviations utérines.** — **Prolapsus utérin.** — Les déviations utérines résultant souvent d'états congestifs de l'utérus, ou d'états infectieux (métrites), on devra d'abord s'adresser à ces causes (Cf. métrites, hémorrhagies par congestion) ; puis on aura recours à la faradisation. On introduira l'hystéromètre de platine dans l'utérus et on appliquera la plaque indifférente soit sur le ventre, cas des rétroflexions ou rétroversions ; soit sur la région sacrée, cas des antéflexions ou antéversions (certains auteurs emploient dans ce cas une électrode rectale et une électrode utérine). En somme, quelle que soit la déviation il faut faradiser le côté opposé. On se servira pour cela de la bobine à gros fil, interruption, lente, 1 ou 2 à la seconde, pôle négatif intra-utérin. Durée, 5 à 10 minutes. Séances tous les deux jours.

On aura intérêt à aider le traitement dans certains cas par un massage approprié. Les avis sont assez partagés sur l'efficacité de ce traitement. Tandis que Tripier pense que les ligaments suspenseurs de l'utérus peuvent recouvrer leur tonicité sous l'action du courant, Larat croit que la faradisation n'agit qu'en favorisant la résorption des exsudats péri-utérins et en diminuant l'engorgement de l'organe, d'où le redressement de son axe.

On emploie aussi avec succès en pareil cas le courant galvanique rythmiquement interrompu (il suffit de 15 à 20 mA pour produire des contractions), et le courant sinusoïdal.

Le prolapsus utérin se traitera de la même façon, et, là encore, il se peut que l'action résolutive soit seule en cause. D'ailleurs les échecs de la méthode dans les grands prolapsus semblent justifier cette manière de voir.

453. — **Subinvolution utérine sans hémorrhagie.** — Le traitement est le même que s'il y a hémorrhagie ; on faradisera ou on galvanisera l'organe suivant les règles exposées au paragraphe 449.

454. — **Troubles de la menstruation chez les jeunes filles.** — Notions cliniques. — Des affections variées peuvent amener des troubles de la menstruation, aménorrhée, hypo ou hyper-ménorrhée, dysménorrhée. Voici les cas les plus fréquents que nous aurons à traiter :

1° *Aménorrhée par insuffisance de développement de l'utérus, ou utérus infantile.* — L'utérus infantile ou seulement insuffisamment développé peut, dans certains cas, amener l'aménorrhée (ovaires aussi arrêtés dans leur développement), ou la dysménorrhée (ovaires normaux). L'aspect général de la jeune fille dont les formes ont conservé le type infantile, met souvent sur la voie du diagnostic. Si le toucher est autorisé, on constate un col long, grêle et un corps petit. L'utérus infantile est souvent une cause de stérilité. L'électrothérapie est un procédé très efficace de guérison contre cette affection.

2° *Aménorrhée de cause générale.* — L'aménorrhée ou l'hypo-ménorrhée sont souvent dues à une cause générale, chloroanémie, tuberculose, obésité, hystérie, diathèses en général. L'électrothérapie pourra être utile à la cure de l'état général comme au traitement local, habituellement très efficace.

3° *Hyperménorrhée ou ménorrhagie.* — L'exagération du flux menstruel ou la fréquence exagérée des règles est souvent liée à la pseudo-métrite virginale ou aux congestions de causes variées, nous renvoyons pour leur étude au paragraphe 447.

4° *Dysménorrhée.* — La dysménorrhée des jeunes filles est l'une des affections les plus répandues, et pour laquelle nous avons souvent à intervenir. Elle est caractérisée par des douleurs apparaissant un peu avant le début des règles, douleurs lombo-abdominales qui s'irradient vers les cuisses, avec coliques utérines. Ces coliques disparaissent ordinairement lors de l'apparition du flux menstruel. Elles persistent dans la forme membraneuse pendant toute leur durée et prennent parfois l'aspect de véritables tranchées expulsives suivies du rejet de membranes et de liquides sanieux pareils aux phénomènes de l'avortement.

La dysménorrhée peut être d'origine annexielle ou utérine. Nous avons déjà dit que l'utérus infantile lorsque les ovaires sont normalement développés peut être une cause de dysménorrhée à cause de la congestion annexielle intense disproportionnée avec l'état fonctionnel de l'organe. A côté de cette forme se placent celles où les congestions pathologiques annexielles sont en cause : il faut y faire rentrer le varicocèle tubo-ovarien.

L'électricité peut, employée de certaines façons qui seront précisées tout à l'heure, agir comme décongestionnant des organes du petit bassin et prendre place à ce titre parmi les agents curatifs de ces affections.

La dysménorrhée d'origine utérine a pour cause l'atrésie du canal cervical, les déviations utérines, les pseudo-métrites, les états congestifs.

Il y a enfin des dysménorrhées sans causes apparentes.

Il semble y avoir exagération des phénomènes physiologiques, de la gêne douloureuse précataméniale soit par suite de la susceptibilité nerveuse du sujet, soit par suite peut-être de la diathèse arthritique. Dans ces cas le spasme du col paraît jouer un rôle important.

On comprend combien, dans ces divers troubles de la menstruation, l'intervention doit être raisonnée et prudente pour être efficace, et combien on fait souvent fausse route en prescrivant aveuglément, médecins les emménagogues, électriciens les traitements dont le but est de provoquer la congestion utérine, c'est-à-dire d'agir comme les emménagogues.

ÉLECTRO-THÉRAPEUTIQUE. — 1° *L'aménorrhée ou l'hypoménorrhée par utérus infantile* se traitera, s'il y a arrêt peu marqué du développement, par le bain statique général qui a une action congestive sur les organes du petit bassin (20 minutes tous les jours). On terminera la séance en soumettant aux fortes étincelles les régions ovariennes et lombosacrées. En mettant le sujet à la terre, les étincelles des puissantes machines statiques sont en général bien supportées. Si l'on ne pouvait arriver à appliquer ce traitement on aurait recours aux étincelles de haute fréquence, moins excitantes pour le système nerveux et aussi efficaces comme tonique nervin et excitant local. Ce traitement sera continué pendant un mois. Il est fréquent de voir apparaître les règles au bout de ce mois ; dans les cas légers on recommencera à raison de trois séances par semaine les mois suivants. Si l'utérus présente tout à fait le type infantile, on devra dès le début employer en outre la faradisation intra-utérine si possible (hystéromètre de platine relié au pôle — plaque indifférente sur l'abdomen, bobine à gros fil), ou abdomino-sacrée. Avec de la patience, on arrive assez facilement, sans défloration complète, après une ou deux séances blanches, à introduire l'hystéromètre, convenablement courbé, et guidé par le doigt, dans le col utérin ; l'efficacité de ce traitement est assez supérieure à celle de la faradisation sacro-abdominale pour qu'on se résigne à l'employer dans les cas d'infantilisme accusé. Séances tous les deux jours, 5 minutes à 1/4 d'heure.

2° *Le traitement de l'aménorrhée ou de l'hypoménorrhée sans utérus infantile*, est le même que le précédent, mais on pourra se dispenser de la faradisation intra-utérine. Presque toujours les règles apparaissent après un mois de traitement. Il ne faut pas oublier de traiter électriquement l'état général quand il y a lieu et en tout cas de prescrire l'hygiène thérapeutique convenable. C'est dans ces cas que la mécanothérapie, la sismothérapie pourront aussi rendre des services. Beaucoup de jeunes filles, soumises à la mauvaise hygiène de certaines institutions où la culture physique est proscrite, sont guéries au bout de quelques mois, qu'elles soient chloro-anémiques ou obèses, tant il est vrai que les excitants physiologiques, l'exercice et l'hygiène bien entendus, tendent à ramener l'organisme vers l'équilibre normal, quel que soit le mode nutritif anormal vers lequel on l'ait artificiellement fait évoluer.

Chez les jeunes filles très nerveuses et très susceptibles pour ce mode de traitement, on pourra, suivant le conseil de Bigelow, employer la galvanisation générale, un pôle à la nuque, l'autre dans un pédiluve salé (Pozzi) ; commencer le traitement quelques jours avant l'époque présumée des règles et continuer jusqu'à l'apparition.

3° *Hyperménorrhée ou ménorrhagie* (Cf. hémorrhagie par congestion virginale, § 449).

4° *Dysménorrhée*. — Les causes de la dysménorrhée étant des plus variées, le traitement est aussi des plus délicats.

Si l'on soupçonne un retard de développement de l'utérus, on pratiquera si possible le toucher pour établir le diagnostic et l'on traitera comme on vient de le voir par la faradisation utéro-abdominale ou sacro-abdominale. Le bain statique et les étincelles statiques seront employés, mais avec prudence, dans les cas où il y a hypoménorrhée en même temps que dysménorrhée. Si les douleurs menstruelles ne sont pas augmentées après le premier mois de traitement (séances de 10 minutes tous les deux jours commencées après l'époque menstruelle précédente), on pourra augmenter l'intensité de ce traitement, particulièrement efficace quand il y a retard de développement utérin. Si, au contraire, la congestion tubo-ovarienne, augmentée du fait du traitement disproportionné avec l'état de l'utérus, exaspérait les crises dysménorrhéiques, on s'en tiendrait à la faradisation. C'est dans ces cas, où les phénomènes congestifs doivent être atténués, que le bain hydrique à courant sinusoïdal paraît donner d'excellents résultats (Larat) : bain de 20 minutes, électrodes disposées à la tête et aux pieds, pendant 1/4 d'heure, puis pendant 5 minutes l'électrode des pieds placée sur la région hypogastrique, l'autre restant à la tête de la baignoire (dos de la malade).

Lorsque la dysmémorrhée a pour cause l'atrésie du canal cervical, ou une déviation, on arrivera à un résultat rapide en pratiquant la galvanisation négative (§ 451).

S'il y a pseudo-métrite, congestion, états d'où résultent souvent les déviations de l'organe, on sait quelle est alors l'efficacité des traitements galvaniques ou faradiques. Dans la dysmémorrhée membraneuse, on galvanise l'utérus. — Intensité = 60 à 100 mA. Durée, 10 minutes (Cf. métrites, §§ 447, 452).

Dans les cas où l'on ne constate aucune cause apparente, on aura intérêt à essayer successivement durant un mois le traitement statique (bains, étincelles) et durant un mois le traitement faradique ou le bain à courants sinusoïdaux. Ces deux modes de traitement paraissent avoir une action très différente suivant les cas. Toutes les fois qu'il y a insuffisance de flux menstruel, c'est le premier qui devra avoir la priorité ; quand il y a hyperménorrhée, c'est le second.

455. — Troubles de la menstruation chez la femme. — L'activité sexuelle peut faire disparaître certains troubles de la menstruation propres à la jeune fille, par contre elle peut en amener d'autres liés aux métrites infectieuses, aux suites de grossesses et d'accouchement. La plupart de ces troubles ayant été étudiés à l'occasion des métrites, des métrorrhagies et ménorrhagies, nous ne parlerons ici que de quelques cas particuliers.

La dysménorrhée par sténose du col, suites de couches (déchirures, escarres, cicatrices) se traitera par l'électrolyse négative (§ 451).

La dysménorrhée par déviation utérine, suites de couches, se traitera par les procédés indiqués au paragraphe 452.

L'aménorrhée et l'hypoménorrhée, plus rares chez la femme que chez la jeune fille, ne présentent rien ici de particulier, sinon qu'on aura parfois à traiter l'hyperinvolution du muscle utérin, suites de couches. On s'adressera aux courants continus et faradiques localement. On donnera en même temps le bain statique dont l'effet congestionnant sur les organes du petit bassin est des plus utiles.

On s'abstiendra d'intervenir dans l'aménorrhée ou autres troubles menstruels qui surviennent parfois lors des premiers rapports sexuels ; on se bornera à prescrire les règles d'hygiène en restant dans l'expectative, pour n'intervenir qu'au bout de plusieurs mois si l'on reconnaît à ces troubles une cause durable et justiciable du traitement électrique.

456. — Névralgies, douleurs des organes du petit bassin. — Pour la névralgie de l'ovaire, se reporter au paragraphe 399.

Les névralgies pelviennes se traiteront, s'il n'y a pas ménorrhagie, par le bain statique ou par les courants de
haute fréquence, procédé du lit condensateur avec dérivation des courants sur les régions douloureuses, ou par les
courants faradiques, bobine à fil fin, procédé sacro-abdomi-
nal, utéro-abdominal, vagino-abdominal, utéro-sacré, ou
méthode intra-utérine bipolaire d'Apostoli, ou enfin par la
galvanisation positive. Les causes et le siège de ces douleurs
étant variables, on arrêtera son choix sur l'un ou l'autre de
ces procédés suivant le cas.

457. — **Affections du vagin**. — **Vaginisme**. — Parmi
les affections du vagin, celle qui nous intéresse le plus est le
vaginisme. On la traite par le courant faradique à fil fin,
appliqué à l'aide de l'électrode bipolaire vaginale d'Apostoli
de préférence. C'est un mandrin isolant cylindrique sur
lequel sont fixées deux bagues en relation avec les deux
pôles de l'induit. On prolongera les séances progressivement jusqu'à une demi-heure. On peut aussi faire la faradisation vagino-abdominale. Les courants de haute fréquence
appliqués à l'aide de mandrins dilatateurs donnent aussi de
bons résultats. Dans le même sens agit la sismothérapie,
plus délicate à appliquer.

458. — **Affections de la vulve**. — **Prurit**. — **Végétations**. — Le prurit vulvaire se traitera suivant la technique indiquée plus loin au chapitre des maladies de peau
par l'effluvation de haute fréquence. Les végétations seront
justiciables, suivant les cas, du galvano-cautère ou de l'électrolyse par aiguilles de platine comme les tumeurs vasculaires (§ 428).

459. — **Vomissements incoercibles de la grossesse**.
— Alors que tous les procédés médicaux échouent le plus
souvent, l'électricité convenablement appliquée suffit très

souvent à arrêter les vomissements incoercibles. On appliquera une cathode de 150 cm² au moins, sur la région épigastrique, et deux anodes de 20 à 40 cm² couplées ensemble sur le trajet des pneumogastriques au cou, c'est-à-dire au niveau de l'espace compris entre les deux faisceaux du sterno-cléido-mastoïdien au-dessus de la clavicule. Les séances seront faites au moment même du repas ; l'intensité sera portée à 10 mA ou 15 mA environ. Cette technique a donné d'excellents résultats à Bordier. Le courant est brusquement établi chaque fois qu'il y a menace de vomissements. On le laisse passer quelques instants puis on ramène lentement à zéro. On les conjure au bout de quelques séances ; puis peu à peu ils deviennent plus rares et disparaissent.

460. — **Radio-diagnostic en obstétrique. — Radio-pelvimétrie.** — L'examen clinique permet de déterminer le diamètre promonto-pubien ; les rayons X seuls peuvent permettre la mensuration du diamètre transverse du détroit supérieur ou des diamètres obliques. Nous renverrons pour cette question au *Traité de radiologie* du professeur Bouchard, où M. Fabre l'a longuement développée, et nous nous bornerons ici à en donner un aperçu.

A) *Le procédé de Contremoulins* consiste à prendre deux épreuves successives sans changer la position du sujet et du plan de projection (une plaque est substituée à l'autre quand la première épreuve est prise, et mise exactement à la même place), mais en modifiant celle de l'ampoule de manière à avoir deux points de vue. On a eu soin de marquer sur chaque cliché le point d'incidence normale. On connaît la hauteur du cône d'émission : on peut ainsi, après avoir pris le décalque des points intéressants des deux épreuves (contour du détroit supérieur) et les avoir reportés sur une feuille de zinc rigide, réconstituer dans l'espace les

deux positions de l'ampoule. On réunit par des fils chaque
point marqué au sommet correspondant des cônes d'émission. Les points d'intersection des fils figurent le détroit
supérieur dont on peut prendre le contour avec un con-
formateur spécial.

B) *Méthode stéréoscopique de Marie et Ribaut.* — La radio-pelvimétrie n'est que l'application d'une méthode générale imaginée par M. Marie. Deux épreuves ayant été prises de manière à pouvoir donner la vue en relief de l'objet,
on peut à l'aide du stéréomètre mesurer une distance quelconque entre deux points de cet objet reconstitué. C'est là
un procédé élégant et précis qui nécessite seulement l'appareillage spécial pour la radio-stéréoscopie.

C) *Procédé de Varnier.* — Le procédé de Varnier, le
premier en date, a l'avantage de ne nécessiter aucun outil-
lage spécial. Il consiste à comparer la radiographie du
bassin à mesurer et celles de bassins secs étalons dont les
dimensions vraies sont connues et dont les projections
radiographiques constituent une sorte d'échelle.

On rapproche donc de ces radiographies-types l'épreuve
obtenue et Varnier a montré que les erreurs d'appréciation
étaient assez minimes pour que l'on puisse tirer de ce
rapprochement des données suffisamment précises en clinique obstétricale. — La condition indispensable à cette
méthode de comparaison est que le bassin soit toujours
placé de la même façon par rapport à la plaque, que le
rayon normal frappe toujours le même point du bassin, et
que la distance de l'ampoule soit toujours la même. Varnier
faisait tomber le rayon normal sur le milieu de la ligne,
joignant les deux épines iliaques antérieure et supérieure,
et il plaçait l'ampoule à 50 centimètres.

Le point faible de la méthode est que l'inclinaison du
bassin n'est pas la même chez toutes les femmes. D'ailleurs
plus l'ampoule est rapprochée, plus les écarts provenant

des différences individuelles sont considérables. Varnier a obvié en partie à ces inconvénients en plaçant l'ampoule à 2 m. 50 (Radiographie à longue portée).

Les récents perfectionnements apportés à l'appareillage permettent d'opérer à cette distance sans trop prolonger le temps de pose.

D) *Procédé de Fabre, Fochier et Destot. — Radiographie métrique.* — Voici le principe de la méthode : en même temps que le bassin, on radiographie un cadre rectangulaire de 32cm sur 16cm, constitué par quatre règles métalliques dentées de centimètre en centimètre, et placé autant que possible dans le plan du détroit supérieur. Ce cadre et sa division centimétrique subissent les mêmes déformations que le détroit supérieur. Sur l'épreuve on établit un quadrillage centimétrique en joignant les dents opposées par des traits. Ce quadrillage est bien entendu déformé. On transporte alors, sur une feuille à quadrillage centimétrique normal, le dessin du détroit supérieur, en se servant du procédé bien connu du décalque par quadrillage. Le détroit supérieur se trouve ainsi reconstruit en grandeur vraie.

La meilleure position pour la patiente est la position frontale, avec incidence postérieure. Quand on ne possède pas de lit radiographique, on met la patiente en décubitus ventral. J'opère personnellement avec un lit qui permet de placer l'ampoule en dessous et la plaque en dessus avec une sécurité absolue, et j'y trouve grand avantage (1).

Pour mettre le cadre dans le plan du détroit supérieur : quand on emploie le décubitus dorsal on trace sur le corps en arrière une ligne horizontale unissant les fossettes qui forment les angles latéraux du losange de Michaëlis, et on prolonge cette ligne latéralement ; on prend alors le cadre

(1) Cf. *Tr. de Radiol. méd.* de BOUCHARD, p. 504, fig. 244.

centimétrique, on enlève la règle antérieure de manière à pouvoir le placer autour du corps, on amène la règle postérieure en coïncidence avec la ligne tracée, on replace la règle antérieure que l'on amène en contact avec le bord supérieur du pubis. Le tube est placé, si l'incidence est antérieure, à 65 centimètres de hauteur, sur la verticale passant par la ligne médiane à 20 centimètres au-dessus de la règle postérieure, c'est-à-dire à 20 centimètres du côté de la tête. Si l'incidence est postérieure, il est placé à 65 centimètres sur la verticale passant par la ligne médiane à 20 centimètres plus bas que la règle pubienne.

Dans le décubitus ventral le mode opératoire est le même, mais c'est la règle pubienne qu'on place la première, en ayant eu soin au préalable de tracer une ligne sus-pubienne prolongée de part et d'autre sur les cuisses.

Autres procédés. — D'autres procédés ont été employés aussi pour la mensuration du bassin (Bouchacourt, Morin, Carlos Santos, etc.). Nous renvoyons, pour leur description, au travail de M. Fabre (*Tr. de Rad. méd.* du Prof. Bouchard),

461. — **Accouchements et suites de couches.** — Quoique l'électricité constitue un excitant des contractions, supérieur à l'ergot de seigle contre l'inertie utérine (Radfort, Baird, Brivois) on l'emploie exceptionnellement dans la pratique obstétricale. C'est surtout dans les suites de couches qu'on y a recours et en particulier dans l'hémorrhagie due à la subinvolution (§ 449). — Nous avons vu que Tripier en a conseillé l'emploi systématique.

462. — **Electricité et allaitement.** — Il est à peine besoin ici de parler de la formation du mamelon par le massage pneumatique dont les résultats rapides sont connus. Ce massage est pratiqué avec un tire-lait mis en relation avec un corps de pompe qui fait rythmiquement appel d'air à la manière de la succion. L'électricité ne joue ici que le rôle de moteur de l'appareil pneumatique, et l'on peut s'en passer. Signalons cependant, l'ingénieux dispositif que beaucoup de constructeurs adaptent aujourd'hui au moteur sismothérapique. C'est une petite pompe à air permettant de faire le vide, la compression ou le massage pneumatique à volonté.

En dehors de la grossesse, il y aura lieu de traiter par ce procédé la difformité connue sous le nom de mamelon ombiliqué. Le mamelon est enfoncé dans l'aréole et, si la difformité persistait, ce serait un obstacle absolu à l'allaitement.

La franklinisation paraît constituer en outre un excitant énergique de la fonction glandulaire. On emploie pour cela le souffle, puis l'aigrette statiques dirigés sur le mamelon. On fera une séance de 10 minutes tous les jours ou tous les deux jours dans les cas où la sécrétion lactée devient insuffisante. Si la susceptibilité de la femme le permet, on peut aller jusqu'à tirer des étincelles.

CHAPITRE V

ANDROLOGIE

463. — **Rétrécissement de l'urèthre.** — Que le rétré-cissement soit inflammatoire ou cicatriciel, il est justi-ciable du traitement électrique, quoique, dans ce dernier cas, le résultat soit moins brillant (Desnos). On peut employer deux modes de traitement : l'électrolyse circulaire (Tripier et Mallez, 1863, puis Newmann) et l'électrolyse li-néaire (Jardin, puis Fort), tous deux d'une efficacité incon-testée.

Quant aux rétrécissements spasmodiques, non organi-ques, ils sont en partie justiciables de la faradisation.

Certains auteurs conseillent de ne pas traiter les rétré-cissements accompagnés d'hémorrhagie ou d'écoulements (Newmann). Ce n'est pas l'avis de la plupart des électro-thérapeutes.

464. — **Cure des rétrécissements par la méthode li-néaire.** — Employée d'abord par Jardin, puis par Fort, qui l'a vulgarisée, cette méthode consiste à introduire jusqu'au niveau du rétrécissement une électrode ressemblant assez à l'urétrotome de Maisonneuve, dont tout serait isolé, sauf la lame qui d'ailleurs ici est mousse. Différentes modifications ont été apportées à sa construction. Les modèles les plus connus sont ceux de Jardin, de Gaiffe, de Lavaux et de Bergonié-Débédat, ce dernier ayant une lame à saillie variable, maniable de l'extérieur, et à action rétrograde.

L'électrolyseur est relié au pôle négatif. Une anode indifférente est placée sur l'abdomen ou ailleurs. On introduit l'appareil, la lame en haut, jusqu'au niveau du rétrécissement, puis on fait passer un courant de 10, 15, 30 et même 50 mA dans certains cas. Ordinairement un courant de 15 mA suffit à sectionner le rétrécissement. Il faut, en effet, se rendre compte qu'en raison de la faible surface de la lame en contact avec la muqueuse, la densité du courant est très élevée. On ne doit passer qu'une fois l'électrolyseur.

Les avis sont assez partagés sur la valeur de ce procédé. Ses adversaires reprochent à la plaie créée par la section de s'infecter facilement et de donner lieu à une nouvelle cicatrice, cause d'un rétrécissement ultérieur.

L'avenir d'un rétrécissement électrolysé par ce procédé est variable, voilà ce qui est certain, et si les résultats sont rapides, il est incontestable qu'ils ne sont pas toujours durables.

Je crois préférable, toutes les fois qu'on le peut, d'employer la méthode circulaire. Je réserve l'électrolyse linéaire pour certains cas où l'on ne peut vraiment pas arriver à un résultat suffisant avec l'autre méthode, et pour ceux que l'on doit traiter vite, en une seule séance, par suite de raisons extra-médicales. Il faut généralement compléter la cure par une dilatation mécanique avec les bougies molles.

465. — **Cure des rétrécissements par la méthode circulaire.** — Employée par Tripier et Mallez d'abord (1863), puis par Newmann, et à sa suite une série d'autres auteurs, la méthode circulaire tend à être regardée de plus en plus comme la méthode de choix. Elle consiste à introduire une olive ou une bague métallique jusqu'au niveau du rétrécissement, et à faire passer le courant entre cette partie métallique, reliée au pôle négatif, et une anode indifférente placée sur le ventre ou ailleurs.

Voici les principaux types d'électrodes employées pour
l'électrolyse circulaire :

α) *Olives de Newmann*. — L'électrode du genre Newmann
est constituée par des olives métalliques du type ovoïde
pour les cas ordinaires. L'olive est vissée à l'extrémité d'un
conducteur isolé. Ce conducteur est rigide dans le modèle
de Newmann, souple dans celui de Gaillard ou de Bordier.
Elle est munie ou non à son extrémité antérieure d'une
bougie directrice filiforme. — Lorsque le rétrécissement
siège à la portion antérieure de l'urèthre, l'olive présentant
la forme d'un gland est préférée par certains auteurs. Les
olives sont calibrées comme les bougies dilatatrices.

Le mode opératoire, avec les olives de Newmann, consiste, après avoir soigneusement déterminé la topographie
du rétrécissement, d'introduire jusqu'à son niveau une olive
supérieure de 2 ou 3 numéros au calibre du canal à cet endroit ; on fait alors passer le courant progressivement, et
l'on sent peu à peu, sous une très légère pression, l'instrument avancer et franchir sans effort la zone rétrécie. On
ramène alors le courant à 0 et on retire l'électrode. — L'intensité à employer est de 5 à 10 ou 15 mA, suivant la grosseur de l'olive (plus l'olive est grosse, plus la densité est
petite à intensité égale), et suivant la résistance mécanique
des tissus.

β) *Olives de Débédat.* — Elles diffèrent des olives de Newmann en ce que leur grosse extrémité seule est métallique,
la partie antérieure étant non conductrice (ivoire).

Le mode opératoire consiste à faire franchir le rétrécissement sans faire passer le courant, et à le traiter en reve-
nant en arrière.

Ce procédé est utile dans les rétrécissements en valvules
à concavité vers la vessie. Mais il est peu pratique dans les
cas ordinaires, où l'on n'arrive à franchir la zone atrésiée
que sous l'action du courant.

γ) *Olives de Vernay.* — C'est le contraire de celles de Débédat. La partie conductrice est en avant.

δ) *Bougies à bague de Bergonié et Bordier.* — M. Bergonié a construit tout d'abord une bougie électrolytique à anneau : un fil métallique enroulé sur la bougie à quelques centimètres de son extrémité est en relation par un conducteur central avec la source. L'anneau métallique est à moitié noyé dans les parois.

M. Bordier a remplacé l'anneau par une bague en saillie sur la bougie. Les bords sont émoussés. Une broche traverse la bague de part en part pour la fixer, et la met en relation avec le conducteur central.

M. Bergonié a modifié la bague en lui donnant la forme d'un barillet, de sorte que son équateur a un diamètre plus grand que celui des extrémités.

Le mode opératoire est le même qu'avec les olives. Une fois que la bague ou le barillet a pris contact avec le rétrécissement, on établit le courant que l'on porte progressivement à 5 ou 8 mA ; sous son action, la bougie passe facilement. Il ne faut pas plus d'une minute. On la passe plusieurs fois dans les deux sens, au niveau du rétrécissement seulement, sans interrompre le courant.

Les séances d'électrolyse circulaire ont lieu tous les trois à cinq jours. On peut s'arrêter au n° 20 de la filière Charrière (Bergonié, Ravarit).

Comparaison de ces divers systèmes. — Il est assez difficile de choisir entre ces divers procédés. Voici, pour mon compte, la règle que j'ai adoptée : toutes les fois que je le peux, j'emploie la méthode de la bougie de Bergonié-Bordier, parce que :

1° La bague est toujours dans l'axe du canal, l'extrémité de la bougie jouant le rôle de directrice ;

2° L'appareil est souple, robuste, et l'on ne craint pas de retirer sa bougie conductrice sans l'olive restée dans les profondeurs de l'urètre, accident rare heureusement quand les bougies sont neuves et bien construites, mais dont on cite néanmoins des exemples. Je me rappelle moi-même qu'un jour, travaillant avec une olive n° 12 montée sur un conducteur souple, et ayant franchi sans difficulté un rétrécissement, je rencontrai une résistance inattendue à la sortie. Confiant dans les propriétés du pôle négatif, j'insistai durant plus de dix minutes en faisant passer un courant de 5 à 15 mA et en tirant doucement, très douce-ment, sur l'instrument qui finit par revenir en arrière. Je me félicite de n'avoir pas eu entre les mains, ce jour-là, une olive à partie postérieure en ivoire, ou une bougie conductrice usée au niveau de ses articulations. Il suffit d'un exemple personnel comme celui-là pour faire d'emblée préférer les bougies à bagues.

Cependant, on doit recourir aux olives, par exemple, lorsqu'un malade, ayant un rétrécissement très serré, ne dispose pas d'un délai suffisant pour préparer le canal. On ne peut, au moyen de bougies simples à demeure, arriver à dilater le canal suffisamment pour qu'il laisse passer la partie directrice de la bougie électrolytique. Une bougie directrice filiforme d'olives de Newmann ne trouve parfois même pas son chemin. Alors on peut tenter un procédé héroïque : on prend une olive montée sur conducteur sou-ple sans guide. On l'amène au contact du rétrécissement, et on fait passer le courant. Sous son influence, il n'est pas rare de voir l'olive s'engager immédiatement, et l'on risque peu les fausses routes avec de la prudence et des intensités faibles.

Théorie de l'électrolyse circulaire dans la cure des rétré-cissements. — Si, dans l'électrolyse linéaire, il y a destruc-tion des tissus, grâce à la grande densité du courant, ici la raison de la dilatation n'est plus la même. Pour New-mann et Bordier, sous l'influence de la soude libérée au pôle négatif, il se produit des actions chimiques (actions tertiaires de Bergonié) qui transforment chimiquement les tissus de la région atrésiée et en amènent la résorption. Pour Bergonié, il s'agit d'une « dilatation électrolytique ». Sous l'influence de la soude libérée, les tissus deviennent plus souples, plus onctueux, c'est-à-dire plus aptes à se laisser dilater. Les expériences de Bergonié et de Ravarit prouvent en effet que le pôle positif a une action constrictive sur les conduits organiques, tandis que le pôle négatif agit comme un dilatateur. Il est possible que ces deux interprétations soient justes, et que, sous l'influence de l'ion Na, il se produise, d'une part, ce phénomène d'ordre physique, la souplesse, la dilatation et l'onctuosité immédiate facilitant le passage de la bougie, et, d'autre part, ce phénomène d'ordre chimique invoqué par Bordier et Newmann, et qui consiste dans une résorption par actions tertiaires.

466. — **Prostatites.** — **Hypertrophie de la prostate.** — Divers procédés ont été employés avec succès contre la prostatite et l'hypertrophie de la prostate.

1° *Application intra-rectale des courants de haute fréquence.* — Même technique que pour la fissure anale. Les résultats sont bons dans l'hypertrophie de la prostate comme aussi dans la prostatite d'origine gonococcique, par exemple. On fera des séances de 5 minutes environ trois fois par semaine.

2° *Galvanisation.* — Electrolyse negative circulaire avec anode indifférente de préférence sur le périnée ou intra-rectale. Intensité, 10 mA ; durée, 5 minutes. Certains auteurs atteignent des intensités beaucoup plus élevées, On a construit des électrodes spéciales n'agissant que sur la paroi postérieure de l'urèthre.

3° *Faradisation ou voltaïsation sinusoïdale.* — Même technique que pour la galvanisation, l'amélioration est sou-

vent très rapide. Larat emploie le mode suivant : il place
une électrode olivaire dans l'anus, au niveau de la prostate, et met l'autre électrode sur l'abdomen. Il soumet la
région au courant sinusoïdal dont l'intensité est portée
jusqu'aux limites de la tolérance. Les résultats sont très
encourageants.

467. — **Urétrite glandulaire chronique.** — Contre l'u-
rétrite glandulaire chronique, certains auteurs ont prati- .
qué l'électrolyse des cryptes de Morgagni avec une pointe
mousse et des glandes de Littré avec une pointe acérée au
moyen du tube endoscopique (Rollman, Mundorff).

468. — **Orchite.** — Doumer a obtenu de bons résultats
de l'effluvation de haute fréquence. Picot, Dubois (de
Rouen),Boyland ont employé avec succès le courant continu
(anode appropriée sous le testicule, cathode sur le cordon
testiculaire au pli de l'aine 6, 10, 15 et 20 mA, suivant la
tolérance. Séance de 10 minutes tous les jours ou tous les
deux jours. Dubois s'est bien trouvé de l'ionisation par le
KI (solution d'iodure à 20 p. 100).

NB. — I. Pour la névralgie du testicule, Cf. § 399.

NB.— II. Notons ici, pour ceux qui seraient tentés de faire
de la radiothérapie du testicule, pour quelque affection que
ce soit, que les rayons X produisent l'atrophie de la glande,
l'azoospermie, et par conséquent la stérilité. On ne saurait
trop conseiller aussi de protéger les testicules contre les
rayons X, au cours des séances prolongées sur les régions
voisines.

469. — **Impuissance.** — Si elle est de cause morale,
c'est plutôt en agissant sur l'état général qu'on arrivera à
un résultat. J'ai eu plusieurs exemples de l'influence heureuse des étincelles de haute fréquence sur le rachis, mais,
comme le conseille Larat, « il faut ne pas se cantonner

dans une seule modalité électrique, mais au contraire les passer rapidement en revue, et s'arrêter sur celle qui semble agir ». La cause est à moitié gagnée quand, sous l'influence du traitement, le malade s'aperçoit qu'il peut « reprendre confiance en soi-même ».

470. — **Pertes séminales.** — Traitement variable suivant la cause. Le procédé généralement adopté est la galvanisation : anode sur le périnée, cathode sur la région lombaire — I = 15 à 20 mA. Durée, 10 minutes. S'il y a spermatorrhée due à l'atonie de l'appareil éjaculateur, Castex conseille d'employer le mode opératoire propre à la prostatite, en mettant une olive ou bague intra-uréthrale au niveau de la prostate, et une électrode périnéale. On fait passer un courant galvanique, rythmiquement renversé toutes les quatre secondes. Intensité, 6 à 8 mA. Durée, 5 minutes.

Denis Courtade conseille la faradisation (fil fin) avec cathode sur le périnée et anode sur la région dorso-lombaire; si l'on échoue, il recommande la faradisation directe des vésicules. L'anode étant placée comme précédemment sur la région dorso-lombaire, il introduit dans le rectum, contre la face postérieure des vésicules, une électrode de charbon. Mais alors il est préférable d'employer la bobine à gros fil et le trembleur lent. Il complète par du courant continu, 10 à 15 mA avec intermittences fréquentes. Durée totale, 10 minutes. Trois séances par semaine.

471. — **Phimosis.** — *Opération du phimosis par le galvanocautère (Leduc).* — M. S. Leduc (de Nantes) a indiqué comment on peut opérer facilement le phimosis à l'aide du galvanocautère. L'opération consiste à enlever un lambeau triangulaire ayant pour base le tiers inférieur de l'orifice préputial et pour sommet la racine du frein. Après injection de 1 cm³ de solution de cocaïne au 1/100 dans chacune

des lignes de section, on pince le prépuce, à l'aide de pinces
à pansements, immédiatement en dehors de ces lignes ; puis,
avec le couteau du galvanocautère maintenu au rouge
sombre, on sectionne en suivant le bord interne des pinces.
Les deux côtés du triangle étant ainsi détachés, on serre le
frein à l'aide d'une troisième pince placée très près du gland.
On sectionne au-dessous jusqu'à la racine. Si la température du galvanocautère a été convenable, il n'y a ni
sang ni plaie.

Comme soins consécutifs, il suffira d'onctionner les sections avec une pommade antiseptique telle que celle-ci :

Précipité rouge . . . . ⟩	ãã 0 gr. 20
Acide salicylique . . . . ⟩	
Oxyde blanc de zinc.	2 gr.
Vaseline.	20 gr.

Le malade peut continuer de vaquer à ses occupations.
Si les lèvres se décollent, la réparation est plus longue,
mais il est inutile de suturer.

CHAPITRE VI

AFFECTIONS DU REIN, DE LA VESSIE ET DES VOIES URINAIRES

472. — **Incontinence d'urine.** — Nous n'avons en vue ici que l'incontinence vraie et non l'incontinence par regorgement ; nous ne parlerons pas non plus de l'incontinence vraie due à une cause chirurgicale, calcul, tumeur, etc., au niveau du col de la vessie.

Les incontinences vraies justiciables du traitement électrique peuvent se répartir en deux groupes :

1° Les incontinences infantiles ordinairement nocturnes, que les uns attribuent à un défaut de coordination entre les centres lombaires automatiques et les centres cérébraux, défaut de coordination dont le résultat est l'absence de contrôle cérébral du réflexe lombo-vésical (Lewis Jones) (1) ; et que d'autres attribuent à une irritabilité spéciale de la vessie.

2° Les incontinences par faiblesse du sphincter, ordinairement diurnes et nocturnes à la fois, et qu'on rencontre le plus souvent chez l'adulte ; l'enfant ne présente qu'exceptionnellement l'insuffisance du sphincter. Ces incontinences sont souvent liées à une lésion médullaire.

1ᵉʳ GROUPE. — *Incontinence nocturne infantile.* — Quoique partant de théories pathogéniques différentes (défaut de contrôle cérébral des centres lombaires ou irritabilité

(1) Cf. *Arch. d'Elect. méd.*, 15 novembre 1899.

de la vessie), les auteurs qui se sont occupés du traitement électrique de cette affection sont presque tous arrivés à la même conclusion pratique et aux mêmes modes opératoires.

L'électrisation intra-urétrale n'est regardée que comme un moyen d'exception, étant donné la difficulté du cathétérisme chez l'enfant.

Le meilleur procédé consiste à arroser les régions lombaires et sus-pubiennes de puissantes étincelles statiques ou de haute fréquence, 2 à 4 minutes, il est inutile de faire plus de 12 séances.

On pourra aussi employer le courant faradique ou galvano-faradique rythmé avec une électrode lombaire et une électrode périnéale, ou vulvaire, ou sus-pubienne. Durée, 6 à 7 minutes.

2ᵉ Groupe. — *Incontinence par faiblesse du sphincter (nocturne et diurne)*. — Cette incontinence, rare chez l'enfant, se traitera par la faradisation intra-uréthrale (Guyon). On introduit dans le canal une olive, telle que celles employées pour l'électrolyse circulaire jusqu'au niveau du sphincter, qu'on reconnaît à la résistance éprouvée par l'opérateur et à la sensation accusée par le malade. Cette olive est mise en relation avec le pôle négatif de la bobine, l'anode indifférente étant placée sur le ventre ou les lombes ; on élève l'intensité du courant jusqu'à ce que se produisent des contractions des muscles abdominaux. Durée 2 à 4 minutes. Séances tous les jours ou tous les deux jours. En 10 ou 15 séances le résultat est acquis. Quelquefois l'amélioration se manifeste dès les premières séances. Le procédé convient aux deux sexes.

On peut aussi employer les courants de Morton au lieu des courants faradiques en suivant le même mode opératoire (Bordier, Claus, etc.). Le malade est placé sur un lit non isolé, la chaîne d'un des condensateurs traîne à terre, la chaîne du second condensateur est reliée à la sonde. Les pôles de la machine étant préalablement au contact, on les écarte très doucement jusqu'à avoir 7 à 10 étincelles par seconde. Durée, 5 minutes, séances biquotidiennes ou quotidiennes.

473. — **Paralysie de la vessie**. — Notions cliniques. — Le plexus vésical a deux origines, l'une sympathique, l'autre médullaire (sacrée). La fermeture du sphincter est sous la dépendance du plexus sympathique ; la contraction de la vessie est sous la dépendance du plexus sacré. Lorsqu'on électrise le col dans les cas où il y a à la fois paralysie du corps de la vessie (p. sacré), et paralysie du col (p. sympathique), on voit parfois, à l'incontinence par paralysie du col, succéder la rétention par paralysie du corps, parce que la paralysie du corps est beaucoup plus rebelle que celle du col à l'action de l'électricité (1).

Électro-thérapeutique. — En outre du traitement possible de la cause, on faradisera la vessie. Pour cela on y introduit de l'eau boriquée ou salée à 7 p. 1000 au moyen d'une sonde, ou par pression sans sonde, suivant la technique employée par Lavaux pour ses lavages.

La sonde intra-vésicale, munie à son intérieur d'un conducteur, est reliée au pole négatif d'une bobine à gros fil. L'anode indifférente est placée sur la région lombaire. Durée, 5 minutes. On peut aussi employer le courant galvanique rythmé — 10 à 15 mA.

Dans les cas de paralysies dues à des lésions des centres nerveux, Courtade conseille la galvanisation médullaire avec un pôle fixe sur le périnée et une électrode labile sur la région dorso-lombaire ; 15 à 25 mA ; courant ascendant et descendant ; et la faradisation labile négative de la région dorso-lombaire et abdomino-crurale, le pôle + étant sur le périnée.

(1) Cf. Courtade, *Congrès d'Urologie*, 1899, in *Arch. d'Elect. méd.*, 15 janvier 1900.

474. — Calculs des voies urinaires. — Il est très difficile de faire un diagnostic radiologique précis des calculs des voies urinaires. Que le calcul siège dans le rein, les uretères ou la vessie, ces régions sont peu perméables, et les calculs, pas très opaques, ne tranchent pas sur l'opacité générale. Les calculs vésicaux se diagnostiquant d'une façon beaucoup plus sûre par le cathétérisme, ce n'est qu'exceptionnellement que nous aurons à nous en occuper, et nous aurons surtout en vue ici les calculs des voies urinaires supérieures.

Les calculs uratiques sont les plus transparents, aussi se voient-ils peu. Les calculs de phosphate et d'oxalate se distinguent mieux. Relativement à leur opacité, il est utile de se rappeler que les corps ont une opacité qui est à peu près fonction de leur poids atomique. Aussi les urates d'ammoniaque sont-ils très peu visibles ; puis viennent dans leur ordre d'opacité croissante les urates de soude, de magnésie, de potasse, de chaux. L'acide urique est très transparent. Les oxalates et phosphates de chaux, d'un poids atomique élevé, sont au contraire d'une opacité supérieure à celle du squelette.

Il ne faut pas, si l'on veut découvrir des calculs urinaires, employer des rayons trop pénétrants, ceux marquant 6 au radiochromomètre de Benoist doivent être regardés comme d'une pénétration maxima. On aura intérêt, suivant le conseil de Béclère, à choisir des rayons marquant 5 à 6 (1).

En second lieu il faut éviter l'éclairement aveuglant des régions voisines plus transparentes, et pour cela l'emploi de diaphragmes de plomb s'impose. Le diaphragme-iris de Béclère donne d'excellents résultats pour cet examen.

L'appareil d'Albers Schönberg constitue à la fois un com-

---

(1) BÉCLÈRE, *Rapport au Congrès de l'A.F.A.S.*, Angers, 1903.

presseur destiné à diminuer l'épaisseur des parties molles, et un diaphragme limitant l'éclairement. C'est un cylindre de plomb de 10 cm. de diamètre sur 22 cm. de long, qui vient, par une de ses extrémités, s'enfoncer dans les tissus de l'abdomen en les déprimant, et qui, par l'autre extrémité, munie d'un diaphragme de 3 cm. d'ouverture, reçoit l'ampoule.

La radioscopie peut, dans des cas exceptionnels, avec une bonne ampoule munie du diaphragme-iris, faire voir des calculs du rein. La stéréo-radiographie pourra, dans certains cas aussi, rendre de grands services.

475. — **Autres affections.** — Contre les néphrites on a conseillé divers modes d'intervention : l'air chaud et les bains de lumière (Gautier et Larat) ; les courants de haute fréquence (Boinet et Caillol de Poncy), qui, dans certains cas, ont paru faire baisser le taux de l'albumine. Ainsi que le fait observer Dénoyès en analysant ces faits, cela prouve tout au moins que l'albuminurie n'est pas une contre-indication au traitement électrique.

CHAPITRE VII

MALADIES DE PEAU

476. — Eczéma. — Notions cliniques. — Quelque variés que soient les eczémas, on peut les rattacher à la classe des dermatoses autotoxiques, c'est-à-dire aux dermatoses dont la source est dans les produits toxiques élaborés par l'individu, soit à l'occasion d'une faute alimentaire, soit indépendamment du régime. C'est dire que la manifestation locale n'est qu'un épiphénomène, et qu'on s'exposerait aux pires désillusions si l'on se contentait de traiter la lésion locale. Alors même que sa longue durée, sa localisation fixe semblent devoir donner au traitement local la prépondérance, il ne faudra donc pas négliger la thérapeutique générale de l'affection.

Il faut distinguer pratiquement deux formes d'eczéma, qui ont d'ailleurs entre elles une série d'intermédiaires : la forme aiguë et la forme chronique. Toutes deux sont justiciables du traitement électrique, mais c'est presque toujours à la forme chronique que nous avons affaire.

Électrothérapie. — Les modalités électriques à employer sont la haute fréquence et la statique. Dans certains cas, on pourra avoir recours aux courants sinusoïdaux (bains hydro-électriques), et aussi aux rayons X.

α) La *Franklinisation* (Doumer, Leloir, Monell (de New-York), etc.) donne de bons résultats. Le malade est placé sur le tabouret à pieds de verre et relié à l'un des pôles de la machine ; Bordier conseille le pôle négatif. Comme électrode reliée à l'autre pôle, on se sert, soit d'une pointe unique ou multiple, soit plutôt d'un balai de chiendent. La durée des séances sera variable suivant l'étendue des lésions, mais un minimum de 10 minutes sur chaque zone est nécessaire. La durée totale de chaque séance sera de 20 minutes à 1/2 heure : on recommencera tous les jours ou tous les deux jours. Dès les premières séances, on voit souvent les vésicules se dessécher.

La statique ne paraît pas devoir donner de résultats bien certains dans les eczémas séborrhéiques vrais (Brocq), qui, par contre, semblent céder assez rapidement à la haute fréquence.

β) Les *courants de haute fréquence* seront appliqués au moyen du balai à effluves ou de l'électrode condensatrice de Oudin. Leur action est très rapide. En faisant 3 fois par semaine une séance de 10 minutes environ sur chaque zone malade, on constate vite un changement d'aspect des lésions. D'ailleurs cette forme de l'énergie électrique convient tout spécialement à la cure de cette affection parce que, outre son action locale, elle a une action générale manifeste, augmentant en particulier d'une façon appréciable les combustions organiques.

Cependant les expériences de Oudin prouvent que, si l'auto-conduction est utile dans les eczémas des arthritiques en particulier, elle ne suffit pas et doit être regardée seulement comme une partie du traitement. L'action locale se manifeste par une vaso-dilatation énergique allant jusqu'à faire perler des gouttes de sueur dans toute la zone traitée, une réaction inflammatoire plus ou moins violente, la cessation du prurit. Ces manifestations sont dues probablement non seulement à l'action de la haute fréquence sur la cellule organique, sur les terminaisons nerveuses, mais peut-être aussi à une atténuation des toxines, que les expériences de d'Arsonval et Charrin ont mise en lumière *in*

Guilleminot 32

vitro. Quelle que soit d'ailleurs l'interprétation du phénomène, il paraît certain que la haute fréquence est un agent curatif général et local ; nous avons tous vu au cours du traitement de certaines zones d'eczéma, des plaques non traitées disparaître par suite de l'action à distance, de l'action générale, alors que jusque-là elles étaient rebelles. Je soumets systématiquement mes malades atteints d'eczéma de nature arthritique à l'auto-conduction, en les plaçant entre les deux spirales disposées comme il est dit § 138 n° 3 avant de procéder au traitement local.

γ) Les bains hydro-électriques à courants sinusoïdaux ont donné de bons résultats à Gautier et Larat dans des cas d'eczéma prurigineux des plus rebelles, de même qu'à Guimbail, qui a obtenu des cures remarquables. Brocq est plutôt réservé sur leur efficacité.

δ) Les bains d'air chaud et les insufflations d'air chaud (1) ont été aussi employés.

ε) Les rayons X ont donné des résultats heureux à plusieurs expérimentateurs, parmi lesquels Hahn, Albers Schönberg, puis Scholtz, Williams, Freund, Schiff, Grünmach, Pusey, etc. (2).

Mais, malgré ces succès, la méthode ne peut être considérée comme suffisamment assise. A ceux qui veulent l'expérimenter on peut donner le conseil de se servir de rayons marquant 4 ou 5 au radio-chromomètre de Benoist et faire absorber, par chaque zone traitée, une dose égale à 3 à 4 unités H de Holzknecht en une ou plusieurs séances espacées de quelques jours.

477. — Urticaire. — C'est surtout dans l'urticaire chronique, où la part de l'élément nerveux et celle de l'auto-

(1) Voir la thèse de DAUBAN. Paris, 1902, où l'on trouvera des renseignements sur la bibliographie de la question.
(2) Cf. BELOT, *La radiothérapie, son application aux affections cutanées*. 2e éd. Paris, 1905. Steinheil, éd.

intoxication est assez difficile à définir, que l'électrothérapie trouve ses applications. Les formes les plus employées sont la statique et la haute fréquence suivant le mode opératoire que nous allons décrire en étudiant les prurits (§ 478). Gautier, Larat et Guimbail ont d'autre part obtenu de beaux résultats en soumettant les malades au traitement des bains hydro-électriques à courants sinusoïdaux.

478. — Prurits. — *Névrodermie et névrodermites*. — Les prurits dit essentiels (névrodermie de Brocq), symptomatiques d'une auto-intoxication, et sous la dépendance d'un état nerveux spécial, localisés ou généralisés, sont le plus souvent justiciables du traitement électrique. Les agents les plus efficaces sont la statique, la haute fréquence, et les rayons X.

α) *Statique*. — Leloir et Doumer ont traité une série de cas de prurit vulvaire, anal, des extrémités, et aussi certains cas de prurit généralisé. Les résultats du bain et de l'effluvation statiques ont été des plus encourageants surtout dans les prurits localisés. Brocq et Bisserié ont aussi traité par la statique avec succès beaucoup de prurits, même dans certains cas où la névrodermie côtoie les limites de la névrodermite.

On commencera par donner un bain statique général de 5 à 8 minutes, puis, avec une pointe ou un balai de chiendent tenu à 20 centimètres de la peau et relié de préférence au pôle négatif, on effluvera les régions malades pendant 5 à 10 minutes, suivant leur étendue. La technique doit d'ailleurs varier suivant la susceptibilité des malades ; on pourra parfois aller jusqu'aux étincelles. Les séances auront lieu tous les jours ou tous les deux jours. Le succès est souvent rapide.

β) *Haute fréquence*. — L'emploi des courants de haute fréquence a ici une double raison d'être.

En effet, d'une part, ils agissent sur l'organisme tout entier, toutes les fois qu'il y a arthritisme, ralentissement de la nutrition, et l'on sait que les prurits sont souvent sous la dépendance de cet état général. D'autre part, ils agissent localement, et plus efficacement que la statique, dans beaucoup de cas.

Les nombreuses observations de Oudin, dans certains cas de névrodermies et névrodermites, ne laissent aucun doute sur leur efficacité. Pour répondre à la double indication que je viens de signaler, on aura intérêt à soumettre le malade à la fois à l'auto-conduction et à l'effluvation. On fera une séance d'auto-conduction de 15 minutes, suivie d'une effluvation de 5 à 15 minutes sur chaque zone malade, tous les deux jours où tous les jours (1).

γ) *Rayons X*. — Les rayons X amènent souvent une rémission rapide du prurit appliqués à la dose de 3 à 4 H. On choisira les rayons n° 4 ou 5 au radiochromomètre de Benoit(2).

479. — **Psoriasis**. — Les essais de traitement par l'effluvation statique n'ont donné aucun résultat à MM. Brocq et Bissérié. Par contre, la haute fréquence, dont M. Oudin a précisé la technique pour cette affection, paraît d'une efficacité incontestable. Il promène pendant quelques secondes sur chaque plaque le pinceau métallique relié à l'extrémité du résonateur, de manière à obtenir un maximum d'effet révulsif. L'étincelle s'étale à la surface des squames.

A la suite de l'application il se produit, après une phase passagère de vaso-constriction, de la rougeur diffuse accompagnée d'une sensation de chaleur et de cuisson. Mais s'il y avait prurit, ce prurit disparaît souvent dès la première séance. Les séances ont lieu tous les deux jours.

(1) Voir pour le traitement des prurits par l'électricité, la thèse de Legros, Paris, 1899, faite sous les auspices de MM. Brocq et Bissérié.

(2) Cf. Belot, *loc. cit.*

Les plaques récentes disparaissent en quelques séances, les plaques anciennes demandent plusieurs mois de traitement (1).

Certains auteurs ont conseillé les bains de lumière à arc (Margaret A. Cleaves).

Les rayons X, d'abord employés par Albers Schönberg, sont en voie de conquérir l'un des premiers rangs parmi les agents curatifs du psoriasis.

Scholtz traite, sans protéger les parties saines par une plaque de plomb, si le psoriasis est disséminé ; il met le tube à 40 cm. Séances de 15 à 20 minutes. Il est avantageux, dit-il, d'irradier aussi la peau avoisinante. Ullmann considère cette méthode comme la méthode de choix. Belot a traité plusieurs cas de psoriasis, il emploie les rayons n° 5, et fait absorber 4 à 6 H en une ou en deux séances séparées par 24 heures. Peu après le traitement, la coloration rouge de la plaque se modifie, à la périphérie la peau saine devient brunâtre ; 15 à 20 jours après, les squames tombent, laissant une surface rosée, un peu hyperémiée, qui bientôt devient pigmentée. On applique alors une pommade légère à l'ichthyol, à l'oxyde jaune de mercure ou au goudron (2), ou un emplâtre à la chrysarobine (Scholtz).

480. — **Prurigo**. — Les statistiques manquent jusqu'à présent sur l'effet du traitement électrique de cette affection, mais l'effluvation statique a donné un bon résultat dans un cas de prurigo voisin de celui de Hébra, à MM. Brocq et Bissérié.

L'effluvation de haute fréquence est à essayer systématiquement. Les rayons X sont peut-être appelés à rendre service ici. Une seule application de rayons n°s 4 à 5 à la dose de 4 à 5 H a donné à Belot un beau cas de guérison de prurigo d'Hébra.

(1) OUDIN, *Annales d'Electrobiologie,* 1898.
(2) BELOT, *loc. cit.*

481. — Lupus érythémateux (Lupus de Cazenave).
— Notions cliniques. — Affection caractérisée par des rougeurs, des squames, le lupus érythémateux ou lupus de Cazenave présente deux aspects tout différents : il est important de les connaître au point de vue du traitement : le *lupus érythémateux aberrant* toujours symétrique, localisé aux deux joues, à la face dorsale du nez, aux oreilles, se caractérise par une marche des plus capricieuses, disparaissant pour reparaître avec rapidité ou lenteur, parfois en plein traitement ; et le *lupus érythémateux fixe* qui peut se localiser à un point quelconque de la face et qui présente une grande analogie avec le lupus tuberculeux, à supposer qu'il ne soit pas tuberculeux lui-même (Brocq).

Electro et radiothérapie. — De l'avis de tous les auteurs qui ont fourni des statistiques suffisantes, la photothérapie donne de moins bons résultats dans le lupus érythémateux que dans le lupus tuberculeux [Forchhammer (statistique de Finsen), Sabouraud, Leredde et Pautrier]. Cependant c'est ici que la distinction s'impose entre les deux formes du lupus érythémateux que nous avons indiquées. Le lupus érythémateux fixe paraît devoir être systématiquement traité comme le lupus tuberculeux, c'est-à-dire par la finsenthérapie, tandis que le lupus aberrant symétrique paraît justiciable avant tout de la haute fréquence, comme le prouvent les statistiques de Brocq exposées dans la thèse de Jacquot (Paris, 1901). La X-radiothérapie est appelée, semble-t-il, à jouer un rôle important dans la cure de cette affection.

Mais provisoirement voici comment on peut tracer la ligne de conduite à suivre lorsqu'on se trouve en présence du lupus de Cazenave :

1° S'agit-il d'un lupus érythémateux fixe : d'emblée on emploiera la finsenthérapie. Si pour une raison quelconque on ne le pouvait pas, on aurait recours à la X-radiothérapie ou, à défaut, aux anciens procédés : scarification, galvanocaustique, qui ne seront considérés que comme des procédés d'attente. Nous renvoyons pour cette question au § 482, la conduite à tenir étant la même que pour le lupus tuberculeux.

2° S'agit-il d'un lupus érythémateux symétrique aberrant, on aura recours à la haute fréquence (Brocq, Bissérié, 1897). On se servira pour cela de l'électrode à manchon de verre. On peut régler l'intensité des effets, soit par le réglage du résonateur, soit au moyen de l'électrode réglable de Bissérié qui établit une dérivation à la terre pour une longueur d'étincelle plus ou moins grande. La première application sera très modérée. On fera la seconde cinq jours après, et l'on augmentera l'intensité si la réaction a été peu intense. Il ne faut pas oublier, en appliquant ce traitement, que le lupus aberrant est avant tout centrifuge, c'est-à-dire que le centre de la zone malade a tendance à se guérir pendant que l'affection gagne vers la périphérie. On doit donc toujours dépasser les limites de la zone atteinte. On fera les séances une, deux ou trois fois par semaine, suivant la tolérance ou l'intensité de la réaction. On sera quelquefois obligé de mettre des intervalles de 15 jours, pour laisser la réaction se faire quand elle est violente. Ces interruptions ne nuisent pas à la cure. La durée de l'application sur chaque placard sera de une à trois minutes.

L'effet du traitement consiste dans une rougeur souvent très intense, indice de la réaction, et qui doit être considérée comme de bon augure. Les parties traitées se recouvrent d'une légère croûtelle qui tombe peu à peu, laissant à sa place une surface rouge luisante. La croûtelle se reforme plusieurs fois. A la fin le tissu sain se substitue au tissu malade. Les approches de la guérison sont indiquées par ce fait que la formation de croûtelles n'a plus lieu et qu'il y a simplement dessiccation des régions traitées.

On diminue alors l'intensité et la fréquence des séances. Il faut en moyenne 25 à 70 applications (Brocq, Bissérié, Jacquot).

482. — **Lupus tuberculeux.** — Notions cliniques. — Le lupus est constitué par des tubercules, petites nodosités miliaires de la grosseur d'une tête d'épingle, ou moins, tantôt agglomérées, tantôt disséminées, tantôt évoluant vers l'ulcération, tantôt vers la formation de tissu cicatriciel, d'où les aspects cliniques si variés de l'affection. Les lupomes font, en général, peu de saillie à la surface, mais on les met en évidence facilement en écrasant la peau avec une lame de verre. On les voit alors se dessiner avec leur couleur sucre d'orge caractéristique. On se rend compte de la difficulté qu'il y avait de traiter le lupus avant la découverte des nouveaux procédés, étant donnée la profondeur à laquelle se trouvent les lupomes dans le tissu sous-dermique. L'ablation, le curettage, les caustiques sont des procédés qui laissent après eux des cicatrices difformes, aussi repoussantes que la lésion, et qui ne mettent à l'abri ni des récidives, ni des complications. Dans quelques cas seulement on peut avoir recours encore à l'ablation, aux scarifications, à la galvano-caustique. Nous les spécifierons tout à l'heure.

Electro et radio-thérapeutique. — Bien que la galvanocautérisation soit du ressort de l'électrothérapie et qu'elle trouve encore parfois ses indications, nous ne nous y arrêterons pas. Ce procédé qui consiste à plonger la pointe d'un galvano-cautère dans les tissus malades, de manière à produire une réaction violente et à donner naissance à un processus cicatriciel, n'agit pas d'une façon homogène, reproche qui lui est commun avec le procédé des scarifications. Il est en outre très douloureux, le traitement en est long, et, dans l'intervalle des séances, le malade doit garder un pansement

occlusif. Ce sera donc un procédé d'exception que nous aurons rarement l'occasion d'appliquer, d'abord parce que la
plupart des médecins non électriciens ont chez eux un gal-
.vanocautère, ensuite parce que nous avons aujourd'hui à
notre disposition les procédés bien supérieurs ci-dessus
énoncés : la finsenthérapie ou photothérapie et la X-radiothérapie.

C'est à eux qu'on s'adressera d'abord, excepté dans quelques cas particuliers où, pour des raisons extra-médicales,
on emploiera les scarifications ou les galvanocautérisations,
seuls agents thérapeutiques qui puissent encore lutter avec
eux. Quant à l'ablation, on la réservera pour les cas où les
lupomes sont petits, commençants, et situés dans des régions
où les cicatrices ne seront pas difformes.

α) *Photothérapie*. — La photothérapie sera appliquée à
l'aide du procédé de Finsen ou des appareils nouveaux
construits depuis, tels que celui de Marie, dont nous recommandons tout spécialement l'usage (§ 231), à cause de la
commodité de son maniement et de la solide compression
qu'il permet d'exercer, d'une façon continue et uniforme,
jusqu'à la limite de la tolérance, pendant toute la durée
de l'application, ou celui de Lortet et Genoud (§ 230), qui
a donné d'excellents résultats à beaucoup d'expérimentateurs (Leredde et Pautrier, etc.) (1).

En présence d'un lupus vulgaire, on appliquera donc le
traitement photothérapique avec l'un de ces appareils. La
durée des séances peut-être évaluée à 20 minutes, 1/2 heure,

_____

(1) Les rayons du spectre qui agissent le plus sont les violets et
ultra-violets, aussi les lampes à incandescence ne conviennent-elles
pas pour la photothérapie. On aurait certainement intérêt à essayer
ici les lampes à vapeur de mercure de Cooper-Hewitt qui donnent
exclusivement des radiations violettes et ultra-violettes froides.
L'effluve électro statique émis en particulier par la pointe négative
(Leduc) mérite aussi une place toute spéciale dans la génération des
radiations utiles à ce procédé thérapeutique.

1 heure, avec les appareils Lortet et Genoud ou Marie, à
1 heure au moins avec l'appareil Finsen. Quelques heures
après, quelquefois 12, 24, 48 heures après, apparaissent les
phénomènes réactionnels : rougeur, tuméfaction, œdème,
puis suintement séreux et formation de croûtes. La durée
de cette réaction est d'environ 8 jours. Elle est nécessaire,
et, quand elle se produit, elle doit donner confiance dans
l'efficacité ultérieure du traitement (1). Il est à remarquer
que la réaction est en général d'autant plus tardive que la
séance a été plus prolongée.

La photothérapie agit en donnant lieu à un processus
sclérogène de la peau ; cette évolution fibro-scléreuse se
fait régulièrement, uniformément, et non par foyers isolés
comme à la suite des scarifications ou des galvano-cautérisations.

On fera une séance tous les huit jours sur chaque point
différent.

On devra donner certains soins à la peau durant la réaction. Les premiers jours on appliquera la pommade :

Lanoline. . . . . 10 grammes
Vaseline. . . . . 5 　 »
Eau de chaux. . . . . 10 　 »
　　　　　　　　　　　　　　　　　(Leredde).

Dès qu'il y aura suintement, il faudra se mettre en garde
contre l'infection (érysipèle, etc.). On fera des lavages avec
de l'eau bouillie ou une solution de biborate de soude à
3 p. 100. Quand les croûtes sont tombées, on applique la
pommade :

Oxyde de zinc. . . . .
Amidon . . . .
Lanoline . . . .
Vaseline . . . .
　　　　　} ââ 10 grammes

(1) On trouvera dans Leredde et Pautrier : *Photothérapie, Photo-
biologie* (chez Naud, 1903), l'étude complète de la question. Cf. aussi,
Th. d'Abadie, Paris, 1904.

qui empêche la formation de nouvelles croûtes et hâte la décongestion (Leredde).

D'ailleurs il faut savoir que les croûtes sont un obstacle à l'efficacité des séances. On doit les enlever au préalable par des pansements humides ou par un lavage au savon noir (Leredde). Il faut savoir aussi que les traitements antérieurs nuisent à la photothérapie, probablement en raison des brides cicatricielles qu'ils ont déterminées.

β) *X-radiothérapie*. — Depuis les premières observations de Kümmel, Schiff et Freund, un nombre considérable de cas traités avec succès ont été publiés. L'accord n'est pas encore fait sur la technique de l'intervention et cela pour plusieurs raisons, d'abord parce que ce n'est que tout récemment que, grâce à l'emploi du radiochromomètre de Benoist et du chromoradiomètre de Holzknecht, on peut, et encore bien imparfaitement, se rendre compte de la posologie de cet agent nouveau, ensuite parce que les peaux lupiques ne réagissent pas toujours de la même façon, enfin parce que les statistiques ne permettent pas de décider de la priorité entre les différentes méthodes proposées. Ces méthodes peuvent se résumer ainsi : les uns, comme Schiff, A. Schönberg, Hahn, Kümmel, Williams, Oudin, évitent soigneusement les dermatites, font des séances courtes et répétées deux ou trois fois par semaine ou tous les jours. D'autres, au moyen de séances espacées, provoquent le 1er degré de la radiodermite. D'après Belot, 4 à 5 H de rayons n° 5 produisent l'érythème et le gonflement sur le tissu lupique ; 8 à 9 H amènent l'ulcération superficielle. D'autres ne craignent pas d'aller jusqu'à la radiodermite intense provoquée en une ou plusieurs séances, de manière à obtenir une nécrose superficielle (Lion, Scholtz.)

Voici la technique qui était employée par Oudin :

Prendre une ampoule demi-dure (10 cm. d'étincelle environ), garantir les parties saines par un masque de plomb

relié à la terre ; placer l'anticathode à 0 m. 20 de la partie
à traiter. Dans ces conditions, avec un courant de 16 volts,
4 amp. environ au primaire, et un interrupteur donnant
15 interruptions par seconde, on peut opérer tous les jours
en commençant par une séance d'une minute le premier
jour et en augmentant chaque jour d'une demi-minute,
avec des intervalles de repos d'une huitaine, pour juger des
effets et des menaces de radiodermite.

Pour le moment, voici à peu près ce qu'on peut conclure :
Lorsque la finsenthérapie n'a pas donné de résultats, ou n'a
pu être employée, on ne doit pas hésiter à se servir de la radiothérapie, qui, à côté de ses inconvénients (risques opératoires), présente de grands avantages (pas de compression
nécessaire, étendue du champ d'action). On pourrait même,
suivant le conseil de Lancashire (1), recourir tout de suite
à la radiothérapie dans tous les cas de lupus étendu, ou de
lupus intéressant les muqueuses.

Quant au mode opératoire, je conseillerais volontiers
l'emploi des séances répétées deux ou trois fois par semaine,
en évitant de dépasser l'érythème superficiel et en employant les rayons n° 5 ou 6.

C'est d'ailleurs là un procédé qui me paraît, pour le trai-
ment de toutes les affections de la peau (sauf l'épilation),
supérieur à celui des séances uniques, espacées. Ne voit-on
pas, en considérant les effets nocifs des rayons X, que les
séances à petites doses, souvent répétées, produisent des
modifications des cellules bien plus profondes, bien plus
durables, que les séances uniques intenses, qui ne provoquent qu'une radiodermite passagère, suivie de processus
cicatriciels. Il doit en être de même pour les processus
curatifs, et tant que la posologie ne sera pas déterminée
d'une façon précise, il y a lieu de recourir aux procédés les
plus prudents.

(1) BELOT, loc. cit.

Radium-thérapie. — Quant à la radium-thérapie, nous n'en dirons qu'un mot. On trouvera des documents intéressants sur cette question en particulier dans la thèse de Blandamour, Paris, 1902 (travaux du service de M. Danlos). Avec des échantillons d'activité 5.200 à 19.000 (pouvoir radio-actif 5.200 à 19.000 fois supérieur à celui de l'uranium) le temps de pose peut être évalué à 24 à 48 h. chaque fois. Il faudrait aller jusqu'à la radio-dermite intense (?). Nous ne sommes pas encore assez maîtres du procédé pour que nous puissions l'appliquer d'une façon systématique.

483. — **Acné**. — On désigne sous le nom d'acné toutes les lésions et troubles fonctionnels du système sébacéopilaire. Nous parlerons surtout ici de l'acné rosée (ou acné rosacée, ou couperose), de l'acné hypertrophique qui, pour certains auteurs, n'est que la forme ultime de la couperose, et accessoirement de l'acné ponctuée (comédons). — Cependant nous devons dire que, dans presque toutes les formes d'acné et en particulier dans l'acné simple telle qu'on l'observe à la puberté, les rayons X ont donné de remarquables succès (Gautier, 1897, Ullmann, Schiff et Freund, Scholtz, Pusey, etc.). Les rayons X agissent probablement soit en produisant une atrophie des glandes sébacées, soit comme agent irritant.

484. — **Acné rosée ou couperose**. — La couperose ne se présente pas toujours sous le même aspect ; tantôt c'est l'élément angiomateux (dilatation des vaisseaux capillaires, acné télangiectasique) qui domine, tantôt c'est l'élément inflammatoire (acné inflammatoire accompagnée de phénomènes séborrhéiques). Si les phénomènes inflammatoires amènent une hypertrophie considérable de la peau, on arrive à l'acné hypertrophique (§ 485).

On a donné plusieurs modes d'intervention contre la couperose :

Electrolyse. — Quand la région couperosée présente des télangiectasies, c'est-à-dire des vaisseaux dilatés faisant saillie, on les électrolyse suivant la technique instituée par Brocq. On introduit une aiguille électrolytique dans la tumeur, parallèlement au vaisseau, le plus loin possible, et on électrolyse négativement. On pourrait aussi employer la méthode bipolaire (V. nœvi, § 487). Avec un courant de 1 à 5 mA et une durée d'application variable suivant la tolérance et la lésion, on arrive en quelques séances à faire blanchir les régions les plus télangiectasiées. Vasticar préconise un système particulier d'électrolyse combinée avec la scarification. Les lames du scarificateur sont elles-mêmes reliées au pôle négatif de la source (1).

Rayons X. — La radiothérapie paraît appelée à rendre de grands services dans le traitement de la couperose. L'ampoule sera placée dans une caisse de plomb, comme pour tous les traitements radiothérapiques en général (2). L'orifice de la boîte sera laissé assez largement ouvert pour que à 30 centimètres le cône d'irradiation embrasse toutes les régions malades y compris les parties saines interposées. On protégera ces parties saines par des feuilles de plomb minces dans lesquelles on découpera la silhouette de la lésion. Le centre de l'anticathode étant placé à 30 centimètres de la peau, on fera 5 à 6 minutes de traitement tous les jours, ou tous les deux jours, avec des rayons n° 5. Dès la sixième séance « la peau pèle légèrement, l'acné pâlit, les vaisseaux sont moins visibles. On voit apparaître plus tard entre les boutons et les plaques de couperose des

---

(1) VASTICAR, *Premier congrès international d'électrologie et de radiologie médicales*, Paris, 1900, p. 672.
(2) Cf. BELOT, *loc. cit.*, description de son localisateur.

traînées blanches, enfin les tissus se décolorent » (Larat et Gautier).

Haute fréquence. — Même technique que pour le lupus érythémateux. C'est un procédé qui mérite d'être employé, étant donné la facilité de son application et son efficacité quelquefois très rapide (Oudin). Guilloz a obtenu de très bons résultats de l'emploi de l'aigrette et des petites étincelles. La statique ne paraît pas aussi efficace.

Photothérapie. — Déjà employée par Finsen dans la couperose, la photothérapie a donné des résultats très satisfaisants à Leredde (1). On suivra la technique exposée pour le lupus. Leredde regarde cette méthode comme la méthode de choix dans les formes anciennes. Il n'a pas eu d'insuccès sur neuf cas traités.

485. — **Acné hypertrophique.** — **Rhinophyma.** — L'acné hypertrophique est souvent la phase ultime de la couperose, quand l'élément inflammatoire a déterminé l'hypertrophie de la peau. On sait qu'elle siège surtout sur le nez qui augmente de volume et présente des bosselures caractéristiques avec un petit cratère au centre, orifice des glandes sébacées.

Si l'acné hypertrophique s'accompagne de télangiectasies, on suivra la technique indiquée pour la télangiectasie des couperoses.

Si elle s'accompagne de comédons, on suivra la technique décrite à l'étude de l'acné ponctuée.

Mais ce qu'il faut surtout traiter ici, c'est l'hypertrophie glandulaire et l'hyperplasie du tissu fibreux.

L'hypertrophie glandulaire se traite par l'électrolyse suivant la technique employée pour les comédons (acné ponctuée, § 486). L'intensité sera réglée d'après le volume de la glande. Quant à l'hyperplasie du tissu fibreux, on

(1) LEREDDE, *C. R. Ac. Méd.*, mars 1903.

peut la traiter, soit par les galvano-cautérisations qui ne
sont pas acceptées volontiers par les malades, soit par
l'électrolyse : aiguille négative, 5 à 6 mA, pendant 8 à
15 secondes.

486. — **Acné ponctuée. —** Comédons. — Constituée
par un semis de points noirs formés par la matière sébacée
des glandes, l'acné ponctuée siège surtout aux ailes du nez,
au front, aux tempes. Elle peut nécessiter l'intervention
de l'électrothérapie quand elle est trop disgracieuse et
rebelle au traitement banal de l'ablation des comédons par
pression.

On introduit la pointe d'une aiguille électrolytique dans
l'orifice glandulaire où se trouve le comédon, on relie cette
aiguille au pôle négatif et l'on fait passer un courant de 2 à
3 mA pendant quelques secondes. Le comédon s'évacue et
la glande subit la transformation fibro-cicatricielle.

Les rayons X ont été aussi employés avec succès dans
cette affection.

487. — **Nœvi non vasculaires.** — Les nœvi vasculaires
ont été étudiés au chapitre des maladies des vaisseaux
(§ 428), nous ne parlerons ici que des nœvi non vasculaires, c'est-à-dire des nœvi pigmentaires, qui peuvent être
pileux, hypertrophiques ou lisses (Brocq).

Les *nœvi pileux* se traitent par l'électrolyse suivant le
mode opératoire indiqué pour l'hypertrichose. Quand le
poil a été traité, sa base s'affaisse progressivement, le nœ-
vus s'aplanit, mais il reste en général un peu de pigmentation.

Les *nœvi hypertrophiques* se traitent aussi par l'électrolyse, en introduisant une aiguille électrolytique négative
dans sa base qu'on traverse de part en part. On fait passer
un courant de 2 à 3 mA, jusqu'à ce qu'on sente l'aiguille
libre. On fait 2 ou 3 piqûres, dans les petits nœvi. Dans

les gros, on fait une série de piqûres parallèles à 5 mm. de distance, puis une autre série perpendiculaire. On recommence au bout de 15 jours. Après chaque séance, lotions à l'alcool camphré. M. Brocq, dont la technique vient d'être exposée ici, laisse la partie traitée à l'air libre et ne fait pas de pansements occlusifs. Il n'a jamais eu d'accidents.

La tumeur subit une augmentation passagère pour se réduire ensuite.

Quel que soit le succès de cette méthode, Brocq estime que la galvano-cautérisation reste le plus souvent la méthode de choix, et pour les gros nœvi il préfère l'ablation chirurgicale.

Les *nœvi pigmentaires* lisses ne tirent pas grand bénéfice du traitement, car l'électrolyse agit peu contre l'élément pigmentaire, qui est ici le seul à considérer.

488. — **Sycosis.** — Le traitement de choix sera la haute fréquence, effluves et petites étincelles. Les statistiques font défaut jusqu'à présent. La photothérapie a donné de bons résultats à Leredde et Pautrier dans deux cas de sycosis rebelle de la lèvre supérieure ; la X-radiothérapie, à Freund et Schiff (1). Seulement il faut savoir que, quand il y a des poches purulentes, des infiltrations profondes, la radiothérapie est peu efficace et quelquefois dangereuse, à cause de la facilité avec laquelle se produit la radiodermite dans les tissus malades. On devra, avec des rayons n° 5, suivant le conseil de Belot, ne pas dépasser de 3 à 5 H suivant les régions (2).

La galvano-cautérisation ignée est conseillée par Brocq : on ouvre avec la pointe fine du galvano-cautère les petites pustules au fur et à mesure de leur apparition.

(1) FREUND et SCHIFF, *Sem. méd.*, 7 juin 1899.
(2) BELOT, *La radiothérapie, son application aux affections cutanées*, 2e éd. Paris, 1905, G. Steinheil, éd.

Guilleminot   33

489. — Chéloïdes. Tissus cicatriciels. — Les modes de traitement les plus employés contre les chéloïdes sont : l'électrolyse (Hardaway, 1886, Brocq, 1887), les étincelles statiques ou de haute fréquence, les rayons X. Ces derniers, en raison de leur action résolutive sur les tissus de cicatrice et à la suite d'expériences déjà favorables, méritent d'être étudiés systématiquement dans cette affection, si souvent rebelle.

Tandis que L. Derville donne la préférence aux étincelles statiques (1), la plupart des auteurs se rangent à la méthode de Hardaway et Brocq, qui consiste à pratiquer l'électrolyse négative de la tumeur.

Voici le manuel opératoire de l'électrolyse des chéloïdes tel qu'il a été établi par Brocq.

Électrolyse. — On détermine la longueur de la partie de l'aiguille qui doit pénétrer dans la chéloïde, on met un index en cire à cacheter à ce niveau. Une anode indifférente ayant été placée en un point quelconque du corps, on introduit l'aiguille reliée au pôle négatif de la source. Puis on fait passer le courant qu'on amène progressivement jusqu'à 6 mA environ et qu'on maintient à cette intensité durant 8 à 15 secondes. « Quelques secondes après le début du passage du courant, l'aiguille s'entoure d'une petite zone blanchâtre, puis on voit se produire des sortes d'éclatement des tissus, sous la forme d'irradiations d'un blanc mat, jaunâtre, qui partent en rayonnant autour de l'aiguille. Quand ces traînées atteignent 4 à 5 mm. de longueur et que l'on sent l'aiguille jouer librement dans la piqûre, il faut cesser de faire passer le courant. Puis on fait une nouvelle piqûre à la distance voulue pour que la zone blanchâtre qui se formera au niveau de cette seconde piqûre devienne tangente à celle qui

---

(1) Cf. *Semaine méd.*, 12 juillet 1899 ; *Arch. Elect. méd.*, 15 juillet 1900, et thèse de Bécue, Paris, 1899.

résulte de la première, sans empiéter sur elle. On larde ainsi toute la surface de la chéloïde quand elle n'est pas trop étendue, jusqu'à ce qu'elle soit en quelque sorte couverte de ces taches blanches confluentes. On la recouvre alors de bandelettes imbriquées d'un des emplâtres que l'on sait actifs contre les chéloïdes, tels que l'emplâtre de Vigo, l'emplâtre rouge de E. Vidal, ou même à la rigueur l'emplâtre faible à l'acide chrysophanique, dont l'effet résolutif s'ajoute à celui de l'électrolyse (1). »

Avec Brocq, on doit déconseiller l'emploi des aiguilles multiples qui empêchent d'agir avec précision, alors que l'opération nécessite les soins les plus minutieux.

Les séances seront répétées tous les huit jours.

On continue le traitement jusqu'à ce que la régression s'arrête et que la lésion reste stationnaire.

D'ailleurs, comme le fait observer Brocq, le résultat n'est pas la disparition complète du tissu chéloïdien, mais bien plutôt un arrêt définitif dans son évolution avec une légère rétraction.

Quand l'électrolyse a épuisé son action, Brocq conseille de compléter le traitement par d'autres procédés tels que les scarifications linéaires quadrillées, combinées avec les applications d'emplâtres hydrargyriques ou chrysophaniques.

Radiothérapie. — La première observation favorable est celle de Herschell Harris (Williams, The Rontgen Rays, in *Medicine and surgery*).

Puis viennent celles de Barney, Fordyce, Fox, Varney, Williams, L'Heeve, Taylor, Bissérié, Belot. En 6 applications, de 6 à 7 H chaque fois, réparties en 5 mois, Belot a eu un succès remarquable.

On peut soit procéder par doses massives en faisant une

---

(1) Brocq, *Traitement des dermatoses*, p. 203.

séance de 5 à 7 H tous les quinze à vingt jours, soit faire des séances successives tous les deux ou trois jours, de manière à faire absorber environ 10 H par mois.

A côté du traitement des chéloïdes se place celui *des tissus scléreux et cicatriciels*. M. Leduc (de Nantes) a insisté sur les bons effets du courant continu pour la réduction des cicatrices intéressant la peau et les tissus sous-cutanés. Des cicatrices difformes, entraînant l'incapacité fonctionnelle d'un membre, et contre lesquelles tous les autres traitements avaient échoué, ont pu ainsi être rapidement améliorées. Pour cela on applique sur la cicatrice une cathode appropriée à la forme de la région et assez grande pour faire supporter un courant de 15 à 25 mA. L'anode indifférente est placée sur le dos ou ailleurs. Durée: 1/4 d'heure. Séances tous les deux ou trois jours. Il y a avantage, d'après les observations de Leduc, à employer dans ce cas des électrodes trempées dans une solution de NaCl, probablement à cause de l'action de l'ion Cl.

490. — **Xanthomes.** — Constituée par des taches jaunâtres plates ou saillantes qu'on observe sur différentes parties du corps (xanthélasma des paupières, etc.), cette affection se traite par l'électrolyse négative, d'après la même technique que les chéloïdes. Bordier a ainsi obtenu plusieurs succès sans récidive. V. aussi § 547.

491. — **Ephélides.** — Taches grises ou brunes disséminées sur la peau et résultant d'une pigmentation anormale provoquée par la lumière solaire, les éphélides seraient justiciables de la photothérapie négative si le traitement était applicable. Mais tandis que pour une maladie aiguë, comme la variole, on peut soustraire le patient à l'action des rayons lumineux, pendant tout le temps que dure l'éruption, on ne peut songer à pareille cure pour les éphélides. L'hiver, alors que les rayons solaires sont moins actifs,

les éphélides s'atténuent et disparaissent même chez beaucoup de sujets.

Cependant il ne faut pas se regarder comme tout à fait désarmé contre cette affection. On sait que l'exposition directe aux rayons du soleil est manifestement en cause chez toutes les espèces animales pour la genèse de la pigmentation ; ainsi chez les animaux à robe tachetée, c'est toujours la face dorsale, exposée directement à la lumière, qui est la plus foncée. Si l'on se place à un point de vue général, on peut considérer le pigment comme un moyen de défense de l'organisme contre les rayons lumineux et principalement contre les rayons chimiques du spectre ; et cela se conçoit, car il les absorbe, alors que la peau blanche se laisse pénétrer plus profondément. C'est ce qui explique que les enfants qui ont eu un premier coup de soleil au bord de la mer par exemple, n'en ont qu'exceptionnellement un second à la même place, à cause de la pigmentation caractéristique laissée par la première épreuve. On peut de même mettre une région à l'abri du coup de soleil en la recouvrant d'encre de chine. L'érythème et la pigmentation n'apparaissent qu'autour de la région protégée.

Partant de cette idée que les radiations lumineuses de grandes longueurs d'onde agissent dans beaucoup de cas à l'encontre des rayons chimiques (on sait que le voile photographique des laboratoires mal clos est empêché, dans une certaine mesure, par la présence des rayons rouges qui pourraient même atténuer le voile formé ; on sait aussi que les radiodermites ont paru parfois améliorées par la photothérapie rouge) (Bar), j'ai essayé d'exposer les éphélides à des radiations rouges intenses.

Je ne crois pas que le procédé soit tout à fait inefficace, en tout cas il est à étudier, mais il n'est sans doute nullement curatif. Quoi qu'il en soit, il peut servir de base à un traitement qui n'est plus de notre ressort, mais que nous serons appelés à conseiller souvent ; les personnes sujettes aux éphélides devront tamiser le plus possible la lumière solaire par les écrans rouges (ombrelles, voilettes, chapeaux, etc.), ou application de produits divers absorbant les radiations chimiques pour les jours de grandes insolations.

Toute intervention électro-thérapeutique doit-elle être regardée comme inutile ? Il ne faut pas se hâter de l'affirmer. Au nombre des moyens de défense de la peau contre les rayons chimiques, prend place, à côté de la pigmentation, une vaso-dilatation persistante. Le rôle de la vasodilatation dans la formation des éphélides n'est pas déterminé. Il ne faut donc pas rejeter de parti pris tout essai d'intervention, étant donné l'action de l'électricité sur les petits vaisseaux. Peut-être la haute fréquence devrait-elle être plus méthodiquement essayée.

492. — **Sclérodermie.** — Affection caractérisée par une induration de la peau suivie souvent d'atrophie de ses éléments, la sclérodermie est d'origine trophonévrotique. Elle peut être généralisée ou partielle (morphée, sclérodermie en plaques ou en bandes, sclérodactylie). C'est une maladie très grave quand elle est généralisée et progressive, et les traitements médicaux n'ont que peu d'action sur elle.

Si l'on a la curiosité d'explorer la résistance électrique au niveau des plaques de sclérodermie, on la trouvera toujours augmentée, surtout où la température locale est le plus abaissée.

On emploie contre la sclérodermie le courant galvanique et la franklinisation. Ces deux modes de traitement comptent à leur actif des succès remarquables, alors que tout le reste avait échoué pendant de longues années.

Emploi du courant continu. — Erb préconise la galvanisation de la moelle et du sympathique au cou, puis il promène une cathode appropriée (rouleau) sur les régions atteintes. Hallopeau a employé avec succès la même méthode.

Brocq emploie le courant continu sous une autre forme et seulement dans les sclérodermies circonscrites : il les traite par le même procédé que les chéloïdes. — Voici son mode opératoire :

Une aiguille en platine iridié, munie d'un arrêt en cire à cacheter placé à la hauteur voulue, est reliée au pôle négatif et introduite au milieu des tissus sclérosés. Il ne faut pas dépasser les limites du tissu malade, sans quoi on provoquerait la formation d'indurations persistantes ; aussi faut-il procéder avec beaucoup de soins. Si la lésion est profonde, on piquera les tissus perpendiculairement à la surface de la peau, après avoir mis l'arrêt à une distance de la pointe telle que l'on ne dépasse pas les couches profondes sclérosées. Si au contraire la lésion est superficielle, on enfoncera l'aiguille parallèlement à la surface de la peau.

L'anode indifférente est placée sur une région quelconque.

L'intensité varie de $0^{mA}5$ à 10^{mA}, suivant la tolérance. On interrompt le courant dès qu'on voit se former autour de l'aiguille de la mousse blanche et un petit halo brunâtre. On fait plusieurs piqûres de manière que les cercles blanchâtres deviennent tangents sans se recouvrir ; la distance moyenne entre deux piqûres voisines est 8 à 12 millimètres.

Après la séance, on fait une lotion avec l'alcool camphré ou avec l'alcool renfermant 1/500 de sublimé, puis on applique l'emplâtre rouge de Vidal ou l'emplâtre de Vigo, qu'on change toutes les vingt-quatre heures (Brocq, *Traitement des dermatoses*).

Séances tous les huit jours environ. Dès la 2e ou la 3e séance, l'extension de la sclérodermie est enrayée.

En présence de ces deux procédés, celui de Erb et Hallopeau, qui consiste à galvaniser la moelle et les régions malades, et celui de Brocq, qui consiste à électrolyser par galvano-poncture les bandes ou les plaques de sclérose, lequel choisirons-nous ?

S'il s'agit d'une sclérodermie généralisée, il n'y a pas à hésiter, la méthode d'Erb est préférable.

S'il s'agit de sclérodermie localisée, je crois que c'est par cette méthode aussi que nous devons commencer, tout en nous réservant d'avoir recours ultérieurement à l'électrolyse par galvano-poncture, parce que, ainsi que Brocq lui-même l'a remarqué, ce n'est pas par action destructive qu'agit l'électrolyse ; des plaques voisines de celles traitées et non encore électrolysées, disparaissent par ce seul fait que du courant continu a traversé le corps. En second lieu, nous devons toujours avoir pour principe de commencer par les méthodes les plus simples et les plus exemptes de risques.

Emploi de la statique. — L'effluvation statique donne parfois des résultats remarquables, Boisseau du Rocher en cite un cas. Je connais personnellement un cas de sclérodermie radicalement guérie chez un de nos confrères, par la seule intervention de la statique. Mais, par contre, j'ai vu un échec avec cette méthode. Il est vrai que la machine employée au domicile du malade était tout à fait insuffisante.

Rayons X. — On a aussi employé les rayons X avec succès contre la sclérodermie en plaques (rayons n° 5, — 5 à 8 H, tous les vingt jours).

493. — **Verrues.** — Bissérié a obtenu des résultats très satisfaisants de l'emploi des courants de haute fréquence

contre les verrues planes confluentes du visage ; mais le traitement le plus sûr consiste dans l'emploi de l'électrolyse par galvano-poncture.

Une anode indifférente étant placée en un point quelconque du corps, on introduit dans la verrue une aiguille d'acier ou de platine reliée au pôle négatif, puis on amène l'intensité à 4 mA environ. Au bout de quelques secondes la verrue blanchit, et après 1 à 3 minutes prend l'aspect bulleux. On arrête alors le courant. Il est bon de laver avec l'alcool camphrée après l'application. Les jours suivants, la verrue devient brune, puis noire, elle tombe du 8e au 12e jour sans laisser de cicatrice.

Récemment on a préconisé l'emploi des rayous X contre les verrues et cornes cutanées (Sjöngren et Sederholm, Scholtz, Varney (1), Belot, etc.).

Belot rapporte des cas de verrues planes du visage ayant disparu après une séance de 4 H, des cas de cornes du nez ayant cédé à deux séances, la première de 10 H de rayons n° 6, et la seconde de 3 H, 15 jours après, des cas de verrues multiples des mains, même chez des enfants, ayant cédé à 3 séances de 8 H, 7 H et 4 H ; les parties saines étaient soigneusement protégées et un intervalle de 12 à 15 jours séparait les séances.

494. — **Epithélioma (syn. cancroïde, cancer épithélial ou cutané, ulcère cancroïdal, cancéreux primitif ou rongeant).** — L'électrolyse par galvano-poncture donne parfois d'excellents résultats (Bordier). Ce procédé n'a d'ailleurs plus guère qu'un intérêt historique depuis l'emploi des rayons X. On enfonce l'aiguille parallèlement au grand diamètre de la tumeur, de manière à atteindre les tissus sains tout autour d'elle, puis on amène le courant à 10 ou 15mA, durant 5 à 6 minutes, on repique ensuite à côté,

(1) BELOT, *loc. cit.*

soit à une distance angulaire de 18° environ (Bordier), soit
parallèlement. Il se forme une escarre volumineuse qui
durcit progressivement et se détache au bout d'un mois
environ.

Mais, comme je viens de le dire, on traite systématiquement aujourd'hui l'épithélioma cutané par les rayons X.
On verra la technique de cette opération à l'article cancer
(§ 559).

495. — **Mycosis fongoïde.** — Affection très grave, de
nature néoplasique, présentant une certaine analogie avec
le sarcome, le mycosis fongoïde débute par des rougeurs
en plaques, restant rouges sous la pression du doigt, accompagnées de prurit souvent violent, et prenant par la suite
un aspect lichénoïde. C'est le stade eczémateux. Puis ces
plaques lichénoïdes deviennent verruqueuses, forment des
tumeurs parfois très volumineuses, s'œdématient. La terminaison est la cachexie et la mort. Tous les traitements
médicaux sont vains.

La radiothérapie vient de faire faire un pas énorme à la
thérapeutique de cette maladie. Scholtz, Hyde, Marsh, Ja-
mieson, A. E. Carrier, Scholtz et Riehl, Morelle ont publié
des résultats probants ; Belot et Civatte (1), dans le service
de Brocq, ignorant les travaux de Scholtz publiés en 1902,
ont, simultanément avec les derniers auteurs cités, expéri-
menté la radiothérapie dans deux cas de mycosis fongoïde.
Les résultats qu'ils ont obtenus nous autorisent à intervenir désormais dans tous les cas : l'effet du traitement sera,
au moins, d'améliorer les malades ; et encore ne sommes-
nous pas loin d'être obligés de croire à la guérison possible
et définitive. Voici le mode opératoire employé par Belot et
Civatte : ils ont fait absorber 10 H en deux séances, à un
jour d'intervalle, à chaque tumeur, avec des rayons n° 4 à 5,

(1) BELOT, *loc. cit.*

ils ont vu immédiatement le prurit tomber, et les tumeurs ont diminué de volume du 16ᵉ au 20ᵉ jour. Ils ont recommencé alors à faire absorber la même dose : les tumeurs se sont affaisées tout à fait. La cure a été à peu près la même pour tous les groupes de tumeurs.

La dose à absorber sera moins forte s'il s'agit du stade eczématique, Belot conseille : 7 H.

On verra à l'article sarcome, la discussion sur ce mode opératoire. Il suffit de le noter ici en rappelant que Scholtz a obtenu des résultats plutôt inférieurs en allant jusqu'à la nécrose superficielle. Les statistiques deviendront possible à présent que les mesures en radiothérapie permettent le rapprochement des observations des divers auteurs.

496. — **Hypertrichose.** — **Epilation.** — L'hypertrichose qui, par elle-même, ne constitue pas une maladie, ne doit cependant pas être traitée avec dédain par le médecin, d'une part, en raison des difformités réelles qu'elle entraîne chez la femme ; d'autre part, à cause de l'état mental qui peut en résulter, cette difformité devenant un objet perpétuel de préoccupation, une cause de mélancolie et de phobie du monde dont la gravité peut devenir tout à fait disproportionnée avec l'anomalie, souvent légère, qui en a été le point de départ.

L'opportunité de l'intervention devra être mûrement réfléchie, et l'on s'inspirera, pour la décision à prendre, aussi bien des raisons extra-médicales qui poussent le sujet à se faire opérer, que des conditions mêmes de la difformité.

Voici à peu près les règles que nous devrons suivre, règles inspirées en grande partie des conclusions formulées par Brocq.

Opportunité de l'intervention. — C'est surtout chez la jeune fille, en seconde ligne chez la jeune femme, que l'intervention doit être ou approuvée ou conseillée. Le même cas, la même difformité, qui dictera l'abstention chez la femme de 45 ans, nécessitera souvent l'opération chez la jeune fille. Chez la femme de 45 ans, l'intervention ne sera acceptée que dans l'hypertrichose tout à fait disgracieuse. Chez l'homme, ce n'est qu'exceptionnellement qu'on opérera. Nous allons insister sur chacun de ces cas :

Chez *la jeune fille ou la jeune femme* placée dans des conditions sociales telles qu'il faille supprimer absolument la difformité ou l'empêcher de se développer, la prévoir, on devra observer la conduite suivante :

1° S'il s'agit de duvets n'ayant pas tendance à se transformer en poils, et disgracieux seulement par leur nombre et leur couleur foncée chez les brunes, ou déconseillera l'intervention, on se bornera à prescrire des poudres siccatives (amidon et acide salicylique par exemple), qui empêchent dans une certaine mesure l'évolution du duvet, ou l'eau oxygénée, qui en fait baisser le ton, et l'on interdira les dépilatoires, flambages, etc. En effet l'électrolyse est une opération trop sérieuse pour une difformité aussi insignifiante ; puis l'on observe parfois une pousse plus abondante des duvets avoisinant le duvet opéré, de sorte que, quand on commence une cure, on ne sait jamais jusqu'où l'on se trouvera entraîné.

Quant aux rayons X, il est surtout indiqué de les employer contre les gros poils, mais on a beaucoup de peine à faire tomber les duvets, la technique n'est pas encore tellement sûre que l'on soit tout à fait à l'abri des accidents opératoires, dont les suites terribles sont plus à craindre que les poussées pileuses les plus abondantes.

2° S'il s'agit de duvets qui ont tendance à se transformer en poils ou qui augmentent en nombre de semaine en semaine, il n'y a pas à hésiter, on doit conseiller l'opération toutes les fois que la difformité siège à la face ou sur la poitrine et les seins. En effet, il est à prévoir que cette transformation du duvet en poil ira chaque jour crescendo, et plus on attendra, plus on se trouvera dans de mauvaises conditions pour opérer, le duvet n'exigeant qu'un traitement électrolytique des plus légers comparativement aux poils. L'intervention de choix sera l'électrolyse ; seulement on devra avertir la patiente que le traitement sera très long, car il faut attaquer résolument tous les duvets puisque tous sont susceptibles d'évoluer en poils, d'autant plus que l'excitation électrique de voisinage aura servi de stimulant ; on observe parfois des pousses rapides après les premières séances.

3o S'il s'agit de poils, on se laissera guider par le degré de difformité et le nombre des poils. On déconseillera l'opération quand il n'y a pas de raison esthétique absolument contraire ; on électrolysera si les poils sont assez clairsemés ; on pourra recourir aux rayons X si les poils sont drus ou rebelles à l'électrolyse.

Chez *les femmes de plus de* 45 *ans*, en principe, on déconseillera toujours l'intervention et l'on n'opérera que sur leur demande expresse.

Chez *l'homme*, on refusera d'opérer, sauf bien entendu s'il y a une maladie de peau nécessitant la chute des poils comme moyen thérapeutique ; sauf aussi certains cas exceptionnels, tels que l'hypertrichose de la face dorsale du nez ou de l'espace inter-sourcilier. On ne cédera jamais au désir des sujets qui voudraient supprimer les cheveux descendant trop bas sur le front, les poils sur les pommettes, le cou, les oreilles, etc.

Telles sont les indications générales de l'intervention. — Voyons maintenant la technique :

TECHNIQUE. — 1o *Courant continu*. — D'abord employée par Michel (de Saint-Louis) (1875), puis par Hardaway en Amérique, et en France par Baratoux (1886), puis Brocq, cette méthode de traitement est devenue la plus généralement adoptée.

En voici le manuel opératoire, tel qu'il a été formulé par Brocq :

Une anode indifférente étant placée en un point quelconque du corps (dans la main par exemple), on introduit une aiguille reliée au pôle négatif, *le long du poil et en suivant rigoureusement sa direction.* Le petit doigt étant appuyé sur les téguments et l'aiguille saisie entre le pouce et l'index, le *cathétérisme de l'infundibulum pilaire* est facile. On enfonce l'aiguille jusqu'à ce qu'on éprouve une petite résistance et l'on fait alors passer le courant en manœuvrant le réducteur de potentiel. Pour toutes ces opérations, où l'on doit pouvoir avoir tous ses appareils sous la main, je ne saurais trop conseiller l'emploi des petits tableaux portatifs ; je me sers toujours de tableaux en forme de pupitre de musicien, montés sur un pied à roulettes parfaitement stable, et qu'on peut avoir à portée de la main n'importe où l'on se trouve. Le choix de l'aiguille n'est pas indifférent. Il faut avant tout adopter un système et se servir toujours du même ; Brocq recommande les aiguilles en or ou en platine iridié de 20 à 22 millimètres, montées sur un cylindre à facettes servant à fixer le conducteur et faisant office de manche. Il existe dans le commerce des manches très légers qu'on peut aussi employer. L'aiguille sera coudée à 45°, selon le conseil de Brocq, à 6 millimètres environ de la pointe. L'angle facilite beaucoup l'introduction et sert en même temps de point de repère pour juger de la profondeur de l'introduction.

La pointe de l'aiguille sera mousse, sans quoi l'on est exposé à faire des fausses routes en cathétérisant le canal pilaire.

Lorsqu'on a éprouvé la résistance caractéristique donnée par l'infundibulum, on fait donc passer le courant puis on

agit encore sur l'aiguille de manière à la faire arriver au
contact de la papille pileuse et à la lui faire dépasser légèrement, d'un millimètre environ (fig. 79). En procédant
ainsi, on ne risque pas les fausses routes : si l'on est en
bonne direction, si l'aiguille chemine bien le long du poil,
on n'éprouve aucune résistance ; si l'on fait fausse route, on
s'en aperçoit tout de suite. Au contraire en faisant passer

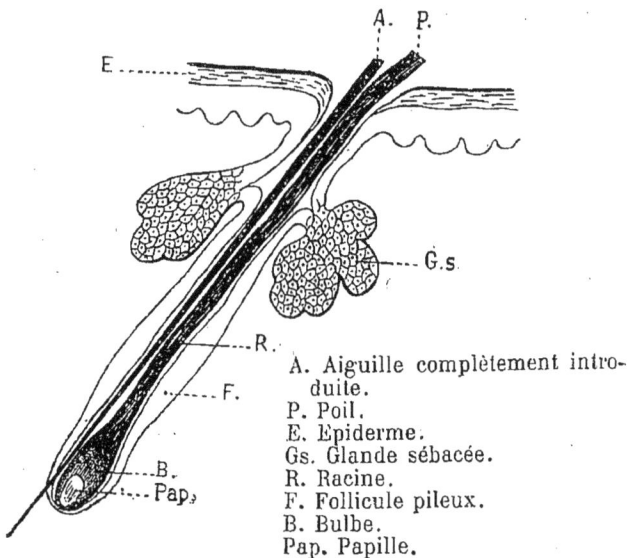

A. Aiguille complètement intro-
    duite.
P. Poil.
E. Épiderme.
Gs. Glande sébacée.
R. Racine.
F. Follicule pileux.
B. Bulbe.
Pap. Papille.

Fig. 79.

le courant avant l'introduction, on peut, sans résistance, pénétrer en plein derme.

La durée nécessaire pour la destruction de chaque papille ne peut être fixée rigoureusement. Il y a là une question d'habitude ; on s'aperçoit que la papille est détruite
quand le poil cède à une très faible traction, mais quelquefois ce n'est que 10 minutes après la fin de l'électrolyse que
le poil cède avec facilité (actions tertiaires), et cependant la
séance a été assez intense et assez longue pour détruire

complètement la papille. On se laissera guider par certains petits phénomènes accessoires, dont le plus important est la formation de mousse au niveau de l'orifice avec, à l'entour, un petit halo brun clair caractéristique. Dès que la mousse apparaît, on laissera le courant passer encore quelques secondes, puis on arrêtera.

Voici en moyenne la durée et l'intensité ordinaire pour chaque espèce de poils (Brocq) :

Pour un duvet, 1 mA 1/2 ; 5 à 10 secondes.

Pour un poil moyen, 2 à 3 mA ; 5 à 10 secondes.

Pour un gros poil, 4 à 5 mA ; 10, 15, 20 secondes.

Après l'opération, chaque piqûre présente une petite vésicule claire, et la région est un peu tuméfiée. Brocq recommande de les toucher matin et soir avec l'alcool camphré, jusqu'à complète cicatrisation. Il se forme ensuite de petites croûtelles, puis au bout de 6 à 8 jours on ne voit plus que des taches rougeâtres qui disparaissent peu à peu.

Chez certaines personnes très nerveuses la question peut se poser d'avoir à insensibiliser la peau. On sera parfois forcé d'avoir recours au chlorure d'éthyle, à la cocaïne ou aux courants de haute fréquence en applications directes. Voici, tel que l'a indiqué Brocq, l'ordre de sensibilité des différentes régions pour l'épilation : partie médiane de la lèvre supérieure, sous-cloison, pourtour des paupières, lèvre inférieure, cou, parties latérales de la lèvre supérieure, nez, bout des seins, etc. La susceptibilité est d'ailleurs variable d'un sujet à l'autre.

Il arrive parfois quelques petits accidents : une gouttelette de sang peut apparaître au sortir de l'aiguille. Il peut aussi se produire de petites hémorrhagies dermiques. Si l'on a été trop loin en intensité et en durée, on risque l'inflammation : appliquer alors des cataplasmes de fécule.

L'accident ultérieur le plus désagréable est la cicatrice (point blanc, dépression ou petite induration). Une mauvaise technique pourrait conduire aux cicatrices vicieuses et parfois aux chéloïdes.

On se mettra, dans la mesure du possible, à l'abri des cicatrices, en ne dépassant pas la durée et l'intensité nécessaires et en n'opérant pas dans une même séance des poils trop rapprochés. On ne peut guère opérer que 30 à 40 gros poils, 35 à 60 poils moyens, 50 à 100 duvets, par séance de 20 à 25 minutes (Brocq). On pourra faire une séance tous les jours, tous les deux jours, ou deux séances par jour, mais il ne faut jamais traiter deux poils voisins à moins de deux jours d'intervalle.

Parmi les poils opérés il faut compter sur une repousse de 10 à 20 p. 100. On voit sur le menton jusqu'à 4 à 5 repousses. Il faut faire revenir la malade tous les deux mois.

D'après cela on voit toute l'étendue du travail qu'on entreprend quand on s'attaque à une hypertrichose. Si l'on compte que pour le menton on trouve de 1.000 à 9.000 poils et environ 1.000 pour la lèvre supérieure, on voit que la patiente et le médecin doivent s'armer de courage et de bonne volonté ; suivant le conseil de Brocq, il ne faut jamais manquer, au début de l'opération, de dire à l'opérée ce à quoi elle doit s'attendre et en particulier la longueur du traitement, la douleur de l'opération, la repousse partielle. Il ne faut pas oublier non plus que la région ne peut changer d'aspect que quand l'épilation est presque totale : on ne s'aperçoit pas de la suppression des poils traités tant qu'il en reste d'autres.

2º *Rayons X.* — Les premiers essais de radiothérapie ont produit un mouvement enthousiaste en faveur de cette nouvelle méthode. Schiff et Freund, qui les premiers ont épilé avec les rayons X dans un but thérapeutique, la donnent comme la méthode de choix ; Freund emploie des tubes durs, fait des séances courtes et répétées, la chute des cheveux commence à la 20ᵉ ou 25ᵉ séance. Six à huit semaines après, les poils repoussent. Il fait alors une ou deux séances supplémentaires de quatre en quatre semaines pendant 12 à 18 mois. Il conseille comme de rigueur de ne pas aller jusqu'à la réaction de la peau, mais cependant de déterminer la chute naturelle du poil. Beaucoup d'auteurs ont suivi la méthode de Schiff et Freund et ont obtenu des succès ; à côté de cela ils ont signalé quelques désagréments (sans parler des radiodermites), tels que télangiectasies, pigmentation de la peau, etc. Kienböck en particulier trouve qu'en raison de l'atrophie cutanée, des télangiectasies et des anomalies pigmentaires qui surviennent parfois, on doit réserver ce traitement aux cas tout à fait disgracieux.

En somme, il faut arriver à produire l'atrophie de la papille sans produire celle de la peau, sans donner lieu à aucune lésion.

C'est là une question de dosage des plus délicates, d'autant plus délicate que les doses ne sont pas les mêmes pour toutes les régions, pour tous les âges, pour toutes les peaux. Il faut savoir aussi que les poils fins tombent plus difficilement que les fortes barbes ; qu'une dose modérée de rayons X peut exciter l'activité de la papille et favoriser la pousse : on tire parti de cette propriété pour le traitement de la pelade, mais on peut en être très gêné dans celui de l'hypertrichose.

Voici la technique opératoire formulée par Belot (travail du service de Brocq) :

On devra faire plusieurs séries de séances à deux mois d'intervalle environ.

1re Série : Qualité : Rayons n° 5 du radiochromomètre de Benoist. Quantité : 3 à 4 H en une seule ou en plusieurs séances. Distance de l'ampoule en moyenne 15 cm., sauf dans les régions très convexes où l'on devra éloigner l'ampoule pour avoir l'égalité approximative des effets et l'incidence peu oblique dans les régions périphériques.

2° Série : Quand, au bout de 30 à 40 jours, les poils repoussent, on recommence avec les rayons n°s 5 et 3 à 4 H ; Puis de deux en deux mois avec ces mêmes rayons n° 5 et 2 H. En deux ans on obtient la guérison dans les cas heureux.

497. — **Teignes cryptogamiques et maladies pour le traitement desquelles l'épilation totale est nécessaire.** — L'emploi des rayons X a fait faire un pas énorme à la thérapeutique de ces affections, jusqu'ici si inaccessibles à tous les agents externes, car les parasites siègent à la racine même du cheveu. Si l'on épile mécaniquement, le cheveu casse en son point faible, et la pullulation des cryptogames continue.

La radiothérapie de la teigne peut être actuellement à peu près nettement définie, depuis les travaux de Freund 1896, Schiff 1900, et en France Oudin et Barthélemy, Gastou, Vieira et Nicoulau, Brocq, Bissérié, Belot et Sabouraud dont les mesures précises nous permettent de donner une formule provisoire du traitement.

Chaque plaque de teigne étant encadrée convenablement par un écran en plomb protecteur pour les parties saines, tout en laissant autour de la plaque une zone saine qui devra être exposée aux rayons X, on pourra se conformer à la technique suivante :

Placer la plaque de teigne à une distance de 15 cm. du centre de l'ampoule.

Employer les rayons n°s 4 à 5 du radiochromomètre de Benoist.

Faire absorber 4 à 5 H de Holzknecht (4 pour l'enfant et jusqu'à 6 pour l'adulte).

Voici ce qui se passe après le traitement. Un érythème fugace se produit vers le 7° jour sur la région irradiée. Le

15ᵉ jour les cheveux tombent sans effort, on peut en activer la chute par des savonnages quotidiens ou une friction quotidienne de teinture d'iode étendue de 5 fois son volume d'alcool.

Quand la repousse se produit, on sait que les cellules épithéliales infectées de la première gaine ne prennent pas part à la formation du bourgeon épithélial nouveau qui va reformer la papille, et le cheveu croît en terrain sain. Aussi, dès la première repousse, est-il fréquent de voir une plaque de teigne complètement guérie. La repousse s'opère entre la dixième et la douzième semaine après l'opération.

Il faut savoir qu'au cours du traitement, sous l'influence des rayons obliques (obliques à cause de la convexité de la tête), il se développe fréquemment de la folliculite staphylococcique, qu'on peut prévoir dans une certaine mesure par un badigeonnage quotidien avec le liniment (Sabouraud).

> Soufre précipité. . . . .   15 gr.
> Alcool à 90°. . . . . . .   15 gr.
> Eau distillée. . . . . .   q. s. pour faire 100 gr.
>   (agiter).

498. — **Favus.** — Le favus est justiciable du même traitement radiothérapique que la trichophytie. Ce serait une erreur de croire que, les cheveux n'étant pas cassés comme dans cette dernière affection, l'épilation mécanique est aussi efficace. L'achorion envahit les parois folliculaires et il est utile de suspendre l'activité de la papille pendant un certain temps.

On emploie le même mode opératoire que pour la cure des teignes.

499. — **Pelade.** — *Haute fréquence.* — C'est surtout Bordier qui a contribué à établir l'heureux effet des courants de haute fréquence sur cette maladie dont la véritable nature n'est pas encore tout à fait établie. Les succès qu'il a obtenus par l'application des courants de haute fréquence sont très encourageants.

Bordier traite chaque plaque de pelade en promenant sur elle l'électrode à manchon de verre d'Oudin reliée à l'extrémité d'un résonateur, jusqu'à ce que des réactions vaso-motrices intenses se manifestent (4 à 5 minutes). Une rubéfaction apparaît après la séance et une légère croûtelle se forme les jours suivants ; on attend qu'elle tombe, puis on procède à une deuxième séance. La durée du traitement varie de un mois à un mois et demi.

Les cheveux poussent décolorés d'abord, puis de plus en plus foncés (*Arch. d'Elect. méd.*, 15 avril 1901).

Rayons X. — Les rayons X, agent dépilant quand ils sont employés à assez fortes doses, sont au contraire des excitants pour la fonction de la papille lorsqu'on les emploie à faible dose. Aussi conviennent-ils particulièrement pour le traitement de la pelade et de certaines alopécies. Ils ont été employés dans ce but, pour la première fois, par Kienböck (1900), puis par Holzknecht.

Belot donne comme règle d'employer les rayons nos 4 à 5 du Benoist, à la dose de 3 à 4 H. — Séances espacées de 15 jours. Cette dose est d'ailleurs variable suivant les régions. Il ne faut pas dépasser le premier degré de radiodermite.

Il semble d'après les observations de Holzknecht que la papille peladique entre plus vite en activité que la papille saine sous l'action des rayons X.

Il faut savoir que beaucoup de pelades guérissent sans traitement et que l'on ne peut dresser que difficilement des statistiques.

La *photothérapie* est aussi regardée par certains auteurs comme un traitement actif de la pelade.

500. — **Engelures.** — Les engelures sont rapidement

améliorées par l'effluvation statique (Thiellé, Doumer, etc.).
J'ai obtenu des résultats non moins rapides par l'effluvation de haute fréquence. Tripier a observé aussi les bons
effets des courants faradiques.

501. — Rides. — Le rouleau faradique (bobine à fil
fin), en excitant la vitalité des éléments de la peau est efficace contre la formation des rides et peut amener leur disparition. Mais il faut répéter indéfiniment le traitement
qui fait partie des soins de toilette (Larat). Le massage
vibratoire peut être concurremment employé.

502. — Hyperhidrose. — L'hyperhidrose axillaire est
améliorée par la radiothérapie (Pusey, etc.), probablement
grâce aux processus atrophiques qui frappent les glandes
irradiées. Suivant les régions la dose variera. On emploiera
des rayons n° 5 environ (Belot conseille 4 H pour le pli
axillaire) (1).

(1) BELOT, *loc. cit.*

CHAPITRE VIII

MALADIES PAR RALENTISSEMENT
DE LA NUTRITION

503. — Généralités sur le rôle de l'électricité dans la diathèse constituée par la nutrition retardante. — « La vie d'une cellule c'est l'instabilité et la mobilité de la matière qui la compose, c'est un incessant mouvement de pénétration et d'expulsion de matière, de métamorphose assimilatrice, et de transformation désassimilatrice, c'est un tourbillon dont la rapidité peut osciller à l'état normal, dans des limites déterminées, mais dont l'intensité ne peut être exagérée ou réduite sans qu'il en résulte un trouble physiologique. » Ce trouble nutritif qui retentit sur la constitution des humeurs peut ne pas se manifester pendant toute une période de l'existence, mais du jour où il se manifestera par une modalité morbide « il imposera à cette maladie la chronicité à la façon de toutes les causes permanentes ».

C'est ainsi que le professeur Bouchard définit la diathèse qui se révèle à un certain moment de la vie sous des aspects morbides variés, dont il a pu établir solidement les liens pathogéniques.

La goutte, la lithiase, l'obésité, le diabète, la migraine, etc. sont des exemples de ces états pathologiques qui relèvent du ralentissement de la nutrition.

Les forces dont la science électrique nouvelle a enrichi notre arsenal thérapeutique sont-elles impuissantes à modifier cette diathèse, à prévoir ses manifestations ; sont-elles impuissantes à améliorer ou à guérir les maladies confirmées qui procèdent d'elles ? Les faits sont nombreux aujourd'hui qui nous permettent d'affirmer l'efficacité de l'électrothérapie dans ces cas. D'ailleurs ce que l'expérimentation a établi, la théorie l'imposait *a priori*.

On sait depuis longtemps que les modifications du milieu, de l'hygiène, en un mot des conditions extérieures de la vie entraînent des changements dans la constitution et dans le tempérament des êtres ; dans la *constitution*, qui est la caractéristique statique de l'individu (Bouchard), c'est-à-dire la caractéristique de l'architecture, de la structure de son corps ; dans le *tempérament*, qui est sa caractéristique dynamique (Bouchard), c'est-à-dire la caractéristique de l'activité nutritive et fonctionnelle de sa vie.

Parmi ces conditions extérieures, il en est qui ont présidé depuis l'origine à la genèse des êtres, comme les radiations du spectre solaire, la chaleur ambiante moyenne, etc. Il en est d'autres qui sont des facteurs non moins essentiels de la vie et qui affectent les relations des éléments organiques avec le milieu intérieur : la physique biologique nous les a révélées ; qu'il nous suffise de citer les phénomènes électro-capillaires, tous ces phénomènes électriques qui accompagnent l'osmose, qui sont liés aux conditions de tension superficielle, à l'imbibition, à l'évaporation, à la diffusion, aux oxydations, etc.

Plus nous avançons dans la connaissance de la biologie, plus nous voyons le rôle énorme joué par l'électricité dans les phénomènes vitaux, soit comme cause, soit comme effet (§ 281 ssq.), et ce rôle nous apparaît bien plus vaste et plus général, si, avec Maxwell, nous admettons que toutes les radiations transmises par les oscillations transversales de l'éther sont des manifestations électriques.

On conçoit dès lors que, tout changement dans les con-

ditions normales de l'existence amenant une perturbation
durable dans la vie des éléments du corps, imprime à ces
éléments un mode de nutrition, un habitus,qui puisse persister chez l'individu,et être transmis chez ses descendants,
soit à titre temporaire tant que persistera la cause pertur-
batrice, soit à titre définitif, créant ainsi un type nouveau
dont l'avenir dépendra de la plus ou moins bonne adaptation de son tempérament modifié aux conditions extérieures de son milieu.

Une hygiène bien entendue pourrait, lorsqu'un être naît
avec une constitution, avec un tempérament ainsi modifiés,
lui faire remonter les étapes parcourues par ses ancêtres et
prévoir dans une certaine mesure les manifestations ulté-
rieures de sa diathèse ; mais cette hygiène est ordinairement impossible en raison des conditions sociales qui poussent en général l'individu toujours plus loin dans l'ache-
minement morbide créé par ses antécédents. Dès lors ce
n'est plus à l'hygiène habituelle qu'il faut s'adresser, mais
à la thérapeutique intermittente, et l'on conçoit que parmi
les agents les plus efficaces se place au premier rang l'électricité qui est de l'essence même de tous les phénomènes
vitaux. On conçoit qu'un individu qui, par sa vie ordinaire,
n'a pas reçu du milieu extérieur l'apport d'énergie suffisant
sous forme d'irradiation par exemple, puisse, étant soumis
périodiquement à une irradiation intensive, plus intensive
que dans les conditions normales, recouvrer de ce fait une
activité temporaire que l'habitude pourra rendre permanente. Et l'on sait de quelles immenses ressources nous
disposons aujourd'hui puisque nous pouvons soumettre
l'organisme aux radiations les plus variées : les unes, de
très courte longueur d'onde, le traversent comme les rayons
lumineux traversent les corps transparents, en affectant
ses éléments profonds aussi bien que ses éléments superfi-
ciels ; les autres localisent plus spécialement leur action à

la superficie des téguments ; d'autres, à mesure qu'on se rapproche des grandes longueurs d'onde, ont des effets d'ordre plutôt électrique qu'optique, si je puis ainsi m'exprimer, soumettant l'organisme à une *influence* variable pour chaque phase. Ce mot d'*influence* peut paraître obscur, mais il deviendra tout à fait explicite à la limite, pour les très grandes longueurs d'onde, vers $\lambda = \infty$, où l'on se trouverait purement et simplement en présence des phénomènes d'influence électro-statique.

On conçoit en second lieu que les phénomènes électro-capillaires intra-organiques n'auraient pas de meilleur agent modificateur que le courant électrique, si ce courant pouvait être convenablement appliqué. Nous l'appliquons grossièrement, c'est entendu ; mais quand les faits nous donnent parfois raison, comme cela a lieu dans l'obésité, la goutte, nous ne devons pas hésiter à tirer le parti le plus étendu possible de son emploi.

On conçoit enfin que la gymnastique passive du système musculaire lisse ou strié, provoquée par les courants d'état variable ou les moyens accessoires de masso ou mécano-thérapie, puissent en réveillant, en stimulant des activités insuffisantes, aider l'organisme à revenir vers le fonctionnement normal. Cette tendance d'ailleurs est naturelle, elle constitue toujours la meilleure raison pour laquelle nous frappons juste lorsque nous soumettons l'organisme aux excitations thérapeutiques forcément aveugles dont nous disposons.

Nous sommes donc puissamment armés contre la diathèse de nutrition retardée et contre ses manifestations, nous devons chercher avec conviction quelles sont les modalités thérapeutiques convenant le mieux à tel ou tel cas particulier, et ne pas nous laisser décourager par des insuccès souvent plus apparents que réels, ni par le scepticisme des malades, quand ils ne constatent pas de résultats tangibles. De temps en temps, il nous arrivera d'obtenir des succès remarquables, qui nous surprendront nous-mêmes, et qui nous prouveront que nous avons en mains des ressources thérapeutiques précieuses, dont les effets deviendront de plus en plus constants à mesure que nous saurons mieux les employer.

504. — **Goutte.** — RADIO-DIAGNOSTIC. — Le tophus constitué par l'urate de chaux est transparent aux rayons X. L'aspect d'une radiographie de main goutteuse contraste singulièrement avec celui de la main réelle. Les os apparaissent normaux avec seulement de place en place des taches blanches correspondant aux tophus. Ce n'est qu'aux périodes avancées de la maladie qu'on trouve les articulations altérées, par suite des pertes de substances osseuses, qui se font surtout au niveau du tissu spongieux des épiphyses.

ELECTRO-THÉRAPEUTIQUE. — Le traitement général de la goutte consistera à activer les échanges nutritifs par l'auto-conduction, ou par le courant continu à haute intensité (Guilloz), ou par la franklinisation, les courants sinusoïdaux.

Le traitement local des manifestations locales consistera notamment à dissoudre les déchets uratiques par l'ionisation lithinée.

I. — *Traitement général par l'auto-conduction.* — L'auto-conduction consiste à placer le malade, soit au milieu du grand solénoïde de d'Arsonval, soit entre deux spirales plates montées de manière que l'enroulement soit dans le même sens et l'excitation homologue avec 8 à 12 spires en circuit. On fera une séance de 20 à 40 minutes tous les jours ou tous les deux jours (§ 138).

II. — *Traitement général et local par la galvanisation et l'ionisation lithinée.* — La galvanisation à haute intensité consiste à soumettre le malade à un courant puissant, qui pourra en même temps être utilisé pour l'ionisation lithinée locale (Guilloz).

Pour cela on choisira comme anode active, pour les régions où se trouvent des concrétions uratiques, un bain composé d'une solution de chlorure de lithium à 2 p. 100 additionnée de lithine caustique à 0,5 p. 1000, la cathode indifférente étant une grande plaque de 400 à 500 cm², placée le plus loin possible de l'anode, de manière que le courant affecte la plus grande partie possible du corps. — Intensité 50 à 200 mA.

Durée des séances 30 à 45 minutes ; une séance tous les jours.

Indépendamment de toute action locale du lithium, M. Guilloz a montré que le courant continu ainsi appliqué augmente l'activité nutritive, et cette augmentation porte sur les graisses, les hydrocarbonés, et non sur les matières azotées, comme le prouve l'examen des déchets.

Localement, l'ion lithium pénétrant jusqu'au niveau des concrétions uratiques, transforme les urates de soude en urates de lithium beaucoup plus solubles, et désagrège ainsi les tophi. On a raison assez rapidement des accès aigus, et dans la forme chronique avec empâtements articulaires, on arrive à un résultat en un nombre variable de séances, qui excède rarement 25 ou 30.

III. — Larat préconise comme traitement général le *bain hydrique à courants sinusoïdaux.*

On emploie aussi la douche statique, l'effluvation de haute fréquence, le lit condensateur. Gautier et Larat ont conseillé contre la goutte, l'air chaud et les bains de lumière qui sont avant tout, nous le savons, des bains de chaleur.

Suivant la thérapeutique formulée par Guilloz, on peut

prendre comme règle générale du traitement de la goutte :

1º Soumettre le malade à la galvanisation intensive avec transport de l'ion lithium toutes les fois qu'il y a une manifestation locale ;

2º Terminer par une séance d'auto-conduction.

505. — **Lithiases.** — Radio-diagnostic. — L'étude des calculs urinaires ayant été faite dans le chapitre des voies urinaires, je n'y reviendrai pas ici. Les calculs biliaires, qu'ils soient formés dans la vésicule biliaire, dans les gros canaux biliaires, ou dans le tissu du foie, sont difficiles à distinguer par les rayons X, en raison de l'opacité de la région d'une part, et d'autre part en raison de leur transparence, la cholestérine étant peu opaque aux rayons X.

Les calculs arrivés dans l'intestin peuvent se revêtir de phosphates et carbonates de chaux, ce qui les rend alors plus facilement perceptibles, mais l'intérêt de leur recherche est alors bien moins grand.

Electro-thérapeutique. — Les indications sont à peu près les mêmes que celles de la goutte. On s'adressera à l'auto-conduction et à la galvanisation à haute intensité.

Sous l'influence de ce traitement, le taux de l'urée, de l'acide urique et de l'acide phosphorique s'élève dans l'urine, la radiation calorique du corps est augmentée, il y a donc accroissement dans l'intensité des combustions organiques.

On appliquera le courant continu à l'aide du procédé de Guilloz pour le traitement de l'obésité par les hautes intensités (Cf. § 506).

Quant à l'auto-conduction, on l'appliquera soit à l'aide du grand solénoïde de d'Arsonval, soit en plaçant le malade entre deux spirales. La durée des séances sera de 20 à 40 minutes tous les jours ou tous les deux jours.

Larat conseille en outre, en particulier dans la gravelle

urique, le bain hydro-électrique à courants sinusoïdaux, son
action diurétique, dit-il, est comparable à celle des eaux de
Vittel et Contrexéville et il y a abondante expulsion de
gravier.

506. — Obésité. — Notions cliniques. — Un individu
ayant une constitution et un tempérament normaux présente un rapport constant entre les divers éléments constitutifs de son corps. Voici la composition normale moyenne
du kilogramme (Von Noorden, Bouchard) :

Albumine fixe.	148
— circulante.	12
Graisse	130
Eau	660
Matières minérales	50
	1.000

Mais la composition du kilogramme moyen varie suivant
la constitution. Un sujet qui a la charpente osseuse très développée (forte complexion), les autres parties du corps restant ordinaires, aura un kilogramme moyen renfermant
moins d'albumine, moins de graisse. Un sujet qui aura une
puissante musculature, les autres éléments restant ordinaires, aura une proportion d'albumine fixe supérieure. Un
sujet qui, avec une complexion et une musculature moyennes
pèse plus que le poids normal, a une adiposité supérieure à
la normale. M. Bouchard a précisé le sens du mot adiposité
en le définissant numériquement par le rapport du poids
réel de la graisse d'un sujet au poids de la graisse que ce
sujet devrait avoir normalement. On arrive à connaître ce
rapport de la façon suivante :

1° Mesurer la taille du sujet au moyen de la toise ;

2° Lire dans la table des poids dressée par M. Bouchard,
le poids qu'il devrait avoir s'il était normal. Si l'on ne possède pas cette table, on arrivera à un résultat approché en

utilisant le procédé que j'ai indiqué ci-dessus (§ 426) : on multiplie le chiffre de la taille en décimètres par 8, et on retranche 66.

3° On apprécie à l'œil la complexion de la charpente, et on multiplie le poids normal par le coefficient correspondant.

On apprécie de même la musculature, et on multiplie encore le poids normal par le coefficient correspondant des tables de Bouchard. Enfin, si le sujet a moins de 30 ans, il y a une dernière correction à faire pour l'âge, en multipliant par un troisième coefficient inférieur à 1.

Je rappelle ici la série des coefficients de complexion, de musculature et d'âge :

Coefficients de complexion		Coefficients de musculature		Coefficients d'âge		
Complexion :		Musculature :		13 ans. . . .		0.694
très forte . . .	1.12	très forte . . .	1.24	15 »		0.743
forte.	1.08	forte.	1.12	17 »		0.796
un peu forte. .	1.04	un peu forte. .	1.05	19 »		0.849
moyenne . . .	1	moyenne. . . .	1	21 »		0.888
un peu grêle. .	0.96	faible.	0.95	23 »		0.923
grêle	0.93	très faible. . .	0.90	25 »		0.953
très grêle . . .	0.90			27 »		0.974
				29 »		0.992

Prenons un exemple : voici un sujet de 32 ans mesurant 1 m. 70, ayant une complexion et une musculature fortes. Son poids devrait être, s'il avait une complexion et une musculature moyennes, 70 kilogrammes (1.70 × 8 — 66 = 70 ^{k}). Etant donné sa complexion et sa musculature, son poids normal serait :

$$70 \times 1,08 \times 1,12 = 84^k 6$$

4° Peser le sujet et comparer son poids avec le poids normal ainsi déterminé. S'il est supérieur, la différence est due à la graisse seule.

S'il est inférieur, il y a amaigrissemint, et il faut savoir

que, pour 1 kilogramme d'amaigrissement, on doit compter 0,210 grammes de graisse perdue.

5° Voici comment, ceci étant fait, on déterminera le degré d'adiposité :

On sait qu'un sujet moyen normal renferme les $\frac{13}{100}$ de
son poids de graisse. Le poids normal de graisse sera donc
donné par la formule $\frac{13}{100}$ P soit ici $\frac{13}{100}$ de 70 ou 9 ᵏ 1
(9 ᵏ 19 dans les tables).

On ajoute à ces 9 ᵏ 1 la différence du poids normal, calculé après l'introduction des divers coefficients, avec le
poids réel, si le sujet pèse plus que le poids normal. Ainsi
s'il pèse 90 kilogr. on ajoutera 5 ᵏ 4 puisque son poids normal devrait être 84 ᵏ 6 et l'on aura pour poids total de sa
graisse :

$$9 ᵏ 1 + 5,4 = 14 ᵏ 5$$

Si au contraire il pèse moins que la normale, on retranchera de 9 ᵏ, les $\frac{21}{100}$ de la différence, parce que l'on sait
que pour 1 kilog. d'amaigrissement il y a 0,210 de
graisse perdue. Ainsi supposons qu'il pèse 74 ᵏ 6, on retranchera les $\frac{21}{100}$ de 10 kilog., soit 2 ᵏ 1, et le poids total de la
graisse sera :

$$9 ᵏ 1 — 2 ᵏ 1 = 7 ᵏ$$

Le degré d'adiposité est le rapport du poids de la graisse
réelle à la graisse normale : $\frac{14.5}{9,1}$, $\frac{7}{9,1}$ .... etc.

Ce rapport peut descendre à 0,05 et monter à 12. Ainsi
ce sujet de 1 m. 70 que nous avons pris pour exemple
peut tomber à 0 ᵏ 455 de graisse et monter à 109 kilogr. de
graisse (ce qui porterait son poids total à 184.5 si, comme

nous l'avons supposé, il a une complexion et une musculature fortes.

On voit d'après cela que l'adiposité n'est pas du tout la
corpulence. La corpulence est le quotient du poids par la
taille. Elle varie suivant le degré de musculature, de complexion et d'adiposité. En général, adiposité et corpulence
varient parallèlement, mais on ne doit pas les confondre.

Si j'ai insisté sur cette définition de l'adiposité, c'est,
d'une part, pour que nous puissions partir de données certaines pour traiter électriquement cette maladie. C'est,
d'autre part, pour montrer que le point délicat de la méthode est la juste appréciation des coefficients de complexion
et de musculature. Or ces appréciations sont tout à fait du
ressort de la physique biologique: qu'il s'agisse des rayons
X pour le squelette, des mensurations pour les muscles, la
sagacité des praticiens qui s'occupent de ces nouvelles
branches de la médecine, est sollicitée pour arriver à des
résultats numériques précis.

ELECTROTHÉRAPIE DE L'OBÉSITÉ. — 1° *Traitement de l'obésité par le courant continu* (Guilloz). — Appliquer de
grandes électrodes de ouate ou de feutre bien humectées
d'eau chaude sur l'abdomen, les cuisses, les fesses, les
lombes. Les électrodes reliées au pôle négatif devront avoir
une surface totale un peu supérieure à celles reliées au pôle
positif. On porte l'intensité progressivement jusqu'à
150 mA. Séances quotidiennes d'une demi-heure puis d'une
heure.

Plus tard on ajoutera à ce traitement la faradisation des
masses musculaires de l'abdomen, des fesses et des cuisses,
en n'oubliant pas que, chez ces malades, il y a souvent des
cardiopathies qui peuvent contre-indiquer pendant toute
la première période du traitement la gymnastique musculaire.

On arrive à faire perdre 8 à 15 kilogrammes en un mois.

Il ne faut pas oublier, si l'on veut éviter des déconvenues, de tenir le malade en observation un certain temps, avant de commencer le traitement, pour voir s'il est en période d'obésité croissante. Le moment où l'on doit intervenir est celui où un régime convenable et durable étant établi, le poids reste depuis quelque temps stationnaire ;

2° *Courants de haute fréquence.* — Tandis que le courant continu est généralement bien supporté par tous les malades, les autres formes de l'énergie électrique sont souvent mal tolérées. Même les courants de haute fréquence appliqués sous forme d'auto-conduction, produisent parfois de l'accélération du pouls et de l'angoisse, surtout s'il y a dégénérescence graisseuse du myocarde ;

3° *Procédés ayant pour effet de produire la gymnastique musculaire.* — Nous avons déjà dit qu'il y a intérêt à faire suivre la galvanisation d'une application de courants faradiques.

Larat emploie systématiquement contre l'obésité le bain hydrique à courants sinusoïdaux. Il commence par un bain de 1/4 d'heure et va en augmentant jusqu'à 40 minutes, mais il considère comme une contre-indication formelle les troubles circulatoires éprouvés par les malades.

Les massages, les mouvements passifs seront des compléments de la cure, dont on usera suivant les circonstances.

4° *Procédés radiothérapiques.* — Quelqu'espérance que puisse donner l'emploi des radiations de diverses longueurs d'onde, si l'on en excepte, d'une part la haute fréquence, d'autre part la chaleur ambiante agissant comme agent de sudation, on n'a pas obtenu encore de résultats certains de leur action sur l'activité nutritive des tissus. Beaucoup d'auteurs ont signalé les bons effets du bain de lumière, mais la part de la chaleur n'a pas été déterminée et elle pourrait bien être seule en cause.

Choix des procédés. — En présence de ces multiples moyens, lequel choisirons-nous ? Je crois que l'obèse est, de tous les malades, celui qui demande à être le plus « traité », c'est-à-dire qu'il faudra multiplier nos moyens d'action, surtout chez les femmes qui arrivent à l'inertie presque complète, et chez lesquelles la gymnastique passive est particulièrement indiquée.

La galvanisation à haute intensité est le moyen que nous emploierons comme procédé fondamental, nous y ajouterons la faradisation, l'auto-conduction, la gymnastique active et passive, le bain hydro-électrique au besoin. C'est un traitement compliqué, difficile à réaliser, coûteux et long ; mais il sera toujours possible de faire œuvre utile en le réduisant à la seule galvanisation, très efficace par elle-même, beaucoup plus efficace, à mon avis, que tous les autres procédés.

Adiposités locales. — Le traitement sera, en principe, le même : galvanisation par les grandes électrodes, faradisation, gymnastique active et passive locale.

507. — Diabète. — Nous ne sommes pas encore en mesure de nous prononcer d'une façon certaine sur l'efficacité de l'électrothérapie dans le diabète. MM. d'Arsonval et Charrin, puis MM. Apostoli et Berlioz, ont publié des résultats très encourageants de l'auto-conduction dans cette affection.

J'ai observé moi-même plusieurs cas d'amélioration remarquables et même de disparition de la glycosurie en soumettant le malade à l'auto-conduction entre deux spirales, pendant 20 minutes à une demi-heure, tous les deux jours.

En présence des résultats contradictoires de divers auteurs, nous devons être assez réservés sur l'issue du traitement. Néanmoins un résultat constant sera le relèvement des forces et l'amélioration de l'état général.

Le bain statique a donné aussi d'heureux succès à quelques auteurs.

508. — **Rhumatisme chronique**. — Tandis que le rhumatisme articulaire aigu et les pseudo-rhumatismes infectieux, tels que le rhumatisme blennorrhagique, procèdent d'agents infectieux définis, le rhumatisme chronique est beaucoup moins facile à classer dans le cadre nosologique, d'autant plus qu'il succède assez souvent aux arthrites infectieuses aiguës. Quoi qu'il en soit, les affinités morbides du rhumatisme chronique en faisant avant tout, comme l'a démontré le professeur Bouchard, une maladie arthritique, nous ne devrons pas perdre de vue le traitement de la diathèse en traitant les manifestations locales.

RADIO-DIAGNOSTIC. — Quand le rhumatisme chronique porte sur les articulations, l'examen radiologique est utile : on peut observer soit l'absence de l'interligne clair articulaire, ce qui correspond à la disparition du cartilage articulaire ; soit des déformations des épiphyses avec ou sans productions ostéophytiques. Plus tard on voit les os apparaître plus transparents, à cause de la décalcification qu'ils subissent.

ELECTRO-THÉRAPIE. — Deux indications sont à remplir ici :
1° Traiter l'état général, la diathèse arthritique ;
2° Traiter localement ses manifestations.

α) *Traitement général*. — Le traitement général consiste à soumettre le malade à l'auto-conduction ou aux secousses d'état variable généralisées (faradisation ou voltaïsation sinusoïdale, telles qu'on les obtient par exemple au moyen du bain hydro-électrique (Larat). L'auto-conduction se pratiquera à l'aide du grand solénoïde de d'Arsonval, ou en plaçant le malade entre deux spirales montées et couplées suivant le mode homopolaire avec 8 à 12 spires en circuit. La durée des séances sera de 20 à 40 minutes. On les répétera tous les jours ou tous les deux jours.

β) Quant au *traitement local*, ce sera surtout au courant continu et à l'ionisation salicylée qu'il faudra s'adresser. La technique de ces opérations a déjà été exposée à l'article arthrite (§ 440). On se reportera aussi à l'article torticoli, lombago, rhumatisme musculaire, myalgie (§ 379).

CHAPITRE IX

MALADIES DE LA BOUCHE, DE LA GORGE, DU NEZ, DU LARYNX ET DES OREILLES

I. — Le nez, les fosses nasales.

509. — Déviations et éperons de la cloison du nez.— Electrolyse (Miot, Voltolini, Garel, Bergonié et Moure, Cheval, Schall, etc.). On emploie contre les déviations et éperons cartilagineux ou osseux avec épaississement l'électrolyse bipolaire.

On enfonce pour cela, au moyen du spéculum de nez, deux aiguilles d'acier parallèlement. Le plan qu'elles déterminent sera parallèle à la cloison du nez. Ces aiguilles d'acier mesurent 0,5 à 1 mm. de diamètre sur 7 cm. à 10 cm. de long. On les isole sur la partie de leur longueur qui ne doit pas pénétrer dans les tissus, au moyen d'un tube de caoutchouc mince. E. Castex conseille, pour les introduire, de se servir d'une pince spéciale qui a l'avantage de bien dégager la vue du champ opératoire. Quand les aiguilles sont mises en place, on retire le spéculum et on les relie respectivement à un pôle de la source. Puis on fait passer un courant de 20 à 30 mA pendant 3 à 5 minutes. On ramène le courant progressivement à zéro, on l'inverse pendant 30 à 60 secondes, jusqu'à 20 mA environ, on ramène de nouveau à zéro, puis on retire les aiguilles.

L'aiguille positive, grâce à l'inversion qui a été opérée, n'adhère pas aux tissus. On peut insensibiliser la muqueuse avec la cocaïne. Une séance, deux au plus, sont généralement suffisantes.

Il faut rejeter pour cette opération l'électrolyse monopolaire, qui ne localise pas d'une façon aussi précise l'action électrique, bien délimitée entre les deux aiguilles, grâce à la méthode bipolaire.

L'escarre s'élimine 8 ou 10 jours après.

510. — **Polypes nasopharyngiens.** — Le traitement électrique des polypes nasopharyngiens, d'abord employé par Nélaton, consiste à les détruire par l'électrolyse bipolaire. On introduit dans le polype deux aiguilles de 1 mm. à 1 mm. 5 de diamètre courbées après avoir été détrempées, puis retrempées et recouvertes jusque vers la pointe d'un tube de caoutchouc mince ou de ruban isolant ou Chatterton. On fait passer un courant de 20 à 40 mA pendant 5 à 10 minutes. On ramène progressivement le courant à zéro et on l'inverse 30 à 60 secondes jusqu'à 20 mA environ. L'aiguille positive est ainsi retirée facilement et sans perte de sang. Il faut ordinairement un très petit nombre de séances espacées de 15 jours. On peut terminer avec l'électrolyse monopolaire, quand il ne reste plus que quelques parcelles de la tumeur. Ce traitement est le traitement de choix quand l'ablation chirurgicale ne s'impose pas.

M. Garel, de Lyon, a fait construire une fourchette à trois dents en platine iridié, les deux extrêmes sont réunies en quantité et reliées au pôle —, la dent médiane isolée est reliée au pôle +. Avant d'introduire l'instrument on isole le manche avec du ruban isolant.

511. — **Ozène.** — On sait combien cette affection est rebelle aux moyens ordinaires. Aussi l'électrothérapie, en raison des bons résultats acquis, est-elle le procédé curatif de choix.

C'est à l'électrolyse qu'on aura recours en principe. Elle

a été employée pour la première fois par Gautier, Jouslain, Favier, Larat en 1892, puis reprise à Bruxelles par Cheval, Capart et Bayer (1895), et à Vienne par Rettri.

Les résultats rapportés par ces différents auteurs sont les mêmes : la guérison est à peu près constante dans les cas récents ; dans les cas anciens on n'obtient pas le retour à l'état normal, mais une amélioration durable.

Depuis lors, Moure, de Bordeaux, a apporté certaines réserves dans ces conclusions, ayant constaté lui-même des récidives rapides ; mais peut-être sa technique n'était-elle pas tout à fait celle des auteurs belges et viennois. Quoi qu'il en soit de la constance plus ou moins grande des résultats, on peut affirmer l'utilité de l'intervention. En voici la technique :

Deux procédés sont employés, celui de Cheval, qui opère avec des aiguilles de cuivre + et d'acier — ; celui de Schall, qui se sert d'électrodes ouatées. Nous allons les passer en revue, après quoi nous signalerons quelques autres modes d'intervention, tels que celui de Dionisio (photothérapie) et celui de Bordier (haute fréquence).

Procédé de Cheval. — Il consiste à pratiquer l'électrolyse bipolaire de la façon suivante : insensibiliser la muqueuse du nez avec une solution de chlorhydrate de cocaïne au 1/20, après nettoyage de la région. — Introduire dans la muqueuse du cornet moyen ou à travers la substance même du cornet vers la surface concave, ordinairement la plus atteinte, et parallèlement à son bord inférieur, une aiguille électrolytique en cuivre de 1 millimètre de diamètre, isolée jusqu'à 2 ou 3 centimètres de son extrémité par un tube de caoutchouc mince ; la faire pénétrer de 2 centimètres environ chez les enfants, 3 centimètres chez les adultes. Introduire ensuite une aiguille d'acier entre la muqueuse et l'os du cornet inférieur du même côté, cette aiguille étant isolée comme la première. — Relier l'aiguille de cuivre au pôle positif et l'aiguille d'acier au négatif.

Faire passer un courant de 8 à 20 mA, progressivement établi, pendant 10 minutes à 1/4 d'heure ; Cheval va jusqu'à 30 mA. — Ramener progressivement au zéro. Inverser et faire passer pendant 30 secondes un courant de sens contraire de 10 mA, pour pouvoir retirer facilement les aiguilles. On fera plusieurs séances à huit jours d'intervalle chacune.

Ce qui agit ici, c'est l'oxychlorure de cuivre, formé au pôle positif par le Cl naissant au contact du cuivre de l'électrode. Après chaque séance on constate quelques douleurs, de la congestion conjonctivale, du larmoiement, phénomènes qui ne persistent que quelques jours.

Bayer a signalé après toutes ses interventions une réaction douloureuse très violente. Dans un cas, où il y avait en même temps de l'otite suppurée, il a eu un accident mortel, tout en se tenant à des intensités voisines de 10 milliampères. Ces effets sont-ils dus à une série malheureuse ? sont-ils dus, comme le suppose Larat, à un défaut de précision du galvanomètre employé ; on ne saurait trop le dire, mais il est utile de les connaître.

Procédé de Schall. — Il consiste à introduire dans une narine une électrode + d'ouate métallisée avec du cuivre, et dans l'autre une électrode — d'ouate imbibée d'eau pure. L'électrode positive se prépare de la façon suivante : on enveloppe d'ouate l'extrémité d'une tige de cuivre, on la plonge dans une solution chaude de nitrate d'argent acidulée par l'acide tartrique. On transforme la mousse métallique formée par la galvanoplastie en mousse de cuivre. L'intensité à employer sera de 15 mA environ pendant 10 minutes.

Signalons pour terminer deux autres procédés récemment employés, l'un par M. Dionisio, l'autre par M. Bordier.

M. Dionisio préconise contre l'ozène la photothérapie ; ses conclusions sont basées sur un nombre assez considérable d'observations. Il emploie soit de petites lampes à incandescence, revêtues d'un manchon de verre à circulation d'eau, soit des tubes de cristal sur lesquels il concentre la lumière. On trouvera la description complète de son procédé dans les *Arch. d'Elect. méd.* de M. Bergonié, 1903, p. 452 et dans la *Semaine médicale*, du 17 juin 1903.

MM. Bordier et Collet ont obtenu de bons résultats de l'emploi des courants de haute fréquence, appliqués localement au moyen d'une petite électrode à manchon de verre introduite dans les narines. Après une application de 2 minutes, ils soumettent la muqueuse du pharynx au même traitement en abaissant la langue avec un abaisse-langue ordinaire.

512. — **Anosmie.** — L'anosmie a été traitée par la galvanisation extra-nasale, l'électrode active étant constituée par un tampon d'ouate mis à cheval sur le nez et l'électrode indifférente placée à la nuque. Intensité, 6 mA; durée 2 minutes; mais il est beaucoup plus sûr d'employer la galvanisation endo-nasale :

On introduit aussi loin que possible dans les fosses nasales un bourdonnet de coton mouillé et fixé à l'extrémité d'une tige conductrice, isolée sauf à son extrémité. Une autre électrode est placée sur la racine du nez ; certains auteurs mettent cette autre électrode à la nuque. On commencera par la galvanisation continue, pôle négatif intranasal (V. la note de la page 353, § 380). Intensité, de 3 à 5 mA ; durée 5 minutes, puis on fera de la faradisation avec la bobine à gros fil.

Suivant le conseil de Courtade, il faut donner l'intensité suffisante pour que le courant soit perçu sans la dépasser. Durée 5 minutes. Larat a obtenu aussi de bons effets de la statique (petites étincelles intra-nasales dans un cas où les traitements précédents avaient échoué.

II. — La Bouche.

513. — **Papillomes de la bouche.** — On les traite par l'électrolyse monopolaire négative. Une anode indifférente de 100 cm² environ étant placée sur la nuque, on enfonce à la base de la tumeur une aiguille de platine ou d'acier isolée jusque vers la pointe, et l'on fait passer un courant de 5 à 8 mA, pendant 5 à 10 minutes. Une seule séance suffit. L'escarre se détache en 8 à 10 jours.

514. — **Glossoplégie, atrophie de la langue.** — La paralysie de la langue d'origine périphérique est assez rare, et résulte le plus souvent du trauma. Le traitement consiste soit dans la galvanisation du nerf (si l'on suppose une névrite), soit dans la faradisation des muscles. Le point moteur du nerf se trouve planche I au-dessus et en arrière de la grande corne de l'os hyoïde. Les points moteurs des muscles cervicaux sont également indiqués dans cette planche. On faradisera aussi directement la langue à l'aide d'une électrode que l'on peut faire, au moment de s'en servir, à l'aide d'un gros fil de cuivre passé dans un tube de caoutchouc, pour l'isoler, sauf vers les extrémités. L'une reçoit un petit tampon d'ouate que l'on fixe avec un fil, l'autre le conducteur muni d'une pince. Il y a tout avantage à employer le faradique rythmé ou le galvano-faradique rythmé.

L'atrophie de la langue, lorsqu'elle est due à une lésion périphérique du nerf, se traitera de la même façon.

515. — **Dents.** — **Analgésie par la haute fréquence.** — Régnier et Didsbury ont anesthésié les dents en vue de leur extraction ou du curettage des caries non pénétrantes, au moyen des courants de haute fréquence.

Voici, pour ceux qui voudraient renouveler leurs essais,

la technique suivie par les auteurs : l'électrode est constituée par un moulage en stent de la région à anesthésier.
Ce moulage est revêtu à l'intérieur de poudre métallique et
d'une mince feuille d'étain enduite d'une couche de pâte
d'amiante humide. Cette électrode est reliée à un résonateur. Les bons résultats qui ont été obtenus par Regnier et
Didsbury et qui ne sont qu'une application de la propriété
analgésiante bien connue des courants de haute fréquence,
méritent d'être pris en considération, en raison des dangers
des autres procédés d'anesthésie, pour des opérations, en
général, si bénignes.

III. — Le Larynx.

516. — **Paralysies récurrentielles et névrites des récurrents.** — Radio-diagnostic. — Les paralysies du larynx
sont souvent d'origine obscure, et le radio-diagnostic pourra
être très utile, pour en éclairer l'étiologie lorsque l'origine
de l'affection se trouve dans une lésion du médiastin. Mi-
gnon cite deux cas où des anévrismes de l'aorte, décelés par
les rayons X, étaient en cause (1).

La paralysie laryngée se traite surtout par la faradisation
rythmée externe. On applique une électrode sur le côté
paralysé, cette électrode courbe et appropriée à la forme de
la région est reliée au pôle négatif de la bobine. Une électrode indifférente est placée sur la nuque. Le courant est
rythmiquement interrompu à l'aide du métronome, de manière à donner une seconde de repos, et une seconde de contraction alternativement. On fera une séance de 10 minutes
tous les deux jours. Si la paralysie est double, on emploie
une électrode embrassant les deux côtés du larynx, telle que
celle employée par Gouguenheim.

(1) *Traité de radiol. méd.* de BOUCHARD, p. 922.

On la traite aussi par la faradisation endo-laryngée (Mo-
rell-Mackensie), dont la technique est du ressort de la laryn-
gologie spéciale plus que de l'électrothérapie générale.

Il en est de même du traitement endo-laryngé de la névrite des récurrents par le courant continu.

517. — **Aphonie nerveuse.** — Le meilleur traitement
consiste à arroser la région laryngée d'étincelles statiques
ou de haute fréquence. On peut aussi employer le pinceau
faradique (M. Meyer). Le résultat est parfois très rapide.

518. — **Fatigue vocale, influence de l'électricité sur
la voix des chanteurs.** — Moutier a montré les bons effets
qu'on pouvait obtenir de l'effluvation statique contre la
fatigue vocale. Le sujet est placé sur le tabouret à pieds de
verre relié au pôle négatif de la machine. Devant sa bouche
est placé un balai de chiendent relié au pôle positif. Séances
de 15 à 30 minutes tous les deux jours. La voix gagne en
hauteur, les notes aiguës sont mieux soutenues. La haute
fréquence donne des résultats comparables.

IV. — L'Oreille.

519. — **Otite labyrinthique.** — Surdité par lésion labyrinthique, ou par lésion du nerf acoustique. — **Surdité
hystérique.** — ELECTRO-DIAGNOSTIC. — Appliquer un tampon sur le tragus en avant du conduit auditif externe.
Mettre une électrode indifférente sur la nuque. L'exploration galvanique du nerf acoustique ainsi excité (Brenner,
1863 ; Erb, 1869), donne les résultats suivants :

Chez les sujets non malades, le plus souvent (9 fois sur 10),
on ne produit aucune sensation, ni avec un pôle, ni avec
l'autre, en élevant progressivement l'intensité et en produisant des ruptures et fermetures brusques. Quelquefois
on provoque une réponse de la part du nerf (1/10 des cas),

et alors c'est la CaFe σ qui apparaît la première, puis la
AnO σ. On n'obtient rien ni par la CaO ni par l'AnFe.

Le son produit par la CaFe est bref, assez intense. Il est
suivi souvent d'un son faible qui se prolonge un moment
pendant l'état permanent, puis disparaît.

Si l'on fait passer le courant pendant quelques instants
à l'état permanent, le nerf réagit plus facilement aux excitations (excitabilité secondaire de Brenner). Si l'on fait
passer le courant quelques minutes dans un sens, puis
qu'on inverse, on observe parfois l'inversion de la formule
d'excitation (réaction tertiaire de Brenner). Il peut arriver
que l'oreille non explorée réagisse à l'excitation de l'oreille
étudiée, mais alors on observe généralement pour elle la
formule inverse, c'est-à-dire qu'elle réagit comme si une
électrode de signe contraire à celle de l'oreille opposée était
appliquée sur son tragus ; cela tient vraisemblablement à
ce que l'électrode indifférente étant placée à la nuque par
exemple, une électrode virtuelle de même signe qu'elle se
trouve constituée vis-à-vis de l'électrode active, les lignes
de flux étant disséminées dans toute la tête (réaction dite
paradoxale). On ne rencontre cette réaction que dans certains états pathologiques.

La valeur sémiologique de ces réactions a été diversement
interprétée. En principe, on doit dire qu'une oreille réagit
d'autant moins qu'elle est plus saine, parce que le nerf
acoustique est difficilement excitable. Il devient excitable
soit à la faveur de certains états pathologiques qui rendent
les milieux de l'oreille externe et moyenne plus conducteurs
(furonculose du conduit, otite moyenne, etc.), soit à cause
d'un état d'irritabilité anormale du nerf lui-même par
tumeur cérébrale, méningite, traumatisme, etc.).

Quand il s'agit de grosses inflammations de l'oreille
moyenne ou externe, l'examen électrique est évidemment
inutile. Il devient utile pour mettre sur la piste de certaines

otites labyrinthiques, ou affections intra-crâniennes en évolution.

La réaction est normale dans la surdité hystérique, tabétique.

Il est des cas où l'existence de la réaction peut être au contraire d'un pronostic favorable, c'est dans les affections où le nerf subit la dégénérescence, comme dans les vieilles surdités labyrinthiques, cela prouve en effet que le nerf n'est pas complètement dégénéré et qu'il est le siège d'un travail inflammatoire.

On peut donc dire qu'une réaction obtenue avec un courant faible, 5 à 6 mA, lorsqu'il n'y a pas d'affection de l'oreille externe ou moyenne, doit faire songer à l'hyperémie du labyrinthe ou du tronc du nerf acoustique (1).

ELECTRO-THÉRAPEUTIQUE. — La surdité hystérique a surtout bénéficié de l'emploi de l'électricité. On se sert pour la traiter du courant continu, en prenant la cathode comme électrode active (Erb), et en produisant de temps en temps des interruptions pour réveiller l'excitabilité du nerf.

Même technique pour l'électro-diagnostic. Duchenne, de Boulogne, a employé dans la surdité hystérique le courant faradique, en excitant directement le tympan à l'aide d'un bain d'oreille en relation avec un pôle de la bobine. On pourrait employer aussi pour cela l'électrode spéciale de Roumailhac.

520. — **Bourdonnements d'oreille.** — Dénoyès, Imbert et Marquès ont montré tout le parti qu'on pouvait tirer des applications de haute fréquence dans les cas de bourdonnements d'oreille, surtout s'ils ne sont pas liés à une otite suppurée. Le manuel opératoire consiste à promener le balai à fil fin ou l'électrode condensatrice sur l'apophyse

(1) GRADENIGO, 1888, 1889, in BARRET, *Arch. d'Elect. méd.* de BERGONIÉ, 15 avril 1902.

mastoïde, et en avant du conduit auditif externe. Suivant
la tolérance du sujet, on approche plus ou moins l'excitateur pour avoir seulement des effluves ou des étincelles.
Plusieurs observations publiées par MM. Imbert et Marquès
nous autorisent à employer systématiquement cette technique contre les bourdonnements, surtout quand ils sont
causés par l'otite scléreuse, ou lorsqu'ils relèvent de l'hystérie ou de la neurasthénie.

On obtient d'ailleurs aussi de bons résultats de l'emploi
du courant continu (1), suivant la technique de Brenner et
Erb, que nous venons d'exposer pour les recherches électro-
diagnostiques. On appliquera une anode active sur le tragus, la cathode indifférente étant placée sur la nuque, et
l'on fera passer un courant de 5 à 8 et même 10 mA, pendant 5 à 20 minutes.

Dans certains cas de vertige accompagné de bourdonnements, Libotte (2) a obtenu une amélioration rapide avec
le souffle statique.

521. — Otites. — Nous avons déjà vu (§ 520) que les
bourdonnements dus aux otites scléreuses pouvaient être
améliorés et guéris rapidement, nous savons d'autre part
que l'intervention peut être salutaire dans la surdité par
otite labyrinthique (§ 519). Nous ne dirons qu'un mot ici
des affections aiguës de l'oreille moyenne.

D'après Monnier, au déclin des otites aiguës, il est très
utile de faradiser l'oreille. La faradisation agit « soit en
hâtant la résorption des derniers exsudats, soit plutôt en
luttant contre l'état de parésie post-inflammatoire des
muscles de l'oreille moyenne » (3).

M. Bergonié a employé ce même traitement avec succès

---

(1) Cf. BARRET, loc. cit.
(2) LIBOTTE, Arch. d'Elect. méd. de BERGONIÉ, 1903, p. 109.
(3) BARRET, loc. cit.

contre les otites moyennes scléreuses. Il se sert pour cela du courant faradique rythmé par le métronome ; il l'applique au moyen de l'électrode auriculaire spéciale de Roumailhac, l'électrode indifférente étant à la nuque. Outre le « massage faradique » du tympan ainsi obtenu, il est indiscutable que l'on agit sur les muscles de l'oreille moyenne d'une façon tout à fait favorable.

L'intensité doit être élevée jusqu'à l'apparition de contractions légères dans les muscles de la face. Durée 20 à 30 minutes. Séances tous les jours ou tous les deux jours.

Signalons pour terminer les bons résultats obtenus par Dionisio (1) par la photothérapie dans les otites moyennes purulentes chroniques. Il projette sur le tympan les rayons concentrés d'une lampe à incandescence à l'aide d'un spéculum auri.

522. — Rétrécissements de la trompe d'Eustache. — Les rétrécissements de la trompe se traitent par l'électrolyse circulaire suivant la technique générale des rétrécissements exposée au chapitre des rétrécissements urétraux. On se sert pour cela de bougies en cuivre allant du n° 3 au n° 6 de la filière française passées dans un petit cathéter d'argent isolé extérieurement. On introduit le cathéter jusqu'au niveau du rétrécissement, la bougie dépassant légèrement. Le cathéter étant réuni au pôle négatif, on porte l'intensité à 2 mA, et jusqu'à 5 mA si la douleur le permet. On sent la sonde pénétrer sous une légère pression. La séance dure 2 à 5 minutes (Procédé de Duel).

(1) *Arch. d'Elect. méd.* de BERGONIÉ, 15 juillet 1903, et *Semaine Méd.*, 17 juin 1903.

CHAPITRE X

MALADIES DES VOIES RESPIRATOIRES

(A L'EXCEPTION DES VOIES RESPIRATOIRES SUPÉRIEURES).

523. — **Tuberculose pulmonaire.** — RADIO-DIAGNOSTIC.
— La tuberculose pulmonaire est l'une des maladies qui a
le plus bénéficié de l'emploi des rayons X comme moyen
diagnostic. Si les rayons X ne permettent pas de poser de
toutes pièces le diagnostic de tuberculose, du moins ils
ajoutent aux signes cliniques des éléments importants pour
l'établir, surtout à la période où, les examens bactériolo-
giques étant négatifs, et l'auscultation ne faisant rien per-
cevoir de pathognomonique, la tuberculose ne peut être
que soupçonnée. On sait que c'est à cette période prépara-
toire qu'il y a intérêt surtout à la dépister pour la traiter
avec le plus de chance de succès, et c'est pour cela que le
radio-diagnostic de cette maladie a pris une si grande
place en médecine. Nous renverrons pour l'étude complète
de cette question à l'excellent article du D^r Le Noir dans le
Traité de Radiologie médicale du Professeur Bouchard, et
nous nous bornerons à en donner ici un aperçu général.

A. — *Période de tuberculose douteuse.* — En principe,
si l'on irradie un thorax en position frontale, de telle sorte
que le rayon normal tombe sur le rachis ou sur le sternum, il y a égalité de luminosité des deux côtés au niveau des régions pulmonaires symétriques ; la luminosité
est plus grande pendant l'inspiration ; le diaphragme, na-

turellement plus élevé à droite, oscille d'une amplitude égale à droite et à gauche. Les côtes ont aussi des mouvements d'élévation, à l'inspiration, symétriques des deux côtés. Lorsqu'on voit une inégalité de luminosité à droite ou à gauche, ou une anomalie dans les mouvements physiologiques, on doit soupçonner une lésion. Il faut savoir toutefois que le sommet droit présente assez souvent un peu moins de transparence que le gauche, ce qui tient en partie au plus grand développement des muscles de ce côté. Il faut d'autant plus se défier de cette particularité que l'on sait, cliniquement, que la résonance est souvent aussi plus forte à droite.

Ces considérations montrent combien il est utile, pour l'exploration du thorax, d'avoir un appareil porte-tube à ampoule mobile (§ 214 et 215), et à indicateur d'incidence, qui permette d'irradier à volonté toutes les régions sous un angle quelconque au cours des examens.

Pour apprécier de faibles différences de tonalité, on pourra, suivant le conseil de Claude, placer un objet métallique, une clef par exemple, entre le tube et le sujet, successivement d'un côté et de l'autre. On voit alors les détails de l'objet qui sont à la limite de la perception visuelle avec une netteté tout à fait différente. Une petite variation dans l'opacité pulmonaire entraîne une grande variation dans la netteté de la perception des détails.

L'examen des poumons, du diaphragme et des côtes devra être complétée par l'étude du médiastin.

La recherche des ganglions médiastinaux se fera en éclairant obliquement le thorax. Il suffit pour cela, sans déplacer le sujet, de porter le tube à droite ou à gauche et de tenir l'écran obliquement du côté opposé. L'intensité des rayons X dans toute l'étendue du champ étant la même, sauf dans la zone rasante (§ 199), l'éclairage est aussi parfait que dans l'examen frontal normal.

On peut aussi faire pivoter le malade sur lui-même, l'écran étant tenu alors parallèle au plan du châssis porte-tube.

Cet examen devra être complété enfin par la détermination de l'aire du cœur. On a vu (§ 426) que l'aire du cœur est diminuée en général chez les candidats à la tuberculose, et que le meilleur moyen d'apprécier cette diminution est de rapporter l'aire mesurée S au poids de l'albumine fixe A_n. Le rapport $\dfrac{S}{A_n}$ voisin de 9,8 chez l'homme, et 9,5 chez la femme, diminue chez les adultes candidats à la tuberculose. Chez les enfants, le cœur est relativement plus gros.

B. — Lorsque la *tuberculose est certaine*, les bacilles ayant été constatés dans les crachats et les signes cliniques étant positifs, la radioscopie sera très utile pour suivre l'évolution des lésions. On trouvera la description des ombres données par le parenchyme pulmonaire altéré dans l'article de Le Noir (1).

Disons seulement que toutes les lésions augmentent l'opacité, sauf les cavernes vides, qui se présentent sous l'aspect de taches claires au milieu d'une région plus obscurcie que la normale.

Quant aux lésions secondaires, pleurésies, scléroses, etc., elles peuvent modifier profondément l'aspect de la région ; on les trouvera décrites au § 524.

ELECTRO-THÉRAPEUTIQUE. — Toutes les modalités de l'énergie électrique, toutes les radiations ont été employées contre la tuberculose. Toutes les interventions ont donné de bons résultats, comme d'ailleurs toutes les médications rationnellement employées. A-t-on eu de ce fait des guérisons radicales ? Malgré des observations absolument sérieu-

(1) *Loc. cit.*

ses, faites par des expérimentateurs que n'a pas guidés le désir d'apporter de brillantes statistiques, il nous reste la conviction que ni la haute fréquence, ni les rayons X, ni les autres formes de l'énergie électrique ne nous ont jus-qu'à ce jour mis en main l'agent thérapeutique idéal.

De toutes les observations publiées, celles qui nous donnent le plus de satisfaction et qui nous laissent le plus d'espoir, sont évidemment celles qui concernent la thérapie par la haute fréquence (1).

A côté des observations cliniques, nombreuses déjà dans la bibliographie médicale, les expériences les plus utiles à connaître à ce sujet sont celles de Lagriffoul (2).

Elles portent sur 35 cobayes et par conséquent offrent le plus de garanties possibles et comme valeur statistique et comme sécurité contre toute influence de suggestion. Voici quelles sont les conclusions de l'auteur. « Le traitement par l'effluve modérément appliqué a exercé une heureuse influence sur la marche de la tuberculose. Quand il a été employé d'une façon intensive, ce traitement a eu une influence moins marquée. L'action favorable de l'auto-conduction sur l'évolution de la tuberculose a été en général moins accusée que celle de l'effluve à dose modérée. L'as-sociation de l'auto-conduction et de l'effluve ne paraît pas avoir accentué les effets de l'un ou de l'autre de ces modes d'application employé isolément. L'influence des courants de haute fréquence s'est manifestée, quoiqu'à un moindre degré, même dans les cas où le traitement avait été appli-qué tardivement, c'est-à-dire après l'apparition de ganglions au lieu d'inoculation. Dans ce cas, c'est surtout l'effluve à

(1) Doumer, Oudin, Gandil, Rivière, etc.
(2) Lagriffoul et Dénoyès, *Soc. Sc. méd. de Montpellier*, 5 juin 1900 ; *Congrès intern.* 1900, Sect. Path. gén. ; *Arch. Elect. méd.* de Bergonié, 15 nov. 1900, 15 juillet 1901 ; et Dénoyès, *Les courants de haute fréquence*, 1 vol. chez Hamelin, Montpellier.

dose modérée qui a pu atténuer l'intensité des lésions. Nous n'avons noté aucun effet manifeste du traitement sur les adénopathies. »

Mais si l'effluve, dans ces expériences, a exercé une heureuse influence sur l'évolution de la maladie, il n'a pu en empêcher la généralisation.

A côté de ces observations sur la tuberculose expérimentale, les cas sont déjà nombreux de tuberculose humaine des poumons améliorés ou même guéris. L'effluve appliquée sur la région thoracique a donné d'excellents résultats à certains expérimentateurs tels que Oudin, Doumer, Gandil, etc. Nous avons été moins heureux à l'hôpital de la Charité, dans le service du professeur Bouchard, où nous avons traité trois séries de trois malades chacune, en 1897, observations qui n'ont pas été publiées. Une aggravation a été le résultat des premières applications chez les malades à la 3e période. Une diminution de poids s'est manifestée chez trois de la 1re et de la 2e série ; les autres ont voulu renoncer au traitement, disant qu'ils éprouvaient de la fatigue.

Depuis lors, j'ai eu l'occasion de traiter quelques autres cas avec plus de succès, mais je crois qu'à l'heure actuelle il est prudent de se montrer très réservé. Certainement, de sérieuses améliorations obtenues méritent d'être prises en considération, et il ne faut pas de parti pris rejeter un traitement qui peut dans quelques cas être salutaire. D'après ce que j'ai cru pouvoir observer moi-même, il me semble que les tuberculeux neurasthéniques à pression artérielle faible, chez lesquels les lésions ne sont pas confirmées, constituent le meilleur terrain pour le traitement.

On a employé aussi contre la tuberculose les inhalations d'ozone. De bons résultats ont été signalés. Mais pour ceux qui seraient tentés d'employer ce procédé, nous ne saurions trop conseiller la prudence, l'ozone ayant une action très nocive sur les bronches, lorsque sa dose dépasse une certaine mesure (§ 353).

524. — Affections non tuberculeuses des poumons. — RADIO-DIAGNOSTIC. — La bronchite n'altère pas la transparence du parenchyme pulmonaire, signe précieux pour la différencier de la bronchite tuberculeuse.

La sténose d'une bronche se manifeste mécaniquement à l'inspiration, par la lenteur du gonflement des alvéoles pulmonaires de ce côté, et, par suite, par le plus faible volume du lobe correspondant, durant tout le temps de l'inspiration avec déplacement du médiastin attiré du côté malade. Elle se révèle radioscopiquement par le déplacement apparent de l'ombre médiastinale au cours de l'inspiration.

La dilatation bronchique ne se révèle que s'il y a de grandes cavités.

L'emphysème seul donne une clarté plus grande de l'image. Mais associé aux lésions congestives qui l'accompagnent ordinairement, son aspect est très variable. Le diaphragme s'élève moins haut, descend plus bas, et ses mouvements ont moins d'amplitude.

La sclérose pulmonaire, d'ailleurs très variable d'aspect, se manifeste en général par une diminution de clarté et d'étendue de l'image avec diminution d'amplitude des mouvements des côtes et du diaphragme et parfois déplacement du médiastin (Béclère), dans la position d'inspiration sou‑tenue.

La pneumonie se manifeste par des opacités bien délimitées qui peuvent persister longtemps après la fin de la maladie (Le Noir).

On a préconisé contre la bronchite subaiguë et l'emphysème, l'air chaud et les bains de lumière (Gautier et Larat) et les bains de lumière à arc (Margaret Cleaves) (1).

_____

(1) Congrès de l'*Americ. électrothér. Assoc.* (Buffalo), *Arch. Elect. méd.* de BERGONIÉ, février 1899.

525. — **Pleurésie.** — Radio-diagnostic. — L'épanchement se constate par une ombre très nette et très accusée.
Le diagnostic de la pleurésie par les rayons X, affirmé pour
la première fois par le professeur Bouchard en 1896, a été
la préface de la radiologie médicale.

Quand l'épanchement est assez considérable, l'examen
radioscopique permet en outre de reconnaître le déplacement du médiastin refoulé. Les déplacements du cœur dans
les pleurésies gauches sont très faciles à étudier et à suivre.

La surface du liquide est souvent concave, au lieu d'être
horizontale, ce qui tiendrait, d'après Bergonié et Carrière,
à la dépression causée, sur la surface même du liquide, par
le poumon y plongeant plus ou moins. Le liquide obéit
d'ailleurs aux lois de la pesanteur quand on fait changer
la position du malade, ce qui permet de diagnostiquer les
pleurésies cloisonnées.

S'il y a en même temps pneumothorax, on verra au-
dessus de la limite de la zone sombre de l'épanchement, un
espace plus clair que normalement. La ligne de niveau est
alors d'une netteté remarquable. Elle conserve son ho-
rizontalité très manifeste quand on incline le malade. Elle
est agitée de vagues et d'ondulations très nettes quand on
imprime au malade des mouvements brusques. On constate
souvent des vagues permanentes synchrones aux pulsations
cardiaques (Bouchard, Kienböck).

Pendant l'inspiration le liquide s'élève à cause, d'une
part, de l'inertie du diaphragme de ce côté, et, d'autre part,
de l'augmentation de pression abdominale pendant que le
côté sain du diaphragme s'abaisse, ce qui produit un re-
foulement de sa portion inerte.

Les épanchements pleuraux localisés se reconnaissent
aussi très facilement au moyen des rayons X.

Les épaississements pleuraux (pleurésies sèches, etc.) se
manifestent par l'opacité de l'image, mais lorsqu'une zone

d'épaississement est irradiée perpendiculairement à son plan, elle est très peu apparente. Si, au contraire, on la regarde *sur tranche*, comme si l'on présentait à une source lumineuse une plaque épaisse de verre par un de ses bords, de manière à avoir la silhouette minima, elle devient très apparente. De là l'utilité de regarder soigneusement le thorax sous toutes les incidences, et cela en particulier dans la pleurésie sèche interlobaire (Béclère).

526. — **Annexes de l'appareil respiratoire.** — **Le goître.** — Plusieurs procédés électrothérapiques ont été préconisés contre les diverses formes de goître. Dans la forme vasculaire, Dickson (de Toronto) emploie l'électro-poncture positive, dans les formes fibreuses l'électro-poncture négative ; quelquefois il pratique l'électrolyse bipolaire. S'il ne s'agit que d'une hypertrophie goîtreuse légère, il conseille la galvanisation négative. — Ce procédé que j'ai eu l'occasion d'appliquer quelquefois m'a donné une diminution très appréciable de la tumeur. On applique sur le devant du cou une cathode de 60 à 100 cm², et une anode de 200 à 300 cm² sur la nuque. Intensité : 30 à 40 mA. Séances tous les deux jours. — Quand il y a kyste, Dickson remplace le contenu kystique par un bon électrolyte et essaie d'oblitérer la poche en provoquant une inflammation adhésive par le pôle négatif (1).

527. — **Coqueluche.** — Bordier a obtenu d'excellents effets des inhalations d'ozone. Le meilleur mode de traitement consisterait à placer les malades dans une chambre dans laquelle on fait arriver l'ozone produit par les résonateurs de haute fréquence, hélice, ou spirales entre lesquelles arrive un courant d'oxygène (§ 225) : il est facile

_____

(1) Congrès de l'*Amer. elect. Ass.*, Buffalo, in *Arch. Élect. méd.*, 15 janvier 1899.

actuellement de se procurer de l'oxygène. — La dose d'ozone
à employer ne doit pas être supérieure à 0 mg. 3 par litre
d'air. On vérifie ce dosage en aspirant l'air de la pièce et en
le faisant barboter dans une solution arsenicale titrée (§ 351
ssq.). La durée de chaque séance est de 5 à 10 minutes
pour les enfants ; 10 à 15 pour les adultes. — On peut
faire les séances tous les deux ou trois jours.

528. — **Asthme nerveux**. — La faradisation des pneumogastriques a donné de bons résultats à Erb (une électrode
au cou, une sur le creux épigastrique). La galvanisation
est préférée par Rockwell. Larat a eu plusieurs succès en
criblant d'étincelles statiques toute la région thoracique,
dans des cas où la galvanisation et la faradisation avaient
échoué. Le résultat a paru durable.

529. — **Hoquet**. — Symptôme qu'on peut rattacher aux
affections des voies digestives aussi bien qu'à celles des
voies respiratoires ou du système nerveux, le hoquet a une
pathogénie des plus variées, relevant tantôt d'excitations
directes du phrénique, tantôt étant d'origine réflexe ou psy-
chique. Suivant la pathogénie supposée de l'affection, on
interviendra de façon différente. En général la galvanisation ou la faradisation du phrénique doivent être essayées
d'abord, une électrode étant placée sur le phrénique au cou
et l'autre à la nuque (Capriati); ou sur la région épigastrique. Intensité 10 à 20 mA. Durée 10 à 15 minutes. Regis
et Débédat ont eu de bons résultats de la faradisation téta-
nisante prolongée de l'œsophage par l'introduction d'une
olive métallique, au bout de 17 séances, dans un cas de
hoquet hystérique.

CHAPITRE XI

AFFECTIONS DES VOIES DIGESTIVES
(SAUF LA BOUCHE) (1).

530. — **Rétrécissement spasmodique de l'œsophage.**
— **Œsophagisme.** — L'œsophagisme ou stricture spasmodique de l'œsophage peut être symptomatique d'une affection de voisinage qu'on devra soigneusement rechercher
en s'aidant au besoin de la radioscopie ou de la radiographie, ou bien elle relève de causes nerveuses (hystérie, etc.).

Le traitement consistera soit à galvaniser le pneumogastrique, soit à pratiquer, par la méthode intra-œsophagienne, la galvanisation ou la faradisation directes.

1° *Galvanisation des pneumogastriques*. — Appliquer au
niveau de l'espace séparant les deux faisceaux du sterno-
cléido-mastoïdien, en bas, deux anodes de 20 cm², couplées
en quantité. Mettre une grande cathode indifférente sur la
région épigastrique. Amener doucement le courant à 15 mA
au moins, et jusqu'à 40 ou 50 mA si possible, pendant 15 à
25 minutes ; séances tous les jours ou tous les deux jours.

2° *Méthode intra-œsophagienne*. — On se sert de sondes
à olive ou à bague comme pour le traitement du rétrécissement organique. Une électrode indifférente est placée sur
une région quelconque.

Le traitement peut être soit la faradisation, soit la galvanisation. La faradisation amène probablement l'épuise-

(1) Cf. Chap. IX.

ment du muscle lisse. Il faut pour cela provoquer des
contractions pendant 1/4 d'heure à 20 minutes.

On sent très nettement les contractions œsophagiennes
sur l'olive ou la bague. On retire et on réintroduit le cathéter
de temps en temps pour ne pas trop fatiguer le malade.
Le courant doit être poussé le plus loin possible. Les
séances seront faites tous les jours, puis tous les deux jours.

Quant à la galvanisation, les avis sont assez partagés ;
tandis que certains auteurs conseillent de traiter le rétrécissement spasmodique comme le rétrécissement organique,
par un courant intense appliqué à l'aide de l'électrode
olivaire nue servant de cathode, d'autres (Bordier) craignant
les cicatrices post-électrolytiques, entourent une petite olive
de ouate et gaze mouillées et ne dépassent pas 8 mA pendant
10 à 15 minutes.

La conduite à tenir en présence d'un rétrécissement
spasmodique sera la suivante, à moins d'indications contraires :

1° Pratiquer la galvanisation indirecte, galvanisation des
pneumogastriques ;

2° Si l'on échoue, essayer de la faradisation intra-œsophagienne ;

3° En dernier ressort, recourir à la galvanisation intra-
œsophagienne avec de faibles intensités ; puis, en cas
d'insuccès complet, et s'il y a état général alarmant, ré-
clamant absolument l'intervention, employer le traitement
électrolytique du rétrécissement organique. Larat a eu un
beau succès avec ce dernier procédé.

531. — Rétrécissement organique de l'œsophage. —
Ce que nous avons dit du traitement des rétrécissements
en général, lorsque nous avons étudié l'électrolyse des
rétrécissements de l'urètre, nous dispensera d'insister
longuement sur le rétrécissement de l'œsophage.

On distingue deux modes d'intervention : l'électrolyse linéaire et l'électrolyse circulaire (procédé à olive et procédé à bague).

L'électrolyse linéaire, que nous ne recommandons d'ailleurs pas beaucoup, ne devra, en principe, être employée que si la méthode circulaire échoue. Elle se pratique à l'aide d'une électrode spéciale, analogue à l'urétrotome, et reliée au pôle négatif.

La méthode circulaire a donné de bons résultats à plusieurs auteurs (Harvey, Sletoff, Pastnikoff, Bergonié, Ravarit, Bordier, etc.).

Harvey emploie la méthode olivaire. Nous préférons de beaucoup la méthode des bougies à bagues de Bergonié pour les mêmes raisons que lorsqu'il s'agit d'électrolyser un urètre.

On est quelquefois obligé de cocaïner le pharynx.

L'intensité variera de 10 à 40 mA, le pôle négatif étant mis en relation avec la bague ou l'olive. La technique sera la même que pour l'urètre.

532. — **Vomissements nerveux**. — Nous avons déjà vu le cas des vomissements incoercibles de la grossesse (§ 459).

Les vomissements de causes nerveuses, en général, sont justiciables de ce même traitement.

Semmola, Brenner, Tripier, de Watteville, Apostoli, etc., ont obtenu des résultats heureux avec une technique variable. Des observations précises de Gautier et Larat, qui suivent à peu près le procédé de Semmola, ne laissent aucun doute sur sa valeur.

Gautier et Larat emploient le courant continu. Le pôle positif est appliqué à droite entre les deux faisceaux d'insertion du sterno-cléido-mastoïdien, au-dessus de la clavicule. Il est constitué par un petit tampon. L'électrode négative

9/13 est placé sur le creux épigastrique. Intensité, 8 à 10 mA. Durée, 10 minutes à 1/2 heure, plusieurs fois par jour.

Dès la première application la malade doit pouvoir ingurgiter une tasse de lait.

Cette technique diffère peu, on le voit, de celle que nous avons indiquée pour les vomissements propres à la grossesse, telle que l'a formulée Bordier.

533. — **Dilatation d'estomac.** — **Dyspepsie nervo-motrice.** — Radio-diagnostic. — Le radio-diagnostic n'a qu'une importance assez secondaire ici. Toutefois lorsqu'en examinant le thorax on remarque une zone claire étendue au-dessous de l'ombre cardiaque cela signifie que l'estomac est rempli de gaz.

L'examen clinique de l'organe dira le reste. Leven est arrivé à mesurer l'estomac d'une façon assez précise en faisant avaler une pilule dure renfermant 0 gr. 50 à 1 gr., de sous-nitrate de bismuth. Le sujet étant dans la position verticale, il marque sur la peau la projection normale (par rapport au plan frontal) de la pilule qu'on aperçoit nettement. Pour cette opération, il est utile de fixer au petit cadre de mon orthodiagraphe (§ 426) le diaphragme-iris de Béclère. On étend ensuite le malade sur une table horizontale étroite placée entre le plan du châssis et l'écran. On le place en décubitus latéral gauche.

La pilule de bismuth est venue dans ce mouvement occuper la partie la plus déclive. On marque sa projection sur la peau.

On recommence de même pour le côté droit. En prenant ainsi plusieurs repères, il est facile d'obtenir la projection orthodiagraphique des contours de l'estomac sur la peau (1).

(1) Leven, *Soc. Biol.*, 24 octobre 1903.

ELECTRO-THÉRAPEUTIQUE. — Lorsqu'il y a dilatation gastrique du type de Bouchard caractérisé surtout par le clapotement à jeun, et entraînant à sa suite tous les phénomènes d'auto-intoxication aujourd'hui bien connus, on peut espérer arriver à une amélioration en excitant la fibre lisse de l'estomac.

Deux méthodes sont préconisées pour cela :

1° L'*électrisation intra-stomacale* qui se fera suivant la technique de Max Einhorn. On fait avaler une olive creuse en ébonite, percée de trous, et munie d'une électrode métallique dans sa cavité ; elle est fixée au bout d'un souple isolant ; au centre de ce souple se trouve un conducteur relié à l'électrode centrale. On fait boire à jeun un verre d'eau ou de tisane, puis on fait déglutir l'olive avec une gorgée de liquide. — Cela fait, on peut, soit faradiser l'estomac (en promenant sur la région épigastrique un rouleau constituant l'autre électrode), soit le galvaniser (en reliant l'olive au pôle négatif et en appliquant une anode qui pourra être le rouleau, sur la région épigastrique).

L'électrode se retire assez facilement si l'on a la précaution de faire faire au malade un mouvement de déglutition au moment où elle va franchir le pylore.

2° La *méthode percutanée* est beaucoup plus employée et elle donne parfois de remarquables succès.

C'est aux courants de Morton que l'on aura recours avant tout. J'ai eu l'occasion de voir souvent, surtout chez les sujets jeunes, la grande efficacité de cette méthode.

On met l'armature externe du condensateur suspendu au collecteur positif en relation avec l'électrode active, qui est, ici, une boule métallique nue. L'armature externe du condensateur suspendu au collecteur négatif est mise en communication avec le sol.

Le malade, non isolé, est mis sur un lit ou sur un fauteuil très renversé. On applique l'électrode active en différents points de la région épigastrique en changeant à chaque instant sa place par sauts brusques et non par glissement sur la peau, car ce glissement est douloureux.

L'intensité sera réglée au moyen de l'écartement des boules de l'éclateur. On doit aller jusqu'au point où la sensation devient pénible. La contraction des muscles abdominaux est alors très nette. Il se produit souvent des éructations pendant la séance. Durée 1/4 d'heure à 20 minutes. Séances tous les jours ou tous les deux jours. A défaut du courant de Morton, on pourra recourir au courant faradique ou au courant de Watteville, ou au courant sinusoïdal ; l'électrode indifférente est alors placée au milieu du dos (au niveau de la 8e dorsale), l'électrode active promenée sur la région épigastrique est un rouleau ou un tampon de grand diamètre.

Ces traitements de la dilatation gastrique conviennent aussi à certaines dyspepsies sans dilatation telles que celles qui relèvent de la neurasthénie et de la névropathie. L'estomac est alors distendu le plus souvent pendant les digestions ; mais on ne rencontre pas de clapotage le matin à jeun. Outre le traitement électrique convenant à la neurasthénie ou aux états névropathiques, on devra en ce cas appliquer le même traitement local que dans la dilatation vraie.

534. — **Constipation.** — On doit avec Delherm (1) distinguer la constipation habituelle de la constipation accompagnée d'entéro-colite. La constipation habituelle primitive doit être divisée elle-même suivant qu'elle résulte de l'atonie intestinale ou bien d'un spasme des fibres lisses de l'intestin.

La grande erreur des électro-thérapeutes a été de traiter toutes les constipations comme des atonies.

(1) Thèse de Paris, 1903.

535. — **Constipation par atonie intestinale**. — Plus particulère aux sujets âgés, cette forme s'accompagne en général de relâchement des parois abdominales.

Les matières forment des blocs volumineux. Il peut y avoir, en même temps que constipation atonique, du spasme partiel de l'intestin, et alors on se trouve en présence de formes mixtes dans lesquelles le spasme aurait précédé l'atonie. Ces constipations ne doivent pas rentrer dans le cadre des atoniques au point de vue électro-thérapeutique. Elles se traitent comme les spasmodiques.

Le traitement de la constipation atonique, outre l'hygiène alimentaire et l'hygiène générale, consiste à soumettre l'intestin à une gymnastique spéciale destinée à relever la tonicité de ses fibres lisses. Le massage, la gymnastique suédoise, la vibrothérapie, agissent moins puissamment que l'électricité, que l'on peut employer sous diverses formes.

α) *Courant faradique*. — On emploie le courant faradique, ou mieux le courant galvano-faradique, soit au moyen de deux électrodes externes (Bénédikt), soit au moyen d'une électrode externe et d'une électrode rectale, cette dernière pouvant être une olive (Erb), ou un lavement (Boudet de Pâris).

Le procédé de Bénédikt consiste à placer une grande anode sur la région lombaire et à promener une petite cathode labile sur la région du cæcum et du côlon. L'intensité du courant est poussée jusqu'au maximum de tolérance.

La faradisation intra-rectale se fait suivant la méthode d'Erb ou suivant celle de Boudet de Pâris.

La méthode d'Erb consiste à introduire une olive à 6 ou 8 cm. de profondeur dans le rectum, et à relier sa bougie conductrice avec un pôle de la bobine, l'autre électrode étant constituée par une plaque abdominale ou lombaire.

La méthode de Boudet de Pâris, ou méthode du lavement, sera décrite à l'article : occlusion intestinale.

β) *Courant galvanique.* — On emploie le courant galvanique dans sa forme d'état variable, soit par la méthode percutanée, qui consiste à appliquer une électrode indifférente sur la région lombaire et une électrode active sur la région du cæcum et du côlon, en insistant spécialement au niveau de la fosse iliaque gauche ; soit par la méthode intra-rectale, olive ou lavement, suivant la technique indiquée pour le courant faradique. On produira des intermittences à l'aide du métronome ou des renversements, en poussant l'intensité jusqu'aux limites de la tolérance.

γ) *Franklinisation hertzienne* (Courants de Morton). — Un procédé qui tend de plus en plus à se substituer aux précédents, et qui paraît donner des résultats bien plus rapides, est celui des courants de Morton, dont on connaît la puissante influence sur la contraction des fibres lisses.

En général, les constipés atoniques étant en même temps des dilatés et des dyspeptiques, ce traitement leur conviendra tout particulièrement, puisque, comme on l'a vu, la franklinisation hertzienne est la méthode de choix pour le traitement de ces affections.

Les courants de Morton seront appliqués tout d'abord suivant le mode percutané. Si l'on échoue, on aura recours à l'application intra-rectale. Les applications percutanées se feront suivant la technique que j'ai indiquée pour la dilatation gastrique, en promenant la boule active sur le trajet du cæcum et du côlon, et principalement dans la fosse iliaque gauche, les boules de l'éclateur étant progressivement écartées jusqu'à ce que l'on sente nettement ces belles contractions profondes et massives qui caractérisent l'emploi des courants de Morton.

Les applications intra-rectales se font au moyen de diverses électrodes dont les modèles varient suivant les constructeurs. Celui de Bordier que le malade peut tenir lui-même est très pratique. C'est une tige métallique, aboutissant à travers une gaine d'ébonite à une partie cylindrique nue qui est la partie active de l'électrode.

Un manche incliné à 70° sur cette tige permet au malade lui-même de la maintenir commodément. La chaîne du condensateur suspendue au pôle + de la machine est mise en relation avec cet excitateur, qui présente un crochet pour la recevoir. La chaîne de l'autre condensateur traîne à terre. Le malade n'est pas isolé. La durée des séances est de 10 minutes à 1/4 d'heure.

536. — **Constipation spasmodique.** — Le traitement de cette forme de la constipation, si fréquente chez les sujets jeunes, névropathes ou neurasthéniques, à matières rubanées ou fragmentées en noisettes dures, a été particulièrement étudié par Delherm. Il l'a exposé dans sa thèse inaugurale en 1903.

Tous les procédés violents, qui donnent de bons résultats dans la forme atonique, sont sans effet ici. Seuls les procédés de douceur doivent être employés. C'est pour cela, en médecine générale, que cette constipation est justiciable des grands lavements d'un demi-litre d'huile d'olive, des bains émollients, des compresses. C'est pour cela aussi que le massage ne peut être pratiqué que sous forme d'effleurage (Mazeran, Froussard).

Les expériences radioscopiques faites par Delherm sur un cobaye soumis aux excitations électriques percutanées après introduction de bismuth dans le gros intestin, prouvent que ces excitations sont capables de produire de la constricture passagère et par conséquent d'augmenter le spasme. A plus forte raison doit-on proscrire les applications intra-rectales et le lavement électrique.

L'expérience clinique a d'ailleurs permis de constater que les lavements électriques aggravent l'état des constipés spasmodiques après une amélioration passagère au début, amélioration d'ailleurs plus apparente que réelle.

Voici la technique proposée par Delherm et Laquerrière pour le traitement de la constipation spasmodique.

1° On galvanise l'intestin avec des courants de haute intensité appliqués à l'aide de deux grandes électrodes de 200 cm² au moins, l'une sur le ventre, l'autre sur la région lombaire.

2° On combine le courant faradique (bobine à fil fin, intermittences rapides) avec le courant galvanique : le meilleur mode opératoire est de soumettre le sujet aux deux formes d'électrisation combinées (courant de Watteville).

On appliquera donc les deux électrodes abdominale et lombaire. Chacune d'elles sera reliée à une borne d'emploi du tableau de distribution.

On place les interrupteurs ou combinateurs de telle sorte que l'on ait aux bornes du courant galvano-faradique, la bobine se trouvant placée en tension (et non en opposition) dans le circuit galvanique.

On commencera par agir sur le réducteur de potentiel, ou rhéostat du courant galvanique, pour l'amener à 50, 100 et même 150 mA, puis on introduit doucement les ondes faradiques de la bobine à fil fin, le trembleur étant réglé au maximum de rapidité. Le sens du courant, c'est-à-dire le signe des électrodes n'a pas grande importance. Durée 10 minutes à 1/4 d'heure, sans renversements, ni interruptions.

On ne s'étonnera pas que le courant galvano-faradique, employé par divers auteurs tels que Erb, Brœse, contre la constipation atonique, puisse être employé aussi contre la constipation spasmodique.

En effet, ce que cherchaient ces auteurs et ce que nous faisons tous après eux quand nous voulons traiter une atonie d'organe, c'est provoquer une contraction profonde telle qu'en donnent les courants de Morton, telle qu'en donnent aussi les courants galvano-faradiques des bobines à gros fil avec interruption lente.

Mais le courant de Watteville est capable de donner de tout autres effets si, au lieu de la bobine à gros fil, on emploie la bobine à fil fin, et si, au lieu d'avoir des interruptions lentes, on donne au trembleur le maximum de vitesse ; en effet on obtient alors, à côté des effets du courant continu, une petite trémulation légère, qui ne contracte pas la fibre musculaire, mais épuise sa sensibilité, son irritabilité.

En un mot le courant de Watteville à haute intensité galvanique et à faible intensité faradique, la bobine étant à fil fin et le trembleur à marche rapide, a des effets tout différents de ceux du Watteville à interruptions lentes et bobine à gros fil. Ce dernier convient au traitement de l'atonie, le premier convient au traitement de la constipation spasmodique. Il en est de même du massage : le massage profond, destiné à provoquer les contractions, convient à la forme atonique ; l'effleurage, le massage vibratoire léger, convient à la forme spasmodique. C'est pour cette même raison que les voyages en chemin de fer donnent de bons résultats contre la diarrhée des tuberculeux (Trousseau).

On pourra aussi essayer, contre la constipation spasmodique liée aux névroses, du souffle statique sur la région de la fosse iliaque.

537. — Constipation avec colite muco-membraneuse. — Colite muco-membraneuse en général. — La colite muco-membraneuse, caractérisée par la constipation avec état spasmodique de l'intestin, des douleurs, et la présence de glaires et muco-membranes dans les selles, a été spécialement étudiée au point de vue électro-thérapeutique, d'une part par Doumer et de l'autre par Delherm. Il ne faut pas

oublier qu'il y a des variétés de colites dans lesquelles surviennent des crises de diarrhée périodiques et d'autres,
plus rares, où la diarrhée est permanente.

En principe, on doit employer contre cette affection le
même traitement que contre la constipation spasmodique,
c'est-à-dire les procédés de douceur :

1° On galvanisera l'abdomen au moyen de deux plaques
de 60 à 80 cm² placées dans les fosses iliaques et reliées
chacune à une borne du tableau, ou bien encore couplées
en quantité, tandis que la plaque indifférente est placée sur
la région lombaire. On réservera surtout cette forme de
courant pour les colites diarrhéiques ou les colites douloureuses (Delherm). Doumer (1) emploie aussi ce procédé
avec deux tampons de 0,06 cm. de diamètre placés dans les
fosses iliaques. Il change plusieurs fois le sens du courant
en le faisant passer lentement par le zéro au cours de la
séance.

2° On galvano-faradisera l'intestin suivant la méthode
de Delherm exposée pour le traitement de la constipation
spasmodique.

Dans tous les cas, quel que soit le genre de constipation
que l'on aura à traiter, on ne devra supprimer que progressivement le traitement antérieur (lavages, laxatifs, etc.).
Il faut environ 35 séances pour obtenir un résultat durable
(Delherm) ; on fera d'abord une séance tous les jours, puis
3 par semaine, puis 2 et une seule.

Quant au mode d'action du courant galvanique et galvano-faradique sur l'intestin atteint de colite, il est assez
difficile de le préciser d'une façon absolue. Les expériences
de plusieurs auteurs ont prouvé qu'il y a, sous l'influence
du courant continu, hypersécrétion des glandes de l'intestin ; le massage léger de la paroi tel que le produit le gal-

(1) Doumer, *Annales d'Electrobiologie*, mai-juin 1901.

vano-faradique de la bobine à fil fin et à trembleur rapide
augmente aussi cette sécrétion. Il est probable d'ailleurs
que le courant a une action toute spéciale sur le plexus
solaire (Delherm). Dans un travail intéressant, Truelle (th.
de Paris, 1904) essaie de préciser l'action des différentes formes de courant sur l'intestin. Pour le moment, c'est une
question qui reste encore discutable et nous devons nous
borner à constater les résultats cliniques.

538. — **Occlusion intestinale.** — En présence d'un malade qui depuis quelque temps ne peut rendre par l'anus ni
gaz ni matières fécales, on sait combien il est difficile de
faire le diagnostic de la cause de l'occlusion, parfois même
après laparotomie exploratrice (Schwartz), aussi ne faut-il
pas hésiter, sauf dans quelques cas exceptionnels où il y a
contre-indication, à essayer, avant toute intervention chirurgicale, d'un traitement dont les statistiques ont prouvé
l'efficacité : je veux parler du *lavement électrique.*

Technique du lavement électrique. Ce n'est que depuis
les travaux de Boudet de Paris que la technique du traitement de l'occlusion est définitivement fixée. On avait, bien
avant lui, employé avec succès le courant faradique (Leroy
d'Etiolles, 1825, Duchenne de Boulogne et Bucquoy 1878,
etc.), et aussi le courant galvanique (Leroy d'Etiolles,
1876, etc.), mais le mode opératoire était encore trop indé-
terminé et les statistiques trop vagues pour qu'on pût pré-
coniser systématiquement l'intervention électrique. C'est
vers 1884 que Boudet de Paris fit connaître les résultats
de son procédé qui, depuis, est devenu classique, et qui
met à l'abri des accidents signalés antérieurement, accidents dont le plus redoutable était l'escarrification de l'intestin par le courant continu appliqué dans le rectum à
l'aide des électrodes olivaires.

Le procédé de Boudet consiste à introduire dans le rec-

tum, au moyen d'une canule qu'il a construite à cet usage,
une quantité d'eau salée suffisante pour constituer un bain
intra-intestinal assez étendu, et à amener le courant à ce
bain-électrode, tandis qu'une large plaque abdominale est
reliée à l'autre pôle de la source.

La canule, ou sonde de Boudet, se compose d'un tube
métallique de plomb ou d'alliage malléable engaîné dans
un cylindre isolant en caoutchouc durci. Cette gaine isolante est plus longue que le tube et est percée vers son
extrémité d'un trou latéral. L'appareil présente à l'extrémité extra-rectale un embout sur lequel on fixe le tube en
caoutchouc d'un bock à irrigation de deux litres, et une
borne (en relation avec le tube de plomb) dans laquelle on
fixe le conducteur électrique. Lacaille a présenté à la Société d'Electrothérapie, en juin 1901, une sonde dans laquelle le tube de plomb est remplacé par un ressort à bou-
din en laiton.

La plaque abdominale mesurera au moins 200 cm².

Chacune de ces électrodes étant donc reliée à un des
pôles de la source et l'inverseur étant tout d'abord disposé
de telle façon que la sonde soit « anode », on introduit cette
sonde bien vaselinée dans le rectum. On éprouve une certaine difficulté à la faire pénétrer de toute sa longueur,
mais ordinairement lorsqu'on n'arrive pas à l'engager à
fond par des manœuvres dont la pratique seule donne le
doigté, il suffit de laisser passer un peu d'eau salée pour la
sentir glisser sous une légère pression. D'ailleurs, on aura
eu soin de pratiquer un toucher rectal préalable pour vérifier l'état du rectum.

Lorsque la sonde a été ainsi bien mise en place, on fait
pénétrer un litre d'eau salée environ puis on abaisse le
bock et on ferme à demi le robinet, de manière que pendant tout le temps que durera l'opération, un peu d'eau
soit introduite continuellement dans le rectum. On évite

ainsi qu'une petite quantité d'eau soit isolée accidentellement de la masse répandue dans l'intestin par un pli ou stricture, ce qui réduirait la surface de l'électrode rectale à quelques centimètres, d'où la possibilité de produire des escarres. On s'apercevrait d'ailleurs de cet accident opératoire par la chute de l'intensité que la réintroduction d'eau ferait remonter immédiatement.

Le courant est établi et porté progressivement à 20, 30, 40 mA pendant 5 minutes, puis ramené doucement à zéro. On l'inverse alors de manière à rendre négative l'électrode rectale et on met le métronome en circuit (si l'on n'a pas de métronome on se sert de l'interrupteur, ou du renverseur manœuvré comme interrupteur, on peut aussi établir et rompre le courant en approchant et écartant successivement le fil de la borne de la sonde). On élève progressivement l'intensité tout en produisant les interruptions de 5 en 5 secondes ; on sent peu à peu sous la main les contractions des muscles abdominaux.

Le liquide expulsé par saccades témoigne de l'effet sur la pression intra-intestinale. — On continue durant 5 à 20 minutes, suivant l'effet produit et l'état du malade.

L'évacuation a lieu quelquefois tout de suite après le lavement, plus souvent dans les deux ou trois heures qui suivent.

On peut recommencer au bout de ce temps s'il n'y a pas de résultat.

Indications et contre-indications du lavement électrique. — Nous pouvons avec Painetvin (1) distinguer, au point de vue qui nous occupe, les occlusions de causes mécaniques (volvulus, torsions, invaginations, flexions anormales, adhérences, brides, anneaux, tumeurs), les occlusions mécano-dynamiques et les occlusions dynamiques.

Dans le premier cas on a contesté l'utilité du lavement élec-

(1) Th. de Paris, 1904.

trique, c'est à tort, et pour deux raisons. D'abord si l'obstacle mécanique n'est pas très serré, il se peut que des contractions modérées le fassent franchir ; ensuite on a observé
sous l'action du courant une diminution du météorisme,
comme s'il y avait résorption de gaz sous son influence,
d'où facilité donnée à l'évacuation. L'essentiel est d'opérer
vite et prudemment pour ne pas compromettre l'intervention
chirurgicale, si elle devient nécessaire.

Dans le deuxième cas où il y a d'une part obstacle mécanique, insuffisant à lui seul à produire l'occlusion, et d'autre
part spasme sur l'obstacle ou atonie en arrière (calculs biliaires, vers intestinaux, lésions chroniques ou cancéreuses
établissant un obstacle incomplet), et dans le troisième cas
où il y a seulement occlusion dynamique, le lavement électrique a particulièrement chance de réussir. C'est pourquoi l'obstruction par constipation chronique est si souvent
et si facilement réduite, que la constipation résulte du
spasme ou de l'atonie.

Le lavement électrique réussit aussi très bien dans la
colique de plomb due, comme on le sait, à une obstruction
spasmodique.

Il n'y a de contre-indication au lavement électrique que
si l'on prévoit qu'il y a sphacèle ou perforation de l'intestin
(collapsus, péritonite grave).

Mais la péritonite qui n'est pas consécutive à une perforation ne contre-indique pas le lavement. Il y a presque
toujours d'ailleurs un peu de péritonite dans l'occlusion.
Une seconde contre-indication est constituée par les suppu-
rations d'organes voisins ou les adhérences qui ont pu se
former entre l'intestin et ces organes, on pourrait craindre alors une rupture intempestive de ces adhérences.

Quant à la grossesse, c'est une contre-indication relative,
car si l'on risque de provoquer l'avortement, on risque en
même temps de sauver la mère.

539. — **Prolapsus du rectum.** — Le courant galvanique a une efficacité certaine ici :

On réduit le prolapsus suivant les procédés ordinaires et on applique sur l'anus une cathode constituée par une olive entourée d'ouate mouillée, l'anode étant placée sur la région lombaire.

L'intensité sera portée doucement jusqu'à 20 et même 30 mA pendant 5 minutes. Séances tous les deux jours.

540. — **Parésie du sphincter anal.** — Sauf dans les cas où la cause est médullaire, le traitement électrique réussit presque toujours. On se sert pour cela du courant faradique rythmé à 30 oscillations du métronome par minute (Bordier). On l'applique à l'aide d'une olive introduite dans l'anus, ou à l'aide de l'électrode rectale manométrique de Bergonié : c'est un cylindre creux en ébonite portant à son extrémité une armature métallique destinée à remplacer l'olive des anciennes électrodes. Cette armature présente deux fenêtres renfermant une boule de sphygmo-manomètre de Potain dont les parois minces viennent s'accoler sur les orifices ; on voit ainsi la force des contractions.

L'électrode indifférente est placée sur la région lombaire ou abdominale. On fera des séances de 10 minutes à 1/4 d'heure tous les deux jours, mais en laissant plusieurs fois le sphincter se reposer au cours de chaque séance.

541. — **Hémorroïdes.** — Doumer a le premier employé la haute fréquence contre les hémorroïdes. On se sert pour cela soit de l'électrode à manchon de verre (type Oudin), soit de l'électrode métallique nue en forme de cône de Doumer. Je préfère cette dernière parce qu'elle permet, grâce à sa forme, de profiter de l'anesthésie causée par la haute fréquence pour dilater mécaniquement l'anus, ensuite parce qu'on peut donner toute l'intensité du courant sans douleur pour le malade, enfin parce qu'on ne risque pas de la briser

dans le rectum. Cette électrode est reliée à un résonateur quelconque (hélice, bobine, spirale). Voici la technique que j'emploie personnellement. Je place le malade dans la position gynécologique. Mes appareils sont disposés de telle façon que je puisse les commander de la place même où je me trouve devant le malade.

Je mets en marche avant toute introduction et je prends en main l'électrode reliée à une spirale pour m'assurer que tout fonctionne régulièrement.

J'interromps alors le courant et j'introduis doucement l'électrode vaselinée dans l'anus, puis je remets l'appareil en marche. On évite ainsi la sensation désagréable des étincelles d'approche pour les sujets pusillanimes. La durée de la séance est de 5 à 10 minutes. Elles sont faites trois fois par semaine.

Le résultat est beaucoup plus rapide, beaucoup plus certain dans les cas aigus. Il est souvent lent dans les cas chroniques, mais il est exceptionnel qu'on n'obtienne pas une amélioration.

542. — **Fissure sphinctéralgique.** — C'est aussi Doumer qui a le premier signalé les heureux effets des courants de haute fréquence, appliqués à l'aide de l'électrode à manchon de verre, sur la fissure sphinctéralgique.

On doit avoir à cet effet une électrode à manchon assez épais. On l'introduit, après l'avoir vaselinée, assez profondément pour qu'elle prenne contact avec le sphincter dans toute sa hauteur. Si la douleur ne le permet pas, on la laisse appuyée sur la marge de l'anus jusqu'à ce que l'anesthésie se produise. On n'augmente que progressivement l'intensité. On peut aussi employer l'électrode conique nue de Doumer. Elle a l'avantage de dilater, mais il semble que les petites étincelles de l'électrode à manchon de verre aient une utilité toute particulière contre cette affection ; aussi recommanderons-nous de l'employer de préférence.

On fera trois fois par semaine une séance de 3 à 10 minutes. Les résultats sont très rapides en général.

543. — **Prurit anal**. — Le prurit anal se traitera suivant les principes généraux exposés au paragraphe 478, mais il faut signaler ici l'efficacité toute spéciale des courants de haute fréquence appliqués à l'aide de l'électrode condensatrice introduite comme dans les cas de fissure. On terminera par l'effluvation à distance sur toute la région.

CHAPITRE XII

MALADIES DES YEUX

544. — **Trichiasis.** — Cette affection est complètement justiciable de l'épilation par l'électrolyse. On opère comme pour l'épilation générale, en enfonçant une aiguille d'acier, reliée au pôle négatif, le long du cil, et en soumettant le follicule pileux, durant 20 à 30 secondes, à un courant de 2 mA environ. — Suivant les règles déjà exposées, on ne doit pas traiter dans une même séance des poils trop voisins : mettre au moins 6 millimètres de distance entre chaque piqûre. Il sera parfois utile de cocaïner au préalable.

545. — **Trachome.** — Les granulations peuvent regresser en piquant chacune d'elles avec une aiguille électrolytique d'acier, mais le procédé est très douloureux. L'électrolyse cuprique peut aussi être employée. On applique sur la conjonctive une petite électrode spéciale en cuivre et on la relie au pôle +, la cathode indifférente étant à la nuque. On fait passer 2 à 4 mA pendant 1 à 3 minutes, en déplaçant continuellement l'électrode active, pour éviter qu'elle adhère aux tissus.

546. — **Entropion.** — Introduire dans les paupières, parallèlement au bord libre, à un, deux ou trois millimètres de ce bord, une aiguille d'acier, reliée au pôle négatif, l'anode indifférente étant à la nuque. Faire passer un courant de 5 à 8 mA, pendant 6 à 8 minutes. La rétraction cicatricielle relève le bord des paupières. On doit cons-

tater ce résultat au bout d'une quinzaine de jours. S'il n'est pas obtenu, on recommence (1).

547. — Xanthélasma. — Cette affection se traite suivant la technique décrite pour le xanthome (§ 490). Introduire dans la plaque, parallèlement à la peau, une aiguille d'acier négative. Courant de 6 à 10 mA pendant 2 à 3 minutes. Faire au besoin dans la même séance plusieurs piqûres parallèles distantes de 6 millimètres. L'escarre formée tombe au bout d'une dizaine de jours. On recommencera, s'il y a lieu, plusieurs fois, à 15 jours d'intervalle.

548. — Blépharites. — Freund et Schiff ont obtenu la guérison de blépharites ulcéreuses ou squameuses en quelques séances de radiothérapie faites avec une ampoule dure. Le cas est à citer pour ceux qui voudraient tenter à nouveau l'essai. Il n'y a pas lieu pour cela de s'astreindre à suivre le mode opératoire de ces auteurs en employant une ampoule dure. Suivant les nouvelles notions propres à la radiothérapie cutanée, les rayons n° 4 ou 5 semblent particulièrement indiqués comme dans tous les cas où l'on veut agir superficiellement. Il ne faut pas oublier par contre que les rayons chimiques du spectre et probablement aussi les rayons X peuvent donner de la blépharite. On devra donc être prudent dans l'application de ce traitement.

549. — Rétrécissement des voies lacrymales. — On traite cette affection par l'électrolyse. Déjà pratiquée par Tripier, Desmarres, etc., elle a été reprise et modifiée par Lagrange, dont la technique devra être suivie.

Il se sert d'une sonde de Bowmann en argent : cette sonde est nue sur une étendue de 3 centimètres, à partir de

---

(1) Cf. à ce sujet trois observations intéressantes de Louis Cicera Salse de Barcelone, *Congrès de l'A. F. A. S.*, Boulogne, 1899.

son extrémité. Plus haut elle est recouverte d'un enduit isolant qui protégera les canalicules lacrymaux et le bord de la paupière. Le courant est amené doucement à 5 mA, maintenu à cette intensité durant cinq minutes, puis ramené doucement à zéro. On fait une séance tous les huit ou dix jours, et dans l'intervalle on donne seulement quelques injections antiseptiques.

550. — **Paralysie et spasme des muscles de l'œil.** — L'exploration diagnostique des muscles de l'œil est impossible. On ne peut qu'obtenir leurs contractions en masse en appliquant une électrode sur la paupière fermée et l'autre sur la nuque. C'est surtout dans les paralysies périphériques *a frigore*, rhumatismales ou traumatiques qu'on a des chances de succès.

On appliquera le courant continu (cathode sur la paupière, $I = 3$ à 5 mA. Durée 6 à 10 minutes) et le courant faradique rythmé, cathode en forme de bouton appliquée le plus près possible du muscle paralysé, intensité poussée jusqu'à contraction nette de l'orbiculaire, durée cinq minutes.

Le spasme des muscles de l'œil se traitera par le courant continu, suivant la même technique, ou par une forme de courant appropriée à la cause (hystérie, etc.).

551. — **Kératites.— Leucomes.— Opacités cornéennes. — Taies.** — D'excellents résultats ont été obtenus par différents auteurs dans les kératites parenchymateuses ulcéreuses ou avec pannus. On soumet l'œil à un courant continu (cathode sur la paupière comme ci-dessus) de 3 à 5 mA, pendant 15 à 20 minutes.

Les opacités même anciennes sont aussi justiciables de ce traitement. Gautier et Larat ont obtenu deux succès remarquables, après Arcoleo et d'autres auteurs. Les uns appliquent le courant directement sur la cornée au moyen d'une petite électrode d'ouate, d'une éponge ou d'un pinceau à poils de blaireau ; d'autres, comme Larat, emploient pour cathode active un tampon de coton hydrophile appliqué sur les paupières closes, avec 6 à 8mA pendant cinq minutes.

Il est probable, dit Larat dans le commentaire des cas qu'il a vus suivis de guérison, que la vitalité de la cornée s'exalte et que les échanges cellulaires, si lents normalement dans ce tissu, deviennent assez actifs pour entraîner la résorption des cellules infiltrées par l'inflammation antérieure.

552. — **Iritis et irido-choroïdites**. — Suivant la technique indiquée par le Dr Pansier d'Avignon, on appliquera la galvanisation à l'aide d'une anode placée sur l'apophyse mastoïde et d'une cathode placée sur la paupière close. Intensité, de 2 à 4 mA. Durée, 20 à 25 minutes. On aura instillé au préalable une goutte d'atropine dans l'œil. Le résultat le plus immédiat est la cessation de la douleur. Dans les vieilles iritis avec synéchies, il y a diminution ou même disparition des adhérences irido-capsulaires (Pansier).

553. — **Opacité du corps vitré**. — Giraud-Teulon, Onimus, Boucheron, Abadie, Terson ont obtenu des résultats qui ne laissent aucun doute sur l'action heureuse de la galvanisation contre les opacités du corps vitré. Giraud-Teulon applique une anode sur les paupières, une cathode sur l'apophyse mastodoïde.

Onimus met au contraire la cathode sur les paupières et l'anode sur le ganglion cervical supérieur.

En somme le sens du courant paraît avoir peu d'importance pourvu que les milieux intérieurs de l'œil se trouvent dans le champ des lignes de flux. Intensité, 3 à 4 mA. Durée 8 à 10 minutes. Bordier conseille 3 à 5 mA pendant 3 à 5 minutes. Séances trois fois par semaine. Abadie et Terson

ont obtenu des résultats surprenants avec l'électrolyse pratiquée à l'aide d'une aiguille enfoncée de 8 mm, jusque
dans le corps vitré.

554. — **Glaucome**. — Allard galvanise le sympathique
au cou. Il place l'anode sur toute la longueur du sympathique cervical ; la cathode est placée à la nuque du côté
opposé. Intensité, 15 à 20 mA. Les résultats sont parfois
remarquables.

Les douleurs chez presque tous les sujets traités par Allard
ont diminué rapidement, et dans certains cas la vision a été
très améliorée. Chez deux malades il a même obtenu l'acuité
visuelle normale.

D'autres opérateurs galvanisent directement le globe
oculaire ; l'anode sur la paupière ; 4 à 6 mA ; 10 à 15 minutes. Séances quotidiennes.

555. — **Décollements de la rétine**. — Le décollement
de la rétine est lié à la présence d'un liquide entre la rétine
et la choroïde. Le but de toute intervention doit être de
supprimer ce liquide. L'électrolyse occupe ici la première
place, et, lorsque le décollement est récent, on a beaucoup
de chances de succès.

Gillet de Grandmont a publié un cas très intéressant,
mais c'est surtout Terson qui a montré, en employant le
même procédé que cet auteur, tout le parti qu'on peut tirer
de l'électrolyse positive. On enfonce pour cela une aiguille
de platine jusqu'au niveau du décollement, opération assez
délicate d'ailleurs et toute du ressort des spécialistes. Gayet
et Bordier, en raison des difficultés de faire pénétrer l'aiguille dans la sclérotique qui se laisse déprimer, ont monté
l'aiguille à l'extrémité du trépan cornéen de Mathieu. Au
moment du déclenchement, l'aiguille effectue quelques tours
de rotation. On fait passer un courant de 5 mA durant
1 minute. Son effet est de coaguler le liquide. D'après la

statistique de Terson on obtient soit une amélioration passagère, soit une amélioration durable (cas récents). Dans ces derniers cas, le malade arrive à voir suffisamment pour se conduire seul en plein jour.

556. — **Névrite optique**. — **Atrophie de la papille**. — L'impuissance des autres moyens thérapeutiques contre la névrite optique et l'atrophie de la papille justifie l'intervention de l'électrothérapeutique, quoique cette intervention ne soit pas souvent couronnée de succès. Cependant des résultats heureux ont été publiés par Dor, Erb, Pflüger, Rumpft, Bénédikt. On emploiera le courant continu. Une cathode active en ouate mouillée est maintenue sur la paupière fermée ; la cathode indifférente est placée sur la nuque. Intensité, 3 à 5 mA. Durée, 7 à 8 minutes. Séances tous les jours. On terminera par quelques interruptions du métronome. Erb recommande de faire en outre la galvanisation transversale de la tête, en mettant une électrode sur chaque tempe.

On a aussi eu quelques résultats en Amérique en employant les rayons X, mais les succès ne sont pas confirmés.

557. — **Corps étrangers de l'œil**. — La question du diagnostic et du traitement des corps étrangers de l'œil constitue un gros chapitre de l'application de l'électricité à la chirurgie oculaire. Nous ne pouvons qu'en donner quelques indications.

Diagnostic. — La radioscopie permet dans quelques cas de constater la présence des corps étrangers dans l'orbite. Lorsque le corps étranger est intra-oculaire, on aura avantage à pratiquer l'examen sagittal en inclinant l'écran à 30° sur le plan antéro-postérieur de la tête, le rayon normal au plan sagittal tombant en arrière de la région temporale. On trouvera dans l'article de Guilloz du *Traité de radiolo-*

gie médicale du professeur Bouchard le moyen de localiser un corps étranger oculaire, en observant les mouvements parallactiques de ce corps pendant la rotation du globe (p. 982).

La radiographie permet d'arriver plus sûrement au diagnostic. S'il est indispensable de localiser avec précision la position du corps étranger, on aura recours à divers procédés employés d'ailleurs pour la recherche des corps étrangers en général : méthode stéréoscopique de Marie, procédé de Contremoulins, procédé de Guilloz, compas Massiot, etc. On en trouvera la description dans l'article de Guilloz (*loc. cit.*) (1).

Extraction. — L'extraction des corps étrangers de l'œil relève de la chirurgie spéciale. Cependant lorsqu'il s'agit de fragments de fer ou d'acier, on peut avoir recours à l'électro-aimant. On se sert en général pour cela du grand aimant de Haab ou du petit aimant de Hirschberg. D'après les expériences de Turk, ces deux aimants ont une action à peu près égale si on les place à 1 millimètre du corps étranger. A une plus grande distance, le petit aimant devient rapidement plus faible, et c'est à celui de Haab qu'il faut recourir. Seulement, ainsi que le recommande Turk, il faut ne pas approcher d'emblée ce dernier trop près des fragments métalliques pour éviter les déchirures produites par leur brusque précipitation sur l'aimant.

Les résultats de Holmström prouvent qu'il est prudent de s'abstenir de toute intervention quand le corps étranger siège dans la chambre postérieure, si les lésions sont très anciennes. Il faut savoir, en outre, comme le fait observer cet auteur, que l'extraction elle-même cause de nouveaux traumatismes, et, à la suite de deux cas d'extraction, il fut témoin de l'atrophie consécutive de l'œil. Il a vu aussi un

(1) Voir aussi la thèse de Braunberger, Paris, 1903.

cas de décollement tardif de la rétine après sclérotomie et introduction de l'aimant de Hirschberg dans le corps vitré, aussi préfère-t-il mobiliser le corps étranger et l'attirer vers la chambre antérieure ou l'iris avec l'aimant de Haab pour l'extraire ensuite par kératotomie au moyen de l'aimant de Hirschberg (1).

(1) *Arch. Electr. méd.*, 1901, p. 637.

CHAPITRE XIII

LES TUMEURS MALIGNES

558. — **Sarcome.** — On sait que le sarcome est une tumeur composée de cellules embryonnaires, c'est-à-dire non différenciées, ou ne subissant qu'un commencement de différenciation, ce qui alors donne au sarcome un aspect soit conjonctif (sarcome fasciculé), soit myéloïde, osseux (sarcome ossifiant, épulis), soit névroglique (gliome), soit angiolithique, etc. On sait aussi que le sarcome est d'autant plus grave qu'il est constitué par des cellules se rapprochant plus du type embryonnaire. Le type du sarcome grave, constitué par des éléments tout à fait embryonnaires, est le sarcome encéphaloïde.

Cette variété dans la nature du sarcome explique dans une certaine mesure les divergences de vue au sujet de l'efficacité du traitement radiothérapique. Tandis que certains auteurs regardent le sarcome comme indifférent à l'action des rayons X, d'autres comme Kienböck, Morton, Brocq, Sabouraud, Béclère, Bissérié, Belot, apportent des résultats positifs sur la valeur de la méthode, et même Holzknecht considère le sarcome comme plus sensible au nouveau traitement que l'épithéliome.

Les avis sont aussi très partagés sur le mode opératoire. Belot, exposant la technique adoptée dans le service de Brocq, préconise les doses massives de 7 à 10 H appliquées en une seule ou deux séances. L'une des raisons qui l'ont le plus fortifié dans sa conviction de l'opportunité des doses massives est qu'un sarcome diminué, par cette méthode, de plus de moitié, avait subi sans succès une série de séances de quelques minutes espacées de deux ou trois jours. Mais pour juger la question, il faudrait pouvoir comparer les statistiques des cas dans lesquels on a fait en deux mois, par exemple une série de 15 à 18 séances, faisant absorber 1 à 2 H chaque fois, avec celles des cas où, du premier coup, on aura fait absorber 10 H, puis six semaines après environ, quand la première réaction ordinairement très vive est calmée, 5 à 8 H en une seconde séance.

Cette question des doses n'est pas près d'être vidée, parce que ce n'est pas théoriquement qu'on peut la discuter, mais seulement par les statistiques. En effet, on sait bien qu'une séance massive, qui donne à la tumeur le maximum de la dose compatible avec l'intégrité des tissus normaux traversés, peut produire l'arrêt de développement des éléments embryonnaires en formation, la sidération de ces éléments (les lésions cellulaires primitives se manifestent par un gonflement du noyau, par la perte de son pouvoir colorant et la dégénérescence granuleuse du protoplasma), comme aussi elle produit la sidération de la papille pilaire sans blesser l'épiderme (§§ 496 et 497) comme aussi elle produit l'azoospermie (§ 468) sans léser la peau des bourses ; on conçoit qu'en raison de la plus grande susceptibilité de certains éléments en voie de formation, on puisse enrayer l'évolution de ces éléments, tout en ne dépassant pas le seuil de l'action nocive pour les cellules normales. Mais, d'autre part, ce n'est pas là une preuve qu'il faille donner cette dose utile en une fois, et la méthode des doses successives a pour elle des raisons non moins spécieuses.

Comme je viens de le dire, l'expérience prouve d'une façon générale que l'action obtenue par 10 H de rayons n° 5 par exemple, est à peu près la même, que l'on ait fait absorber ces 10 H d'un seul coup, ou bien en une série de séances espacées. Cependant il y a une limite à cette conclusion : entre chaque séance, il y a une réparation qui se produit, réparation utile au sujet si elle empêche une action nocive sur les éléments sains, réparation défavorable si elle détruit une partie de l'action nocive sur les éléments anormaux, c'est-à-dire une partie de l'action thérapeutique. Si donc, on procède par séances successives, le facteur réparation doit entrer en jeu, et il faudrait savoir laquelle de ces deux réparations va le plus vite.

On est assez tenté *a priori* tout au moins d'admettre que la réparation propre aux cellules normales est plus efficace que celle propre aux cellules atypiques. En effet, les cellules atypiques évoluent en dépit de la résistance des éléments normaux, en dépit des défenses de l'organisme, en un mot, en dépit de cette *natura medicatrix* qui tend à s'opposer à toute déviation hors de l'évolution normale. La réparation cellulaire des éléments sains, elle, sera aidée par cette *natura medicatrix*, tandis qu'à la faveur du trouble apporté à la vie des cellules atypiques, cette même *natura medicatrix* qui avait eu jusqu'ici le dessous dans la lutte contre la tumeur, va reprendre en partie ses droits et s'opposer à la réparation de la cellule atypique.

A côté de l'inégalité des actions nocives, il faut donc absolument faire entrer en ligne de compte l'inégalité probable des processus réparatifs, et le mode opératoire devrait être dicté par les rapports de ces deux facteurs s'ils étaient bien connus. Le procédé des doses massives est basé presqu'uniquement sur l'inégalité des actions nocives. J'ai peine à croire qu'il soit le procédé de choix pour les tumeurs profondes, où l'inégalité de susceptibilité des éléments est largement compensée par l'inégalité de l'irradiation, les couches superficielles absorbant les rayons les plus actifs. C'est là surtout, qu'on doit compter, à mon avis, sur l'inégalité des processus réparatifs et procéder par séances répétées en se tenant chaque fois bien en deça du seuil de l'action nocive.

Laissant de côté cette discussion d'ordre technique, nous devons parler d'un autre procédé spécial dont l'idée est due à Morton, et qui paraît donner des résultats intéressants dans le sarcome : il consiste à injecter dans la tumeur une solution de bichlorhydrate de quinine, sel qui devient phosphorescent sous l'action des rayons X. La tumeur se trouve ainsi soumise à la fois aux rayons X et aux rayons violets, ultra-violets et autres qu'émet la quinine irradiée.

Ce procédé de Morton doit être rapproché de certaines autres observations qui ne se rapportent pas au sarcome, mais qu'il y a lieu de signaler ici : Von Tappeiner a remarqué que certaines substances fluorescentes deviennent toxiques pour les organismes inférieurs quand elles sont insolées. Elles le sont aussi pour l'épithélium à cils vibratiles (R. Jakobson, Jodlbauer). L'éosine, en solution aqueuse à 5 p. 100, convient particulièrement à ce genre d'expériences. Jakobson et Jodlbauer ont traité avec succès par l'éosine phosphorescente certaines dermatoses infectieuses (lupus, cancer, lésion syphilitique, etc.), en insolant la partie badigeonnée la journée, et en y mettant, la nuit, un pansement humide ou un emplâtre à l'oxyde de zinc (1).

559. — Epithéliome. — Carcinome. — D'après la bibliographie très complète, donnée par Belot, de la radiothérapie du cancer, où, pour le seul cancer cutané, il rapporte le relevé des observations de plus de quatre-vingts auteurs, tant étrangers que français et surtout étrangers, les premiers essais connus auraient été ceux de Despeignes de Lyon, en 1896, trois ou quatre ans avant que paraissent les nombreuses publications qui nous arrivèrent de l'étranger.

(1) *Münch. med. Wochensch.*, 24 nov. 1903 (in *Sem. Méd.*, 30 déc. 1903).

Je renvoie à cette excellente monographie de Belot (1),
pour l'étude historique de la question qui ne pourrait
trouver place ici. Mais ce n'est que tout récemment, depuis
le commencement de 1904, que parurent les premières
observations basées sur des mesures précises, c'est-à-dire
indiquant la qualité des rayons en numéros radiochromo-
métriques de Benoist, et la quantité absorbée en unités
H de Holzknecht.

Les observations de Brocq, Bissérié et Belot, de Tuffier,
Haret et Desfosses, de Béclère, etc., parmi les travaux
français, nous fournissent les premières bases pour établir
les lois de l'intervention. Du reste il ne faut pas croire pour
cela que les observations antérieures n'aient pas leur
valeur, parce qu'elles ne donnent ni le numéro des rayons,
ni la quantité d'unités H absorbées.

Lorsqu'on a l'habitude de manier les tubes avec un même
appareil, on apprend à donner le temps de pose en radiographie sans posomètre, et en radiothérapie avec la seule
notion du temps ; on apprend à apprécier le degré de pénétration des rayons à la seule inspection du tube en marche,
on le voit durcir ou mollir. Je suis sûr que parmi les
auteurs qui se sont occupés sérieusement de la question, il
en est un grand nombre qui pourraient à peu près recons-
tituer leurs observations, sachant « l'aspect du tube »,
qu'ils ont choisi et le temps qu'ils ont posé. La pratique, je
dirai presque la routine des opérations est un guide souvent
presque aussi sûr que l'emploi de procédés de mesure où
il entre d'ailleurs un coefficient personnel qui n'est pas
négligeable. La plus grande utilité des mesures actuelles
réside surtout dans ce fait que les observations des divers
auteurs sont ainsi rendues comparables. La conséquence de

(1) BELOT, *La radiothérapie. Son application aux affections cutanées.*
2ᵉ éd. Paris, 1905, G. Steinheil, éd.

cette remarque c'est que le mode d'intervention dans le cancer peut être aujourd'hui à peu près nettement établi en raison du grand nombre des observations comportant ou non les indications radio-chromométriques et chromoradiométriques ; en outre, grâce à ces mesures nouvelles, il peut être formulé, et rendu compréhensible pour tout le monde.

Nous allons passer en revue successivement le mode opératoire propre aux diverses localisations du cancer (épithéliome ou carcinome).

α) **Cancer de la peau.** — Tout d'abord nous dirons un mot de l'indication de la radiothérapie :

Si l'on se trouve en présence d'un noyau cancéreux, limité, facilement opérable sans adénopathie, on devra préférer l'ablation chirurgicale.

S'il y a des adénopathies, on sait que ces adénopathies peuvent être inflammatoires et non cancéreuses. On sait, d'autre part, que l'application des rayons X sur la tumeur, ou accessoirement sur les ganglions eux-mêmes, peut faire rétrocéder ces adénopathies. On sait enfin que chirurgicalement on n'est jamais sûr, même avec de grands délabrements, d'atteindre toutes les limites du mal.

Aussi, la radiothérapie sera-t-elle préférée dans tous les cas où les résultats de l'opération paraissent devoir être douteux.

Si l'on se trouve en présence de cette forme où l'on observe une ulcération centrale entourée d'un bourrelet dur, c'est à la radiothérapie qu'il faudra tout de suite recourir en raison de son efficacité rapide (épithélioma adulte) (Leredde et Hallopeau).

Pour une raison différente, on devra aussi recourir aux rayons X dans le cancroïde rongeant étendu de la face, parce qu'il est inopérable chirurgicalement.

Lorsqu'il y a des lésions végétantes étendues, on aura intérêt à faire un grattage avant de traiter (service de Brocq, BELOT).

Dans l'épithélioma perlé, qui d'ailleurs, on le sait, n'a pas la gravité des autres formes, on fera le râclage des perles, puis on traitera par la radiothérapie.

Les nodosités carcinomateuses de la peau, telles qu'on en voit au niveau du thorax dans le cancer du sein par exemple, se traiteront par les rayons X.

C'est aussi à la radiothérapie qu'on aura recours contre les formes tout à fait au début (cancroïde commençant de la face, etc.), pendant cette période d'expectation où l'on tenait le sujet en observation avant d'opérer.

Le cancroïde de la lèvre inférieure est très rebelle aux rayons X, aussi toutes les fois qu'il sera opérable, devra-t-on intervenir chirurgicalement.

On voit d'après cela que les indications opératoires chirurgicales sont assez restreintes, et il est probable qu'elles le deviendront encore plus si la radiothérapie donne tout ce qu'elle promet.

Nous n'hésitons pas à conseiller dans les cas où l'opération chirurgicale aura été décidée, de ne pas même attendre la cicatrisation complète pour traiter par les rayons X en prévision de la récidive.

L'intervention radiothérapique étant décidée, voyons quel en sera le mode opératoire :

Comme nous l'avons vu en étudiant le sarcome, certains auteurs font absorber en une ou deux séances toute la quantité de rayons compatibles avec l'intégrité relative des tissus (service de Brocq, Belot, *La Radiothérapie*), d'autres suivant la technique indiquée par Schiff et Freund procèdent par séances courtes répétées deux ou trois fois par semaine. J'ai dit les raisons qui m'ont déterminé à conseiller plutôt ce dernier mode d'intervention, jusqu'à preuve du contraire fournie par les statistiques (§ 558).

Voici comment on procède à l'hôpital Broca (1). Dans le cas d'épithélioma ulcéré avec bourrelet périphérique, que nous prendrons pour type, on fait absorber 10 à 11 H en une ou deux séances, en dépassant de cinq millimètres tout autour les limites du mal. Si la lésion siège sur une région sensible, comme le nez, on ne dépasse passe pas 8 à 9 H. Au bout de 20 jours, et ensuite tous les quinze à vingt jours, on procède à de nouvelles séances de 5,6,10 H suivant que la réaction a été plus ou moins violente, suivant que la régression de la tumeur est plus ou moins marquée. La dose totale nécessaire varie de 20 à 45 H. La quantité des rayons doit être telle qu'ils marquent 5 à 6 au radiochromomètre.

La méthode des doses fractionnées consiste à faire deux ou trois fois par semaine une séance dans laquelle la dose absorbée sera réglée d'après l'intensité des phénomènes réactionnels sans jamais dépasser le léger érythème superficiel. On aura le plus souvent intérêt à faire absorber dans une première séance 4 à 5 H, puis procéder ensuite par courtes séances.

Si l'on a à traiter dès ganglions cancéreux, on emploiera des rayons n°s 6 à 7.

Dès les premières applications, on observe la disparition ou tout au moins la diminution des douleurs ; l'atténuation de la fétidité ; passagèrement il y a augmentation de l'écoulement, puis le bourrelet s'affaisse, la plaie se rétrécit.

Le mode opératoire pour les autres variétés de cancer diffère peu de celui-ci.

Modifications histologiques sous l'action des rayons X. — Les recherches anatomo-pathologiques de différents auteurs,

_____

(1) BELOT, *La Radiothérapie*, 2ᵉ éd. Paris, 1905.

et en particulier de Pusey, ont permis, dans une certaine mesure, de se rendre compte du mode d'action des rayons X sur l'évolution des tumeurs cancéreuses : au début ce sont les cellules périphériques des îlots morbides qui seules sont atteintes ; leurs noyaux sont fragmentés et prennent une teinte bleu pâle par l'hématoxyline. Les vaisseaux immédiatement en rapport avec ces tissus sont atteints d'endartérite oblitérante. Sur des coupes on voit, au-dessous de l'épiderme, du tissu fibreux présentant des zones colorées en bleu pâle par l'hématoxyline, ce qui prouve que le processus, d'abord localisé à la périphérie des îlots cancéreux, s'étend progressivement à toute la masse de la tumeur. Ce sont donc bien les cellules cancéreuses elles-mêmes qui sont directement frappées par l'action des rayons X : sous leur influence, elles subissent une dégénérescence spéciale et font place à du tissu connectif sain (1).

β) **Cancer de la langue et de la bouche.** — Les résultats sont moins brillants que ceux obtenus dans le cancer de la peau. Aussi est-il indiqué de recourir à l'opération chirurgicale toutes les fois qu'elle est possible ; dès que l'opération est faite, on traite par les rayons X pour prévenir dans la mesure du possible la récidive. Quand l'opération n'est pas possible, on a recours immédiatement aux rayons X qui, dans certaines formes que l'on n'a pu encore parfaitement déterminer, donnent des résultats très encourageants. Ils ont d'ailleurs presque toujours ce résultat très appréciable de calmer les douleurs souvent intolérables qui accompagnent cette affection.

Le mode opératoire sera souvent assez difficile en raison de la situation de la tumeur. On peut recourir aux tubes

_____

(1) On trouvera longuement décrits dans l'ouvrage de Belot : *La Radiothérapie*, les différents résultats biopsiques publiés et les théories auxquelles elles ont donné lieu.

spéciaux de Oudin ou au porte-tube de Belot. Pour ceux qui ne posséderaient pas ces appareils, j'indiquerai le moyen que j'ai employé moi-même. Je me sers, pour la radiothérapie en général, d'une caisse de bois supportée par ses deux extrémités sur des pieds de fonte tels que ceux des vieux porte-tube du début de la radiographie. On peut, grâce à un système de pieds articulés qu'on trouve partout, faire prendre à la caisse toutes les positions possibles. Elle est doublée intérieurement de plomb, sauf au niveau d'un orifice tourné vers le malade. L'ampoule est au milieu. Elle est séparée des feuilles de plomb par des plaques de verre et une toile cirée pour éviter les étincelles. Une glace placée en arrière permet de surveiller le fonctionnement. L'orifice est muni d'un manchon de plomb. Pour le traite-ment des cancers difficiles à atteindre, je fixe sur ce manchon un cylindre, ou un tronc de cône de plomb, que je découpe au moment de m'en servir, et auquel je donne la forme appropriée. Dans d'autres cas, je fixe sur le malade, avec des caoutchoucs, une petite plaque protectrice dans laquelle je découpe la zone qui doit être traitée (cancer du bout de la langue) ; on n'a qu'à veiller à ce que cette zone se trouve bien dans le champ d'irradiation limité par le manchon du porte-ampoule.

On emploiera les rayons n° 5.

γ) **Cancer du sein** (1). — Gilmann a rapporté à la société clinique de Chicago en 1900 la première statistique publiée sur la radiothérapie des cancers du sein. Elle porte sur vingt-cinq cas et ne compte que deux insuccès. Beck, Clark, Hopkins, Mikulicz et Fitting, Schiff, Morton et une série d'autres auteurs ont obtenu à sa suite des résultats des plus encourageants. Cependant Coley (1903) déclare que

(1) DELHERM et LAQUERRIÈRE, La radiothérapie appliquée au cancer. *Arch. gén. de méd.*, 16 février 1904, p. 400.

sur 26 cas de cancers dont les 2/3 étaient à cellules rondes, il n'a obtenu que quatre améliorations, et encore n'étaient-elles que temporaires. Il est certain qu'il y a des cas de cancer du sein qui ont été guéris par la radiothérapie. A côté de cela il faut reconnaître de très nombreux échecs, surtout dans les cas de cancer récidivant.

En somme, on peut dire que les rayons X guériront presque sûrement l'ulcération des cancers ulcérés, diminueront ou feront disparaître les douleurs cancéreuses, et pourront diminuer ou même, dans des cas heureux, faire disparaître la tumeur.

Après Morton, on peut donner comme règle, de traiter systématiquement les cancers opérés pour prévoir les récidives.

Voici les règles que j'observe personnellement en présence d'un cancer du sein, maladie que nous rencontrons fréquemment dans la clientèle urbaine :

1° S'il s'agit de tumeurs non ulcérées, opérables, surtout si les ganglions de l'aisselle ne sont pas pris, je conseille l'opération et je traite ensuite à titre préventif.

2° S'il s'agit d'un cancer ulcéré, je traite immédiatement en promettant à peu près à coup sûr la guérison de l'ulcération, mais non la garantie contre les récidives. J'emploie alors au début les rayons n°ˢ 4 à 5, je fais 2 séances par semaine, et quand l'épiderme est reformé, je continue à traiter avec des rayons plus pénétrants n°ˢ 7 à 9 avec l'espoir de diminuer la tumeur elle-même.

3° S'il s'agit de récidive non opérable, bourgeonnements cancéreux de la cicatrice, adénites cancéreuses, tendance à la généralisation, je traite avec les rayons 7 à 9 en prévenant la famille du peu de chances de succès de l'opération. On obtient cependant parfois des résultats surprenants, et vu l'inutilité de toute autre thérapeutique, le devoir du mé-

,decin, même en ces cas qui sont les moins favorables, est de traiter.

δ) **Cancers profonds** (œsophage, estomac, intestin, rein, vessie, etc.). Les résultats sont très variables. Les statistiques ne peuvent encore rien établir de précis. On peut donner comme règle de traiter tous les cancers inopérables ou opérés par des rayons assez pénétrants nos 7 à 9. Quand il s'agit de cancer utérin accessible par la voie vaginale, on traitera par les tubes de Oudin (§ 450) ou le localisateur de Belot avec des [rayons nos 5 à 6 et on complétera par une séance d'irradiation sur le ventre avec les rayons nos 7 à 9. L'un des cas les plus remarquables de cancer utérin guéri par les rayons X est celui de Margaret Cleaves (1902). Il s'agissait d'un cancer du col inopérable, ayant atteint les parois vaginales, les ligaments larges avec état cachectique des plus alarmants. Elle le traita à l'aide d'une ampoule ordinaire placée devant le spéculum de Fergusson en combinant le traitement photothérapique et radiothérapique ; elle obtint la guérison en 110 séances réparties en 5 mois.

CHAPITRE XIV

LES CORPS ÉTRANGERS

560. — **Généralités.** — Lorsqu'on soupçonne la présence d'un corps étranger dans l'organisme, il se peut que l'on ait besoin seulement de savoir si, oui ou non, il existe, sans qu'il soit utile de déterminer sa position exacte : par exemple, les corps étrangers des voies digestives, urinaires, etc., qu'on espère faire sortir sans opération, ou que l'on opérera sans que la position soit indispensable à connaître (calcul du rein, esquilles osseuses, etc.). Alors un examen radioscopique ou une épreuve radiographique ordinaire suffiront à fixer le médecin. L'examen radioscopique a l'avantage de permettre d'apprécier la situation du corps étranger par rapport à un os, à un organe dont on voit la silhouette. Il suffit de déplacer le tube derrière la région observée pour savoir si une ombre est antérieure ou postérieure à une autre ; le déplacement des silhouettes sur l'écran, pendant que le tube voyage est d'autant plus rapide que les corps opaques sont plus rapprochés du tube. C'est par un moyen analogue qu'on juge de la position des corps étrangers dans la cavité orbitaire (cf. § 557).

En second lieu, il se peut que l'on ait besoin de savoir exactement où se trouve le corps étranger pour l'extraire C'est le cas habituel quand il s'agit de corps ayant pénétré par effraction.

Alors 2 cas peuvent se présenter :

1º Le corps se trouve dans une région facile, une main,

un pied, un membre. Il suffira habituellement d'examiner
soigneusement à l'aide de l'écran ; de repérer la position du
corps par rapport à un os, à un repère anatomique quelconque ; de bien examiner dans diverses positions, sous
diverses incidences pour juger de la situation du corps et
déterminer la zone suivant laquelle on opérera et aussi
pour juger de la profondeur à laquelle on rencontrera le
corps. Il sera bon de marquer dans certains cas des repères
sur la peau, à quelque distance du champ opératoire. D'ailleurs, s'il y a doute, il vaudra mieux repérer par les procédés de précision qu'on trouvera tout à l'heure que de
s'exposer à manquer l'opération si l'on travaille dans
des régions un peu volumineuses (cuisses, etc.).

Il pourra arriver qu'une fois la plaie opératoire ouverte,
on ne trouve pas le corps étranger là où l'on croyait le
saisir. Alors il est un procédé très pratique qui consiste à
le chercher à l'aide de l'écran. Pour les petites opérations
qui ne nécessitent pas la grande chirurgie, qui se font dans
le cabinet radiographique, rien n'est plus simple que de
refaire l'obscurité dans la pièce, replacer le malade sur le
lit ou le support d'examen et chercher en s'aidant de
l'ombre des mors de la pince à s'orienter dans le fond de
la plaie.

C'est par ce procédé que j'ai extrait bon nombre d'aiguilles, dans les doigts ou les mains, et l'on sait combien
il est difficile de trouver les petits fragments. Seulement il
faut bien se rendre compte du danger de l'opération. On
perd vite la notion du temps, quand on travaille sous le
fluoroscope à la recherche d'un corps étranger insaisissable.
En outre, si le membre n'est pas fixé sur un support et
que l'on ait la facilité de le rapprocher de l'ampoule, on le
fait inconsciemment pour y voir plus clair. Je me suis ainsi
laissé entraîner à chercher une aiguille dans une partie
charnue de la main pendant près de 40 minutes, il y a

quelques années, d'où une radiodermite double chez l'opérateur et l'opérée, cette dernière ayant passé par la suite,
par toutes les phases des lésions du 3e degré.

2o Le corps se trouve dans une région difficile, tête,
tronc, cuisse volumineuse. On devra alors avoir recours
aux procédés de précision. On les trouvera tous longuement décrits dans le traité de Bouchard. C'est, d'une part,
le procédé stéréoscopique. Le stéréomètre de Marie permet
de déterminer avec précision la position du corps étranger.
C'est, d'autre part, les procédés de Rémy et Contremoulins ;
Mackensie, Davidson et Hedley, Guilloz, Mergier, Londe,
Leduc, Massiot. Nous nous contenterons d'indiquer le
principe des dispositifs les plus couramment employés : ils
dérivent du compas à trois branches des sculpteurs.

On se propose en appuyant un compas à trois branches
sur trois points de repère cutanés, de donner, avec une
4e branche pouvant prendre une inclinaison quelconque et
une position quelconque dans l'espace, la direction et la
profondeur du corps étranger.

Voici, sommairement résumées, les phases de l'opération :

α) On détermine deux projections radiographiques du
corps étranger sur deux épreuves, qu'on peut rétablir à leur
position opératoire lorsque le malade n'est plus là.

β) Connaissant dans l'espace le centre d'émission, on re-
constitue les rayons incidents dont l'intersection indique
où était le corps étranger dans l'espace.

γ) Le compas a été placé avant l'opération de manière à
encadrer le champ d'intervention probable ; les trois repères ont été marqués sur la peau. Ce compas est replacé,
grâce à divers systèmes, exactement dans la même position
que lorsque le malade était là.

La 4e branche ou sonde est amenée au point d'intersection des rayons incidents, et y est fixée.

δ) Dès lors, muni de ce compas, le chirurgien n'a plus qu'à s'en servir comme d'un compas de sculpteur.

Ce manuel opératoire est celui du compas Massiot que j'ai décrit antérieurement (1). Il donnera l'idée exacte de ce que sont les appareils antérieurs ou postérieurs construits sur le même principe.

(1) *Radioscopie et radiographie clinique de précision; 1900.*

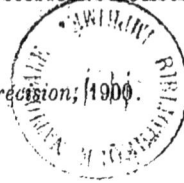

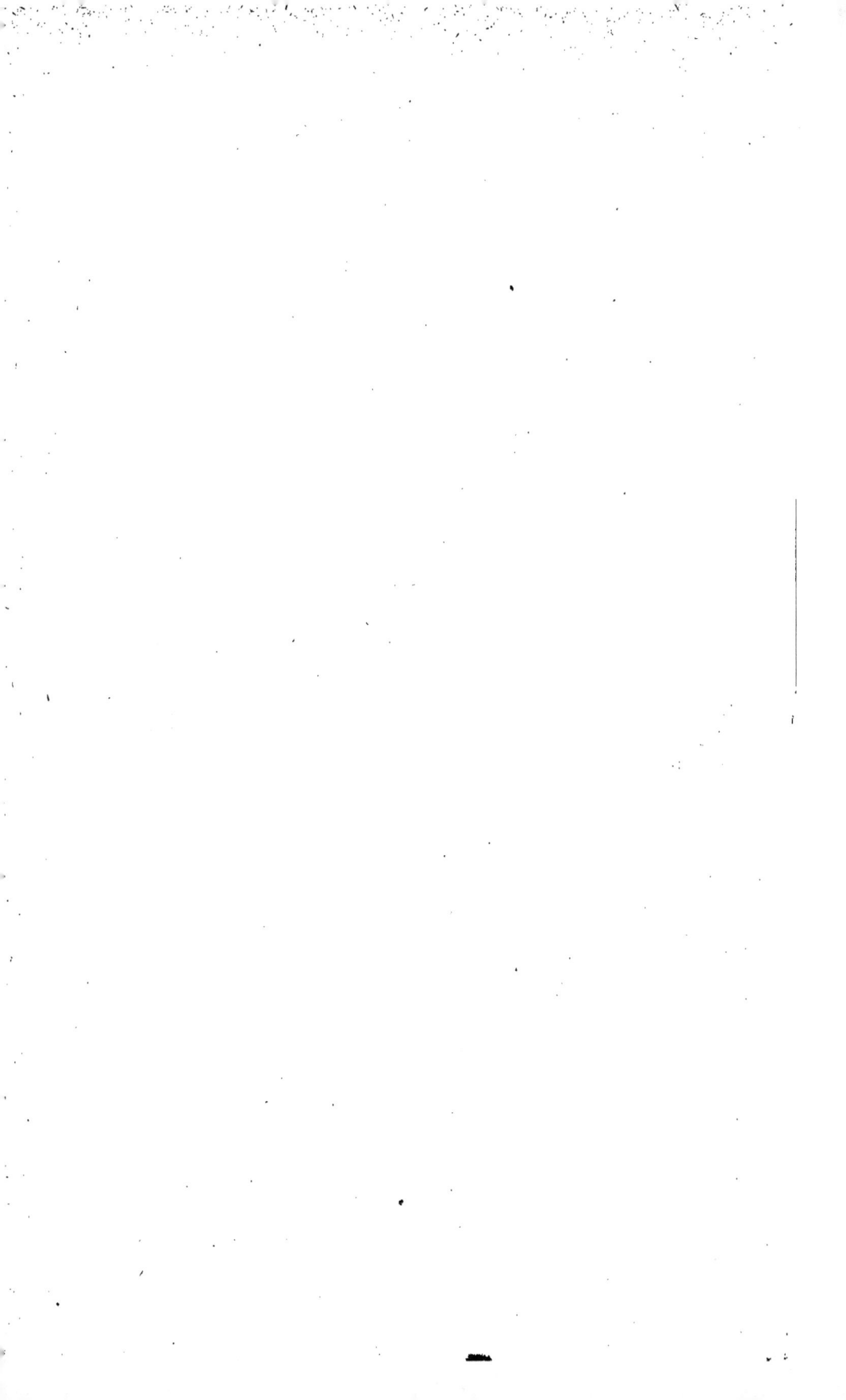

TABLE ANALYTIQUE

(Les numéros renvoient aux paragraphes.)

A

B

E

H

I

J

K

L

M

N

S

T

U

V

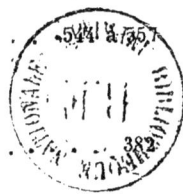

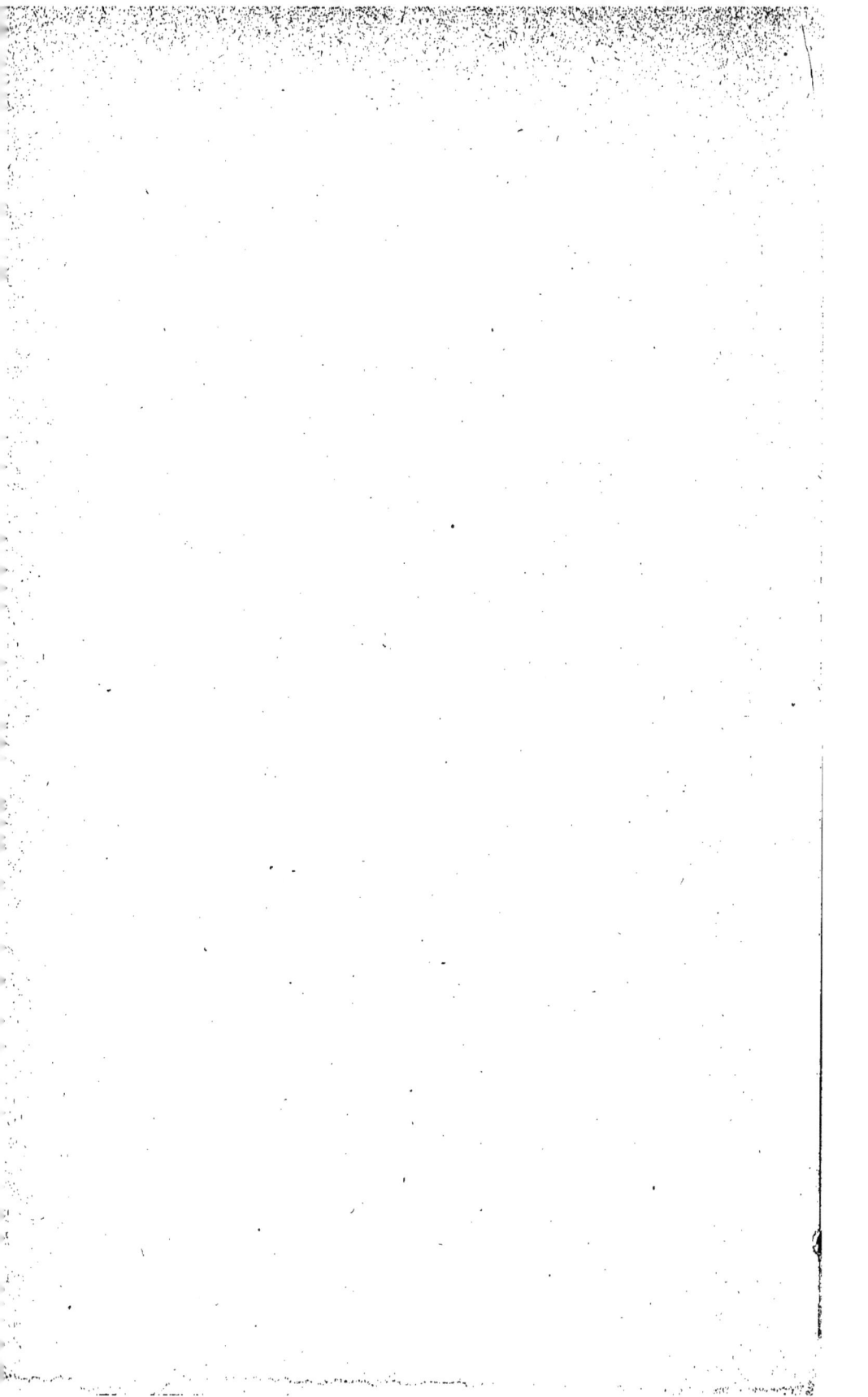

TABLE DES MATIÈRES

*(Les chiffres à gauche indiquent les paragraphes,
à droite les pages.)*

PLAN

PREMIÈRE PARTIE

PARTIE PHYSIQUE

CHAPITRE PREMIER. — Courant galvanique ou continu.

I. — GÉNÉRALITÉS SUR LE COURANT GALVANIQUE OU CONTINU.

II. — Production des courants continus médicaux.

CHAPITRE II. — Courant faradique.

I. — GÉNÉRALITÉS SUR LE COURANT FARADIQUE.

III. — EMPLOI DES COURANTS DE HAUTE FRÉQUENCE.

CHAPITRE V. — Forme statique.

I. — GÉNÉRALITÉS.

IV. — APPLICATION DES RAYONS X A LA MÉDECINE ET A LA
CHIRURGIE.

CHAPITRE VII. — Galvanocaustique.

CHAPITRE VIII. — Ozonisation.

CHAPITRE IX. — Emploi de l'électricité comme génératrice de mouvement. — Massage vibratoire, gymnastique passive, etc.

Guilleminot   41

DEUXIÈME PARTIE

PARTIE PHYSIOLOGIQUE.

IV. — APPENDICE A LA PHYSIOLOGIE DU COURANT CONTINU.

Phénomènes électriques propres à la matière vivante.
Electrogénèse animale.

CHAPITRE II. — **Actions physiologiques des variations de courants.**

Etats variables d'ouverture et de fermeture. — Courants induits. — Extra courants. — Courants alternatifs sinusoïdaux. — Courants ondulatoires.

I. *Généralités.*

V. *Action physiologique des courants sinusoïdaux.*

CHAPITRE III. — Action physiologique des courants de haute fréquence.

CHAPITRE IV. — Action physiologique de l'électricité produite par les machines électrostatiques.

TROISIÈME PARTIE

PARTIE MÉDICALE

Généralités.

CHAPITRE PREMIER. — Système neuro-musculaire et sensitif.

A. — Généralités.

B. — *Questions d'électro-diagnostic et de technique communes aux diverses affections du système neuro-musculaire et neuro-sensitif. — Réactions anormales. — Points moteurs.*

C. — *Etude de chaque maladie en particulier au point de vue du diagnostic et du traitement électrique.*

α) *Maladies propres au muscle.*

β) *Maladies des nerfs.*

γ) *Maladies de la moelle.*

CHAPITRE III. — **Systèmes osseux et articulaire.**

CHAPITRE IV. — **Affections gynécologiques et obstétricales.**

CHAPITRE V. — Affections ondrologiques.

CHAPITRE VI. — Affections du rein et des voies urinaires.

CHAPITRE VII. — Affections de la peau.

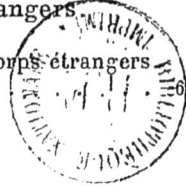

Imp. J. Thevenot, Saint-Dizier (Haute-Marne).

Mél.

9/12/04. — 3...

Du del'Editeur

7

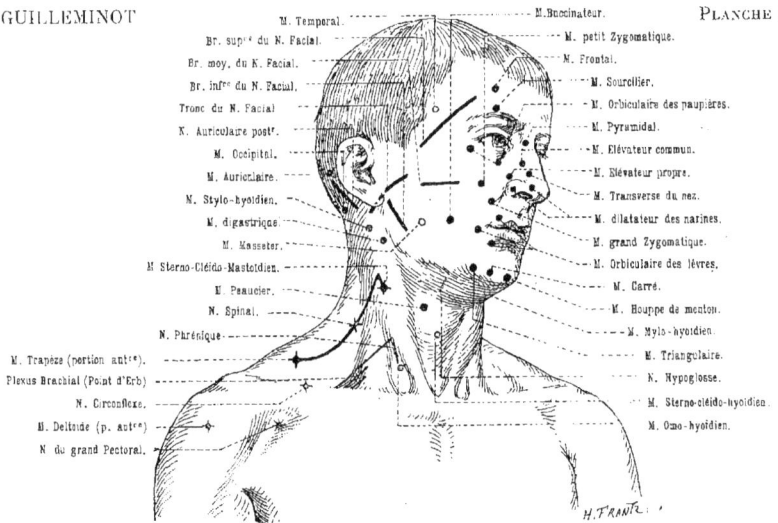

M. Temporal.

M.Buccinateur.

Br. sup^re du N. Facial.

M. petit Zygomatique.

Br. moy. du N. Facial.

M. Frontal.

Br. inf^re du N. Facial.

M. Sourcilier.

Tronc du N. Facial

M. Orbiculaire des paupières.

N. Auriculaire post^e.

M. Pyramidal.

M. Occipital.

M. Élévateur commun.

M. Auriculaire.

M. Élévateur propre.

N. Stylo-hyoïdien.

M. Transverse du nez.

M. digastrique.

M. dilatateur des narines.

M. Masseter.

M. grand Zygomatique.

M Sterno-Cléido-Mastoïdien.

M. Orbiculaire des lèvres.

M. Peaucier.

M. Carré.

N. Spinal.

M. Houppe de menton.

N. Phrénique

M. Mylo-hyoïdien.

M. Triangulaire.

M. Trapèze (portion ant^re).

N. Hypoglosse.

Plexus Brachial (Point d'Erb).

M. Sterno-cléido-hyoïdien.

N. Circonflexe.

M. Omo-hyoïdien.

M. Deltoïde (p. ant^re).

N. du grand Pectoral.

H.FRANTZ

o Territoire de l'hypoglosse.

• Territoire du N. Facial.

o Branche motrice du trijumeau.

✦ Territoire du N. Spinal.

o Plexus Brachial, cervical. et N. Phrénique

Territoire de l'ophtalmique. - - - -

N. Sus-orbitaire. - - -

N. Naso-lobaire. -

N. Sous-orbitaire. -

Territoire du N.
Maxillaire supérieur. -

N. Mentonnier. -

Territoire du
Maxillaire inférieur.

Branches postérieures
des nerfs cervicaux
(N. sous-occipital.)

Plexus cervical superficiel.

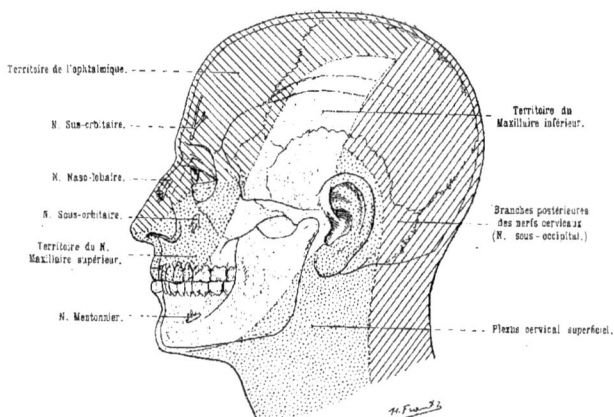

(D'après Testut.)

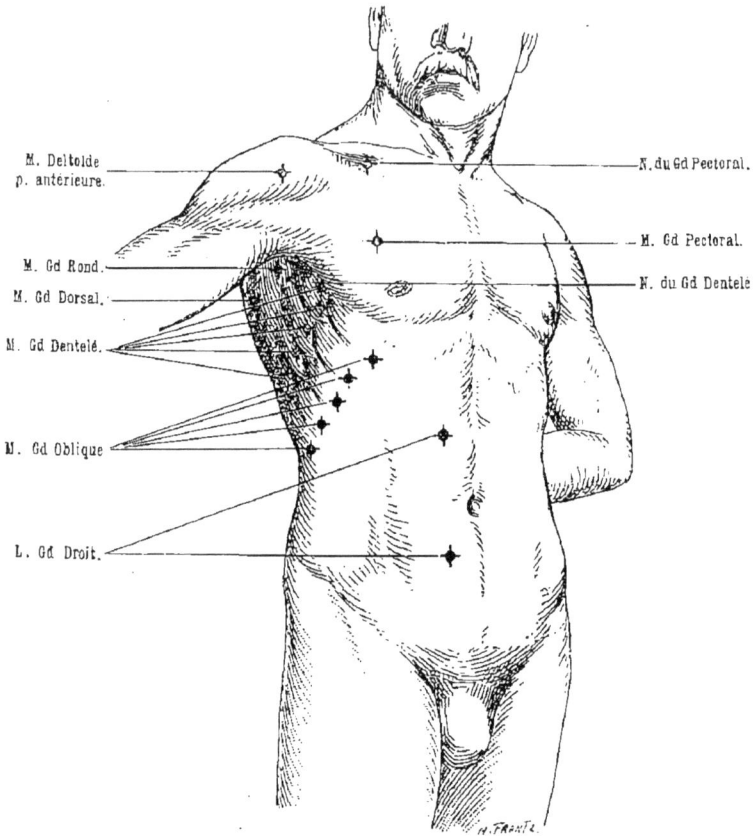

M. Deltoïde
p. antérieure.

M. Gd Rond.

M. Gd Dorsal.

M. Gd Dentelé.

M. Gd Oblique

L. Gd Droit.

N. du Gd Pectoral.

M. Gd Pectoral.

N. du Gd Dentelé

H.FRANTZ.

⤙ Plexus cervical.   ⤙ Plexus sacré.

✳ Plexus brachial.   o   Branche postérieure des nerfs cervicaux.

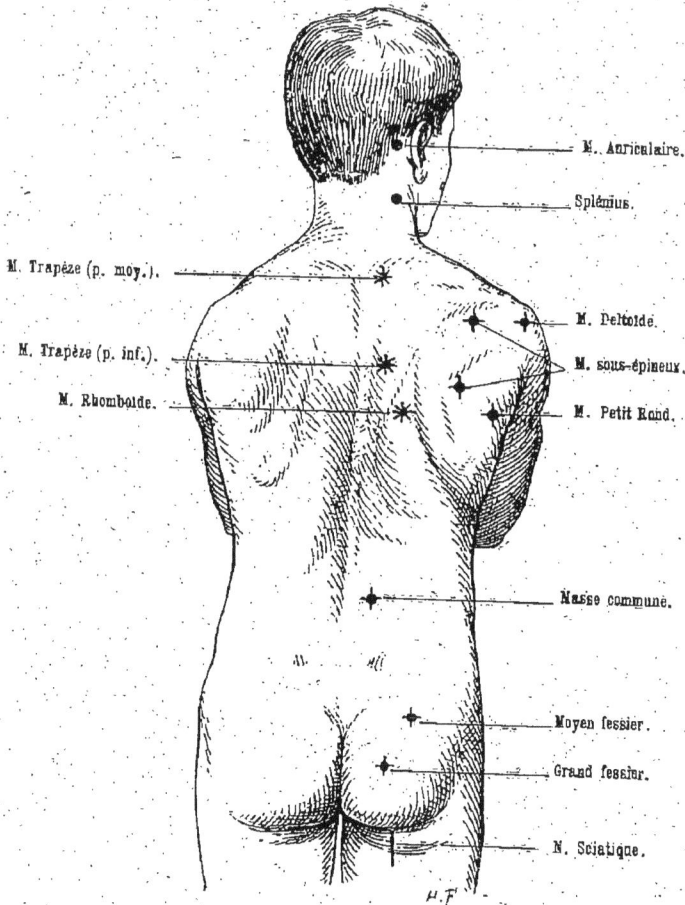

M. Auriculaire.

Splénius.

M. Trapèze (p. moy.).

M. Deltoïde.

M. Trapèze (p. inf.).

M. sous-épineux.

M. Rhomboïde.

M. Petit Rond.

Masse commune.

Moyen fessier.

Grand fessier.

N. Sciatique.

H. F.

✛ Plexus cervical.   ✛ Plexus sacré.
✳ Plexus brachial.   ● Branche postérieure des nerfs cervicaux.

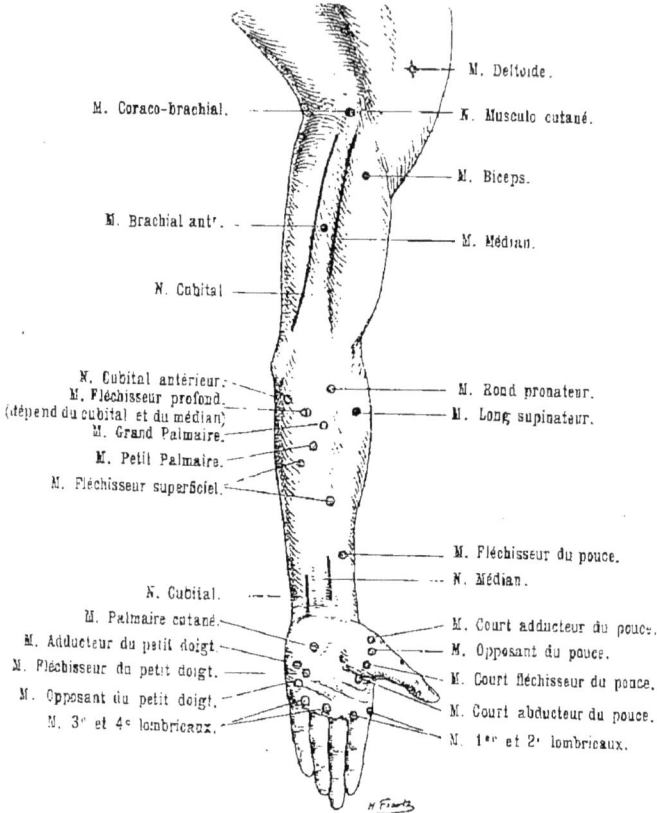

M. Deltoïde.

M. Coraco-brachial.

N. Musculo cutané.

M. Biceps.

M. Brachial ant.

M. Médian.

N. Cubital

N. Cubital antérieur.
M. Fléchisseur profond.
(dépend du cubital et du médian)
M. Grand Palmaire.
M. Petit Palmaire.
M. Fléchisseur superficiel.

M. Rond pronateur.
M. Long supinateur.

M. Fléchisseur du pouce.
N. Médian.

N. Cubital.
M. Palmaire cutané.
M. Adducteur du petit doigt.
M. Fléchisseur du petit doigt.
M. Opposant du petit doigt.
N. 3° et 4° lombricaux.

M. Court adducteur du pouce.
M. Opposant du pouce.
M. Court fléchisseur du pouce.
M. Court abducteur du pouce.
N. 1er et 2e lombricaux.

H. Frantz

ø Territoire du nerf cubital.
o Territoire du nerf médian.
✦ Territoire du Plexus brachial.
• Territoire du nerf musculo-cutané.

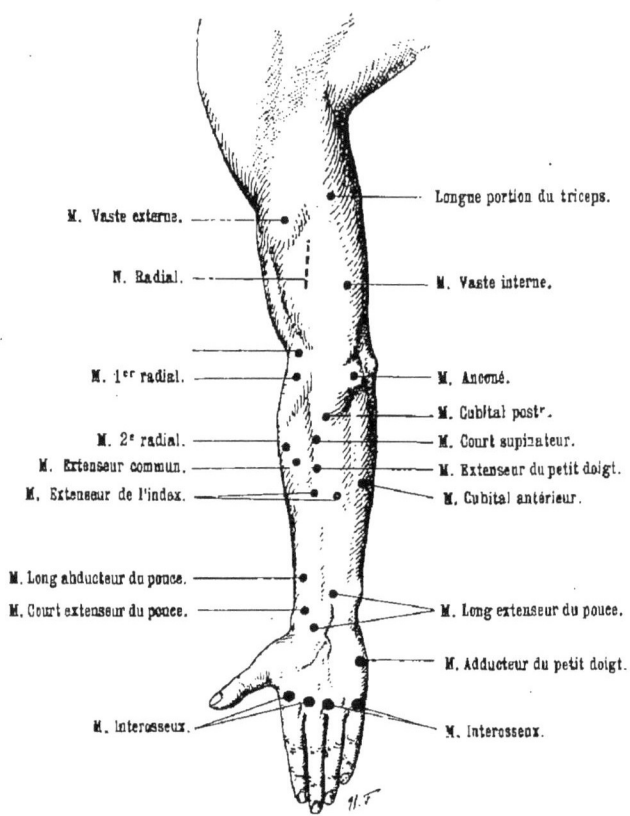

M. Vaste externe.

N. Radial.

M. 1er radial.

M. 2e radial.

M. Extenseur commun.

M. Extenseur de l'index.

M. Long abducteur du pouce.

M. Court extenseur du pouce.

M. Interosseux.

Longue portion du triceps.

M. Vaste interne.

M. Anconé.

M. Cubital postr.

M. Court supinateur.

M. Extenseur du petit doigt.

M. Cubital antérieur.

M. Long extenseur du pouce.

M. Adducteur du petit doigt.

M. Interosseox.

●   M. Territoire du nerf cubital.

-   Territoire du N. Médian.

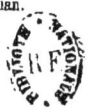

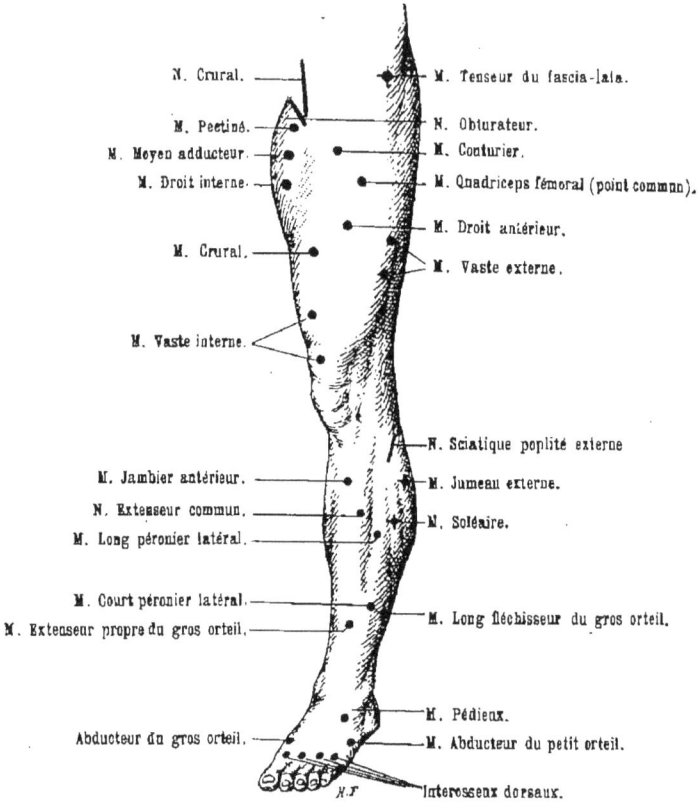

N. Crural.   M. Tenseur du fascia-lata.

M. Pectiné.   N. Obturateur.

M. Moyen adducteur.   M. Conturier.

M. Droit interne.   M. Quadriceps fémoral (point commun).

                                       M. Droit antérieur.

M. Crural.   M. Vaste externe.

M. Vaste interne.

                                       N. Sciatique poplité externe

M. Jambier antérieur.   M. Jumeau externe.

N. Extenseur commun.   M. Soléaire.

M. Long péronier latéral.

M. Court péronier latéral.

M. Extenseur propre du gros orteil.   M. Long fléchisseur du gros orteil.

                                       M. Pédieux.

Abducteur du gros orteil.   M. Abducteur du petit orteil.

                                       Interosseux dorsaux.

- Territoire du nerf crural.
- Plexus sacré. Ce plexus comprend : le tenseur du fascia-lata ; le moyen fessier ; le grand fessier.
- N. Obturateur.
- O Territoire du N. Sciatique avant sa division en sciatique poplité externe et sciatique poplité interne.
- Sciatique poplité interne, puis tibial postérieur qui lui fait suite.
- Sciatique poplité externe, puis tibial antérieur et musculo-cutané qui lui font suite.

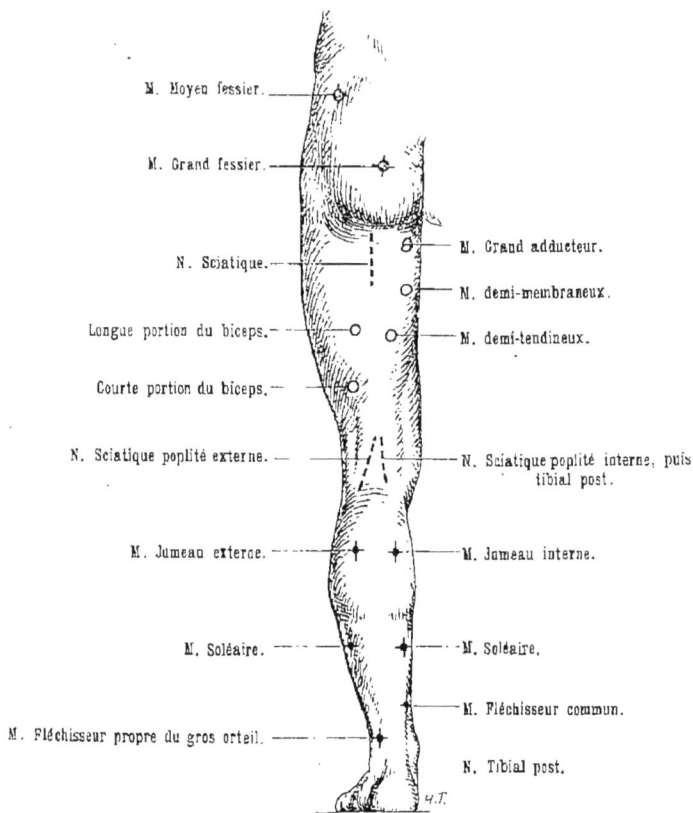

M. Moyen fessier.

M. Grand fessier.

N. Sciatique.

Longue portion du biceps.

Courte portion du biceps.

N. Sciatique poplité externe.

M. Jumeau externe.

M. Soléaire.

M. Fléchisseur propre du gros orteil.

M. Grand adducteur.

M. demi-membraneux.

M. demi-tendineux.

N. Sciatique poplité interne, puis tibial post.

M. Jumeau interne.

M. Soléaire.

M. Fléchisseur commun.

N. Tibial post.

o   Territoire du nerf crural.
✦ Plexus sacré.
.   N. Obturateur.
() Territoire du N. Sciatique avant sa division en sciatique poplité externe et sciatique poplité interne.
✚ Sciatique poplité interne, puis tibial postérieur qui lui fait suite.
.   Sciatique poplité externe, puis tibial antérieur et musculo-cutané qui lui font suite.